中华医学百科全书

中医药学

中医养生学

国家出版基金项目
NATIONAL PUBLICATION FOUNDATION

中国协和医科大学出版社
北京

图书在版编目（CIP）数据

中华医学百科全书·中医养生学 / 严世芸，李其忠主编．—北京：中国协和医科大学出版社，2022.4
ISBN 978−7−5679−1957−0

Ⅰ．①中… Ⅱ．①严… ②李… Ⅲ．①养生（中医） Ⅳ．①R212

中国版本图书馆CIP数据核字（2022）第045500号

中华医学百科全书·中医养生学

主　　编：严世芸　李其忠
编　　审：张之生
责任编辑：王　霞

出版发行：中国协和医科大学出版社
（北京市东城区东单三条9号　邮编100730　电话010−6526 0431）
网　　址：www.pumcp.com
经　　销：新华书店总店北京发行所
印　　刷：北京雅昌艺术印刷有限公司

开　　本：889×1230　1/16
印　　张：18
字　　数：517千字
版　　次：2022年4月第1版
印　　次：2022年4月第1次印刷
定　　价：356.00元

ISBN 978-7-5679-1957-0

（凡购本书，如有缺页、倒页、脱页及其他质量问题，由本社发行部调换）

《中华医学百科全书》编纂委员会

总顾问　吴阶平　韩启德　桑国卫

总指导　陈　竺

总主编　刘德培　王　辰

副总主编　曹雪涛　李立明　曾益新　吴沛新　姚建红

编纂委员（以姓氏笔画为序）

丁　洁	丁　樱	丁安伟	于中麟	于布为	于学忠	万经海
马　军	马　进	马　骁	马　静	马　融	马安宁	马建辉
马烈光	马绪臣	王　平	王　伟	王　辰	王　政	王　恒
王　铁	王　硕	王　舒	王　键	王一飞	王一镗	王士贞
王卫平	王长振	王文全	王心如	王生田	王立祥	王兰兰
王汉明	王永安	王永炎	王成锋	王延光	王华兰	王行环
王旭东	王军志	王声湧	王坚成	王良录	王拥军	王茂斌
王松灵	王明荣	王明贵	王金锐	王宝玺	王诗忠	王建中
王建业	王建军	王建祥	王临虹	王贵强	王美青	王晓民
王晓良	王高华	王鸿利	王维林	王琳芳	王喜军	王晴宇
王道全	王德文	王德群	木塔力甫·艾力阿吉		尤启冬	戈　烽
牛　侨	毛秉智	毛常学	乌　兰	卞兆祥	文卫平	文历阳
文爱东	方　浩	方以群	尹　佳	孔北华	孔令义	孔维佳
邓文龙	邓家刚	书　亭	毋福海	艾措千	艾儒棣	石　岩
石远凯	石学敏	石建功	布仁达来	占　堆	卢志平	卢祖洵
叶　桦	叶冬青	叶常青	叶章群	申昆玲	申春悌	田家玮
田景振	田嘉禾	史录文	冉茂盛	代　涛	代华平	白春学
白慧良	丛　斌	丛亚丽	包怀恩	包金山	冯卫生	冯希平
冯泽永	冯学山	边旭明	边振甲	匡海学	邢小平	邢念增
达万明	达庆东	成　军	成翼娟	师英强	吐尔洪·艾买尔	
吕时铭	吕爱平	朱　珠	朱万孚	朱立国	朱华栋	朱宗涵
朱晓东	朱祥成	乔延江	伍瑞昌	任　华	任钧国	华　伟
伊河山·伊明		向　阳	多　杰	邬堂春	庄　辉	庄志雄
刘　平	刘　进	刘　玮	刘　强	刘　蓬	刘大为	刘小林
刘中民	刘玉清	刘尔翔	刘训红	刘永锋	刘吉开	刘芝华

刘伏友	刘华平	刘华生	刘志刚	刘克良	刘迎龙	刘建勋
刘胡波	刘树民	刘昭纯	刘俊涛	刘洪涛	刘桂荣	刘献祥
刘嘉瀛	刘德培	闫永平	米　玛	米光明	安　锐	祁建城
许　媛	许腊英	那彦群	阮长耿	阮时宝	孙　宁	孙　光
孙　皎	孙　锟	孙少宣	孙长颢	孙立忠	孙则禹	孙秀梅
孙建中	孙建方	孙建宁	孙贵范	孙洪强	孙晓波	孙海晨
孙景工	孙颖浩	孙慕义	纪志刚	严世芸	苏　川	苏　旭
苏荣扎布	杜元灏	杜文东	杜治政	杜惠兰	李　飞	李　方
李　龙	李　东	李　宁	李　刚	李　丽	李　波	李　剑
李　勇	李　桦	李　鲁	李　磊	李　燕	李　冀	李大魁
李云庆	李太生	李曰庆	李玉珍	李世荣	李立明	李汉忠
李永哲	李志平	李连达	李灿东	李君文	李劲松	李其忠
李若瑜	李泽坚	李宝馨	李建兴	李建初	李建勇	李映兰
李思进	李莹辉	李晓明	李凌江	李继承	李董男	李森恺
李曙光	杨　凯	杨　恬	杨　勇	杨　健	杨　硕	杨化新
杨文英	杨世民	杨世林	杨伟文	杨克敌	杨甫德	杨国山
杨宝峰	杨炳友	杨晓明	杨跃进	杨腊虎	杨瑞馥	杨慧霞
励建安	连建伟	肖　波	肖　南	肖永庆	肖培根	肖鲁伟
吴　东	吴　江	吴　明	吴　信	吴令英	吴立玲	吴欣娟
吴勉华	吴爱勤	吴群红	吴德沛	邱建华	邱贵兴	邱海波
邱蔚六	何　维	何　勤	何方方	何志嵩	何绍衡	何春涤
何裕民	余争平	余新忠	狄　文	冷希圣	汪　海	汪　静
汪受传	沈　岩	沈　岳	沈　敏	沈　铿	沈卫峰	沈心亮
沈华浩	沈俊良	宋国维	张　泓	张　学	张　亮	张　强
张　霆	张　澍	张大庆	张为远	张玉石	张世民	张永学
张华敏	张宇鹏	张志愿	张丽霞	张伯礼	张宏誉	张劲松
张奉春	张宝仁	张建中	张建宁	张承芬	张琴明	张富强
张新庆	张潍平	张德芹	张燕生	陆　华	陆　林	陆　翔
陆小左	陆付耳	陆伟跃	陆静波	阿不都热依木·卡地尔		陈　文
陈　杰	陈　实	陈　洪	陈　琪	陈　楠	陈　薇	陈　曦
陈士林	陈大为	陈文祥	陈玉文	陈代杰	陈尧忠	陈红风
陈志南	陈志强	陈规化	陈国良	陈佩仪	陈家旭	陈智轩
陈锦秀	陈誉华	邵　蓉	邵荣光	邵瑞琪	武志昂	
其仁旺其格	范　明	范炳华	茅宁莹	林三仁	林久祥	林子强
林天歆	林江涛	林曙光	杭太俊	郁　琦	欧阳靖宇	尚　红

果德安	明根巴雅尔	易定华	易著文	罗　力	罗　毅	罗小平
罗长坤	罗颂平	帕尔哈提·克力木		帕塔尔·买合木提·吐尔根		
图门巴雅尔	岳伟华	岳建民	金　玉	金　奇	金少鸿	金伯泉
金季玲	金征宇	金银龙	金惠铭	周　兵	周永学	周光炎
周利群	周灿全	周良辅	周纯武	周学东	周宗灿	周定标
周宜开	周建平	周建新	周春燕	周荣斌	周辉霞	周福成
郑一宁	郑志忠	郑金福	郑法雷	郑建全	郑洪新	郑家伟
郎景和	房　敏	孟　群	孟庆跃	孟静岩	赵　平	赵　艳
赵　群	赵子琴	赵中振	赵文海	赵玉沛	赵正言	赵永强
赵志河	赵彤言	赵明杰	赵明辉	赵耐青	赵临襄	赵继宗
赵铱民	赵靖平	郝　模	郝小江	郝传明	郝晓柯	胡　志
胡　明	胡大一	胡文东	胡向军	胡国华	胡昌勤	胡盛寿
胡德瑜	柯　杨	查　干	柏树令	钟翠平	钟赣生	
香多·李先加		段　涛	段金廒	段俊国	侯一平	侯金林
侯春林	俞光岩	俞梦孙	俞景茂	饶克勤	施慎逊	姜小鹰
姜玉新	姜廷良	姜国华	姜柏生	姜德友	洪　两	洪　震
洪秀华	洪建国	祝庆余	祝蔯晨	姚永杰	姚克纯	姚祝军
秦　川	秦卫军	袁文俊	袁永贵	都晓伟	晋红中	栗占国
贾　波	贾建平	贾继东	夏术阶	夏照帆	夏慧敏	柴光军
柴家科	钱传云	钱忠直	钱家鸣	钱焕文	倪　健	倪　鑫
徐　军	徐　晨	徐云根	徐永健	徐志云	徐志凯	徐克前
徐金华	徐建国	徐勇勇	徐桂华	凌文华	高　妍	高　晞
高志贤	高志强	高金明	高学敏	高树中	高健生	高思华
高润霖	郭　岩	郭小朝	郭长江	郭巧生	郭宝林	郭海英
唐　强	唐向东	唐朝枢	唐德才	诸欣平	谈　勇	谈献和
陶永华	陶芳标	陶·苏和	陶建生	陶晓华	黄　钢	黄　峻
黄　烽	黄人健	黄叶莉	黄宇光	黄国宁	黄国英	黄跃生
黄璐琦	萧树东	梅　亮	梅长林	曹　佳	曹广文	曹务春
曹建平	曹洪欣	曹济民	曹雪涛	曹德英	龚千锋	龚守良
龚非力	袭著革	常耀明	崔　蒙	崔丽英	庾石山	康　健
康廷国	康宏向	章友康	章锦才	章静波	梁　萍	梁显泉
梁铭会	梁繁荣	谌贻璞	屠鹏飞	隆　云	绳　宇	巢永烈
彭　成	彭　勇	彭明婷	彭晓忠	彭瑞云	彭毅志	
斯拉甫·艾白		葛　坚	葛立宏	董方田	蒋力生	蒋建东
蒋建利	蒋澄宇	韩晶岩	韩德民	惠延年	粟晓黎	程天民

程仕萍	程训佳	焦德友	储全根	童培建	曾　苏	曾　渝
曾小峰	曾正陪	曾国华	曾学思	曾益新	谢　宁	谢立信
蒲传强	赖西南	赖新生	詹启敏	詹思延	鲍春德	窦科峰
窦德强	褚淑贞	赫　捷	蔡　威	裴国献	裴晓方	裴晓华
廖品正	谭仁祥	谭先杰	翟所迪	熊大经	熊鸿燕	樊　旭
樊飞跃	樊巧玲	樊代明	樊立华	樊明文	樊瑜波	黎源倩
颜　虹	潘国宗	潘柏申	潘桂娟	薛社普	薛博瑜	魏光辉
魏丽惠	藤光生	B·吉格木德				

《中华医学百科全书》学术委员会

主任委员　巴德年

副主任委员（以姓氏笔画为序）

汤钊猷　吴孟超　陈可冀　贺福初

学术委员（以姓氏笔画为序）

丁鸿才　于明德　于是凤　于润江　于德泉　马　遂　王　宪
王大章　王之虹　王文吉　王正敏　王邦康　王声湧　王近中
王政国　王晓仪　王海燕　王鸿利　王琳芳　王锋鹏　王满恩
王模堂　王德文　王澍寰　王翰章　毛秉智　乌正赉　方福德
尹昭云　巴德年　邓伟吾　石一复　石中瑗　石四箴　石学敏
平其能　卢世璧　卢圣栋　卢光琇　史俊南　皮　昕　吕　军
吕传真　朱　预　朱大年　朱元珏　朱晓东　朱家恺　仲剑平
任德全　刘　正　刘　耀　刘又宁　刘宝林（口腔）
刘宝林（公共卫生）　刘彦信　刘敏如　刘景昌　刘新光　刘嘉瀛
刘镇宇　刘德培　闫剑群　江世忠　汤　光　汤钊猷　许　琪
许彩民　阮金秀　孙　燕　孙汉董　孙曼霁　纪宝华　严隽陶
苏　志　苏荣扎布　杜乐勋　李亚洁　李传胪　李仲智　李连达
李若新　李钟铎　李济仁　李舜伟　李巍然　杨　莘　杨圣辉
杨克恭　杨宠莹　杨瑞馥　肖文彬　肖承悰　肖培根　吴　坚
吴　坤　吴　蓬　吴乐山　吴永佩　吴在德　吴军正　吴观陵
吴希如　吴孟超　吴咸中　邱蔚六　何大澄　余森海　谷华运
邹学贤　汪　华　汪仕良　沈　岩　沈竞康　张乃峥　张习坦
张月琴　张世臣　张丽霞　张伯礼　张金哲　张学文　张学军
张承绪　张俊武　张洪君　张致平　张博学　张朝武　张蕴惠
陆士新　陆道培　陈　虹　陈子江　陈文亮　陈世谦　陈可冀
陈立典　陈宁庆　陈在嘉　陈尧忠　陈君石　陈松森　陈育德
陈治清　陈洪铎　陈家伟　陈家伦　陈寅卿　邵铭熙　范乐明
范茂槐　欧阳惠卿　罗才贵　罗成基　罗启芳　罗爱伦　罗慰慈
季成叶　金义成　金水高　金惠铭　周　俊　周仲瑛　周荣汉
周福成　郑德先　房书亭　赵云凤　胡永华　胡永洲　钟世镇
钟南山　段富津　侯云德　侯惠民　俞永新　俞梦孙　施侣元
姜世忠　姜庆五　恽榴红　姚天爵　姚新生　贺福初　秦伯益
袁建刚　贾弘禔　贾继东　贾福星　夏惠明　顾美仪　顾觉奋

顾景范	徐文严	翁心植	栾文明	郭　定	郭子光	郭天文
郭宗儒	唐由之	唐福林	涂永强	黄秉仁	黄洁夫	黄璐琦
曹仁发	曹采方	曹谊林	龚幼龙	龚锦涵	盛志勇	康广盛
章魁华	梁文权	梁德荣	彭小忠	彭名炜	董　怡	程天民
程元荣	程书钧	程伯基	傅民魁	曾长青	曾宪英	温　海
强伯勤	裘雪友	甄永苏	褚新奇	蔡年生	廖万清	樊明文
黎介寿	薛　森	戴行锷	戴宝珍	戴尅戎		

《中华医学百科全书》工作委员会

中医药学

总主编

王永炎　　中国中医科学院

曹洪欣　　中国中医科学院

本卷编委会

主　编

严世芸　　上海中医药大学

李其忠　　上海中医药大学

副主编（按姓氏笔画排序）

王旭东　　南京中医药大学

蒋力生　　江西中医药大学

焦德友　　黑龙江中医药大学

储全根　　安徽中医药大学

樊　旭　　辽宁中医药大学

编　委（按姓氏笔画排序）

于　凌　　上海中医药大学

王旭东　　南京中医药大学

王洪武　　天津中医药大学

王惠君　　天津中医药大学

王颖晓　　上海中医药大学

韦大文　　河南中医药大学

邓月娥　　福建中医药大学

申秀云　　福建中医药大学

陈一江　　浙江中医药大学

吴玉冰　　湖南中医药大学

李兆健　　上海中医药大学

陈丽云	上海中医药大学
张苇航	上海中医药大学
李其忠	上海中医药大学
李铁华	上海中医药大学
尚　力	上海中医药大学
周岳君	浙江中医药大学
胡方林	湖南中医药大学
姚洁敏	上海中医药大学
晏婷婷	南京中医药大学
唐　巍	安徽中医药大学
章　原	上海中医药大学
梁润英	河南中医药大学
蒋力生	江西中医药大学
焦德友	黑龙江中医药大学
储全根	安徽中医药大学
谢梦洲	湖南中医学院
樊　旭	辽宁中医药大学

前　言

《中华医学百科全书》终于和读者朋友们见面了！

古往今来，凡政通人和、国泰民安之时代，国之重器皆为科技、文化领域的鸿篇巨制。唐代《艺文类聚》、宋代《太平御览》、明代《永乐大典》、清代《古今图书集成》等，无不彰显盛世之辉煌。新中国成立后，国家先后组织编纂了《中国大百科全书》第一版、第二版，成为我国科学文化事业繁荣发达的重要标志。医学的发展，从大医学、大卫生、大健康角度，集自然科学、人文社会科学和艺术之大成，是人类社会文明与进步的集中体现。随着经济社会快速发展，医药卫生领域科技日新月异，知识大幅更新。广大读者对医药卫生领域的知识文化需求日益增长，因此，编纂一部医药卫生领域的专业性百科全书，进一步规范医学基本概念，整理医学核心体系，传播精准医学知识，促进医学发展和人类健康的任务迫在眉睫。在党中央、国务院的亲切关怀以及国家各有关部门的大力支持下，《中华医学百科全书》应运而生。

作为当代中华民族“盛世修典”的重要工程之一，《中华医学百科全书》肩负着全面总结国内外医药卫生领域经典理论、先进知识，回顾展现我国卫生事业取得的辉煌成就，弘扬中华文明传统医药璀璨历史文化的使命。《中华医学百科全书》将成为我国科技文化发展水平的重要标志、医药卫生领域知识技术的最高“检阅”、服务千家万户的国家健康数据库和医药卫生各学科领域走向整合的平台。

肩此重任，《中华医学百科全书》的编纂力求做到两个符合。一是符合社会发展趋势：全面贯彻以人为本的科学发展观指导思想，通过普及医学知识，增强人民群众健康意识，提高人民群众健康水平，促进社会主义和谐社会构建。二是符合医学发展趋势：遵循先进的国际医学理念，以“战略前移、重心下移、模式转变、系统整合”的人口与健康科技发展战略为指导。同时，《中华医学百科全书》的编纂力求做到两个体现：一是体现科学思维模式的深刻变革，即学科交叉渗透/知识系统整合；二是体现继承发展与时俱进的精神，准确把握学科现有基础理论、基本知识、基本技能以及经典理论知识与科学思维精髓，深刻领悟学科当前面临的交叉渗透与整合转化，敏锐洞察学科未来的发展趋势与突破方向。

作为未来权威著作的“基准点”和“金标准”，《中华医学百科全书》编纂过程中，制定了严格的主编、编者遴选原则，聘请了一批在学界有相当威望、具有较高学术造诣和较强组织协调能力的专家教授（包括多位两院院士）担任大类主编和学科卷主编，确保全书的科学性与权威性。另外，还借鉴了已有百科全书的编写经验。鉴于《中华医学百科全书》的编纂过程本身带有科学研究性质，还聘请了若干科研院所的科研管理专家作为特约编审，站在科研管理的高度为全书的顺利编纂保驾护航。除了编者、编审队伍外，还制订了详尽的质量保证计划。编纂委员会和工作委员会秉持质量源于设计的理念，共同制订了一系列配套的质量控制规范性文件，建立了一套切实可行、行之有效、效率最优的编纂质量管理方案和各种情况下的处理原则及预案。

《中华医学百科全书》的编纂实行主编负责制，在统一思想下进行系统规划，保证良好的全程质量策划、质量控制、质量保证。在编写过程中，统筹协调学科内各编委、卷内条目以及学科间编委、卷间条目，努力做到科学布局、合理分工、层次分明、逻辑严谨、详略有方。在内容编排上，务求做到“全准精新”。形式“全”：学科“全”，册内条目“全”，全面展现学科面貌；内涵“全”：知识结构“全”，多方位进行条目阐释；联系整合“全”：多角度编制知识网。数据“准”：基于权威文献，引用准确数据，表述权威观点；把握“准”：审慎洞察知识内涵，准确把握取舍详略。内容“精”：“一语天然万古新，豪华落尽见真淳。”内容丰富而精练，文字简洁而规范；逻辑“精”：“片言可以明百意，坐驰可以役万里。”严密说理，科学分析。知识“新”：以最新的知识积累体现时代气息；见解“新”：体现出学术水平，具有科学性、启发性和先进性。

《中华医学百科全书》之“中华”二字，意在中华之文明、中华之血脉、中华之视角，而不仅限于中华之地域。在文明交织的国际化浪潮下，中华医学汲取人类文明成果，正不断开拓视野，敞开胸怀，海纳百川般融入，润物无声状拓展。《中华医学百科全书》秉承了这样的胸襟怀抱，广泛吸收国内外华裔专家加入，力求以中华文明为纽带，牵系起所有华人专家的力量，展现出现今时代下中华医学文明之全貌。《中华医学百科全书》作为由中国政府主导，参与编纂学者多、分卷学科设置全、未来受益人口广的国家重点出版工程，得到了联合国教科文等组织的高度关注，对于中华医学的全球共享和人类的健康保健，都具有深远意义。

《中华医学百科全书》分基础医学、临床医学、中医药学、公共卫生学、军事与特种医学和药学六大类，共计144卷。由中国医学科学院/北京协和医学院牵头，联合军事医学科学院、中国中医科学院和中国疾病预防控制中心，带动全国知名院校、科研单位和医院，有多位院士和海内外数千位优秀专家参加。国内知名的医学和百科编审汇集中国协和医科大学出版社，并培养了一批热爱百科事业的中青年编辑。

回览编纂历程，犹然历历在目。几年来，《中华医学百科全书》编纂团队呕心沥血，孜孜矻矻。组织协调坚定有力，条目撰写字斟句酌，学术审查一丝不苟，手书长卷撼人心魂……在此，谨向全国医学各学科、各领域、各部门的专家、学者的积极参与以及国家各有关部门、医药卫生领域相关单位的大力支持致以崇高的敬意和衷心的感谢！

《中华医学百科全书》的编纂是一项泽被后世的创举，其牵涉医学科学众多学科及学科间交叉，有着一定的复杂性；需要体现在当前医学整合转型的新形式，有着相当的创新性；作为一项国家出版工程，有着毋庸置疑的严肃性。《中华医学百科全书》开创性和挑战性都非常强。由于编纂工作浩繁，难免存在差错与疏漏，敬请广大读者给予批评指正，以便在今后的编纂工作中不断改进和完善。

刘德培

凡　例

一、《中华医学百科全书》（以下简称《全书》）按基础医学类、临床医学类、中医药学类、公共卫生类、军事与特种医学类、药学类的不同学科分卷出版。一学科辑成一卷或数卷。

二、《全书》基本结构单元为条目，主要供读者查检，亦可系统阅读。条目标题有些是一个词，例如"养生"；有些是词组，例如"精神养生"。

三、由于学科内容有交叉，会在不同卷设有少量同名条目。例如《中医养生学》《针灸学》都设有"皮肤针疗法"条目。其释文会根据不同学科的视角不同各有侧重。

四、条目标题上方加注汉语拼音，条目标题后附相应的外文。例如：

zhōngyī yǎngshēngxué
中医养生学（science of health preservation of traditional Chinese medicine）

五、本卷条目按学科知识体系顺序排列。为便于读者了解学科概貌，卷首条目分类目录中条目标题按阶梯式排列，例如：

调补养生 ……………………………………………………………………
　虚则补之 …………………………………………………………………
　虚不受补 …………………………………………………………………
　按需受补 …………………………………………………………………
　　补阳 ……………………………………………………………………
　　补气 ……………………………………………………………………
　　补血 ……………………………………………………………………
　　补阴 ……………………………………………………………………
　　补肾填精 ………………………………………………………………
　　补益五脏 ………………………………………………………………

六、各学科都有一篇介绍本学科的概观性条目，一般作为本学科卷的首条。介绍学科大类的概观性条目，列在本大类中基础性学科卷的学科概观性条目之前。

七、条目之中设立参见系统，体现相关条目内容的联系。一个条目的内容涉及其他条目，需要其他条目的释文作为补充的，设为"参见"。所参见的本卷条目的标题在本条目释文中出现的，用蓝色楷体字印刷；所参见的本卷条目的标题未在本条目释文中出现的，在括号内用蓝色楷体字印刷该标题，另加“见”字；参见其他卷条目的，注明参见条所属学科卷名，如“参见□□□卷”或“参见□□□卷□□□□”。

八、《全书》医学名词以全国科学技术名词审定委员会审定公布的为标准。同一概念或疾病在不同学科有不同命名的，以主科所定名词为准。字数较多，释文中拟用简称的名词，每个条目中第一次出现时使用全称，并括注简称，例如：甲型病毒性肝炎（简称甲肝）。个别众所周知的名词直接使用简称、缩写，例如：B 超。药物名称参照《中华人民共和国药典》2020 年版和《国家基本药物目录》2018 年版。

九、《全书》量和单位的使用以国家标准 GB 3100—1993《国际单位制及其应用》、GB/T 3101—1993《有关量、单位和符号的一般原则》及 GB/T 3102 系列国家标准为准。援引古籍或外文时维持原有单位不变。必要时括注与法定计量单位的换算。

十、《全书》数字用法以国家标准 GB/T 15835—2011《出版物上数字用法》为准。

十一、正文之后设有内容索引和条目标题索引。内容索引供读者按照汉语拼音字母顺序查检条目和条目之中隐含的知识主题。条目标题索引分为条目标题汉字笔画索引和条目外文标题索引，条目标题汉字笔画索引供读者按照汉字笔画顺序查检条目，条目外文标题索引供读者按照外文字母顺序查检条目。

十二、部分学科卷根据需要设有附录，列载本学科有关的重要文献资料。

目　录

zhōngyī yǎngshēngxué

中医养生学（science of health preservation of traditional Chinese medicine） 在中医理论指导下，根据人体生命活动变化规律，研究调摄身心、养护生命、却病延年的理论和方法的中医学分支学科。其历史悠久，源远流长，为中华民族的繁衍昌盛做出了杰出的贡献。

简史 数千年的中医药发展史，记录着无数先辈前贤对养生保健、延年益寿的丰富经验及学术成就。从养生学术发展的角度看，大致可分为以下历史阶段。

远古时期 早在医学经典《黄帝内经》中就有关于上古之人注重养生的记载。《素问·上古天真论》曰："上古之人，其知道者，法于阴阳，和于术数，食饮有节，起居有常，不妄作劳，故能形与神俱，而尽终其天年，度百岁乃去。"远古时期的先民，懂得养生事宜，故能保持形神的健全和谐，命长百岁而获天年。追溯旧石器时期，由于火的发明，改变了先民的食性，熟食为食养、食疗的起源，火的应用便是灸熨的开端。新石器时代，先民已能磨制石器、骨器，因此又有了砭石、石针的运用。先民在采集、狩猎之时，听百鸟之鸣，闻松涛之声，观禽兽之姿，渐感于心，随动于情，模而仿之，便是音乐、歌舞、导引的发端。

殷商的甲骨文就有"沐""浴""寇帚"的文字记载，表明奴隶社会时期已重视个人卫生和环境卫生。甲骨文中尚有"疾言"（语言障碍）、"疾耳"（听力障碍）、"疾首"（头部疾患）以及使用针灸、按摩、导引、热熨等进行防病治病的记载。

先秦时期 春秋战国时期，医学知识大有发展，其中不乏养生保健的精辟论述。例如，老子《道德经》认为"虚其心，实其腹，弱其志，强其骨"，才是"根深蒂固、长生久视之道"。"虚其心""弱其志"，也可视作养生应虚怀若谷，不重名利。《庄子》中有"吹呴呼吸，吐故纳新，熊经鸟申，为寿而已矣"，其为传统五禽戏的理论发端。《管子》指出"精存自生，其外安荣，内藏以为泉原"，强调精气内藏，养内荣外。《吕氏春秋》将运动喻为"流水不腐，户枢不蠹"。

诸子之说，应为调神、纳气、存精、炼形等养生理论的萌芽。"天人相应"的养生法则，也早在诸子之说中有所蕴含。例如，《道德经》云："人法地，地法天，天法道，道法自然。"

秦汉魏晋时期 《黄帝内经》的问世，奠定了中医养生学的理论基础，其中《素问·四气调神大论》主张的"不治已病治未病"、《素问·刺法论》强调的"正气存内，邪不可干"、《素问·上古天真论》指出的"恬惔虚无，真气从之，精神内守，病安从来"、《素问·宝命全形论》所说的"人以天地之气生，四时之法成"等，均成为中医养生名言。《黄帝内经》中广泛应用针刺、灸焫、气功、按摩、温熨，以及阳光、空气、饮食、运动、时序、色彩、音乐、气味、声音等以却病延年，对后世养生学的发展，具有深远影响。西晋·陈寿《三国志》记载了华佗的运动养生观："动摇者谷气得消，血脉流通，病不得生。"其还创制了五禽戏，具有动静相兼、刚柔相济的特点。

这一时期，已有养生学专著、专论问世，如东晋·葛洪的《抱朴子·内篇》、东晋·嵇康的《养生论》、北齐·颜之推的《颜氏家训·养生篇》、梁·陶弘景的《养性延命录》等。诸书、诸论都提倡养生重在保精、养气、调神，主张浴阳光、弃厚味、薄名利、节色欲、饮清泉、服补药。

隋唐时期 养生之学至隋唐大有发展，隋·巢元方所撰《诸病源候论》中有养生专论"补养宣导法"。被后世奉为"药王"的唐代医家孙思邈《备急千金要方》也有养生专篇"养性"，其吸取了《黄帝内经》、扁鹊、华佗、葛洪及诸子百家的养生思想与成就，成为这一时期最具代表性的养生专论。

有学者归纳孙思邈所论养生，其要有五：一是陶冶性情，主张"耳无妄听，口无妄言，身无妄动，心无妄念"，以保持情绪稳定，增强生命活力。二是生活有常，做到劳逸结合，起居有节，寒温适度，以顺应自然。三是饮食清淡，主张少食大荤厚味，避免过饥过饱，认为享受太丰，每为疾病、夭寿之因。四是动静结合，指出安居不动易致经脉壅塞，故倡"摇动肢体，导引行气"。五是食药补养，常采用牛乳、黑芝麻、黄芪、白蜜、枸杞子等药食补养身体。孙氏认为，神仙之道不可致，养生之术当可行，使养生之术从虚无缥缈之说中解脱出来。其自身既言之，亦行之，寿至百岁有余，成为医学史上的寿星。"安者非安，能安在于虑亡；乐者非乐，能乐在于虑殃"，这便是孙氏"安不忘危"、防患未然的养生箴言。

宋金元时期 该时期的养生专著颇多，其他医著中养生专篇、专论更是常见。或总结养生经验，整理养生成就，使其更趋完善；

或积累养生新经验，创建养生新知识，使其不断发展。养生专著、专篇中，宋代有李昉《太平御览·养生》、周守忠《养生类纂》《养生月览》、蒲虔贯《保生要录》、愚谷老人《延寿第一绅言》、陈直《养老奉亲书》，以及沈括《沈氏良方》中的“问养生”“养生说”；金元有刘河间《舍身论》、邱处机《摄身消息论》、忽思慧《饮膳正要》，以及朱丹溪的养阴论、李杲（李东垣）的脾胃论、张子和的攻邪扶正论等，均具有代表性。

上述养生专著、专篇从不同角度，强调“未病先防”“既病防变”的养生预防思想，深刻阐述精、气、神在寿夭健衰中的重要作用，对于淡饮食、和喜怒、慎四时、护脾胃、练功法、保真元等方面也均有全面论述。

元·王珪《泰定养生主论》更是提出养生当从幼年开始，并详细阐述自幼至老调摄有序的养生方法，强调衰老是一个漫长过程。宋金元时期养生练功已成社会风尚，连诗人陆游《养生》中也有“两目神光穿夜户，一头胎发入晨梳”的诗句，以描绘其病后养生而致神采奕奕的状态。

明清时期　明清时期的养生著作更趋实用，对唯心养生观多有抵触。例如，明代医家李梴《保养说》指出，《黄帝内经》所言“精神内守”“食饮有节，起居有常，不妄作劳”，是养生的正宗，力倡避风寒、节劳逸、戒色欲、正思虑、薄滋味、寡言语等颇为实用的养生法。张介宾（号景岳）《类经·治形论》倡言“善养生，可不先养此形”，将养形作为养生之首务。龚廷贤《寿世保元》选载了不少抗衰延年方药，如“长春不老丹”“扶桑至宝丹”“八仙长寿丸”等，并提倡“诗书悦心，山林逸兴”，充实了调补养生、娱乐养生、环境养生诸法。龚居中《红炉点雪》指出“善服药，不如善保养”，总结出“却病延年一十六句之术”，概括了古代气功导引之大要。龚氏还认为“歌所以养性情，舞所以养血脉”，明示轻歌曼舞具有良好的养生作用。高濂所辑《遵生八笺》，从八大方面论述延年之术、却病之方，其内容之全面，资料之丰富，知识之广博，议论之深刻，在同类著述中实属罕见，今之喜好养生者仍大可一读。

至清代，养生学术虽无大的进展，然养生专著甚多，有统计不下五六十种，其中曹庭栋《老老恒言》、汤灏《保生篇》、唐千顷《大生要旨》等，可谓其代表作。清代名医徐大椿（字灵胎）对人寿夭之因有独到见解，其在《元气存亡论》中指出人之寿夭，“当其受生之时，已有定分”，已认识到先天遗传因素在个体自然寿命中的重要作用。

近现代　19世纪中叶，中国逐渐进入半殖民地半封建社会，由于民族虚无主义思潮的影响，中医学曾一度横遭摧残，传统养生学的发展也随之遭受严重阻碍，不仅养生学著述骤减，而且崇尚养生的社会风尚也一度趋淡。

中华人民共和国成立后，政府大力扶持中医药学，养生学也因此而得以发展。尤其是近年来随着全社会物质文明和精神文明的快速提高，养生受到广大民众越来越多的关注，养生学理论研究也不断取得进展。历代养生名著，包括儒、释、道等经史百家典籍被校勘注释后大量出版。在整理古代文献、总结养生经验，并结合现代研究的基础上，出版了为数众多的具有时代气息的养生学专著。养生学术界积极开展学术交流活动，举办多种形式、多个系统的养生保健学术研讨会，全国中医院校先后将“中医养生学”列入重要课程，以养生为专题的中外学术交流活动也日益频繁，有力推动了颇具中医特色的现代养生学的发展。

研究范围　中医养生学的研究范围十分广阔。隶属于中医学的中医养生学是一个开放的体系，其学术涉及范围广泛，涉及天文气象、哲学宗教、人文社会、心理行为、预防保健等诸多领域，其中的许多内容已成为当今多学科研究的热点。

养生理论　养生的学术观点，如生命观、寿夭观、整体观、权衡观等，养生的基本法则，如天人观、内外观、动静观、形神观等，均在研究探索之列。养生学在中国传统文化影响下，以中医基本理论为指导，从千百年的养生实践中，不断总结经验，逐步完善理论，形成了颇具特色的养生理念和基本法则。

强调内因为主，正气为本。《黄帝内经》指出的“正气存内，邪不可干”，“精神内守，病安从来”，既是中医的发病学理论，也是中医的养生学理念。这一理念体现在养生实践中，如注重护肾保精，以充养先天；注重健脾益气，以培补后天；注重清静怡然，以摄养心神；注重慎避病邪，以安和正气。

强调天人相应，内外合一。《道德经》所言“人法地，地法天，天法道，道法自然”，指出人处于天地时空之内，其生命活动与宇宙自然密切相关，中医养生学同样视其为基本法则。如其注重顺应自然，择时养生。《素问·

四气调神大论》论及精神养生时指出：春三月，“以使志生”；夏三月，“使志无怒”；秋三月，“使志安宁”；冬三月，“使志若藏若匿”。又如其注重依据四时更迭变换、五行生克制化规律，以调养脏腑组织，实施养生保健；顺应月廓、昼夜变化，以合理调节生活起居，妥善安排作息时间。这些也正是这一法则的具体体现。

强调动静结合，形神共养。动与静，是对事物动态表现形式的高度概括。形与神，是既对立又统一的哲学观念。中医养生学基于对动静、形神之间相互依存、协调统一辩证关系的深刻认识，提出动静结合、刚柔相济、形神共养等养生学观念。如太极拳、五禽戏、八段锦等导引术式和推拿按摩等，其习练之时或手法之间均需“外动而内静”，以达到“动中求静”“以静御动”。而传统的调气、存想、咽津等气功锻炼，则多需“外静而内动”，即练功时无论坐式或卧式，均需闭目垂帘，静止不动，但在内又需以意行气，以意动脑，以意咽唾。

养生方法 自古以来，人们将养生理论，称为“养生之道”，将养生方法称为“养生之术”。历代养生家由于各自的实践和体会不同，其养生之道、养生之术在静神、动形、固精、调气、食养及药饵等方面各有侧重，各有所长。从学术流派看，有道家养生、儒家养生、释家养生、医家养生、武术家养生等，其从不同角度阐述养生理论与方法，极大地丰富了中医养生学的内涵。从内容分类看，又有精神养生、环境养生、行为养生、饮食养生、择时养生、体质养生、调补养生等区别，不同的养生方法均有其特定的内容及意义，不断地充实中医养生学的知识体系。

养生研究所涉及的学科 如预防医学、康复医学、心理学、人文医学、气象医学、地理医学以及行为科学等均在其列。

研究方法 中医养生学以其博大精深的理论和丰富多彩的方法而闻名于世。它的形成和发展与数千年光辉灿烂的传统文化密切相关，具有独特的东方色彩和民族风格。自古以来，东西方人对养生保健，都进行了长期的大量的实践和探讨。但由于各自的文化背景不同，其养生观点与方法存有很大差异。中医养生学是在中华民族文化为主体背景下发生发展起来的，其研究方法也应以中华传统优秀文化为基础，以保障中国广大民众的身心健康为根本来展开。

通过对中医养生理论的研究，揭示古人对生命奥秘的研究成果，探求中医“治未病”的有效措施，必将有利于实现“疾病防治重心前移”的目标；通过对中医养生方法和经验的挖掘、整理、研究，总结其普遍规律与特色经验，揭示不同养生流派的特长与特色，从而为现代养生保健提供文献依据；通过对中医养生文献典籍的调查、收集，可结合现代数字信息技术，建立中医养生文献数据库，以进一步推动中医养生经验和理论研究的深入发展；通过对古代养生器具的调查收集和分类整理，有利于保护古代养生文化遗产，并对于现代养生保健器具的开发具有重要的启迪作用。

应用价值 中医养生学有着重要的历史价值，其曾为中华民族的繁衍昌盛做出了卓越贡献，集儒、释、道、医等诸家养生道术为一体的养生文化，对培养民族精神、提高民族素质有过巨大影响。正是由于养生学以延年益寿、长生久视为目的，促使人们积极地探索生命现象的各种奥秘，从而在生命科学领域积累了大量的知识、理论，为人们研究生命现象，揭示生命规律奠定了厚实的文献基础。

中医养生学又有着现实的运用价值，其历经数千年的养生实践，发展到今天，现实价值越来越凸显。在中国传统文化孕育下所形成的中医养生学，是现代养生保健知识体系的源泉。中医养生学从现象到本质均是对生命过程的理性把握，虽有过不切实际的幻想成分，但通过自身努力，认识生命奥妙，自主把握生命规律的积极探索精神永远值得肯定。有学者提出，古代养生一方面企图达到对生命的超越，在最大限度上摆脱疾病衰老的困厄，另一方面也认识生命毕竟是有限的，因而以“尽数天年”为人生追求。这一乐天知命的人生态度，应是现代人格精神的历史始基，是值得弘扬的历史传统。

现今人们的精神世界产生了巨大变化，如何在剧变之中保持内心宁静，不为名利而放逐灵魂，古人的养生处世智慧值得挖掘，值得借鉴。而今人如何既享受现代生活的服务，现代食物的供给，又符合科学保健的理念，有效养生的要求，古人的养生智慧必将为人们提供有益借鉴。

（李其忠）

yǎngshēng

养生（health preservation） 保养生命，通过各种方法颐养生命、增强体质、预防疾病，从而达到延年益寿目的的有效手段。

养生一词，据考最早见于《庄子》。《庄子·养生主》曰：“文惠君曰：‘善哉！吾闻庖丁之言，得养生焉。'"养生，古亦称摄生、治身、道生、卫生等。老年人延缓衰老之养生，又称寿老、寿亲、寿世、养老等。所谓养，即保养、调养、培养、补养、护养之意；所谓生，就是生命、生存、生长之意。养生一般通过摄精神、调饮食、练形体、慎房事、适寒温、施调补等方法来实现，是一种综合性的强身益寿活动。

主要内容 中华文化历史悠长，百家争鸣，各家学说对养生的思想和实践或多或少都有一定的影响。其中，儒家、道家、释家和医家的影响最为突出。随着中医的发展，"养生"的理论和实践逐渐等同于"中医养生"，而其他各家学说的相关部分则成为中医养生的有益补充。中医养生植根于中国传统文化，并按照医学的需要加以改造利用，形成了独具特色的养生文化。

儒家文化是汉代以后中国传统文化的主流，其养生思想大致有以下几个方面：①主张"中庸之道"，中庸是一种方法和哲理，孔子有云"无过不及""过犹不及"，中庸的思想和现代养生方法中的"适度"是一致的。②强调精神调摄，养心和养形是养生的重要内容，精神与形体之间，具有支配地位的是精神，养生首先要强调精神摄养，其最好的方法是减少物质欲望，《孟子·尽心下》有"养心莫善于寡欲。"③"仁"是儒学思想体系的核心，主要内容有仁爱、爱人、仁义、助人等。④"君子三戒"，《论语·季氏》有"少之时，血气未定，戒之在色；及其壮也，血气方刚，戒之在斗；及其老也，血气既衰，戒之在得"。⑤倡导饮食营养，《论语·乡党》有"食不厌精，脍不厌细"。饮食精细，则营养丰富。

儒家思想对中医养生的影响主要有两方面。一方面，儒家以仁为核心的人本主义和人文精神，铸就了中医以治病救人、救死扶伤为"仁术"的性质，同时铸就了中医养生重视生命、珍惜生命、爱护生命的贵生重命理念。《论语·雍也》中出现的"仁者寿"，即是儒家养生思想的核心概括。东汉儒家荀悦在其著《申鉴》中解释道："仁者寿，何谓也？曰：仁者内不伤性，外不伤物，上不违天，下不违人，处正居中，形神以和，故咎征不至而休嘉集之，寿之术也。"也就是说，仁者既不伤害自己的身心，也不伤害他人他物；既不违背自然规律，也不违背伦理道德，所以吉祥好事接连不断，而不会有天灾人祸，这就是长寿之术。另一方面，儒家提倡的"身体发肤，受之父母，不可毁伤"及"老吾老，以及人之老；幼吾幼，以及人之幼"的孝道思想，形成了中医养生奉老的养生学及老年医学的基本特色。

道家承传了华夏古代的传统礼乐文明。医、道同源，表明了道家与中医学在生命的认知上有着同一出发点和思想始基。因而，中医养生从理论观点到实践技术，都富有鲜明的道家痕迹。在观念上，道家的"道法自然、天人合一、虚无恬淡"等理念，使中医较早地形成了以自然状态为生命认知的品格；在理论上，道家对精、气、神学说的精辟阐释和对周天、丹田、泥丸、气化等概念的独到定义，均不同程度地丰富和发展了中医的生命学说；在实践技能上，道家在长生久视、神仙不老观念支配下提出的"我命在我不在天"的口号，为达此目标而产生的各种炼养法术，直接为中医养生保健、体认生命真谛提供了方便法门。道家的养生方法非常丰富，有资料可查的就有上百种之多，但主要内容不外吐纳导引、辟谷、房中术、服食丹药、心理调养等，尤以吐纳导引和服食丹药而著称。《庄子·刻意》中有云："吹呴呼吸，吐故纳新，熊经鸟申，为寿而已矣。此导引之士，养形之人，彭祖寿考者之所好也。"又《庄子·养生主》："为善无近名，为恶无近刑，缘督以为经，可以保身，可以全生，可以养亲，可以尽年。"

南朝·梁·陶弘景撰写的《养性延命录》，不仅是道家代表作，更是养生学的重要著作。陶弘景采摭前人养生要语，加以删弃繁芜，归纳提要，撰成此书。上卷述教诫、食诫、杂诫忌禳害祈善，下卷述服气疗病、导引按摩、房中术及养性延命的理论与方法。书中引用《大有经》《小有经》《服气经》《黄庭经》及嵇康注《道德经》养生篇、河上公注《道德经》等古籍三十余种，对道教的养生理论和方法作了较系统的论述，特别强调"我命在我不在天"，即通过人的主体能动性发挥，可以延年益寿乃至长生。

佛教是舶来品，但自佛教传入中国以后，其影响日益壮大。佛教的养生观念主要有三方面。一，养神，包括心理和精神的调养、情趣爱好和道德的调养。佛教提倡身心合一、忘物忘我，以达到镇定大脑活动、舒缓脉络的作用。二，养行，包括衣食住行等生活行为的调养。佛教中有"一日不做，一日不食""衣食具足，闲居静处，息诸劳作"等行为准则。三，养德，佛教讲究慈善为本，宽以待人会有好的报应。

佛教对中医养生的影响，主

要表现为以下几个方面：①佛教的“澄心证佛”“顿悟成佛”“心即是佛”等观念，启迪中医进行“澄心内视”“反观内照”等生命体悟，从而对生命现象有着更为深刻的认识。②佛教戒杀生的理念，对中医珍视生命、重视生物、注意保护生态多样性有着积极影响。③佛教的素食主张，对中医的食养、食疗思想的形成有不同程度影响。四是佛教修持的“禅定”“止观”功夫，为中医养生提供了方外法门。佛教认为人的肉体不可能长生不死，即使修行成佛，也不能长久住世。所以佛家养生主要讲究一种超脱，只有处于一种超脱状态下才能使人间的饮食、男女、睡眠等各种欲望荡然无存，人体中的百病皆不会发生。

应用价值 从理论层面上来说，中医养生倡导尊重生命、珍惜生命、爱护生命和享受生命，通过观察、体验及感悟等手段，对生命过程、生命现象、生命实质和生命规律进行了认知记录与阐释，构建了藏象生命理论系统，提出了重人贵生、趋利避害、颐年尽数、天人和谐、脏腑协调、形神兼养、先后天并重等以治未病为核心的思想原则。从经验方法层面来说，中医养生创造了以脏腑养生、形体养生、呼吸养生、精神养生、房中养生、丹功养生、饮食养生、药物养生、环境养生、四时养生、起居养生为主要内容的系统养生方法，形成了历史上流派纷呈的局面。

中医养生具有相当大的现实意义，其预防保健、劳逸结合的理念现今已成为共识。世界卫生组织将健康定义为身体与心理的健康，说明心理健康与生理健康同样重要，密不可分。现代的健康意识是包含身体健康、心理健康和社会人际关系处理良好的一种综合性概念，受此影响而形成的医学认同模式也由过去的生物医学模式演变为“生理-心理-社会”医学模式，中医养生哲学中有很多内容值得今人去挖掘和借鉴。现代人工作节奏快，心理压力大，情志伤颇多，《素问·阴阳应象大论》：“喜伤心，怒伤肝，思伤脾，忧伤肺，恐伤肾。”中医养生观主张的顺应自然、注重调摄，其积极意义正被越来越多的科学实践所证明。许多科学实验表明，人体在极度放松、大脑入静的状态下，机体各组织系统的功能会得以改善，进一步为精神调摄提供理论及实验依据。

此外，中医养生学还为药物调补奠定了理论基础。中医调补利用药物调理阴阳、补益脏腑、滋养气血，使精、气、神趋于最佳状态。

（陈丽云　胡　蓉）

shèshēng

摄生（health care） 保养身体，调摄养生。“摄生”一词最早见于《道德经》，“盖闻善摄生者，陆行不遇兕虎，入军不被兵甲”中的“摄生”即为保养身体之意。《素问》中“上古之人，其知道者……”和“夫四时阴阳者……从之则苛疾不起，是谓得道”，此“道”即为摄生。在唐·孙思邈《备急千金要方》中称为“养性”，至明·张介宾《类经》与清·薛雪《医经原旨》改称为“摄生”；亦有的称为“养生”，从近代医学观点看来，约同于“卫生”两字。实质上它包括了有关卫生学、营养学、保健学、生理学、心理学以及药物学等丰富的内容。其目的是为了强健体质、预防疾病、防止早衰和延长寿限。

中医所说摄生，即调摄养生，通过调摄使机体和精神处于平和状态或者遵循某种规律，如处于阴阳平和或遵循四季的气候规律，来进行养生活动。摄生，对于老年人来说尤为重要，因老年人的机体自我调节能力较差，需要养成适当干预措施以摄生。唐·白居易《病中作》：“久为劳生事，不学摄生道”，就是指疲于劳碌，荒于调摄，导致疾病产生。《素问·四气调神大论》指出“夫四时阴阳，万物之根本也。所以圣人春夏养阳，秋冬养阴，以从其根本”，对于老年人来说，需遵守季节规律，调摄躯体和精神。南朝·梁·沈约《神不灭论》中亦有“虚用损年，善摄增寿”来说明摄生的重要性。南宋·张杲《医说》载有“摄养三字诀”，即“薄滋味，省思虑，节嗜欲，戒喜怒，惜元气，苟言语，轻得失，破忧阻，除妄想，远好恶，收视听，勤内顾”，其内容涉及饮食、情绪、精神、作息等诸多方面，为摄生提供有益的指导。

现代人生活水平大幅提高，疾病谱发生显著变化，代谢性疾病、肿瘤发病率增加，因此如何在日常生活中加以调摄达到预防疾病的状态，是非常必要的。

（陈丽云　胡　蓉）

wèishēng

卫生（health maintenance） 为增进人体健康、预防疾病，改善和创造合乎生理、心理需求的生产环境、生活条件所采取的个人的和社会的措施。中国古代文献中所述“卫生”，其意多为“养生”“摄生”。据考“卫生”一词，最早见于《庄子·庚桑楚》所载“南荣曰：殊愿闻卫生之经而已矣。”参见养生、摄生条目。

（陈丽云　胡　蓉）

guìshēng

贵生（life cherishing） 以生为贵，为道家养生的核心理念。道家养生文化博大精深，通过道法自然、重人贵生、少私寡欲、炼丹术等一系列养生方法，去追求现世的、超越的人生价值，将延年益寿作为探求的终极目标，表现道家先哲渴望掌握生命规律、延长寿命的人生价值。《道德经》中有“道大，天大，地大，人亦大”，将“人”放在了与“道、天、地”同等重要的地位。《养性延命录·序》中称“人所贵生者”，体现了“以生为贵”的养生延命思想。参见养生、摄生条目。

（陈丽云　胡　蓉）

yíyǎng

颐养（recuperation） 保护调养。颐，休养、保养之意。《汉书·食货志下》“酒者，天之美禄，帝王所以颐养天下，享祀祈福，扶衰养疾”中“颐养”即为此意。颐养在现代多指老年人养生中的保养调护，如颐养天年。老年人的养生涉及顾护脾胃、心理调摄、四时养生等方面。

《黄帝内经》指出，人逾壮年，随着肾气渐衰，阳气不足，五脏之气每况愈下，至“八八”之年，齿发去。宋·陈直所著的老年养生专著《养老奉亲书》据此指出，其高年之人，真气耗竭，五脏衰弱，全仰饮食以资气血。陈氏基于老年人的衰老性生理特点和脾运失健的状况，明确了养胃气、调饮食，是老年颐养应特别注意的问题。关于心理调摄，老年人有其特殊性。《养老奉亲书》指出“眉寿之人，形气虽衰，心亦自壮。但不能随时人事，遂其所欲。居虽温给，亦常不足”。老年人在生理上发生一系列的退行性衰老，再加上心理上的变化，适应能力减退，心理颐养就更显重要。《灵枢经·本脏》中指出“志意和则精神专直，魂魄不散，悔怒不起，五脏不受邪”，要求人们“以恬愉为务”，陶冶情操，有利于心身的健康。老年人颐养还应考虑四季变化，《素问·五常政大论》强调“化不可代，时不可违”，顺应四时以“养之和之，静以待时，谨守其气，无使倾移，其形乃彰”。春温以生之，夏热以长之，秋凉以收之，冬寒以藏之，若气反于时，则皆为疾病，此天之常道也，顺之则生，逆之则病。

（陈丽云　胡　蓉）

shèyǎng

摄养（health cultivation） 养生、调养。南朝·宋·刘义庆《世说新语·夙惠》：“陛下昼过冷，夜过热，恐非摄养之术。”《旧唐书·方伎传·叶法善》：“自曾祖三代为道士，皆有摄养占卜之术。”上述引文中“摄养”一词，均可作“养生”“颐养”解。参见养生、颐养条目。

（陈丽云　胡　蓉）

bǐngfù

禀赋（natural endowment） 先天赋予的体质因素。又称禀分、禀质、禀姿、禀命等。它是个体在先天遗传的基础上及胎孕期间内外环境影响下，所表现出的形态结构、生理功能、心理状态和代谢方面综合的、相对稳定的特征。其概念中包含人的品性、智力、体魄等方面的内容。

历史沿革 中医养生学所说的禀赋，最早可追溯至《黄帝内经》。《灵枢经·本脏》中“五脏者，固有小大、高下、坚脆、端正、偏倾者；六腑亦有小大、长短、厚薄、结直、缓急”，说明禀赋是人在出生时既定的，并详尽论述了五脏小、大、高、下、坚、脆、正、偏八种生理差异及各自的多发病证。又如《灵枢经·寿夭刚柔》中“余闻人之生也，有刚有柔，有弱有强，有短有长，有阴有阳”，则说明各种不同的体质是由于先天禀赋差异造成的。

后世医家对此也有大量论述，其见解与《黄帝内经》所载相类似，如明·张介宾《类经》中有“夫禀赋为胎元之本，精气之受于父母者是也”的论述，也说明禀赋是由先天决定的。《中医大辞典》则直接把“禀赋”解释为“先天赋予的体质因素”，这也是从医学角度对于禀赋这一概念的认识，并且阐述了禀赋与体质的关系。禀赋强调先天，受之于父母，生而既定，脱离母体后受到各种因素的影响，继而形成体质；即禀赋为体质形成的基础，对体质产生重要影响，甚至决定体质，体质则为禀赋的后天发展。

散见于历代文学作品的“禀赋”及其类似概念，也反映出了先人们对于禀赋现象学角度的观察，能够帮助人们完善对于禀赋和体质的认识。禀赋与人的寿命长短有关，如汉·王充《论衡·气寿》：“凡人禀命有二品：一曰所当触值之命，二曰强弱寿夭之命。所当触值，谓兵烧压溺也；强寿弱夭，谓禀气渥薄也。”禀赋决定了人的反应力和能力天分，如南朝·梁·刘勰《文心雕龙》中有“人之禀才，迟速异分”，宋·叶适《巩仲至墓志铭》中有“然后知人之禀分，高下绝殊，顾非切磋诱掖所能增长矣”的论述。禀赋决定人的体质强弱，如宋·陈造有诗云：“书生禀赋纸样薄，平日扶衰惟粥药”。

可以说禀赋是生而既定的心身素质总和，出生后，在后天各种条件的发展之下形成人的体质状态。因此，体质以禀赋为基，禀赋与体质是相互联系、密不可分的。

主要内容 禀赋即为先天，最直接的反应在婴幼儿的发育和遗传情况。明·王銮《幼科类萃·论小儿受胎禀赋浓薄不同》云："大抵禀赋得中道为纯粹，阴阳得所，刚柔兼济，气血相和，百脉相顺，精备神全，脏腑充实，形体壮健。其未周之时，颅囟坚合，睛黑神清，口方背浓，骨粗臂满，脐深肚软，茎小卵大，齿细发润，声洪稳睡，此皆受胎气之得中和者也。"

禀赋不足，则是一种与禀赋相关的病理状态，它是指一种小儿体质薄弱、肾气不充的病理现象。具体表现为五软、五迟等，清·陈复正《幼幼集成》云："……禀肾气为骨，肾气不足，则骨节软弱，久不能行。此皆胎禀之病"。《景岳全书·小儿则》也有"如母多火者，子必有火病；母多寒者，子必有寒病；母之脾肾不足者，子亦如之。凡骨软行迟、齿迟语迟、囟门开大、疳热脾泄之类，多有由于母气者"的论述。

现代学者对禀赋这一概念进行了大量的理论研究，认为禀赋概念有广义和狭义之分，狭义的禀赋即遗传信息，而中医养生学中所言禀赋则为其广义概念。广义的禀赋包含了遗传信息和胎传信息两部分。其中，遗传信息的物质基础是染色体和基因，并且只有起源于染色体和基因的变异才能够遗传，遗传是人们观察到的由亲代将其特征传给子代的一种现象。遗传信息是受孕的精子和卵子所携带的信息，其传递是时空流、信息流和物质流的结合。遗传信息的时间界限为精子、卵子形成到受孕。受孕后至出生前胎儿所获得的信息，则属胎传信息。胎传信息是孕妇母体的内外环境对胎儿先天禀赋的形成所产生的影响，心身健康的母体加上和谐的外部环境能够赋予子代良好的胎传信息。

应用价值 禀赋是中医养生学的重要概念，充分认识其本质含义，并进一步从生理、病理、诊断、治疗等各个层面深入研究禀赋与人体健康和疾病的关联，对于指导生殖健康、母婴保健、预防出生缺陷、远离遗传疾病，具有一定的理论意义和价值。

（陈丽云 胡 蓉）

xiāntiān

先天（innate）

含义有二，一指人体禀受父母精血所形成的胎元，是人体生命之本原；二指运气术语，是指先于天时而至。

将禀受于父母的形成人体的胎元称为"先天"，是与出生后饮食水谷精微、生活护养的"后天"相对而言的。先天之本在肾，故肾主先天。《灵枢经·决气》说："两神相搏，合而成形，常先身生，是谓精。"《灵枢经·经脉》又说："人始生，先成精，精成而脑髓生，骨为干，脉为营，筋为刚，肉为墙，皮肤坚而毛发长。"据此可知，所谓"先天"，是指禀受父母"两神相搏"之精，以合成人体初胚之胎元，是遗传而来，为人体生命之本原，它在整个生命中系"先身而生"。因此，成胎之前，同时禀受于父母双方先天精气以构成人体胎元的时期，称为先天。

作为先于天时而至的运气术语"先天"，诚如《素问·六元正纪大论》所云："凡此太阳司天之政，气化运行先天。"王冰注："六步之气，生长化收藏，皆先天时而应至也。"

中医养生学中特别重视补养藏于肾的生命本原以延缓衰老。《素问·上古天真论》云："此虽有子，男不过尽八八，女不过尽七七，而天地之精气皆竭矣。"这里的"天地之精气"指的就是人体的先天精气。先天精气，与生俱来，却有时限性，其"量"有限，因此人的生命分为先天之精保有和先天之精消尽（或极低）的两个阶段，两个阶段有不同的生理特点。分清或准确划分这两个阶段，不但对于养生有益，而且对于研究老年病的生理、病理特点具有不可忽视的意义。

（陈丽云 胡 蓉）

hòutiān

后天（acquired）

成胎以后，间接或直接地摄取饮食物水谷精微和自然界清气，以维持人体正常活动的时期。源出《黄帝内经》。《素问·气交变大论》云："故太过者先天，不及者后天。"《素问·五常政大论》又说："阳胜者先天，阴胜者后天。"可见此所言先天、后天的本义，系指四时之气的先天而至，后天而至，其中的"天"，指的是自然气候而言，"先""后"者，则为时间之先后也。引申以说明人体成胎前后之先天后天，始出于明·李中梓所著之《医宗必读》，而其理论依据，则仍是《黄帝内经》。《灵枢经·决气》说："两神相搏，合而成形，常先身生，是谓精。"《灵枢经·经脉》又说："人始生，先成精，精成而脑髓生，骨为干，脉为营，筋为刚，肉为墙，皮肤坚而毛发长。"从此二段经文推论，所谓"后天"，则是指"精成"以后，即"脑髓生，骨为干……皮肤坚而毛发长"之胚胎形成以后的整个发育过程，因为在胚胎发育阶段，主要是由母体间接的获得水谷精微物质的营养而发育，已不再继续禀受父体，故称“后天”。先、后天区分的界限为成胎前后。

中医养生中特别强调脾胃功能对于后天的滋养，《素问·五脏别论》指出：“胃者，水谷之海，六府之大源也。”《素问·灵兰秘典论》说：“脾胃者，仓廪之官，五味出焉。”脾胃为水谷之海，气血生化之源，是脏腑经络整个机体营养供给的重要脏器。李东垣的脾胃论认为“脾胃内伤，百病由生”，到李中梓提出“脾胃为后天之本”，明·张介宾《景岳全书·杂证谟》“脾为土脏，灌溉四旁，是以五脏中皆有脾气”，到明·周之千《周慎斋遗书·辨证施治》中的“脾胃一伤，四脏皆无生气”，都从脾胃与其他各脏的关系说明了脾胃的重要。中医养生中对后天的培护更加强调对脾胃的重视。

（陈丽云　胡　蓉）

tiānnián

天年（nature span of life）　人类个体的自然寿数或天赋年寿，即自然赋予人的生理年龄。又称天寿。

“天年”一词最早见于《庄子》，指个体生命存在的时间限度，如《庄子·山木》曰：“此木以不材得终其天年”。《黄帝内经》则从养生学的角度对人的生命限度进行了论述，如《素问·上古天真论》云：“尽终其天年，度百岁乃去。”《灵枢经·天年》亦云：“百岁，五脏皆虚，神气皆去，形骸独居而终矣。”《灵枢经·天年》实际上是以专章的形式对之进行了详细阐述。此后，“天年”一词便逐渐为养生学所吸收。

古代养生家多认为人的自然寿命一般在 100～120 岁。《庄子·盗跖》云：“人上寿百岁，中寿八十，下寿六十。”东汉末年的《太平经》有“天寿百二十岁”的记述。三国时期养生理论家嵇康在《养生论》中也指出“上寿百二十，古今所同，过此以往，莫非妖妄者”。现代研究主要根据性成熟期、生长期以及细胞分裂次数和周期的乘积等方法来计算人的自然寿命，通过计算人的自然寿命可以达到 120 岁左右。因此，古代养生家关于人的自然寿命的认识与现代生命科学研究基本一致。从实践来看，历史和现实生活中确有不少人活到 120 多岁。古代养生学家认为，现实社会中多数人之所以不能度其天年，乃因人们“以妄为常”“逆于生乐，起居无节”等后天因素所致。西汉·刘安等在《淮南子》中认为人“不能终其天年者，形有所劫也”。东晋·葛洪在《抱朴子》中也认为“若欲纵情恣欲，不能节宣，则伐年命”。现代研究也已证明，人的自然寿命要比大多数人的实际寿命长，但由于疾病所致的病理性衰亡，而使人不能终其天年。

天年是中国古代对人的寿命提出的一个非常有意义的命题。古代用“天年”概念把人的自然寿命与实际年龄进行了必要的区分，指出了人类生命的终极限度，对人们充分认识人的生命寿限、生命规律、生命本质及生命保养等有重要的理论和实践意义。现代生物学、分子细胞学的科学研究结果与中国古代医家和养生家的观点不谋而合，有力地证实了天年概念在生命极限与生命规律认识上的科学性。

（李铁华）

shàngshòu

上寿（the highest life）　长寿、上等寿命、最高寿数。中医养生学中的术语，文献中多见上、中、下“三寿”，“上寿”为其中之一。上，即上等，指长；寿，指寿命，寿数。不同时期的古人对上寿的看法略有不同，春秋时期《左传·僖公三十二年》称：“上寿百二十年，中寿百岁，下寿八十”。《太平经·解承负诀》曰：“凡人有三寿，应三气，太阳太阴中和之命也。上寿一百二十，中寿八十，下寿六十。”三国·嵇康《养生论》中也有提及“世或有谓神仙可以学得，不死可以力致者。或云上寿百二十”。《庄子·盗跖》：“人上寿百岁，中寿八十，下寿六十。”《左传·昭公三年》孔颖达疏：“上寿百年以上，中寿九十以上，下寿八十以上。”可见，古人对上等的寿命看法一般指百岁以上。人们追求长寿，将百岁以上，尤其是百二十岁奉为“上”，是人们对人寿命的看法及对寿命的原始朴素的预测，这一概念也接近现代研究的人类寿限（自然年龄），如细胞分裂说推得人类寿命为 110 年，性成熟期说推算的人类寿限为 112～140 岁。

中医养生提到寿夭的原因，不是仅存在于生理的机体之内，更重要的因素是在精神活动之中，得上寿者更强调精神生活的优化与物质生活的超越，追求道德“至善”的理想境界，以保持内在的和谐，人与自然的和谐以及人与社会的和谐，达到尽终天年。上寿是养生者所追求的至高境界。

（陈丽云　胡　蓉）

zhōngshòu

中寿（average life span）　大多数人群所应达到的寿命值。中寿所指年龄历来说法不一，从道家角度可以庄子为准，认为指 80 岁，《庄子·盗跖》云：“人上寿百岁，中寿八十，下寿六十。”而《淮南子·原道训》说：“凡人中寿七十岁，然而趋舍指凑，日以月悔也，以至于死。”春秋时期《左传·僖公三十二年》称：“上寿百二十年，中寿百岁，下寿八十”。《太平经·解承负诀》曰：“凡人有三寿，应三气，太阳太阴中和之命也。上寿一百二十，中寿八十，下寿六十。”《左传·昭公三年》孔颖达疏：“上寿百年以上，中寿九十以上，下寿八十以上。”综合历代的看法，中寿多在八十。

宋·程颐《河南程氏遗书》中指出“人寿可以力移”，可以争夺自然之造化。通过养生可以“宝其生，救其死”。清·梁章钜《退庵随笔》中有“命数延促，在乎己”，这些都指出养生应该是个人的主动行为。通过合理的调养不仅延长生命的长度，更要提高生活的质量，这是中医养生的目标。

（陈丽云　胡　蓉）

xiàshòu

下寿（relatively short life）　人群之中较短的寿命值。古人将寿命的长短分为上、中、下三等。《庄子·盗跖》：“人上寿百岁，中寿八十，下寿六十。”而《淮南子·原道训》说：“凡人中寿七十岁，然而趋舍指凑，日以月悔也，以至于死。”春秋时期《左传·僖公三十二年》称：“上寿百二十年，中寿百岁，下寿八十”。《太平经·解承负诀》曰：“凡人有三寿，应三气，太阳太阴中和之命也。上寿一百二十，中寿八十，下寿六十”。《左传·昭公三年》孔颖达疏：“上寿百年以上，中寿九十以上，下寿八十以上。”综合历代的看法，下寿多在六十岁。理想的寿命或者长寿为“上寿”，为一百二十岁；大多数人应达到寿命，即“中寿”；“下寿”则为不甚理想、较短的寿命。导致下寿的原因很多，最终导致人体身心不和谐而夭亡，这是我们在养生中应该避免的。

（陈丽云　胡　蓉）

quèlǎo

却老（anti-aging）　避免、延缓衰老。中医养生中有“却老全形”“却老延年”之说，都是指运用中医养生知识来延缓机体衰老、保持健康。相较于其他养生学概念，却老对于中年人和老年人来说意义重大。历来医学家和养生家论却老延年之术，多不胜纪。朱伟常等进行了系统理论研究，认为却老的要则在于阴阳相济，动静兼修，以期精气互生，形神共养。

中医学认为，生命以阳气为主导。《素问·生气通天论》云：“阳气者，若天与日，失其所，则折寿而不彰。”明·张介宾在《类经附翼·大宝论》称：“天之大宝只此一丸红日，人之大宝只此一息真阳。”可见，阳气充盛则人体生机盎然，否则生命凋残，折寿损年。唐·孙思邈《备急千金翼方·养老大例》所谓：“人年五十以上，阳气日衰，损与日至，心力渐退。”阳气主动，与运动能力和反应力有关，据此，维护阳气可能推迟衰老。同时，人的寿命又与阴气精血相关。《黄帝内经》中“阴精所奉其人之寿”“年四十，而阴血自半，起居衰矣”，从这些观点来看，衰老又与阴气有关。所谓阴气主要指肝肾精血，在人的生命过程中，阴气“难成而易亏”。元·朱丹溪在《格致余论·养老论》中有“人生至六十、七十之后，精血俱耗，平居无事已有热证，何者？……鼻涕牙落，涎多寐少，足弱耳聩，健忘眩晕，肠燥面垢，发脱眼花，久坐兀睡，未风先寒，食则易饥，笑则有泪”的记载，是对阴血耗损后机体衰老的细致描述。由此可知，阳气和阴血的耗损为衰老的主要因素或者促发因素，要达到“却老延年”的目的，就需要根据个人体质，运用养生方法以顾护阳气或补益精血。

（陈丽云　胡　蓉）

chángshēng

长生（immortal）　一是指永久存在或生存，寿命很长。《道德经》：“天地所以能长且久者，以其不自生，故能长生。”《庄子·在宥》：“无劳女形，无摇女精，乃可以长生。”二指道家求长生的法术。南朝·宋·鲍照《代淮南王》诗：“淮南王，好长生，服食炼气读仙经。”

中国古代养生思想受到原始宗教和天命观的影响，对于“长生”或者“永生”，在认识上形成了两个重要分支：一个为以儒学“三不朽”（即为立德、立功、立言）为代表的“精神不老”，另一个为神化了的“形体不老”。后来所谓的长生之术主要是指通过服丹石之药或者修习神化的道术希求形体不死，并逐渐走向了迷信。

其实，长生是古人关注生命，提出延长生命，实现健康的许多方法与原则，并不是所谓的生命作为一种物质的存在可以永恒不变。既是作为追求神方仙术的道教来说也是如此。因为作为道而言，只有变才是不变的。正如《道德经》中言：“人之生，动之死地，亦十有三。夫何故？以其生生之厚。”生命作为道的载体，生老病死是人之常情，不应该去过分追求长生不死。不过，人可以通过自己的锻炼与修养实现长生，只是长生的意义主要不在于生命时间的无限延长，而是生命的质量无限提升，不断地超越自我，超越生死，把人的生命存在意义放在造福人类，使自己有益于他人、有益于社会，这样的人，虽死犹生，故“死而不亡”，这种人是真正长寿的。从这个意义上来说，“长生”所反映是人类对于生命价值的认知程度，正面反映出来的就是对生命现象的高度珍视。

（陈丽云　胡　蓉）

yīnyáng wǔxíng

阴阳五行（yin-yang and five elements）　中国先哲用以解释宇宙万物万象的发生、发展和变化的古代哲学理论，是古人认识自然、解释自然的世界观和方法论。中医学运用阴阳之间的运动变化规律，阐明人体生命活动规律、疾病发生发展变化的机制，并指导疾病的预防、诊断、治疗；以五行的特性、生克乘侮规律来阐释人体的形态结构、生理功能、病理变化及其与外在环境之间的相互影响与联系，指导疾病的诊断和防治。阴阳五行成为中医学的独特思维方法。参见阴阳、五行。

（王颖晓）

yīnyáng

阴阳（yin-yang）　对宇宙中相互关联的事物或现象对立双方属性的概括。阴与阳，既可以标示自然界和人体内一对相关联而对立相反的事物或现象，也可标示某一事物或现象内部相关联而对立相反的两个方面。

现代学者考查阴阳的最初涵义，认为其是很朴素、很直观的，指的是日光的向背，即向日者为阳，背日者为阴。这一推论，首先源于象形文字。繁体“陰陽”两字，均取“阝”旁，可训为“阜”，即丘阜，亦即平地上隆起的高坡，由此可分阴面与阳面。“陰”字右边为“今”上“云”下，会意为今天有云，寓有阴暗寒凉之意。“陽”字右边为“旦”上“勿”下。旦，太阳初升之意；勿，旗帜飘动之形，二者均有光明温热、居高善动之意。故东汉·许慎《说文解字》释“阴”为“暗也，山之北水之南也。”山，高出地面；而水，低于地面。山之北、水之南均为背阴之面。释“阳”为“高、明也”。高下分阴阳，高为阳。明暗分阴阳，明属阳。高与明均有阳的属性。嗣后，由向阳、背阳的属性予以抽象，再逐渐引申，不断扩展，乃至把一切事物或现象本身所存在的相互对立的两个方面均用阴阳加以概括。例如，由向日而引申至凡具光亮的、温热的、上升的、外向的、运动等属性的事物和现象，都归属于阳；由背日而引申至凡具晦暗的、寒凉的、趋下的、内守的、静止等属性的事物和现象，都归属于阴。

历史沿革　阴阳的概念大约形成于西周时期。《诗经·大雅》载：“既景乃冈，相其阴阳，观其流泉。”《周易》中的易卦，由阴爻（--）和阳爻（—）组成。“--”表示阴；“—”表示阳。阴爻和阳爻分别以符号的形式标示了阴阳的概念。西周末年，古代先贤开始应用阴阳来分析、阐释一些难以理解或不能直接观察的复杂事物变化的机制。例如，《国语·周语》记载伯阳父就曾用阴阳之说解释地震之因，他说：“阳伏而不能出，阴迫而不能蒸，于是有地震。”意为地震的根本原因在大地内部阴阳两种对立的物质势力运动的不协调，阳伏阴追，阴阳逆乱。

春秋战国时期，作为哲学理论的阴阳学说也逐渐形成。春秋战国时期的哲学家们不但认识到事物内部存在着阴阳两种对立的势力，而且认识到这两种势力是运动变化的、相互作用的。阴阳的相互作用推动着宇宙中一切事物和现象的产生和变化。例如，《管子·乘马》说：“春秋冬夏，阴阳之推移也；时之短长，阴阳之利用也；日夜之易，阴阳之化也。”《国语·越语》说：“阳至而阴，阴至而阳，日困而还，月盈而匡。”说明四时与昼夜的更替，日有升落，月有圆缺，皆是阴阳双方运动变化、相互作用的结果。同时，哲学家们还认为宇宙万物都蕴含着阴阳两个相反的方面，阴阳相互作用所产生的冲和之气是推动事物发生发展变化的根源。《周易》则把阴阳学说从哲学高度进行概括，如该书“说卦”中曰“立天之道，曰阴与阳”，“系辞上”亦曰“一阴一阳之谓道”，指出阴阳的存在及其运动变化视为宇宙的基本规律。可见先秦时期的哲学家们，不但认识到存在于事物内部的阴阳两方面的运动是事物发生发展变化的根本原因，而且认识到阴阳的相互作用、对立统一、消长转化是事物运动变化的基本规律，因而标志着阴阳学说作为古人认识世界的一种方法论的形成。

成书于战国至秦汉之际的《黄帝内经》，则运用阴阳学说来阐释医学中的诸多问题以及人与自然界的关系，使阴阳学说与医学密切结合起来，成为中医学的重要思维方法之一。例如，《素问·阴阳应象大论》云：“阴阳者，天地之道也，万物之纲纪，变化之父母，生杀之本始，神明之府也。”《灵枢经·病传》指出：“明于阴阳，如惑之解，如醉之醒。”可见古人认为，理解和掌握阴阳之理，对于认识世界、探究事理是何等重要。要认识、说明健康与疾痛，更是如此。古代医家将广为流传的阴阳学说与中医学中的许多具体学术内容相互结合，熔为一炉，形成了既源于哲学、又异于哲学的中医学中的阴阳学说。中医学的阴阳学说中融有大量的医学知识，使之更具实在性和实用性。可以说阴阳学说的合理成分在中医学中得到了充分的运用和扩展，而一些消极内容却没有得以鸱张。因此，阴阳学说对中医的理论与临床具重大指导意义。

基本内容 阴阳之间的相互关系是阴阳学说的核心内容，可以概括为以阴阳交感为前提的对立制约、互根互用、消长平衡和相互转化关系。

阴阳交感，是指阴阳二气在运动中相互感应而交合的过程，是阴阳二气在运动过程中的一种最佳状态。阴阳的相互交感，使对立的两种事物或力量统一于一体，于是产生了自然界，产生了万物，产生了人类，并使自然界时时处于运动变化之中。

阴阳对立制约，是指属性相反的阴阳双方在一个统一体中的相互斗争、相互制约和相互排斥。人体阴阳之间的动态平衡，也是阴阳双方相互对立、相互制约的结果，即《素问·生气通天论》所谓“阴平阳秘，精神乃治”。如果阴阳之间的对立制约关系失调，动态平衡遭到了破坏，则标志着疾病的产生。

阴阳互根，是指相互对立制约的阴阳双方，具有相互依存、互为根本的关系。每一方都以另一方的存在作为自己存在的条件，都不能脱离另一方而单独存在。

阴阳互用，是指阴阳双方具有相互资生、促进和助长的关系。阴阳互根互用关系在人体生理、病理过程中体现得极为普遍，在疾病治疗上也有所应用。例如，以组成人体的基本物质而言，气和血分别属于阳和阴，气能生血、行血；血能载气、养气，气与血之间的这种关系，即为典型的阴阳互根互用关系。如果人体阴阳之间的互根互用关系失常，就会出现“阳损及阴”或“阴损及阳”的病理变化，甚则“阴阳离决，精气乃绝”。

阴阳消长，是指对立互根的阴阳双方处于不断增长和消减的变化之中。阴阳双方在彼此消长的运动过程中保持着动态平衡。阴阳双方在一定限度内的消长变化，反映了事物之间对立制约和互根互用关系的协调平衡，在自然界可表征气候的正常变化，在人体则表征生命过程的协调有序。

阴阳相互转化，是指事物的总体属性，在一定条件下可以向其相反的方向转化，即阳可以转化为阴，阴可以转化为阳。例如，四季中夏热与冬寒的转化；人之病证的寒证与热证的转化。

作用与意义 中医学称健康人为“平人”。《素问·调经论》曰：“阴阳匀平，以充其形，九候若一，命曰平人。”说明机体阴阳的协调是健康长寿的基础。具体而言，阴阳协调应包括两方面的内容，一为天地阴阳与人体阴阳的协调，强调要遵循自然界阴阳二气变化规律生活，与自然界的阴阳变化协调统一，使精神内守，形体强健。二为人体内部阴阳之气的协调，指出人体中阴阳调和、平顺，即“阴平阳秘”才能保持人体健康。一有失调，即为病理状态，甚至“阴阳离决”而死亡。故养生保健，当以使阴阳调和为准则。“法于阴阳”，是中华养生的基本特色和最高准则，即顺应自然变化规律来调理人体之阴阳，使人体中的阴阳与四时阴阳的变化相适应，以保持人与自然界的协调统一。

《素问·四气调神大论》指出“夫四时阴阳者，万物之根本也。所以圣人春夏养阳，秋冬养阴，以从其根，故与万物沉浮于生长之门。逆其根，则伐其本，坏其真矣。故阴阳四时者，万物之终始也，死生之本也，逆之则灾害生，从之则苛疾不起，是谓得道”。依据“春夏养阳，秋冬养阴”的原则，对“能夏不能冬”的阳虚阴盛体质者，夏用温热之药预培其阳，则冬不易发病；对“能冬不能夏”的阴虚阳亢体质者，冬用凉润之品预养其阴，则夏不得发病。此即所谓“冬病夏治”“夏病冬养”之法。

以“春夏养阳，秋冬养阴”作为理论基础，顺应四时阴阳盛衰以保养生命，关键在起居作息和膳食调整两个方面。春夏两季正值阴消阳长之际，应适宜调整起居作息以顺应阳气的生发趋势。春为少阳，宜夜卧早起，广步于庭，披发缓形；夏为太阳，宜夜卧早起，无厌于日，使志无怒。秋冬两季正值阳消阴长之时，秋季为少阴，宜早卧早起，与鸡俱兴，使志安宁，收敛神气；冬季为太阴，宜早卧晚起，去寒就温。膳食方面，春夏宜适当服食发散升提温阳的食物，秋冬宜适当服食收敛潜降滋阴的食物。用药亦同此理。

阴阳理论在中医养生学方面的运用十分普遍，情志、起居、运动、房室、药疗、食补等养生活动均需阴阳理论来作指导。

（王颖晓）

yīnpíng yángmì

阴平阳秘（relative equilibrium of yin-yang） 阴气平和，阳气固守，阴阳平和协调，保持相对平衡的正常状态。《黄帝内经》对人体最佳生命活动状态的高度概括，是养生的最高境界。

阴平阳秘语出《素问·生气通天论》，其论曰："阴平阳秘，精神乃治，阴阳离决，精气乃绝。"中国古代哲学崇尚和谐、统一的世界秩序，因此，先哲们对事物之间的协调关系尤为关注，常用"和"表示对立面的统一。正如《道德经》所云："万物负阴而抱阳，冲气以为和。"随着阴阳学说的盛行，先哲们试用"阴阳和合"或"阴阳和"等阐释自然界万物的正常状态，如东汉·班固《白虎通德论·封禅》中的"阴阳和，万物序"，意指万物之所以能生生不息、井然有序，关键在于事物内部阴阳的和合。阴平阳秘之说，正是古代哲学的阴阳合和观念渗透到中医学领域的结果。

阴平阳秘有两层含义，一是言阴或阳自身，二是指阴阳之间的相互关系。"平"和"秘"是分别对"阴"和"阳"运动状态的一种规定。"平"意为平舒、适量，"秘"意为"密闭、闭合"，"阴""阳"分别为阴精、阳气，指代物质与功能。"阴平"是指阴精充足，以平为度，是阴的最佳状态。"阳秘"是阳气密闭，以秘为贵，是阳的最佳状态，正所谓"正气存内，邪不可干"，阴平阳秘，才使人体处于正常的生命活动之中。《素问·生气通天论》所说的"生之本，本于阴阳"，即是指人体生命活动本源于阴阳的对立统一运动。阴阳之间对立统一，互根互用，消长平衡，阴阳之间不断运动，达到合和时的有序化、稳定化的最佳状态，是人体最佳的生理状态，即所谓阴平阳秘。养生的宗旨正在于维持机体阴平阳秘的状态。

（王颖晓）

yīnyáng zìhé

阴阳自和（natural harmony of yin-yang） 人体正气所具备的自然调节或自愈功能。一般意义上指不假药物调整而恢复健康；如果在疾病过程中出现体温正常、气血调和、食欲增加、二便通利等，是阴阳趋向平衡的现象。《伤寒论·辨太阳病脉证并治》曰："凡病，若发汗，若吐，若下，若亡血，亡津液，阴阳自和者，必自愈。"

阴阳自和肇始于《素问·生气通天论》，其论曰："凡阴阳之要，阳密乃固，两者不和，若春无秋，若冬无夏，因而和之，是谓圣度。"阴阳二气交感、对立、消长、互根等运动，可实现阴阳自和。机体通过五脏功能的相互资生与制约而实现整体的"阴阳自和"。

人体之阴阳之所以能处于"阴平阳秘"的状态，是人体自身形成的阴阳自和作用的结果。阴阳自和的状态是动态的，是机体的自愈机制。例如，气机本应通畅而郁滞者，其自和之势是开郁；血本行于脉中而瘀阻者，其自和之势是行瘀；脾本应升而反陷者，其自和之势为升；胃本通降而反上逆者，其自和之势是降。

养生应时时注意保护人体自身的阴阳自和能力，而不可过于依赖药物等医疗干预措施。

（王颖晓）

yīnyáng liǎngxū

阴阳两虚（deficiency of both yin and yang） 人体阴气与阳气俱虚、内热与内寒夹杂出现的病理状态。中医病证名。阴阳两虚有偏于阴虚或偏于阳虚的不同，表现为以阴虚为主的阴阳两虚或以阳虚为主的阴阳两虚。

阴虚是指阴气虚亏及其寒凉、滋润、宁静等功能减退而表现为虚热内生的病理状态。阳虚是指人体之阳气亏虚及其温煦、推动、兴奋等功能减退而表现为虚寒内生的病理状态。

由于阴阳之间存有相辅相成、互根互用的关系，所以当机体的阴或阳的任何一方虚损到一定程度必然导致另一方的不足，最终形成阴阳两虚的病理状态。例如，阴虚到一定程度，由于"无阴则阳无以化"，就会导致阳亦虚，这就是"阴损及阳"。同样，阳虚到一定程度，由于"无阳则阴无以生"，也会导致阴亦虚，这就是"阳损及阴"。前者如血虚无以养气而致气虚，后者如气虚无以生血而致血虚。临床所常见的以肾阴虚或肾阳虚为病理基础最终发展至阴阳俱虚的演化过程，即是阴阳两虚的典型例证。

阴阳两虚的辨证，既有阳虚见证，又有阴虚见证。养生调补应阴阳并补，但须分清主次而补。阳损及阴者，以阳虚为主，则应在补阳的基础上辅以滋阴之品。阴损及阳者，以阴虚为主，则应在滋阴的基础上辅以补阳之品。

（王颖晓）

wǔxíng

五行（five elements） 木、火、土、金、水五类事物的相互关系及其运动变化。五行之"五"，是指木、火、土、金、水五种物质及其所指代的五类事物。五行之“行”，其主要涵义是行列，因为五行之间的相生、相克均有一定的排列次序，也有文献认为“行”有运动变化之义。

历史沿革 五行学说源于古人在生活与生产实践中对天地间万事万物的直接观察和理论升华。一般认为，五行的概念，滥觞于中国先民早期萌生的“五方”“五节”“五星”及“五材”等观念。五行一词，最早见于《尚书》，该书“周书·洪范”中曰：“鲧堙洪水，汩陈其五行。”

五行的特性，是古人在长期的生活和生产实践中对木、火、土、金、水五种物质的直观观察和朴素认识的基础上，进行抽象而逐渐形成的理性概念，是用以识别各种事物的五行属性的基本依据。《尚书·洪范》所载“水曰润下，火曰炎上，木曰曲直，金曰从革，土爰稼穑”是对五行特性的经典性概括。五行学说以五行特性为依据，运用取象比类和推演络绎的方法，对自然界的各种事物和现象进行归类，从而构建了五行系统。

基本内容 五行学说的主要内容，包括五行的相生、相克、制化、相乘与相侮。五行的相生、相克，代表自然界事物或现象之间的正常关系及人体的健康状态。五行的相乘、相侮代表自然界事物或现象之间的协调平衡关系失调的异常现象及人体的疾病状态。

五行相生，是指五行之间存在着有序的递相资生、助长和促进的关系。木、火、土、金、水，依次相生，即木生火，火生土，土生金，金生水，水又复生木。《难经》将这种关系喻为“母子”关系，即生我者为母，我生者为子。

五行相克，是指五行之间存在着有序的递相克制、制约的关系。木、火、土、金、水，隔一相克，即木克土，土克水，水克火，火克金，金又复克木。在五行相克关系中，任何一行都具有“克我”和“我克”两方面的关系，《黄帝内经》将其称为“所胜”“所不胜”关系，即“克我”者为我“所不胜”，“我克”者为我“所胜”。

五行制化，是通过相生与相克以维持自然界事物或现象之间的协调平衡状态的机制。

五行相乘，是指五行中一行对其所胜一行的过度制约，五行相乘的次序与相克相同。

五行相侮，是指五行中一行对其所不胜一行的反向制约，五行相侮的次序与相克相反。

五行相生关系异常可表现为母病及子、子病及母。母病及子，是指五行中的某一行异常，累及其子行，导致母子两行皆异常。子病及母，是指五行中的某一行异常，影响到其母行，终致子母两行皆异常。

作用与意义 五行学说以五行特性类比五脏生理特点，演绎五脏与六腑、形体、官窍的联系，说明五脏之间的关系及五脏与自然环境之间的联系，构筑了中医学的整体观。

五行理论对中医养生学具有一定的指导意义，如根据五脏外应五季，从而建立了四季养生的理念。

春季五行属木，是万物推陈出新、生机勃发的季节，古人称其为“春气升发”，春季主“生”，故春季养生重在养“生”。五脏之肝与五味之酸，均归属“木”。春季养生要护肝。春季提倡适当早睡早起，以适应自然界的生发之气。春季着装，特别要注意保暖，衣服不宜顿减，以保护人体生发之阳气。适当多食助“生”之品，宜少酸增甜。少吃酸味食物，可防春季肝气偏旺，“增甜”，即多食甜味食物，有助春季补益脾气。

夏季五行属火，是四季中最炎热的季节，自然界阳气越来越旺，万物在夏季生长达到顶峰并开始结果。夏季主“长”。夏季养生重在养“长”。五脏之心与五味之苦，均归属“火”，夏季养生要护心。夏季睡觉提倡适当晚睡早起和午休，适当多食苦味、酸味食物，少食甜品。

长夏五行属土。农历六月，古称长夏。长夏主“化”，长夏养生重在养“化”。脾为气血生化之源，加之长夏湿气偏重，最易伤脾，故长夏重在养脾。饮食应多清淡、少油腻，宜多食健脾化湿之物。

秋季五行属金，是万物成熟的收获季节，气候由热转寒，天气不断敛肃，空气中的水分渐趋减少，秋风劲急，以燥为主，故中医学认为“燥”为秋季的主气，秋气主“收”，故秋季养生顺应自然的秋天“养收”之道。五脏之肺与五味之辛，均归属“金”。秋季养生重在养肺。秋季提倡适当早睡早起，不宜急着过多添衣，应通过“秋冻”来健体。性味甘淡的食物，很适合秋季补养。中医学认为，甘味养脾，脾能养肺，脾气健旺则肺气充沛。甘味食物还可生津，津液充足以缓秋燥。

冬季五行属水。这一季节是阳气潜藏，阴气盛极，草木凋零，蛰虫伏藏，万物活动趋向减缓，养精蓄锐，为来春生机勃发作准备，中医学称其为“冬气主藏”。故冬季养生以“藏”为道。五脏之肾与五味之咸，均归属“水”。冬季养生重在养肾。冬季提倡早睡晚起，衣着应以温暖舒适、利于气血通畅为原则，饮食以温补为宜。

（王颖晓）

wǔxíng shēngkè

五行生克（generation and restriction among five elements） 自然界事物或现象之间存在有序的“相生”和“相克”的运动变化，生克必须有制（限度），才能达到生化不息的动态平衡。代表事物之间的正常关系。五行学说术语。

五行相生关系的认识，来自古人对五时气候、物候运转变化顺序进行抽象而得。汉·董仲舒《春秋繁露·五行之义》说：“木，五行之始也；水，五行之终也；土，五行之中也。此其天次之序也。木生火，火生土，土生金，金生水，水生木。”

基本内容 五行之间的相生，是指木、火、土、金、水之间存在着有序的依次递相资生、助长和促进的关系，其次序为木、火、土、金、水，依次相生，即木生火，火生土，土生金，金生水，水生木，木又复生火，循环不息。五行中的每一行都具有“生我”和“我生”两个方面的联系，《难经》将之比喻为母子关系。“生我”者为母，“我生”者为子。以土为例，火生土，故火为土之母；土生金，金为土之子。《黄帝内经》以此说明人体中脏腑之间递相资生的关系。肝生心即木生火，如肝藏血以济心，肝之疏泄以助心行血；心生脾即火生土，如心阳温煦脾土，助脾运化；脾生肺即土生金，如脾气运化，化气以充肺；肺生肾即金生水，如肺之精津下行以滋肾精，肺气肃降以助肾纳气；肾生肝即水生木，如肾藏精以滋养肝血，肾阴资助肝阴以防肝阳上亢。

五行相克及其次序的最初认识，可能源于古人对木、火、土、金、水五种自然物质相互作用的直接观察，也可能是古人对季节气候“相胜”现象的理性反映，《素问·金匮真言论》说：“春胜长夏，长夏胜冬，冬胜夏，夏胜秋，秋胜春。”其与“木、火、土、金、水，隔一相克”的次序吻合。

五行之间的相克，是指木、火、土、金、水之间存在有序的递相克制、制约的关系。其次序为木、火、土、金、水，隔一相克，即木克土，土克水，水克火，火克金，金克木，木又复克土，循环不已。五行中的每一行也都具有“克我”和“我克”两个方面的联系，《黄帝内经》将此称作“所不胜”和“所胜”。“所不胜”即是“克我者”，“所胜”即是“我克者”。以土为例，由于木克土，故土的“所不胜”为木；由于土克水，故土的“所胜”是水。《黄帝内经》以此说明五脏之间的制约关系。肾制约心即水克火，如肾水上济于心，可以防止心火之亢烈；心制约肺即火克金，如心火之阳热，可以抑制肺气清肃太过；肺制约肝即金克木，如肺气清肃，可以抑制肝阳的上亢；肝制约脾即木克土，如肝气条达，可疏泄脾气之壅滞；脾制约肾即土克水，如脾气之运化水液，可防肾水泛滥。

作用与意义 以五行为纲，五脏与五季、五味、五化等相通应，中医学以五行的生克阐释了人体自身的协调统一，人与环境的和谐适应。日常养生，亦应以生克理论为指导，顺应五季节气特点和五脏本气，谨和五味，维持本脏之气无太过、无不及的平衡协调状态。

（王颖晓）

shēngkè zhìhuà

生克制化（generation and restriction） 为维持和促进事物之间的平衡协调和发展变化的关系，自然界事物或现象之间存在着生中有克、克中有生的运动变化。

五行之间相生和相克的过程，是五行运动变化过程中相辅相成和相反相成的过程。没有生，就没有事物的发生和成长；没有克，事物就会亢而为害。诚如明·张介宾在《类经图翼·运气上》云：“造化之机，不可无生，亦不可无制，无生则发育无由，无制则亢而为害。”

《黄帝内经》以此说明五脏之间的协调平衡。依据五行学说，五脏中的每一脏都具有生我、我生和克我、我克的生理联系。五脏之间的生克制化，说明每一脏在功能上因有他脏的资助而不至于虚损，又因有他脏的制约和克制，而不至于过亢；本脏之气太盛，则有他脏之气制约；本脏之气虚损，则又可由他脏之气补之。例如，脾（土）之气，其虚，则有心（火）生之；其亢，则有肝（木）克之。这种制化关系把五脏紧紧联系成一个整体，从而保证了人体内环境的统一。

（王颖晓）

sānbǎo

三宝（essence，qi，spirit） 人体之精、气、神，是维持生命活动的三大要素。三者存则俱存，亡则俱亡，是生命存亡的关键。清·徐文弼《寿世传真·修养宜宝精宝气宝神》载“高氏云：吾人一身所恃，精、气、神俱足，足则形生，失则形死，故修养之术，保全三者，可以延年，是以谓之三宝”。

三宝作为养生术语，为多义词。内丹家以元精、元气、元神为三宝，以此作为修炼内丹的要务，并认为此三者源于先天，为一身生化之本，因而又称之为“上药三品”“内药”；而后天精、气、神则指交感之精、呼吸之气和思虑之神，称为“外药”。《周易参同契》又指耳、目、口为外三宝，其曰：“耳目口三宝，固塞勿发扬。”而《道德经·七十六章》则载“我有三宝，持而保之：一曰慈，二曰俭，三曰不敢为天下先”。

《素问·金匮真言论》云：“夫精者，身之本也。”中医学认为，精是构成人体和维持人体生命活动的基本物质。精的这一概念，滥觞于中国古代哲学的“精气说”。中国古代哲学中的精，又称精气，其内涵有二：一是指一种充塞于宇宙之中的无形而运动不息的极细微物质，是构成宇宙万物的本原；二是专指气中的精粹部分，是构成人体的本原。神，在古代哲学中是指调控自然万物发生发展的力量和规律，在中医理论中既指人体生命活动的主宰，又指人体生命活动的外在表现，而神以精气为物质基础。

历史沿革 《周易·系辞上》中有“精气为物”，认为宇宙万物皆由精气构成。《管子·心术下》中有“一气能变曰精”，认为精即精微的、能够运动变化的气。《周易》和《管子》把精的概念抽象为无形而动的极细微物质。《黄帝内经》也认为精是充塞于太虚（宇宙）之中的极细微物质，《素问·五运行大论》曰：“虚者，所以列应天之精气也。”上述各家，皆认为精是宇宙万物的本原，因而与气的内涵是同一的。

气的本始意义为云气，如《说文解字》曰：“气，云气也。”气的哲学概念，盖由云气的本义引申发展而来。先哲们运用“观物取象”的思维方法，近取诸身，远取诸物，将直接观察到的云气变幻、风气流动等加以概括、提炼，抽象出气的一般概念。古人在对人体生命现象的观察中，也感受到气的存在，如须臾不能停止的呼吸之气及运动时身体散发的热气等，对人体生命活动的维持至关重要。《管子·枢言》所云“有气则生，无气则死，生者以其气”，便是例证。中医学也认为，人为万物之一，亦由气构成，即《黄帝内经》所言“天地合气，命之曰人”“气聚则生，气散则亡”。气的运动，习称气机，其运动形式多种多样，但理论上可概括为升、降、出、入四种，《素问·六微旨大论》说：“气之升降，天地之更用也”“升已而降，降者谓天。降已而升，升者谓地。天气下降，气流于地。地气上升，气腾于天。故高下相召，升降相因，而变作矣”“升降出入，无器不有。”

古代哲学认为，神是指调控宇宙万物发生发展变化的一种力量，是宇宙的主宰及规律。《周易·系辞上》云：“阴阳不测谓之神。”《素问·阴阳应象大论》曰：“天地之动静，神明为之纲纪，故能以生长收藏，终而复始。”《荀子·礼论》说：“列星随旋，明暗递炤，四时代御，阴阳大化，风雨博施，万物各得其和以生，各得其养以成，不见其事，而见其功，夫是之谓神。”因此，古代哲学范畴的神，是有关宇宙万物发生发展变化的认识。中医学对神的认识亦源于古代哲学。古人在生殖繁衍的过程中观察到男女生殖之精相结合，便产生了新的生命，认为这即是神的存在，《灵枢经·本神》所言“两精相搏谓之神”，即是此意。

基本内容 人体之“精”，是由禀受于父母的生命物质与后天水谷精微相融合而形成的一种精华物质，是人体生命的本原，是构成人体和维持人体生命活动的最基本物质。依据来源不同，精分为先天之精和后天之精。先天之精，禀受于父母，与生俱来，是生命的本原物质。后天之精，源于清气和水谷，化生于肺、脾、胃，是人出生后赖以生存的物质源泉。依据功能不同，精可分为生殖之精和脏腑之精。生殖之精，是具有生殖能力的精微物质，贮藏并施泄于肾，是人类繁衍及与生殖有关的功能、性别征象的物质基础。脏腑之精，由吸入的清气和饮食的水谷化生，藏于五脏，其余者输藏于肾以备用，是诸脏腑功能活动的物质基础。

中医学认为，气是人体内活力很强的、不断运动的极精微物质，是构成人体和维持人体生命活动的基本物质之一。气是人体生命的源泉、动力和根本，通过脏腑之气的升降出入运动，推动人体生命进程，故道家和医家养生多注重养气。南朝·梁·陶弘景《真诰·甄命授》曰：“气全则生存，然后能养气；养气则合真，然后能久登生气之二域。气全则辟鬼邪，养全则辟百害。”养气成为中医养生学的重要原则之一。

中医学认为，神既是人体生命活动的主宰，又是人体功能活动的外在表现。人体五脏功能的协调，精、气、血、津液的贮藏与输布，情志活动的条畅等，都必须依赖神的统帅和调控。

精、气、神三者之间存在着相互依存、相互为用的关系。精可化气，气能生精，精与气之间相互化生；精气生神，精气养神，精与气是神的物质基础，而神又统驭精与气。因此，精、气、神三者之间可分不可离，称为人体“三宝”。

应用价值 精足、气充、神旺，是身心健康的重要标志，更是养生保健的最终目的。

历代先哲多强调养生首重保精。《管子·心术》中提出，要“虚其欲”以“存其精”，即为节欲存精之义，如此则“精存自生，其外安荣，内脏以为泉源”。古代医家养生亦主养精，养精更重视养肾精。例如，东晋·葛洪继承道教理论，认为精气最为宝贵，提出“宝精行气”的养生术，其在《抱朴子·微旨》言“纵情恣欲，不能节宣，则伐天命”，指出房劳过度对寿命的危害。又如，唐·孙思邈在《备急千金要方·养性》中指出“精竭则身惫。故欲不节则精耗，精耗则气衰，气衰则病至，病至则身危”，告诫人们宜保养肾精，这是关系到机体健康和生命安危的大事。

人体之气应柔、顺、定、聚，方为健康。明代养生学家袁黄在《祈嗣真诠·养气》指出“气欲柔，不欲强；欲顺，不欲逆；欲定，不欲乱；欲聚，不欲散。故道家最忌嗔。嗔心一发，则气强而不柔，逆而不顺，乱而不定，散而不聚矣。若强用之，则令人发咳。故道者顺如光风霁用，景星庆云，无一毫乖戾之气，而后可行动。又食生菜肥鲜之物，亦令人气强难闭；食非时动气之物，亦令人气逆。又多思气乱，多言气散，皆当深戒。”

养气的具体方法很多，常用的有顺时以益气、谨食以助气、导引以行气、节劳以养气、怡情以顺气等内容。

顺时以益气，是指顺应天地之气，随春夏秋冬四季生、长、收、藏的自然规律而调摄行气，才能收调摄之功。

谨食以助气，食和则生气，不调则损气，饮食对于元气补益有非常重要的作用，先天元气主要靠后天摄入的水谷营卫之气来补充。

导引以行气，气贵充盈流动，滞郁就会引起疾病。导引吐纳可以调理气息、畅通气机，促进阴阳平衡流动，不但可以强身健体，还可以防病治病，起到延年益寿之效。

节劳以养气，怡情以顺气。《素问·举痛论》曰：“劳则气耗。”《脾胃论·脾胃将理法》谓：“劳则阳气衰。”过度的房劳、体劳和心劳，都会损耗元气。心情舒畅，则气血通达，气血调达，则五脏安和。

养生必定要养神。《素问·上古天真论》曰：“恬惔虚无，真气从之，精神内守，病安从来？”并指出“上古有真人者，提挈天地，把握阴阳，呼吸精气，独立守神，肌肉若一，故能寿敝天地，无有终时，此其道生”。

养神首先要养心，养心必须清心，清心必须寡欲，使志闲少欲，恬静淡泊以保神。乐观开朗、知足常乐是调养精神活动的良方。常怀乐意，性情开朗，保持乐观的精神状态，使自己能在各种不良因素的刺激面前，做到神悦而不恼、心悦而不烦。诚如《素问·上古天真论》曰：“外不劳形于事，内无思想之患，以恬愉为务，以自得为功，形体不敝，精神不散，亦可以百数。”

此外，顺时养神，即顺应季节等时间因素的变化，采取不同的方法调摄精神情志活动，以保养相应脏腑的功能以维护身心的健康，是中医养生学独具特色的理论，体现了中医学因时制宜的原则。顺时养神，在《素问·四气调神大论》中即有较系统的论述，如顺应“春生”之气，人的情志当舒展条达、乐观开朗；顺应“夏长”之气，人的情志当充沛饱满；顺应“秋收”之气，人的情志当平静安定；顺应“冬藏”之气，人的情志当收敛内伏。

明·张介宾《类经·摄生类》指出“善养生者，必保其精，精盈则气盛，气盛则神全，神全则体健，体健则病少，神气坚强，老而益壮，皆本乎精也”，提示养生需精、气、神共养。

（王颖晓）

jīng

精（essence） 人体之精，主要指构成和维持人体生命活动的基本物质。人体“三宝”精气神中的“精”。在中医学上有多种含义：一是泛指构成人体和维持人体生命活动的基本物质。《素问·金匮真言论》曰：“夫精者，身之本也。”精包括先天之精和后天之精。禀受于父母，充实于水谷之精，而归藏于肾者，谓之先天之精。由饮食物化生的精，习称后天之精。先天之精与后天之精相合，输布于五脏六腑等组织器官，辨称为五脏六腑之精。二是专指生殖之精，系禀受于父母，与生俱来，为生育繁殖、构成人体的原始物质。《灵枢经·决气》曰：“两神相搏，合而成形，常先身生，是谓精。”三是特指人体正气。《素问·通评虚实》曰：“邪气盛则实，精气夺则虚。”历代先哲均将养精置于养生的首位，力倡节欲以保精、补肾以填精。参见三宝。

（王颖晓）

qì

气（qi） 人体内活力很强、不断运动的精微物质。气是构成人体和维持人体生命活动的基本物质之一。

中医学对人体之气的论述，深受中国古代哲学元气论的影响。气，在古代哲学中，是指存在于宇宙之中的不断运动且无形可见的极细微物质，是宇宙万物的本原。“气”这一术语在中医学中被广泛应用。中医学所论之气，其概念、含义众多，如泛指流行于体内，具有濡养人体各组织器官作用的精微物质；又指人体一切组织器官的功能活力；亦可指致病邪气、药物寒热温凉四气、针刺效应的得气等。然而最广泛、最集中、最重要者，又莫过于人体之气。

由于气是人体生命的源泉、动力和根本，通过脏腑之气的升降出入运动，推动人体生命进程。所以，养气当为中医养生学的重要原则之一。南朝·梁·陶弘景《真诰·甄命授》曰：“气全则生存，然后能养至；养至则合真，然后能久登生气二域。气全则辟鬼邪，养全则辟百害。”

中医学强调，精、气、神为人体“三宝”，养生需精、气、神共养，即所谓精足、气充、神旺。养气的具体方法很多，常用的有顺时以益气、谨食以助气、导引以行气、节劳以养气、怡情以顺气等内容。参见三宝。

（王颖晓）

zhēnqì

真气（genuine qi） 由先天元气与后天水谷之精气结合而化生，为维持全身组织、器官生理功能的基本物质与原动力。①同元气。金·李杲《脾胃论》云：“真气，又名元气，乃先身生之精气也。”参见元气。②同正气。《灵枢经·刺节真邪》曰：“真气者，所受于天，与谷气并而充身也。”参见正气。③指心气。《素问·评热病论》载：“真气上逆，故口苦舌干，卧不得正偃，正偃则咳出清水也。”

养生之要在于顾护正气，诚如《素问·上古天真论》所云：“恬惔虚无，真气从之，精神内守，病安从来。”参见元气。

（王颖晓）

yuánqì

元气（primordial qi） 有哲学概念与医学概念之分。作为中国古代哲学术语，元气是客观存在于宇宙之中的一种无形可见的极细微的物质，是构成宇宙万物的本原。作为中医医学术语，元气是人体最根本、最重要的气，是人体生命活动的原动力。

历史沿革 元气一词，在中国哲学和中医学中应用较晚，自汉代王充在《论衡》中提出“万物之生，皆禀元气”和“人禀元气于天，各受寿夭之命，以立长短之形”后，元气之名渐被先哲引用，至晋唐以后，尤多论及。

中国古代哲学中元气概念的产生与两汉时期的“大一统”思想密切相关，在当时气是宇宙万物本原的基础上建立起来的，因而元气处于气学理论结构中的最高层次。中医学元气概念的产生，源于古人对人体生命现象的观察和体悟，元气是人体一身之气的重要组成部分，并不能代表一身之气而为人体之气的最高层次。

在汉代以前的《黄帝内经》《难经》等医籍中有“真气”“原气”之名，而未见“元气”的记载。例如，《素问·上古天真论》云：“恬惔虚无，真气从之，精神内守，病安从来。”《难经·三十六难》载：“命门者，诸精神之所舍，原气之所系也。”

元气、真气、原气三者名称虽然不同，但从其内涵看，则大致相同，难以区分。就字义而言，“元”与“原”，二字古代相通。例如，汉·董仲舒《春秋繁露·重政》说：“元，犹原也。”元气与原气，音近义同。金元时期医家李杲在《脾胃论》中则说：“真气，又名元气，乃先身生之精气也。”因此，目前多认为可将“真气”“原气”统一于“元气”之名。

基本内容 元气主要由肾中精气所化生。其说始于《难经·三十六难》之以命门为“原气之所系”。历代医家每从其说，如明·张介宾《景岳全书·传忠录》中就强调“命门为元气之根”。而所谓“命门”，一般认为即指肾。清·喻昌在《医门法律·阴病论》中更为明确地认为“人身血肉之躯皆阴也，父母媾精时，一点真阳，先身而生，藏于两肾之中，而一身之元气由之以生，故谓生气之原”。必须指出的是，肾中精气虽以禀受于父母的先天之精为其主体，但其不断充盈又有赖于后天脾胃运化的水谷精气的培育和充养。只有这样，肾中精气在机体生命活动过程中才能维持其正常的新陈代谢，才能充分发挥其化生元气等生理效应。

元气发于肾，以三焦为通路，通过三焦而流行于全身，内而五脏六腑，外而肌肤腠理，无处不到。故《难经·六十六难》说：

“三焦者，原气之别使也，主通行三气，经历于五脏六腑。”所谓“别使”，即使者。就是说，三焦是将元气输送到全身去的使者。元气经过三焦输布到脏腑、经络、形骸、诸窍而作用全身所有部位，推动其生理活动。

主要功能 元气的主要功能有二。一是推动和激发人体的生长发育和生殖。《素问·上古天真论》所详细论述的肾中精气盛衰对人体生、长、壮、老、已的密切关系即基于此。二是推动和激发脏腑、经络等生理活动。元气的不断运动和蒸腾激发，推动着机体的各种生理活动。机体的元气充沛，人体的生长、发育就正常，体质就强健，脏腑、经络的活力就较旺盛。若因先天禀赋不足或因后天失养，久病耗损，肾中精气不足，元气生化乏源，即可产生种种病变。若年迈之体，元气渐趋耗竭，生命亦随之终止，正如清·徐大椿在《医学源流论》中所说：“终身无病者，待元气之自尽而死，此所谓终其天年者也。”

（王颖晓）

zhèngqì

正气（vital qi） 与邪气相对而言，人体生理功能的总称。人体正常功能及所产生的各种维护健康的能力，包括自我调节能力、适应环境能力、抗邪防病能力和康复自愈能力等。正气另一含义是指四季正常的气候，即春温、夏热、秋凉、冬寒等。诚如《灵枢经·刺节真邪》云：“正气者，正风也。”

正气的强弱与精、气、血、津液等物质是否充足、脏腑经络等组织器官的功能正常与否有关。精、气、血、津液是产生正气的物质基础，也是脏腑、经络等组织器官功能活动的物质基础。只有人体内精、气、血、津液充沛，脏腑经络等组织器官的功能正常，人体的正气才能充盛。

正气的生理作用有三个方面：①防御作用，防止病邪侵入。②抗邪作用，抗御外邪入侵，发病后驱邪外出。③康复作用，适应外部环境变化，维持体内生理平衡，或对病后损伤组织的修复，使人体恢复健康。

中医学十分重视人体的正气，认为人体正气的强弱是决定疾病发生与否的内在根据。《素问·刺法论》说：“正气存内，邪不可干。”《素问·评热病论》又说：“邪之所凑，其气必虚。”《黄帝内经》诸论，充分说明了人体正气不足，是病邪侵入而发病的内在因素。如果仅有病邪作用，没有正气相对或绝对不足，病邪不能单独伤人。

人体正虚的程度与发病轻重也有一定关系。一般而言，正气较强之人，感受病邪后，正气即奋起抗邪，病位较浅，病邪易被驱除；而素体正气虚弱之人，往往待病邪侵入到一定程度，正气才能被激发，因此病位较深，病情较重。诚如清·沙书玉《医原记略》说：“邪乘虚入，一分虚则感一分邪，十分虚则感十分邪。”清·冯楚瞻《冯氏锦囊秘录》说：“正气旺盛，虽有强邪，亦不能感，感亦必轻，故多无病，病亦易愈。正气弱者，虽有微邪，亦得易袭，袭则必重，故最多病，病亦难痊。”

中医养生的积极意义在于养护正气，抵御外邪，预防疾病；增强体质，保持身心健康；延缓衰老，颐养天年。诸多养形、养气的养生方法都旨在养人体的正气。

（王颖晓）

píngqì

平气（normal climate factors）

含义有二：①一般指正常的气候。《素问·至真要大论》曰：“平气何如？岐伯曰：谨察阴阳所在而调之，以平为期。”张隐庵注：“平气，谓无上下之制胜，运气之和平也。”②运气学说术语，语出《素问·五常政大论》，“故生而勿杀，长而勿罚，收而勿害，藏而勿抑，是谓平气”，意指该年岁运之气平和，无太过或不及的情况。凡岁运太过而被司天之气所抑制，或岁运不及而得司天之气等的资助，则为平气。例如，戊辰年，岁运为火运太过，但受司天的太阳寒水之气所克制，故该年为平气之年。无太过或不及的“平气”之年，养生只需谨察自身阴阳而适当调之，以平为期。

（王颖晓）

shēngqì

生气（ascending-natured qi） 中医学中有多种含义：一为春令生发之气，在五行属木。《素问·五常政大论》曰：“委和之纪，是谓胜生，生气不政。”亦称为木气。《黄帝内经素问注证发微》载：“生气者，木气也。”二指生发和增强元气。《素问·阴阳应象大论》曰：“少火生气。”三是阳气。清·姚止庵《素问经注节解》曰：“生气者何？生生之气，阳气也。”四指生机，泛指人体的生命活动，包括阳气与阴精，是维持身体健康、促进生长发育的一种内在的、不息的生机。《素问·四气调神大论》曰：“唯圣人从之，故身无奇病，万物不失，生气不竭。”

养生需养气，养气要养生发之气。例如，春季养气应遵循春气主生的特性，通过运动、起居、饮食、情志等方法，使气机舒展、气血调畅。饮食对于元气补益有非常重要的作用，先天元气主要靠后天摄入的水谷之气来补充。合理的膳食，有助元气的生成。人参、党参、黄芪等补气药物的合理应用，对于气虚体质或气虚病证的人的养生，同样重要。

（王颖晓）

qìjī

气机（qi movement） 人体之气的运动。其基本运动形式为升、降、出、入。升，指气自下而上的运行；降，指气自上而下的运行；出，指气由内向外的运行；入，指气自外向内的运行。

中医气机理论源自《黄帝内经》。《素问·六微旨大论》曰："出入废则神机化灭，升降息则气立孤危。故非出入，则无以生长壮老已；非升降，则无以生长化收藏。是以升降出入，无器不有。"

调气以摄生，是养生的重要内容。诚如宋代《圣济总录·治法》所说："盖大而天地，小而人物，升降出入，无器不有。善摄生者，惟能审万物出入之道，适阴阳升降之理，安养神气，完固形体，使贼邪不得入，寒暑不能袭，此导引之大要也。"其言虽专论导引之术，也可泛指调气于养生的重要性。

调理气机以养生健体之法，并不只限于气功导引、太极拳、易筋经、八段锦等传统养生功法中的"调气息"，平素注重情志调节、饮食调养、药物调治等方面，也可达到疏肝气、调升降、治气乱之目的。

（王颖晓）

qìhuà

气化（qi transformation） 气的运动而产生的各种变化。诸如体内精微物质的化生及输布，精微物质之间、精微物质与能量之间的互相转化，以及废物的排泄等都属气化。作为运气学术语，指自然界风、寒、暑、湿、燥、火六气的运动变化及其化生万物的作用。

在中医学中，气化实际多指由人体之气的运动而引起的精、气、血、津液等物质与能量的新陈代谢过程，是生命最基本的特征之一。《素问·阴阳应象大论》中的"味归形，形归气；气归精，精归化。精食气，形食味；化生精，气生形。味伤形，气伤精；精化为气，气伤于味"，就是气化过程的简要概括。

人体的气化功能，大体上可以分为三类：一是气的自身变化，即是气在其升降出入的运动中，由一种气转化为另一种气，如肺吸入的清气与脾胃运化而生成的水谷精气相结合生成宗气等；二是气与形的转化，即气聚成形，形散为气，如气和血之间能通过气化作用而相互转化；三是形与形的转化，如精与血均为构成人体的基本物质，二者通过气化作用可相互转化。津液转化为汗液、尿液，亦属此例。由此可见，气化作用对于人体的生命活动至关重要。从这种意义上说，养精、养气、养神等都是气化理论在养生学中的具体应用。

（王颖晓）

xíngqì

形气（physique qi） 在"气"的基础上派生出来的对立统一概念，用以说明宇宙形成、万物起源、生命产生和人体结构、生理功能、病理变化等一系列问题。形，指形体；气，指脏腑组织功能。正常情况下，形与气是相互协调的；任何一方出现偏盛、偏虚，都属病态。《素问·天元纪大论》载："在天为气，在地成形，形气相感而化生万物矣。"

人的形貌特征与其所表现出来的元气盛衰状态比较一致，称为形气相得。若形盛气亦盛、形衰气亦虚，此类人群，即使病情较重，预后仍较好。若其形貌特征与其所表现出来的元气盛衰状态不相一致，称为形气相失。《素问·玉机真脏论》曰："形气相得，谓之可治……形气相失，谓之难治。"

"形"是生命活动的宅宇，生命活动依附于形体而存在。气生形，气是形、神的根基，行于"形"内。养生当形、气共养。

形体属阴，易静而难动，所以养形以运动为贵。养形旨在锻炼身体，强健体魄，这是基本的养生方法。此外，养形尚需依据节气变化及自身体质状况，调整起居作息，调和饮食营养，慎防病邪侵袭等。

善于养生者，更需注重养气。气聚则生，气散则亡。善养气者，当使其气柔、顺、定、聚，忌强、逆、乱、散。养气的具体方法很多，常用的有顺时以益气、谨食以助气、导引以行气、节劳以养气、怡情以顺气等内容。参见三宝。

（王颖晓）

shén

神（spirit） 人体生命活动的主宰及其外在总体表现的统称。广义之神，既是一切生理活动、心理活动的主宰，又包括了生命活动外在的体现；狭义之神，是指人的意识、思维、情感等精神活动。

养生必定要养神，养神首先要养心。诚如《素问·上古天真论》所言："外不劳形于事，内无思想之患，以恬愉为务，以自得为功，形体不敝，精神不散，亦可以百数。”事实上，养神之法是无时不在、无处不在的。

修德以怡神。道德高尚之人，行事光明磊落，性格豁达开朗。如此者，神志怡然，情绪安宁，气血和调，形与神俱，得以健康长寿。

调志以摄神。避免、控制反常或不良的情绪，如中医学所言的悲以制怒、喜以制悲、恐以制喜、怒以制思、思以制恐等“以情制情”之说，正是据此而言。

节欲以安神。《素问·上古天真论》指出“志闲而少欲，心安而不惧，形劳而不倦……美其食，任其服，乐其俗，高下不相慕”，才是“合于道”的养生之法。

积精以全神。只有注重固护人体精气，才能精神健旺。宁心神以息相火妄动，慎房事以防阴精妄耗，勿过劳以避精血亏损等古训，均有突出的养生学意义。

顺时以养神。《素问·四气调神大论》对此有系统论述，如顺应“春生”之气，人的情志当舒展条达、乐观开朗；顺应“夏长”之气，人的情志当充沛饱满；顺应“秋收”之气，人的情志当平静安定；顺应“冬藏”之气，人的情志当收敛内伏。

（王颖晓）

jīngluò

经络（meridian，channel） 运行人体气血，联络脏腑肢节，贯通内外上下的通道。经络包括经脉和络脉两部分。经，有路径之意，经脉贯通上下，沟通内外，是经络系统的主干。络，有网络之意，络脉是经脉别出的分支，较经脉细小，纵横交错，遍布全身。《灵枢经·经脉》：“经脉十二者，伏行分肉之间，深而不见……诸脉之浮而常见者，皆络脉也。”经络系统主要由十二经脉、十二经别、奇经八脉、十五络脉、十二经筋、十二皮部组成。其中属于经脉方面的，以十二经脉为主；属于络脉方面的，以十五络脉为主。

历史沿革 经络学说是研究人体经络系统的循行分布、生理功能、病理变化及其与脏腑相互关系的一种理论学说。它是中医学理论体系的重要组成部分。经络学说的形成，是以古代的针灸、推拿、气功等医疗实践为基础，经过漫长的历史过程，结合当时的解剖知识和藏象学说，逐步上升为理论的，其间受到了阴阳五行学说的深刻影响，对指导临床各科特别是对针灸、推拿（按摩）等治疗方法的运用，具有十分重要的意义。

1973年底在长沙马王堆三号汉墓出土的帛书（《五十二病方》，为之定名为《足臂十一脉灸经》及《阴阳十一脉灸经》），只有脉名而无经名。虽无“经络”的概念，但是把循经感传路线称为“脉”，但“脉”作为这一概念的内涵已经成立，它有一定走向，涉及肢体循行的部位，记载着与此有关的病候及其治法。这说明“经”“络”名词的出现较“脉”为晚，是在对“脉”的认识基础上发展起来的。例如，《灵枢经·脉度》说：“经脉为里，支而横者为络，络之别者为孙。”即是将“脉”按深浅、大小分别称为“经脉”“络脉”和“孙脉”。由此可见，帛书的记载是经络学说的雏形。

《黄帝内经》的问世，标志着经络学说的形成。在《黄帝内经》中系统地论述十二经脉的循行部位、属络脏腑，以及十二经脉发生病变时的证候；记载了十二经别、别经、经筋、皮部等内容，对奇经八脉也有分散的论述，《黄帝内经》还记载了约160个穴位的名称。此外，《黄帝内经》还提出了经络中气血运行同自然界水流和日月运行相联系的观点。

《黄帝内经》以后，历代对经络学说又有一定的发展。《难经》创“奇经八脉”一词；晋·皇甫谧集《黄帝内经》《难经》《明堂孔穴》等书中有关针灸经络的内容，编成《针灸甲乙经》，书中所载穴位名称有349个。唐·甄权对古代的“明堂图”（经络穴位图）进行修订，孙思邈在《备急千金要方·明堂三人图》说：“旧明堂图，年代久远，传写错误，不足指南，今依甄权等新撰为定云耳……其十二经脉，五色作之；奇经八脉，以绿色为之。”。可见原图是用彩色标线的。宋·王惟一主持铸造经络穴位模型“铜人”，并编著《铜人腧穴针灸图经》，较之甄权的明堂图又进了一步。宋·王执中编著《针灸资生经》，对穴位又有所增补。元·滑寿在忽泰必烈《金兰循经取穴图解》的基础上编著成《十四经发挥》，以后论经络者多以此书为主要参考资料。明·李时珍就奇经八脉文献进行汇集和考证，著《奇经八脉考》。明·杨继洲《针灸大成》所载经络穴位资料更为丰富。清代，由于针灸学术很少发展，所以经络专书很少，但对分经用药较为重视，姚澜还编写了《本草分经》一书。

中华人民共和国成立以来，运用现代科学知识和方法，从经络现象入手，对经络学说进行深入的研究和探讨，特别是对经络的实质提出了多种假设，这不仅使经络学说有了新的发展，而且对于整个医学科学的发展也将产生广泛的影响。

基本内容 人体是一个统一的整体，是以脏腑为中心，由经络外络肢体、官窍。经络的生理功能，中医称之为“经气”，主要表现在网络周身，联通整体；运行气血，协调阴阳；抗御病邪，反映病症；传导感应，调整虚实。就其养生理论而言，经络学说有着不可替代的作用，经络养生是在中医经络理论的指导下，通过针刺、灸法、推拿按摩、气功、导引等方法，调理人体的经络系统，使气血通畅，脏腑功能协调，机体处于阴阳平衡状态，从而达到防病治病、强身益寿的目的。《黄帝内经》很早就有非常明确的认识，《灵枢经·经脉》曰：“经脉者，所以能决死生，处百病，调虚实，不可不通。”《灵枢经·经别》：“经脉者，人之所以生，病之所以成；人之所以始，病之所以起；学之所始，工之所止也。”经络养生主要表现在以下几个方面。

针刺养生 在中医基础理论的指导下，应用毫针刺激人体的施术部位，运用针刺手法激发经络气血，以通经气、和脏腑，使人体新陈代谢功能旺盛起来，达到强壮身体、益寿延年目的的养生方法。它之所以能够养生，是通过刺激某些具有强壮效用的穴位，激发体内的气血运行，使正气充盛、阴阳协调，以达到通调经络、调补虚实、调和阴阳的目的。针刺养生的方法着眼于激发经气，实脏腑气血，增进机体代谢能力，旨在养生强身延年，故选穴宜以具有强壮功效的穴位为主，选穴亦不宜过多，施针的手法刺激强度宜适中。常用的针刺养生保健腧穴有足三里、曲池、三阴交、涌泉、气海、关元穴。关于针灸强身养生的内容，早在《黄帝内经》中就有许多记载，开创了针灸养生之先河，《灵枢经·逆顺》云：“上工刺其未生者也……上工治未病，不治已病。”《素问遗篇·刺法论》曰：“刺法有全神养真之旨，亦法有修真之道，非治疾也，故要修养和神也。”东汉·张仲景《金匮要略》亦曰：“四肢才觉重滞，即导引、吐纳、针灸、膏摩，勿令九窍闭塞。”唐代针灸保健盛行，深知足三里有防病抗衰之功，将其称为“长寿穴”；宋·窦材《扁鹊心书》明确指出：“人于无病时常灸关元、气海、中脘，虽未得长生，也可保百余年寿矣。”

灸法养生 用艾绒或其他药物在身体某些特定部位上施灸，以达到温通气血、颐养脏腑、扶正祛邪、益寿延年的目的的养生方法。灸法养生不仅用于强身保健，亦可用于久病体虚之人的健康，是中国独特的养生方法之一。灸法养生流传已久。《扁鹊心书》曰：“人于无病时，常灸关元、气海、命门、中脘，虽未得长生，亦可得百余岁矣。”这说明古代养生家在运用灸法进行养生方面，已有非常丰富的实践经验。灸材一般多用艾绒，明·李时珍《本草纲目》曰：“艾叶能灸百病。”清·吴仪洛《本草从新》曰：“艾叶苦辛，生温，熟热，纯阳之性，能回垂绝之阳，通十二经，走三阴，理气血，逐寒温，暖子宫……能透诸经而除百病。”灸法养生的主要作用是温通经脉，行气活血；健脾和胃，培补后天；升举阳气，密固凑表；培补元气，预防疾病。灸法养生多以艾条灸、艾炷灸、灸器灸为常见，可采用直接灸、间接灸和悬灸等三种方法。根据中医养生的基础理论，针刺养生的常用穴位都可以用以灸法养生，一些不宜针刺的穴位也可以用以灸法养生，如足三里、神阙、膏肓、中脘、涌泉、大椎穴。具体步骤，根据受术者的体质情况及养生要求选好腧穴，将点燃的艾条或艾柱对准穴位，使腧穴部位感到有温和的热力，并向下窜透，以感觉温热舒适，并能耐受为度。

推拿养生 推拿古称“按摩”“按蹻”，是中国传统的摄生保健方法之一。“按，谓抑按皮肉；蹻，谓捷举手足”。推拿养生是在中医基础理论的指导下，通过手法作用于人体体表一定部位和穴位，或配合某些特定的肢体活动，调整机体的生理、病理状况，以达到疏通经络、活血祛瘀、调和营卫、平衡阴阳的作用，从而达到预防疾病、养生保健目的的养生方法。由于推拿养生法简便易行，平稳可靠，千百年来一直受到历代养生家的重视，并将其作为益寿延年行之有效的方法。推拿的养生保健作用，《黄帝内经·素问》曰：“经络不通，病生于不仁，治之以按摩。”明·罗洪先《万寿仙书》曰：“按摩法能疏通毛窍，能运旋荣卫。”《圣济总录·按摩》曰：“凡小有不安，必按摩挼捺，令百节通利，邪气得泄。”其通过对身体局部刺激，促进整体新陈代谢，从而调整人体各部分的协调统一，保持机体阴阳相对平衡，以增强机体的自然抗病能力，达到舒筋活血、健身防病之效果。

气功养生 以气功锻炼的三大要素为核心，即调身、调息、调心（神），使人体营卫气血周流全身，百脉通畅，脏腑调和，身心融为一体，以达到强身健体、抗病防老的目的的身心锻炼方法。气功一词最早见于晋代道士许逊著的《宗教净明录·气功禅微》。在晋代以前的典籍中，道家称之为“导引”“吐纳”“炼丹”，儒家称之为“修身”“正心”，佛家称之为“参禅”“止观”，医家称之为“导引”“摄生”。在历代医籍中，以“导引”为名者较为普遍，而“气功”之称，则是在近代才广为应用。气功这项锻炼运动历史久远，早在《庄子·刻意》中就有“吹呴呼吸，吐纳故新，熊经鸟申，为寿而已矣”之说，近代医家张锡纯也主张学医之人应练气功，并参看丹经。养生气功流派众多，方法各异，从形式上分为动、静两大类功法。所谓静功，即在练功时要求形体姿势保持不动的身心锻炼方法，又称为内养功，如入静放松功、坐功、卧功、站功等；所谓动功，即在练功时，形体要连续做各种动作的身心锻炼方法，又称为武术气功，即通常所说的“内练一口气，外练筋骨皮”的锻炼方法。无论是练功的形式还是功法的内容上看，都要遵循调身调息调心神、身心合一、松静自然、循序渐进、持之以恒的原则。

应用价值 自20世纪50年代以来，经络的研究一直是中国生命科学研究的重要领域。现代临床上应用针灸、推拿按摩、气功治病非常广泛，在延缓衰老、改善亚健康状态以及治疗老年性痴呆等方面疗效显著。随着人民物质生活水平的不断提高，精神文明生活的日益丰富，健康与长寿已成为一项重要课题，特别是亚健康人群的逐年增加，药物对人类的毒副作用和危害日益严重，人类开始崇尚回归自然、运用自然的力量以维护人类健康、改善健康、治疗疾病，以经络为基础的各种非药物调理方法，越来越受到世界各国人民的喜爱。

（陈丽云　胡　蓉）

zàngfǔ

脏腑（zang-fu viscera）　人体内部器官的总称。古医籍中也常作“藏府”，是中医学的基础理论概念之一。脏腑依其不同的生理功能特点，分为脏、腑和奇恒之腑三类。中医脏腑学说中，脏腑不单是形态学上的概念，还是对人体内部器官之间的相互关系的总结，也有对机体病理生理的综合归纳。

历史沿革 脏腑理论的形成与发展，大致经历了以下几个时期。

先秦至两汉时期　在先秦的典籍中，时有提及“脏腑”之名者。至《黄帝内经》成书，已经形成了明确的理论体系，不仅对人体的各脏腑组织的形态结构有了较深入的了解，更重要的是对各脏腑的生理功能、相互之间的关系以及与外界环境的联系，都做了较为系统全面的阐述。例如，《灵枢经·胀论》曰：“脏腑之在胸胁腹里之内也，若匣匮之藏禁器也，各有次舍，异名而同处，一域之中，其气各异……夫胸腹，脏腑之郭也。”《素问·五脏别论》云：“所谓五脏者，藏精气而不泻也，故满而不能实。六腑者，传化物而不藏，故实而不能满也。”可见脏之储藏精气的特性更类似于“藏”字本意。而六腑的功能是不断接纳食物进出更替，保持流通顺畅，以通为用，非常接近“府”的职能特点。另外，由于“藏”与“府”古义可通，二者可以互训，皆为藏物、物聚之意，故《黄帝内经》中脏与腑也常统称为“藏”，如《素问·灵兰秘典论》中之“十二藏之相使”，《素问·六节藏象论》中“十一藏取决于胆”之说等，其所言“藏”皆涵盖“府”在内。后《难经》对脏腑的解剖形态和功能有了进一步认识；东汉末年张仲景的《伤寒杂病论》在杂病辨证中较多地应用了脏腑和经络学说，并开脏腑辨证先河。

晋隋唐时期　隋·巢元方组织医家探讨疾病源流及症候特点而编写的《诸病源候论》，丰富了脏腑辨证的内容。唐·孙思邈《备急千金要方》中，详细记述了五脏六腑的轻重、大小、长短、阔狭、容量等，并将五时、五方、五体与五脏纳入五行系统，以说明脏腑之间与外界环境之间的整体关系。

金元时期　刘完素提出“五脏六腑应五运六气”，认为脏腑的活动遵循“亢害承制”的法则。李杲所著《脾胃论》系统阐述了脾胃在生理活动中的重要地位，认为脾胃为元气之化源，脏腑升降之气莫不依赖脾胃推动。而朱丹溪在其理论中强调“相火”对生命活动有重要意义，“相火寄于肝肾两部”，凡脏腑活动都体现了相火的作用。

明清时期　明代孙一奎提出，“命门乃两肾中动气”，是生命之本始；“三焦、包络为相火”，二者主持气血，共同维持人的正常生理功能；对呼吸生理的理解也较前人更为深刻，肺之能出气而呼，肾之能纳气而吸，无不根于命门元气，且赖宗气以行。赵献可的《医贯》中“形景图说”专篇论述了脏腑的形态结构、位置、相互关系和功能特点。李时珍在《黄帝内经》“头者，精明之府”的基础上，提出“脑为元神之府”。李中梓强调脾胃的重要作用，提出“先天之本在肾”，而“后天之本在脾”。清代叶天士对脾胃有独到见解，并将脾胃生理理论再推进一步，提出“脾喜刚燥，胃喜柔润”“脾宜升则健，胃宜降则安”“太阴湿土，得阳始运，阳明阳土，得阴始安”等观点。王清任在大量人体解剖基础上对前人脏腑论述错误进行了纠正，否定了“心主思”，提出“灵机记性在脑不在心”；并强调“业医诊病，当先明脏腑”。

近现代 随着西医知识大量涌入，关于人体的解剖认识也与中医的脏腑学说相参；并且随着技术的进步，人们还开展了大量关于中医脏腑理论的研究工作，如五脏功能的研究、中医脏腑的现代含义相关研究、脏腑关系实验研究等，从现代科学角度对脏腑内涵和关系进行了新的分析和解读。

基本内容 在古代文献中，藏、府二字之义散文则可通，对文则有异，二者所藏似乎有所差异。“藏”为贮藏珍贵物品之所，如《史记·龟策传》云：“至周室之卜官，常宝藏蓍龟。”指出帝王为国事而占卜之属于极为机密的文书，不可外传。“府”则是储藏财物货品的地方，即或是土、木、金、石、兽、草等与古人生活密不可分的“六材”，也须不断地出入周转。《灵枢经·本脏》也指出：“五脏者，所以藏精神血气魂魄者也；六腑者，所以化水谷而行津液也。”依此而取象比类，则分别将肝、心、脾、肺、肾称之为脏，胃、小肠、大肠、胆、膀胱等称之为腑。可见，脏，取义于“藏”；腑，取义于“府”。

在中医脏腑学说中，脏腑分五脏、六腑、奇恒之腑。脏有五，肝、心、脾、肺、肾合称为五脏，多为实质性脏器。五脏共同的生理功能是化生和储藏精气。脏，在《黄帝内经》中写作“藏”。《素问·五脏别论》中称五脏的生理特点为“藏而不泻，满而不实”，即储藏和固密精气使其不外泄，保持精气的充盈，而不阻闭壅实。腑在《黄帝内经》中作“府”，为可以进出但不宜久留之所。腑有六，即胆、胃、大肠、小肠、膀胱、三焦，合称为六腑。它们共同的生理功能是受盛和传化水谷。六腑的生理特点在《黄帝内经》中称为“泻而不藏，实而不满”。这里的“泻”和“实”是针对水谷而言，指接受、输送和排泄水谷及其代谢产物通调畅达，而不至壅蔽，以保证整个消化、吸收和代谢过程都能够顺利进行。从组织结构上来说，其多为空腔脏器。

中医脏腑理论中，除五脏、六腑之外，还有奇恒之腑。“奇恒”，即为异常之意，表明其为不同于一般器官的腑。奇恒之腑有六，即脑、髓、骨、脉、胆、女子胞。其结构特点多为中空，似腑；但生理功能藏精，似脏；可以称其为“藏而不泻”之腑。奇恒之腑中除了胆为六腑之一，其余的都没有五脏表里相合，也没有五行配属，有似脏非脏、似腑非腑的特点，故称“奇恒之腑”。

应用价值 中医理论中，脏与腑具有不同的生理功能特点，在指导临床辨证论治中具有重要意义。由于脏是化生和贮藏精、气、血、津液的，而精、气、血、津液都是构成和维持人体基本功能和活动的物质，一般“惟虑其不足而不虑其有余”，故脏病多虚证，多用补法；腑是受盛和传化水谷，应当“出入有序，更虚更实”，一旦传化失滞，为病多为实证，所以“六腑以通为用”“以降为补”。此为依照脏腑理论处理临床问题之总则，但具体情况又应该辨证分析处理，脏病也有实证，腑病亦有虚证，结合脏腑的生理、病理特点来调治，如“通泻六腑以治五脏之实，调补精气以治六腑之虚”等。

脏腑学说中的理论也可作为养生学的原则应用，应予以足够重视。例如，四时养生中强调春养肝、夏养心、长夏养脾、秋养肺、冬养肾；精神养生中强调情志舒畅，避免五志过极伤害五脏；饮食养生中强调五味调和，不可过偏等，都是依脏腑相配的原则而具体实施的。又如，运动养生中的“六字诀”“八段锦”“五禽戏”等功法，也都是以增强脏腑功能为目的而组编的。

脏腑学说还是中医理论的核心之一。脏腑学说中五脏被看作是构成人体整体系统的五个要素，它们不仅具有一定的形态结构，且又各自形成系统，分别与六腑、奇恒之腑、五体、五官以及人体的生命基础物质——精、气、血、津液相络属。人的整体系统可认为是以五脏为核心，划分出五个子系统（或分系统）。肝、心、脾、肺、肾又各自作为子系统中的中心要素，联系着其他要素，共同构成了人的统一整体。

（陈丽云 胡 蓉）

tǐzhì

体质（constitution） 由先天遗传和后天获得所形成，人类个体在形态结构、生理功能、心理状态等方面固有的、相对稳定的特性。个体体质的不同，表现为在生理状态下对外界刺激的反应和适应上的某些差异性，以及发病过程中对某些致病因子的易感性和疾病发展的倾向性。可见所谓体质，即是机体基于脏腑、经络、气血、阴阳等的盛衰偏颇而形成的素质特征。

历史沿革 有关体质理论的记载最早可以追溯到春秋战国时期。《周礼·地官》中对不同居住条件下人的形体特征作了描述："一曰山林……其民毛而方。二曰川泽……其民黑而津。三曰丘陵……其民专而长。四曰坟衍……其民皙而瘠。五曰原隰……其民丰肉而庳"。《管子·水地篇》亦云："越之水浊重而洎，故其民愚疾而垢。"《吕氏春秋·尽数》也说："轻水所，多秃与瘿人，重水所，多尰与躄人。"都是关于体质与环境有关的论述。而《荀子·非相》中的"人之所以为人者，非特以其二足而无毛也，以其有辨也"，则是最早涉及进化体质学说的内容。

先贤对人体体质早有认识，但没有明确提出"体质"之名。至魏晋时期王弼著《周易略例·明爻通变》云："同声相应，高下不必均也；同气相求，体质不必齐也。"其所提"体质"，意为形体与质地，与现代"体质"之意义不尽相同。

中医学在几千年的发展中蕴涵着对人体体质认识的丰富内容。《黄帝内经》中对体质的形成和变化过程、不同个体间体质差异、不同年龄性别的体质特征、体质类型与分类方法、体质与后天饮食调养及地理气候环境的关系、体质与发病、体质与辨证论治的关系都有涉及。《灵枢经·论痛》云："筋骨之强弱，肌肉之坚脆，皮肤之厚薄，腠理之疏密，各不同""肠胃之厚薄、坚脆亦不等。"明确提出了不同个体间体质的差异性。《灵枢经·天年》则云："人之始生……以母为基，以父为楯""人之寿夭各不同。"说明先天禀赋是体质形成的根本原因，父母体质特征的差异通过遗传会对后代的体质特征产生基础性影响，导致人出生后在形态、功能、生理、心理等方面的体质差异。《灵枢经·阴阳二十五人》按形体、功能、心理的不同划分为二十五种体质，《灵枢经·通天》则按阴阳分类别为太阴、少阴、太阳、少阳、阴阳和平五种体质类型。

继《黄帝内经》之后，后世医家在其体质理论的基础上，结合临床实践多从常见病理状态进行体质分类，从而形成中医病理体质理论。

东汉·张仲景在《伤寒论》中将人划分为强人、羸人、盛人、瘦人、虚弱家、亡血家、汗家、酒家、淋家、湿家等类型，主要体现了临床病理性体质的认识。明·张介宾在《景岳全书·传忠录》中说："阳脏之人多热，阴脏之人多寒。阳脏者，必平生喜冷畏热，即朝夕食冷，一无所病，此其阳之有余也。阴脏者，一犯寒凉，则脾肾必伤，此其阳之不足也。第阳强者少，十惟二三；阳弱者多，十常五六。"依据禀赋的阴阳、脏气的强弱盛衰、饮食的好恶、用药的宜忌、气血的盛衰等方面，将体质分为阳脏人、阴脏人、平脏人三类。

清代，华岫云在辑录《临证指南医案·虚劳》时根据叶天士的辨证方法，"揣先生之用意，以分其体质之阴阳为要领，上中下见症为着想，传变至先后天为生死断诀"，将体质划分为阴阳两型。章楠在《医门棒喝》中以阴阳的盛、旺、虚、弱为分类方法，将体质分为阳旺阴虚、阴阳俱盛、阴盛阳虚、阴阳两弱四种类型。金子久的《金子久医案》中根据个体的形态特征、肤色及嗜好等方面的差异，将虚弱性体质划分为阳虚、阴虚两型。

基本内容 体质理论涵盖了体质的形成因素和变化过程、体质类型与分类方法、体质与发病关系、体质指导辨证论治等内容。另外，体质理论对于养生实践也有重要的指导意义。

体质形成于先天，得养于后天，诸如禀赋、性别、年龄、精神情志、饮食营养、起居、自然环境，以及疾病、锻炼等多种因素与体质形成均有关。

先天禀赋来自于父母，父母的体质特征往往会对子代产生一定影响，如身体强弱、肥瘦、刚柔、长短、肤色，乃至是否患有先天性缺陷和遗传性疾病。故《灵枢经·寿夭刚柔》云："人之生也，有刚有柔，有弱有强，有短有长，有阴有阳。"

性别上，《素问·上古天真论》载述了男女两性在生长、生殖、壮老等方面女七、男八的周期差异。中医阴阳学说认为，男子更多禀赋了自然界的阳气，而女子更多禀赋了自然界的阴气。男子以阳为主，故体质上呈现声大气粗、力大强悍等"阳刚之气"的征象；而女子以阴为主，体质上更多表现为"阴柔之象"。精血男女俱有，而精对男子尤为重要，血对女性尤为重要。男子具有"精满易泻"的生理特点，易出现精亏的状况；女子因"月事以时下"、胎孕、产育及哺乳的生理特点，易出现血虚。

年龄是影响体质的重要因素，体质随年龄增长而呈现时限性，如小儿体质具有脏腑娇嫩、气血未充但生机勃勃的特点；老年人则有脏腑功能低下、日趋衰老的体质特点。

人的精神情志状态，时刻影响着脏腑气血功能，从而影响人体体质。情志活动贵在调和，如果长期的精神刺激或突然遭到剧烈的精神创伤，超过人体生理活动所调节的范畴，就会引起机体阴阳、气血失调、脏腑功能活动紊乱，从而形成偏颇体质。

体质的形成还与不同的自然环境有明显的关系。《素问·五常政大论》说："是以地有高下，气有温凉，高者气寒，下者气热，故适寒凉者胀，之温热者疮"。《素问·异法方宜论》指出：东方者，"其民食鱼而嗜咸""其民皆黑色疏理，其病皆为痈疡"；西方者，"其民陵居而多风""其民不衣而褐荐，其民华食而脂肥，故邪不能伤其形体，其病生于内"；北方者，"其民乐野处而乳食，脏寒生满病"；南方者，"其民嗜酸而食胕，故其民皆致理而赤色，其病挛痹"；中央者，"其民食杂而不劳，故其病多痿厥寒热"。说明地理环境和生活方式与体质的关系。

不同类型的体质决定着不同个体对某些疾病的特殊易感性和疾病的发病、发展、转归、预后。人的体质有强弱之分、阴阳之偏，决定着不同个体的功能状态的差异，以及对外界刺激的反应与耐受的不同，反映出不同个体对某种致病因子或疾病的易感性。例如，阳气素弱之体，易病寒；阴气素衰之体，易病热；阳亢之体，易感风、热、暑邪而耐寒；阴盛之体，易感寒、湿之邪而耐热；胖人多痰湿善病中风，瘦人多火易得劳嗽；老人肾气虚衰，多病痰饮嗽喘；小儿形气尚怯，易外感或伤食。

体质强弱决定了某些疾病的发病与否，《素问·刺法论》"正气存内，邪不可干"，正是说明了体质在疾病发病与否所起到的重要作用。

体质还影响着疾病的发展和转归。例如，同样是感受湿邪，阳热之体得之，则湿从热而化，而为"湿热"；阴寒之体得之，则湿从阴化寒，而为"寒湿"。其原因在于秉性有阴阳、脏腑有强弱，机体对致病因子有化寒、化热、化湿、化燥等不同转化。当然，人体致病随体质阴阳偏颇而转化的"从化"现象是相对的，因为在疾病的发展过程中，患者的体质还可能受到各种因素的影响而发生变化。体质还影响了疾病的预后，凡体质壮实、正气强者，病程短、预后良好；体质虚弱、正气不足者，正虚邪恋或邪乘虚内陷，而病程缠绵，甚至难以治愈。《素问·评热病论》"精者三日，中年者五日，不精者七日"，即是这个意思。

体质与辨证同样有着密切联系，通过对体质的辨识有助于对证的判断，而辨证也需掌握个体体质的特点。以小儿体质特点为例，小儿为稚阴稚阳之体，致病易由表入里，易见寒证，也易见热证，且以急证、里证、虚证为多。又因小儿脏腑娇嫩，肺脾肾常显不足，故应多注意肺脾肾之证。再如，肥人多痰、瘦人多火等体质特点也为临床辨证提供了参考。可见，通过辨体质，能对错综复杂的病证获得更全面、更精确的诊断。

应用价值 体质与养生有着非常紧密的联系。从体质角度而言，养生就是为了维护或达到"阴平阳秘"的状态，即恢复"平和质"的过程。如果禀赋正常，养生能保持正常平和体质；如禀赋有偏颇，可通过养生使其接近正常平和体质。《素问·上古天真论》云："虚邪贼风，避之有时，恬惔虚无，真气从之，精神内守，病安从来？"淡泊稳定的心理状态可使身体处于协调，气机条达、脏腑气血流畅，有助于预防疾病、保持健康。并还进一步明确养生之法，即"饮食有节，起居有常，不妄作劳，故能形与神俱，而尽终其天年，度百岁乃去"。《素问·四气调神大论》则认为人们应该根据四时阴阳的变化规律而加以调摄，"四时阴阳者，万物之根本也。所以圣人春夏养阳，秋冬养阴，以从其根，故与万物沉浮于生长之门。逆其根，则伐其本，坏其真矣"。故善于养生者，必顺应天地四时阴阳消长，天人相合，则可益生矣。这种顺应自然、调养情志，最终维护"阴平阳秘"的体质状态的理念，实质上已成为养生的指导原则，也即养生的精髓所在。

形成体质的基础虽然在于先天禀赋，但体质并非不可调。现代研究发现，外界环境、饮食营养、生活起居、文化素养、干预措施等因素，都有可能使体质发生改变。因此，对于偏颇体质，可以通过有计划、有意识的养生措施，纠正其体质上的偏颇，从而达到防病延年之目的。

（姚洁敏）

píngrén

平人（healthy person） 气血调和、心身协调、健康无病之人。就体质角度而言，有阴阳无偏之义。

《黄帝内经》将身体健康的普通人称为"平人"。"平人"一词，在《黄帝内经》中多次出现，如《素问·平人气象论》曰："平人何如？岐伯对曰：人一呼脉再动，一吸脉亦再动，呼吸定息脉五动，闰以太息，命曰平人。平人者，不病也”“平人之常气禀于胃，胃者平人之常气也。”唐·王冰注：“平人，谓气候平调之人。”明·吴昆《黄帝内经素问吴注》云：“平人，气血平调之人。”明·张介宾《类经·脉色类三》云：“谓气候平和之常人也。”清·张志聪《黄帝内经素问集注》云：“平人，平常无病之人。”当代傅景华《黄帝内经素问译注》做了较为全面的总结：“平人，阴阳平和，安舒无病的人。”

《黄帝内经》另有“阴阳和平之人”，是从阴阳角度对体质进行分类，根据人的不同形态、筋骨的强弱、气血的盛衰而进行划分，分类为太阴、少阴、太阳、少阳和阴阳和平五型人。《灵枢经·通天》云：“盖有太阴之人，少阴之人，太阳之人，少阳之人，阴阳和平之人。”

（姚洁敏）

tàiyángrén

太阳人（taiyang-natured person） 太阳之人，为《黄帝内经》根据阴阳盛虚对人体体质的分类。根据《灵枢经·通天》的描述，太阳之人体形“其状轩轩储储，反身折腘”，外貌宽悦，悠然自得，挺胸凸肚，就像膝腘曲折。在为人处世方面，“居处于于，好言大事，无能而虚说，志发于四野，举措不顾是非，为事如常自用，事虽败而常无悔”，即平时自鸣得意，好讲大事，无能却空说大话，有志于四方；举动措施不顾是非，做出事来常自以为是，事情失败了，又经常没有悔改之心。在治疗方面，则当察其“多阳而少阴”的特点，“必谨调之，无脱其阴，而泻其阳”，不能再耗脱其阴，只可泻其阳。预后方面“阳重脱者易狂，阴阳皆脱者，暴死不知人也”。

（姚洁敏）

tàiyīnrén

太阴人（taiyin-natured person）

太阴之人，为《黄帝内经》根据阴阳盛虚对人体体质的分类。根据《灵枢经·通天》的描述，太阴之人体形“其状黮黮然黑色，念然下意，临临然长大，腘然未偻”，肤色深黑，表现庄严而意念谦下，身体高大，项肉隆起，好像驼背。在为人处世方面，“贪而不仁，下齐湛湛，好内而恶出，心抑而不发，不务于时，动而后之”，即性情贪而不仁厚，好进恶出，遏制内心而不外露，不注意做好事，看风使舵。在治疗方面，则当察其“多阴而无阳，其阴血浊，其卫气涩，阴阳不和，缓筋而厚皮”的特点，“不之疾泻，不能移之”，采用泻法。

（姚洁敏）

shǎoyángrén

少阳人（shaoyang-natured person） 少阳之人，为《黄帝内经》根据阴阳盛虚对人体体质的分类。根据《灵枢经·通天》的描述，少阳之人体形“其状立则好仰，行则好摇，其两臂两肘，则常出于背”，站立时好仰头，行路时好摇摆，两臂两肘经常挽在背后。在为人处世方面，“諟谛好自责，有小小官，则高自宣，好为外交，而不内附”，即谨慎于事务，好抬高自己，有了点小地位，就自以为了不起，向外宣扬，好交际而不靠近应亲近之人。在治疗方面，察其“多阳少阴，经小而络大，血在中而气外”的特点，当“实阴而虚阳”，充实阴经而泻阳络，如“独泻其络脉则强，气脱而疾，中气不足，病不起也”。

（姚洁敏）

shǎoyīnrén

少阴人（shaoyin-natured person） 少阴之人，为《黄帝内经》根据阴阳盛虚对人体体质的分类。根据《灵枢经·通天》的描述，少阴之人体形“其状清然窃然，固以阴贼，立而躁崄，行而似伏”，外貌清浅，特以阴险害人，站立不稳，不能直立。在为人处世方面，“小贪而贼心，见人有亡，常若有得，好伤好害；见人有荣，乃反愠怒，心疾而无恩”，即贪图小利而有害人之心，幸灾乐祸，看到人家有好事即羡慕妒忌恼怒，没有同情心。在治疗方面，则当察其“多阴少阳，小胃而大肠，六腑不调，其阳明脉小，而太阳脉大”的特点，“必审调之，其血易脱，其气易败也”。

（姚洁敏）

pínghézhì

平和质（moderate and balanced type） 强健壮实的体质状态。提示先天禀赋良好，后天调养得当。平和质多表现为体态适中、面色红润、精力充沛。其体质特征为体形匀称健壮，面色肤色润泽，头发稠密有光泽，目光有神，鼻色明润，嗅觉灵敏，唇色红润，不易疲劳，精力充沛，耐受寒热，睡眠良好，胃纳较佳，二便正常，舌质淡红，舌苔薄白，脉象柔和。心理特征为性格随和开朗。平素患病较少，对自然环境和社会环境适应能力较强。

（姚洁敏）

yángxūzhì

阳虚质（yang deficiency type）

阳气不足，以偏于虚寒为主要特征的体质状态。阳虚质多由先天不足或后天失养所致。属先天不足者，如孕育时父母体弱，或年长受孕，或早产。属后天失养者，如平素偏嗜寒凉损及阳气，或久病阳亏，或年老阳衰等。其体质特征为形体多白胖，肌肉不壮，平素畏寒，手足不温，素喜热饮，精神不振，睡眠偏多，容易出汗，大便欠实，小便清长，舌质淡胖或边有齿痕，舌苔白润，脉多偏弱。心理特征表现为性格多沉静内向。发病多为寒证，或易从寒化，易患痰饮、肿胀、泄泻、阳痿等证。

（姚洁敏）

yīnxūzhì

阴虚质（yin deficiency type）

体内阴液不足，以偏于虚热为主要特征的体质状态。阴虚质多由先天不足，或久病失血，或纵欲耗精，或积劳伤阴所致。其体质特征为形体多瘦长，平素易口燥咽干，手足心热，渴喜冷饮，大便偏干，舌质偏红欠润，舌苔多偏少，脉象细弦或数；或见面色潮红、有烘热感，两目干涩，皮肤偏干，睡眠较差。心理特征表现为性格急躁，外向好动，活泼。平素易患有阴亏燥热的病变，或病后易表现为阴亏症状。平素易感热邪、燥邪。

（姚洁敏）

qìxūzhì

气虚质（qi deficiency type）

元气不足，以气息较弱、机体脏腑功能欠振为主要特征的体质状态。气虚质多由先天不足，后天失养或病后气耗而致，如有较明显的家族倾向，或孕育时父母体弱、早产，人工喂养不当，偏食厌食，或年老气虚等。其体质特征为肌肉不健，平素语音低怯、气短懒言，肢体易乏，精神不振，容易出汗，舌质淡红，或舌体胖大，或边有齿痕，脉象虚缓。其心理特征多表现为性格内向，情绪不稳定，胆小不愿冒险。其发病倾向为卫表不固者易患感冒，病后康复能力较弱者疾病多迁延不愈，元气偏虚无力升清者又易患内脏下垂等疾病。平素易感风邪、寒邪、暑邪。

（姚洁敏）

tánshīzhì

痰湿质（phlegm-dampness type） 水液内停而痰湿凝聚，以黏滞重浊为主要特征的体质状态。痰湿质多由先天遗传，或后天多食肥甘所致。其体质特征为形体肥胖，腹部肥满松软，面部皮肤油脂较多，多汗且黏，或胸闷，或痰多；或见面色淡黄而暗，眼胞微浮，容易困倦，平素舌体胖大，舌苔白腻，舌黏腻或甜，身重不爽，脉滑，喜食肥甘甜黏，小便不多或微浑。心理特征表现为性格偏温和稳重恭谦、和达，多善于忍耐。易患消渴、中风、胸痹等病证，对梅雨季节及湿环境适应能力差。

（姚洁敏）

xuèyūzhì

血瘀质（blood stasis type） 以血液运行不畅的潜在倾向或瘀血内阻为病理基础，并表现出一系列外在征象的体质状态。瘀血质多由先天遗传，或后天损伤、忧郁气滞、久病入络而致。其体质特征为形体偏瘦居多，平素面色晦暗，皮肤偏暗或色素沉着，容易出现瘀斑，口唇淡暗或紫，舌质暗有点片状瘀斑，舌下静脉曲张，脉象细涩或结代；或见眼眶黯黑，容易脱发，肌肤偏干，女性多见痛经、闭经，或经血中夹杂血块，或经色紫黑等。心理特征表现为性格易烦，急躁健忘。易患出血、癥瘕、疼痛、中风、胸痹等病证。易感风邪、寒邪。

（姚洁敏）

shīrèzhì

湿热质（dampness-heat type）

以湿热内蕴为主要特征的体质状态。湿热质多由先天遗传，或久居湿地，善食肥甘，或长期饮酒，火热内蕴而致。其体质特征为形体多偏胖，平素面垢油光，易生痤疮粉刺，容易口苦口干，多见身重困倦，舌质偏红，舌苔黄腻，脉象多见滑数；或见心烦懈怠，大便燥结或黏滞，小便短赤，男子易阴囊潮湿，女子易带下增多。心理特征表现为性格多急躁易怒。易患疮疖、黄疸、火热等病证。易感湿邪、热邪，对湿热交蒸气候较难适应。

（姚洁敏）

yángrèzhì

阳热质（heat type） 以阳热内盛为主要特征的体质状态。阳热质多由先天遗传而致。其体质特征为形体健壮或偏瘦，平素畏热，面部红润，喜寒凉饮食，精神亢奋，舌质偏红，舌苔多黄，脉象偏数；或见心烦易怒，头晕目眩，大便干结，小便短赤等。心理特征表现为性格多急躁易怒。发病多为热证，或易从阳化热，易患中风、眩晕、颤证、疮疡等病证。易感暑邪、热邪、风邪。

（姚洁敏）

qìyùzhì

气郁质（qi stagnation type）

以气机郁滞、情志抑郁为主要表现的体质状态。气郁质多由于先天遗传，或精神刺激，暴受惊恐，所欲不遂，忧郁思虑等所致。其体质特征为形体偏瘦者居多，平素面容忧郁，神情烦闷不乐，性格内向不稳定，忧郁脆弱，敏感多疑，对精神刺激适应能力较差；或见胸胁胀满，或走窜疼痛，或乳房胀痛，多伴善太息，或嗳气呃逆，或咽间有异物感，睡眠较差，食欲减退，健忘，舌质淡红，舌苔薄白，脉象弦细。心理特征表现为性格内向，多疑忧郁。易患忧郁症、焦虑症、强迫症、梅核气、不寐等，对精神刺激适应能力较差。

（姚洁敏）

jīnxíngrén

金形人（metal-shaped person）

中医名词术语。《黄帝内经》按五行将不同体质分为“五行人”，金形人为其中的一种体质类型。《灵枢经·阴阳二十五人》云：“金形之人，比于上商，似于白帝。其为人白色，方面小头，小肩背，小腹，小手足，如骨发踵外，骨轻，身清廉，急心，静悍，善为吏。能秋冬不能春夏，春夏感而病生。”说明金形人，与五音里的上商比类，好像西方地区的人。其特征为面形方正，面色偏白，头形较小，肩背偏小，腹形较小，手足偏小。动作特点为身体轻捷，精悍瘦小，心情急躁，能静能动，善于管理。喜秋冬不喜春夏，感受春夏不正之气就会生病。

（姚洁敏）

mùxíngrén

木形人（wood-shaped person）

中医名词术语。《黄帝内经》按五行将不同体质分为“五行人”，木形人为其中的一种体质类型。《灵枢经·阴阳二十五人》云：“木形之人，比于上角，似于苍帝。其为人苍色，小头长面，大肩背，直身，小手足，有才，好劳心，少力，多忧劳于事。能春夏不能秋冬，秋冬感而病生。”说明木形人，与五音中的上角比类，好像东方地区的人。其特征为面多色苍，头形偏小，脸长，肩背较大，身体挺直，手足偏小。这样的人有才干，劳心居多，体力较差，工作忧劳。喜春夏不喜秋冬，感受秋冬不正之气就会生病。

（姚洁敏）

shuǐxíngrén

水形人（water-shaped person）

中医名词术语。《黄帝内经》按五行将不同体质分为“五行人”，水形人为其中的一种体质类型。《灵枢经·阴阳二十五人》云：“水形之人，比于上羽，似于黑帝。其为人黑色，面不平大头，廉颐，小肩，大腹，动手足，发行摇身，下尻长，背延延然，不敬畏，善欺绐人，戮死。能秋冬不能春夏，春夏感而病生。”说明水形人，与五音中的上羽比类，好像北方地区的人。其特征为面色偏黑，面部不平正，头形偏大，腮部偏宽，肩部窄小，腹形偏大，手足偏大，自腰至尻距离长，背部较长。动作特点为行走时身体摇摆。这样的人既不敬重人，也不畏惧人，经常欺骗人。喜秋冬而不喜春夏，感受春夏不正之气就会生病。

（姚洁敏）

huǒxíngrén

火形人（fire-shaped person）

中医名词术语。《黄帝内经》按五行将不同体质分为“五行人”，火形人为其中的一种体质类型。《灵枢经·阴阳二十五人》云：“火形之人，比于上徵，似于赤帝。其为人赤色，广朋，锐面小头，好肩背髀腹，小手足，行安地，疾行摇肩，背肉满，有气轻财，少信多虑，见事明，好颜，急心，不寿暴死。能春夏不能秋冬，秋冬感而病生。”说明火形人，与五音中的上徵比类，好像南方地区的人。其特征为面色偏红，齿形较宽，下巴突出，头形偏小，肩背髀腹各部分发育良好，手足较小，背部肌肉丰满。动作特点为步履稳重，行路摇肩。这样的人有气魄，轻钱财，少讲信用，素多疑虑，见机行事，心急，不能享受高龄，容易暴亡。喜春夏不喜秋冬，感受秋冬不正之气就会生病。

（姚洁敏）

tǔxíngrén

土形人（earth-shaped person）

中医名词术语。《黄帝内经》按五行将不同体质分为“五行人”，土形人为其中的一种体质类型。《灵枢经·阴阳二十五人》云：“土形之人，比于上宫，似于上古黄帝。其为人黄色，圆面大头，美肩背，大腹，美股胫，小手足，多肉，上下相称，行安地，举足浮，安心，好利人，不喜权势，善附人也。能秋冬不能春夏，春夏感而病生。”说明土形人，与五音中的上宫比类，好像中央地区的人。其特征为肤色偏黄，面形较圆，头形偏大，肩背发育好，腹形较大，大腿和足胫健壮，手足较大，肌肉丰满，身体上下均匀相称。动作特点为步履稳重。这样的人做事足以取信于人，心理安和，乐于助人，不喜欢权势，设法依附于人。喜秋冬不喜春夏，感受春夏不正之气就会生病。

（姚洁敏）

wǔyùn liùqì

五运六气（five evolutive phases and six climatic factors）

运用“五运”“六气”理论，以天干、地支作为演绎符号，推测天时气候与人体健康、疾病相互关系，是中国古代医家探讨气象运动规律及其对人类生命活动影响的学说，也是中国古代的医学气象学。又称运气学说。

历史沿革 运气学说滥觞于先秦，早在春秋战国时期，人们对气候失常与灾变、疾病的关系，就已有某些规律性的发现。例如，《左传》中记载昭公二十五年（公元前517年），子太叔与赵简子的答问中，有“则天之明，因地之性，生其六气，用其五行”的说法，可谓发运气学说之先声。《吕氏春秋》十二纪中记载，孟春“行秋令，则民大疫，疾风暴雨数至，藜莠蓬蒿并兴”；季春“行夏令，则民多疾疫，时雨不降”；季夏“行春令，则谷实解落，国多风咳”。上述所谓春行夏令、夏行春令等，至西汉时则有了“未至而至”“至而不至”等专称，在《后汉书·律历志》的注释中将全年二十四节气的“当至不至”和“未当至而至”所致的各种灾疾作了详细的记述，注释中引《易纬》郑注，“冬至晷长一丈三尺，当至不至，则旱多温病；未当至而至，则多病暴逆心痛，应在夏至。小寒晷长一丈二尺四分，当至不至，先小旱，后小水，丈夫多病喉痹；未至而至，多病身热，来年麻不为耳”等，通过运气学说占候灾变、疾病。东汉·张仲景《伤寒论·伤寒例》中有“四时八节二十四气七十二候决病法”“欲候知四时正气为病及时行疫气之法，皆当按斗历占之”之说，其中亦论及“十五日得一气，于四时之中，一时有六气，四六名为二十四气。然气候亦有应至仍不至，或有未应至而至者，或有至而太过者，皆成病气也”的问题。凡此等等，均反映了汉末及魏、晋时期运气学说在医学中实际应用的情况。

运气学说的形成经历了相当漫长的历史时期。惜因年移代革，相关文献多所散佚，运气学说的专著不能复睹，即如班固《汉书·艺文志》所录《黄帝内经》十八卷中的《素问》九卷，在齐梁间全元起作注时，也仅存八卷。直至唐代，太仆令王冰始获师氏所藏第七卷（包括天元纪大论、五运行大论、六微旨大论、气交变大论、五常政大论、六元正纪大论、至真要大论七篇），将其补入书中，《素问》庶为完璧。上述“七篇大论”形成了较为完整的运气学说理论体系。

主要内容 运气学说运用干支纪年的推算法，将十天干（甲、乙、丙、丁、戊、己、庚、辛、壬、癸，原表示天空的方位）依次配于十二地支（子、丑、寅、卯、辰、巳、午、未、申、酉、戌、亥，原表示地面的方位）之上，共成六十个不同的干支组合，用以纪日纪年。这种组合称为“甲子”，甲子周而复始，以六十为一周。古人又将十天干联系五运、十二地支联系六气，并有“十干化运”“十二支化气”之说，从而推衍五运六气以探讨气象变化的规律。

五运 包括木、火、土、金、水五气，每气形成一运，即木运、火运、土运、金运、水运。五运有岁运、主运、客运之分。

岁运 主司一年气候的总趋势，反映全年的气候特征、物化特点，又称中运、大运。《素问·六元正纪大论》指出，天地之间，“运居其中”，每十年循环一次。《素问·五运行大论》有“土主甲己，金主乙庚，水主丙辛，木主丁壬，火主戊癸”，称“十干化运”。《素问·天元纪大论》所云：“甲己之岁，土运统之；乙庚之岁，金运统之；丙辛之岁，水运统之；丁壬之岁，木运统之；戊癸之岁，火运统之。”

主运 五运之岁气，分主于每年各个季节，则为五步“主运”，其分司春、夏、长夏、秋、冬五季，反映了一年五时气候的正常变化。每年初交之运为木运，依次为火运、土运、金运、水运，按相生之序运行，每运各主七十三日五刻。主运决定着一年五季气候的稳定性。

客运 随岁运而变，十年之内年年不同，包括初运、二运、三运、四运以及终运，每运亦七十三日五刻。但客运的初运不一定如主运起于木运，而是同于该年的“中运’，然后依五行相生次序运进。如此，五客运行于五主运之上，从而使原来稳定的气候发生了一定的变化。客运在十年之内，岁岁不同，十岁一周，周而复始。

五运对气候的影响决定于大运（中运）、主运和客运三个方面。中运统治一年，主司全年气象特征；主运决定五季气候之常；客运引起五季气候之变。

六气 包括厥阴风木之气、少阴君火之气、少阳相火之气、太阴湿土之气、阳明燥金之气、太阳寒水之气。六气之说是根据中国的气候情况分析各种气候特征而提出来的。古人由“五方观念”做出了东方生风（温）、南方生热、中央生湿、西方生燥、北方生寒的气候区划，而各方寒、温、燥、湿的特征性气候又势必产生不同的气旋活动，导致其相互的影响。《素问·天元纪大论》曰：“厥阴之上，风气主之；少阴之上，热气主之；太阴之上，湿气主之；少阳之上，相火主之；阳明之上，燥气主之；太阳之上，寒气主之。”其以风、热、湿、火、燥、寒为六气，并分别以厥阴、少阴、太阴、少阳、阳明、太阳来表示，即所谓风化厥阴，热化少阴，湿化太阴，火化少阳，燥化阳明，寒化太阳。其中以六气之化为本，三阴三阳为标。六气有主气、客气、客主加临之分。

主气　反映一年四季正常气候变化。六气分主于二十四节气，则显示了一年间的不同季节情况，又称主时之气，又曰地气。即从大寒至春分，为厥阴风木（初之气）；从春分至小满，为少阴君火（二之气）；从小满至大暑，为少阳相火（三之气）；从大暑至秋分，为太阴湿土（四之气）；从秋分至小雪，为阳明燥金（五之气）；从小雪至大寒，为太阳寒水（终之气）。《素问·六微旨大论》称这六步主气的推移为“地理之应六节气位”。其曰：“显明之右，君火之位也；君火之右，退行一步，相火治之；复行一步，土气治之；复行一步，金气治之；复行一步，水气治之；复行一步，木气治之；复行一步，君火治之。”可见，古代天文学家面向“显明”（日出之处），从地平方位依此推步，而得出上述结论。这样，六步共365日又25刻，一岁一周，年年无异。

客气　除固定不变的主时之气外，尚有不断运动的客气，又称天气，情况逐年而异。《素问·天元纪大论》记载了客气逐年司天的情况，谓：“子午之岁，上见少阴；丑未之岁，上见太阴；寅申之岁，上见少阳；卯酉之岁，上见阳明；辰戌之岁，上见太阳；巳亥之岁，上见厥阴。”并进而言之，“厥阴之上，风气主之；少阴之上，热气主之；太阴之上，湿气主之；少阳之上，相火主之；阳明之上，燥气主之；太阳之上，寒气主之”。

客气运行于天，动而不息，亦分六步，包括司天之气、在泉之气，以及上、下、左、右四间气。客气运动在上，称司天之气；客气运动在下，称在泉之气；居于上下之间，则称间气。《素问·五运行大论》曰：“上者右行，下者左行，左右周天，余而复会也。”其提示：司天之气在上，不断右转，以降于地；在泉之气在下，不断左旋，以升于天。《素问·六元正纪大论》指出，当一年之中，“岁半之前，天气主之，岁半之后，地气主之”。

客主加临　由于主岁的在天客气与主时的在地主气，“上下相遘”“客主加临”（在推算时，将逐年司天客气加临于主气的第三气上，其余五气自然依次相加），从而出现一年季节气候的变化。这种变化以六年为一周期。至于客主加临的结果如何？则是根据二者的生克情况而决定的，所谓“相得则和，不相得则病”。

同化，即运与气若逢同一性质的变化，则必见同一气象。例如，木同风化，火同暑热化，土同湿化，金同燥化，水同寒化等。《素问·六元正纪大论》说：“愿闻同化何如？岐伯曰：风温春化同，热曛昏火夏化同……燥清烟露秋化同，云雨昏暝埃长夏化同，寒气霜雪冰冬化同。”当然，其中也有太过与不及。同化的出现，包括如下情况：通主全年的中运之气与司天之气相符而同化，称为天符；中运之气与岁支之气相同，名曰岁会；凡阳年太过的中运之气与在泉之气相合，称为同天符；若阴年不及的中运之气与在泉之气相合，名曰同岁会；既是天符，又是岁会，则称太乙天符。主运、客运，主气、客气，在六十年变化中，除互为生克，互有消长之外，有二十六年运气同化现象，如果天地同化，运气符合，无所克侮，则气候多属正常，如果运气同化为单一之气，就当虑其亢而为害。

应用价值　《素问·六节藏象论》谓：“不知年之所加，气之盛衰，虚实之所起，不可以为工矣。”《素问·阴阳应象大论》则曰：“故治不法天之纪，不用地之理，则灾害至矣。”强调医生掌握运气学说的重要性。

推测气候变化　《素问·六元正纪大论》中有描述五运六气太过、郁极而发导致自然灾害的情况，即“土郁之发，岩谷震惊，雷殷气交，埃昏黄黑，化为白气，飘骤高深，击石飞空，洪水乃从，川流漫衍，田牧土驹”“金郁之发，天洁地明，风清气切，大凉乃举，草树浮烟，燥气以行，霿雾数起，杀气来至，草木苍干”“水郁之发，阳气乃辟，阴气暴举，大寒乃至，川泽严凝，寒雰结为霜雪，甚则黄黑昏翳”“木郁之发，太虚埃昏。云物以扰，大风乃至，屋发折木”“火郁之发，太虚曛翳，大明不彰，炎火行，大暑至，山泽燔燎，材木流津，广厦腾烟，土浮霜卤，止水乃减，蔓草焦黄”。

预测疾病发生与流行，指导预防、治疗　运用五运六气，知其胜衰生克之所在，采取胜者抑之、衰者扶之、生者助之、克者平之的方法，“安其运气，无使受邪，折其郁气，资其化源，以寒热轻重少多其制”（《素问·六元正纪大论》）。

《素问·至真要大论》中针对“岁厥阴在泉，风淫所胜”，其气象、物候变化情况是“地气不明，平野昧，草乃早秀”；发病情况为“民病洒洒振寒，善伸数欠，心痛支满，两胁里急，饮食不下，膈咽不通，食则呕，腹胀善噫，得后与气则快然如衰，身体皆重”；其治疗原则是“风淫于内，治以辛凉，佐以苦甘，以甘缓之，以辛散之”。

“岁少阴在泉，热淫所胜”，其气象、物候变化情况是“焰浮川泽，阴处反明”；发病情况为“民病腹中常鸣，气上冲胸，喘不能久立，寒热皮肤痛，目瞑齿痛䪼肿，恶寒发热如疟，少腹中痛，腹大，蛰虫不藏”；其治疗原则是“热淫于内，治以咸寒，佐以甘苦，以酸收之，以苦发之”。

“岁太阴在泉，湿淫所胜”，其气象、物候变化情况是“草乃早荣，埃昏岩谷，黄反见黑”；发病情况为“民病饮积心痛，耳聋浑浑焞焞，嗌肿喉痹，阴病血见，少腹痛肿，不得小便，病冲头痛，目似脱，项似拔，腰似折，髀不可以回，腘如结，腨如别”；其治疗原则是“湿淫于内，治以苦热，佐以酸淡，以苦燥之，以淡泄之”。

“岁少阳在泉，火淫所胜”，其气象、物候变化情况是“焰明郊野，寒热更至”；发病情况为“民病注泄赤白，少腹痛，溺赤，甚则血便”；其治疗原则是“火淫于内，治以咸冷，佐以苦辛，以酸收之，以苦发之”。

“岁阳明在泉，燥淫所胜”，其气象、物候变化情况是“霿雾清瞑”；发病情况为“民病喜呕，呕有苦，善太息，心胁痛不能反侧，甚则嗌干面尘，身无膏泽，足外反热”；其治疗原则是“燥淫于内，治以苦温，佐以甘辛，以苦下之”。

“岁太阳在泉，寒淫所胜”，其气象、物候变化情况是“凝肃惨栗”；发病情况为“民病少腹控睾，引腰脊，上冲心痛，血见，嗌痛颔肿”；其治疗原则是“寒淫于内，治以甘热，佐以苦辛，以咸泻之，以辛润之，以苦坚之”。

运气学说是一门与天文、律历、气象、物候、医学等学科有着密切关系的边缘科学，并有其丰厚的实践基础，因而即使由于历史条件和当时自然科学水平的限制而存在一定的缺点和局限性，仍然对后世医学的发展有着重要的影响，尚具有一定的参考价值和研究价值。

（尚 力）

rújiā yǎngshēng

儒家养生（health preserving of Confucianism）

以儒家仁学思想为哲学基础，以强调尊生爱生、道德养生、养生与养性并存等为特点的养生思想与实践活动。传统养生的主要派别之一，属于儒家思想的重要组成部分。

历史沿革 儒家学说贯穿了中国古代整个历史，其学说在不同的时期，都有差别和对立。与此相应，儒家养生也随之呈现出不同的面貌。但总体而言，儒家养生的基本精神与核心理念在先秦时期均已奠定，此时期儒家的代表人物孔子、孟子、荀子均阐述了丰富的养生思想，从而奠定了儒家养生思想的基础，后世儒家学者则在此基础上有所损益，共同构成了儒家养生的风貌。

孔子的养生思想：儒家学派创始人孔子本人精于养生，留下了许多与养生有关的言行和实践行为，涉及了物质生活和精神生活的多个方面。不但奠定了儒家养生思想的基础，而且对于整个传统养生学的发展也具有重要的影响。

孔子的养生理念与养生实践活动是其以“仁”为核心思想的具体延伸。大致包括如下几方面：①注重道德修养。积极追求保持精神的完美境界，他提出了“仁者寿”的理念，揭示了道德修养与长寿的内在联系。②注重日常生活中的养生。对于饮食、起居等均很重视，并提出了不少具有指导意义的原则，如“八不食”“三戒”“食不语”“寝不言”等，都具有养生学上的积极意义。③遵循中庸之道。中庸是孔子儒学的重要原则，体现在各项养生活动中，便是都遵循着适当、中和的原则，不走极端化的路线，也不追求“怪力乱神”。④注重情志调节。孔子爱好广泛，他既肯定人的日常物质欲望和要求，但又强调对于物质层面的超越，向精神境界的提升，如《论语·述而》记载“子在齐闻韶，三月不知肉味，曰：‘不图为乐之至于斯也’”。可见，在孔子看来，精神的追求与愉悦是远超物质享受的。⑤提出阶段养生理念。孔子根据人生理不同阶段，将人分为少年、壮年、老年三个阶段，并根据不同的阶段，提出了养生“三戒”的观点，明确告诫人们，应当依据不同生理时期的体质与心理特点，陶冶情操，养护体魄。这是历史上最早的明确的阶段养生理论。

孟子的养生思想：孟子继孔子之后，继承和发展了早期儒家以修身为本的思想，并以性善论和天人合一说为理论基础，以修身之道为主干，进一步发展了儒家的养生思想。①孟子主张性善论，体现在养生领域，便是孟子所主张的存心养性，强调保持人人固有的本心（良心）。②提出了“浩然之气”的观念，所谓浩然之气是以道德之善为基础的一种精神气质，孟子认为，具有这种精神气质的人可以至大至刚，顶天立地。③孟子还提出了“寡欲”之说，认为“养心莫善于寡欲”（《孟子·尽心》），将其视为重要的养心之道。

荀子的养生思想：作为先秦时期最后一个儒家大家，荀子的养生思想集先秦儒家之大成，在“性本恶”的指导下，他的养生思想也有自己的特色。总体而论，可以说荀子的养生主张表明儒家的道德规范对于养生领域的集中辐射。①养生的目的是为了长生，荀子的养生思想，首先体现在他对于“生”的强烈向往与追求，他认为“生”是人类最根本的愿望，“人之所欲生甚矣”（《荀子·正名》），“人莫贵乎生”（《荀子·强国》），这是他养生思想的出发点。②在其性恶论的哲学指导下，“人之性恶，其善者伪也。”（《荀子·性恶》）对于养生，荀子认为应当顺其自然，而又要有所节制。③强调要限制人的欲望，主要的手段是礼以节欲，既有丰富的物质生活，又需要以礼来适当节制，《荀子·礼论》中说：“故礼者，养也。刍豢稻粱，五味调香，所以养口也；椒兰芬芳，所以养鼻也；雕琢刻镂，黼黻文章，所以养目也；钟鼓管磬，琴瑟竽笙，所以养耳也；疏房檖貌，越席床笫几筵，所以养体也。”④认为人们可以通过后天的努力来提高身心的健康，荀子用“修身”一词来概括此过程。修身的内涵既包括养形，也包括养神。

此外，在先秦儒家经典之中也蕴含了丰富的养生思想。特别是“群经之首”的《周易》，更对儒家养生产生了重要的影响。其中的“阴阳学说、中和思想、天人合一”等内容，不仅从哲学层面为养生学提供了重要的理论支撑，还蕴含着深刻的辩证法思想。《周易·系辞》所说：“君子安而不忘危，存而不忘亡；治而不忘乱，是以身安而国家可保也”“惧以终始，其要无咎，此之循易之道也。”这种居安思危、未变先防的思想，正是中医养生思想的理论渊源，对于中医养生理论的构建与发展有着深远影响。《大学》《中庸》中也提出了“德润身”“修身”等观点，不仅丰富了道德养生的内涵，而且中庸原则对于人的修身、养性也具有积极的养生意义。

虽然儒家养生的基本理念均在先秦时期得以确立，但在后世的思想流变中，也不断在随着时代的变化有所调整与增补，因此，养生思想在后世也有所增补。不论是汉代的经学盛行，还是魏晋时期的玄学，儒家学风的每一次转变都对其养生思想产生了或多或少的影响。特别是北宋中期以后，理学诞生，以朱熹为首的理学家们吸收了道教、佛教的思想，大力发展了孟子的心性学说，将“天理”视为最高的主宰，系统地提出了存心养性的学说，并且在实践中也汲取了禅宗、道家等的方法，提倡“静坐”等方法，不但丰富了儒家的养生内涵，而且对于整个传统养生思想的发展也产生了重要影响。

基本内容 儒家养生思想是儒家思想在养生领域的投射，与其哲学有着密切的关系。虽然不同历史阶段的儒家学者，不论是政治观点和哲学思想，都有差别乃至对立，但作为一个养生流派，其在养生思想和实践中又有其共同特征。大体而论，其基本的养生原则包括如下内容。

注重道德修养与养生的关系 孔子所开创的儒学是以仁为核心内容的道德哲学，他的哲学思想中，道德修养是重要的内容，这也使其养生思想也呈现出鲜明的重视道德修养特征。特别是孔子所提出的“仁者寿”的理念，更集中体现了这一特征。所谓仁者，是儒家所推崇的最高的理想人格，其最重要的特点便是道德修养上的完美。儒家强调仁德之人能够长寿，其之所以能够长寿，便是因为具有仁的品德。这也是儒家养生思想的重要特点。

以中庸为养生的基本原则 儒家基本的处世原则便是中庸，追求“不偏不倚”的境界，这一点在养生领域也有鲜明的体现。不论是饮食，还是起居，乃至于各类养生实践，儒家都以中庸为养生的基本原则和指导方针，力求在过与不及之间寻找到最佳的平衡点。

养生而不贪生 儒家之所以养生并非单纯为了长生，修身是其政治哲学的出发点，《大学》所总结的“修身、齐家、治国、平天下”的纲领再鲜明不过地表明了这一点。在儒家学者看来，生命固然宝贵，但在大是大非面前，却应该舍生取义。正如《论语·卫灵公》所云：“志士仁人，无求生以害仁，有杀身以成仁。”这一点也是与其他养生流派重要的区别。

以理性节制欲望 儒家承认人具有正常的生理欲望，因此并不主张“绝欲”“断情”等极端措施。孔子承认“食色，性也”，孟子提出“寡欲”，荀子提出“以礼节欲”，也不主张绝世弃俗，远遁山林，而是主张以道德、礼乐等来对人的内心欲望有所约束，从而达到心身的和谐统一。

重视日常生活中的养生之道 儒家是入世的哲学，因此其养生也要求人们日常生活中注重养生，特别注重生活中的饮食起居、四时调养，而非远离人群，远遁山林。这一点因具有极强的普适

性故而影响更为广泛。

应用价值 儒家思想自汉武帝“独尊儒术”之后，被历代封建统治者所推崇与接受，在古代长期居于统治地位，因此儒家的养生思想也随之深入人心，在养生思想与养生实践两个方面都对整个传统养生学的发展方向产生了极为深远的影响，有着极为广博的群众基础。

儒家养生思想对于传统养生学的形成与构建具有重要的作用，中医养生学的形成思想来源之一便是先秦诸子，而先秦儒家的养生思想则是主要的思想来源之一，素来与道家一起，被视为传统养生学的两大支柱。中医养生思想中对于修心、修德的重视，乃至于日常饮食起居中对于中和的追求，均可以看出儒家思想的痕迹。

儒家养生思想在现代仍然具有积极的借鉴意义与应用价值。虽然时代变革，儒学已经失去了其原有的文化土壤，但是其中的精华思想仍然是中华民族最可靠的思想来源，儒家养生思想亦不例外，其以养德、修身等为特点的养生理念，即便到现在，仍然具有积极的养生意义，对于促进个人的身心和谐，乃至社会的和谐，均具有正面、积极的价值，值得大力发扬和推广。

（章 原）

rénzhěshòu

仁者寿（the kindness makes person live longer） 孔子所提出的养生理念。语出《论语·雍也》，系道德养生思想的集中体现与表述。在历史上影响巨大，也成为儒家以德养生的理论基础与养生的基本理念。

历史沿革 孔子在《论语》中最早创造性地提出了“仁者寿”的观念。《论语·雍也》：“知者乐水，仁者乐山；知者动，仁者静；知者乐，仁者寿。”其后，历代的儒家学者围绕着该概念都有所发挥。例如，《中庸》亦引用孔子之语：“大德必得其位，必得其禄，必得其寿。”汉代大儒董仲舒则对于仁者寿的内涵进行了具体的阐释，《春秋繁露·循天之道》云：“仁人之所以多寿者，外无贪而内清净，心和平而不失中正，取天地之美，以养其身……君子闲欲止恶以平意，平意以静神，静神以养气，气多而治，则养身之大者得矣。”董仲舒认为仁者之所以寿，是因为他们道德高尚。魏晋学者何晏注解《论语》时分析道：“仁者无欲故静，性静者多寿。”《论语注疏》也认为“‘仁者静’者，言仁者本无贪欲，故静……仁者少思寡欲，性常安静，故多寿考也”。朱熹也认为“静而有常故寿”。

仁者寿的理念在后世得到了广泛的认同，其影响不止限于儒家学者范围。例如，东汉末思想家荀悦《申鉴·俗嫌》云：“仁者，内不伤性，外不伤物，上不违天，下不违人，处正居中，形神以和，咎征不至而休嘉集之，寿之术也。”明代晚期吕坤《呻吟语·养生》云：“仁者寿，生理完也。”

基本内容 仁者寿的基本内涵是仁者可以长寿。这牵涉到两个方面，其一仁者的内涵，其二是仁者与长寿的关系。首先，仁是儒家学派道德规范的最高原则，也是孔子思想体系的理论核心。仁字的概念在历史上出现很早，其最初含义是指人与人之间的一种亲善关系。孔子将仁作为人生追求的最高理想。而所谓的“仁者”则是达到最高道德境界的理想人格。仁是孔子哲学的中心思想，在《论语》中谈到“仁”的地方达一百多次，而仁者则是儒家所推崇的理想人格，其境界仅次于圣人。综合来看，仁者具有很高的道德修养水平，追求道德的高境界，淡泊名利，恬淡虚无，知足常乐，心态平和，而且善于处理身心、个人和社会之间的关系，达到人与人（社会）的和谐，儒家所主张的各种美德都在其身上有集中的体现，而且仁者处事公正，能够遵循中道而行，故此性情平和，不忧不惧，正如《论语·子罕》所云：“仁者不忧，知者不惑，勇者不惧。”

仁者和长寿联系在一起，主要的原因与情志调养有关。因为仁者具有上述的种种特质，所以其为人淡泊名利，内心平和，无忧无虑，身心处于协调的氛围，自然有利于长寿。此与医家所强调的养心、养神、养性的原理是一致的，医家向来认为情志是影响人健康的重要因素，《素问·上古天真论》强调“恬惔虚无，真气从之，精神内守，病安从来”，不但说明了保持良好心态对于健康的重要性，而且明确指出了情志调整的关键是恬淡虚无、精神内守。

应用价值 仁者寿，是养生学上的著名格言，孔子首次将人的自然寿命与主观道德修养联系起来，对于现代人的养生有重要的启示。仁者寿揭示了道德修养与养生之间的密切关系，强调道德高尚、涵养功夫好的仁者，由于内心充实，身心时常处于和谐状态，自然就能够长寿。传统医学素来注重养德、养心与长寿的关系，仁者寿的理念深符医理。而现代医学的研究也表明，人的心理活动和人体的生理功能之间存在着某种联系，人在恐惧、紧张、愤怒时，内分泌系统会分泌有害于人体的物质；相反，在平静喜乐时，则会分泌有益于人体生理需要的物质，维持正常的生理代谢。精神性疾病包括很多器质性病变的发病和发展，多与情志因素有关。良好的情绪状态可以使生理功能处于最佳状态，反之则会降低或某种功能引发各种疾病。这与仁者寿的理念不谋而合。仁者寿倡导人们积极提高自己的道德修养，而道德感是人的一种社会性高级情感。自我道德感的满足，缓解了这方面的情感矛盾，减少了心理冲突，并通过大脑皮质，又给生理机制带来良性影响，从而有益于人的健康。

（章　原）

dérùnshēn

德润身（virtue can promote the health）　儒家所倡导的以培养道德情操为主的养生理念。语出《礼记·大学》，“富润屋，德润身，心广体胖”。德润身的概念虽出自《礼记》，但以德养生的理念则早已在儒家的养生思想中出现。其与“仁者寿”相近。自《礼记》中提出此概念后，历代都对德润身给予了注释，但真正意义上产生影响则是到了宋代以后，随着《大学》被列为“四书”之一，德润身的影响日益扩大。

德润身主要强调人的道德情操的培养会直接影响到身心健康。宋·朱熹《大学集注》中对其注解甚详：“胖，安舒也。言富则能润屋矣，德则能润身矣，故心无愧怍，则广大宽平，而体常舒泰，德之润身者然也。”朱熹的解释为历代儒家学者所认同，即强调道德修养较高的人，其心态平和、胸怀宽阔，自然有利于身心健康。至于如何才能做到德润身，《大学》中给出的路径则是“诚其意”和“慎独”，强调个人的心性修炼，遵循的正是儒家的心性之学的路径。

德润身虽然系儒家哲学的角度提出，但深符传统养生学以德养生的道理。由于儒家思想在中国历史上的统治性地位，该理念在历史上产生了很大的影响，即便对于今天的养生者而言，依然不啻为养生的重要原则。

（章　原）

hàoránzhīqì

浩然之气（awe-inspiring righteousness）　儒家所倡导的以培养正大刚直精神为主的养生理念。语出《孟子·公孙丑上》，“我善养吾浩然之气……其为气也，至大至刚，以直养而无害，则塞于天地之间”。

气学说在先秦颇为盛行，但孔子只有血气之说，而且强调的还是生理上的血气，因此，孟子是集中论述气学说的儒家学者的第一人。对孟子的学说，争议颇大，历来对于“浩然之气”的性质都有分歧，到了今天仍然如此，如徐复观认为此气是“由生理所形成的生命力”；杨儒宾认为该气有物质性和道德性的双重含义，“它还是一种前知觉的存在”；任继愈主编的《中国哲学史》中认为其“具有道德的属性，这样至大至刚的气实际上是一种精神性的气质”；李泽厚认为是“个体的情感意志同个体所追求的伦理道德目标交融统一所产生出来的一种精神状态”；杨泽波认为浩然之气是“以道德之善为基础，集勇气、志气、豪气于一身的一种精神气质，或者说，浩然之气是以内在道德之善作支撑而表现出来的一种至大至刚的精神力量”……之所以会有不同的认识，主要是由于孟子的存而不论，给后世留下了广泛的空间，不同的领域均能从中获得某种启示。

基本内容　从孟子的描述来看，这种气“至大至刚，以直养而无害，则塞于天地之间”，至大至刚较好理解，即“至大初无限量，至刚不可屈挠”。焦循《孟子正义》认为“以直养”即以义养，“直即义也。缘以直养之，故为正直之气；为正直之气，故至大至刚”。孟子还描述说，“浩然之气”是“配义与道”的，如果缺乏它，就没有了力量。而且，孟子特别强调，浩然之气的培养是经过长年累积所产生，不是偶然的正义行为就可以获得，只要做了哪怕一件不合道义的事情，浩然之气也会疲软。为了说明这一点，孟子还举了“拔苗助长”的例子来加以说明，强调“养气者，必以集义为事，而勿预期其效”。孟子论述的浩然之气与心志有着密切的关系：“夫志，气之帅也；气，体之充也。夫志至焉，气次焉；故曰：‘持其志，无暴其气’……志壹则动气，气壹则动志也。今夫蹶者趋者，是气也，而反动其心。”可见，孟子认为“气”充盈于全身，但心志是气的统帅，从二者的重要程度而论，“志为至要之本，气为其次”。但孟子也强调，志固然是统帅，心志专一，就可以引发气的变化，但气也并非完全被动，在某些情况下，气也对于志具有反作用。

应用价值　浩然之气是一种道德高尚的精神境界，必需“配义与道”方能养成，对于保持身心健康有积极意义，正如《黄帝内经·素问》所言，“正气存内，邪不可干”。精力充沛，脏腑和调，自然病邪不能侵入，身体自得刚强。孟子的“浩然之气”无疑受到气一元论的影响，是具有物质实体基础的，孟子将人奔跑、跌倒归之于“气”，也正说明了此点。从精神属性来看，孟子无疑赋予了“浩然之气”以浓重的道德意义，是义理与血气的统一，具有生理与精神的两重属性，是二者的合二为一。

（章　原）

cúnxīn yǎngxìng

存心养性（self-cultivation）　儒家所倡导的以提高道德修养为目的的养生理念。语出《孟子·尽心上》，“存其心，养其性，所以事天也”。

关于人性的探讨是先秦诸子的重要命题之一，儒家学者也极为关注。孔子曾提出“性相近，习相远”的观点，而孟子则围绕着“人之性善”的核心观点，对于人性进行了系统、深入的探讨，存心养性正是其中的一个重要命题。其后，佛教兴起，各宗亦盛谈心性，而佛教中国化形成的禅宗则认为心即是性，阐明心见性，顿悟成佛。宋明理学吸取了各家之长，对孟子的心性之学有了更为集中和深入的阐释，将其发扬光大，故后人亦以“心性之学”称宋明理学。程颐、朱熹等认为“性”即“天理”，“心者，人之神明，所以具众理而应万事者也”，故“心”“性”有别。陆九渊则主张“心即理也”，认为“心”“性”无别。其说虽不同，而均属唯心主义。清初王夫之和后来的戴震等人对心性作了一些唯物主义的阐说。

孟子认为，“存心养性”是人对天赋善性的正确态度，也是道德修养的根本要求。《孟子·尽心上》：“尽其心者，知其性也；知其性，则知天矣。存其心，养其性，所以事天也。夭寿不贰，修身以俟之，所以立命也。”意思是，只要把人生而具有的善心尽量扩充，就能正确认识和了解人的善良本性，也就是懂得了天命。存养住天赋的善心，培育自己本来的善性，这就是事天之道。无论寿命或短或长，人都应坚持修身，从而达到“立命”（天人合一）的境界。

孟子的“存心养性”的道德修养论虽是一种以先验的性善论为前提的主观唯心主义理论，但他承认客观环境对道德修养的影响，强调道德修养的理性自觉，重视“存心养性”的自我修养，并提出一系列影响深远的道德修养方法，不但对于古代养生学的发展有重要的影响，即便对于今天的养生者依然有着重要的借鉴和参考价值。

（章　原）

zhōngyōng

中庸（keep appropriate and moderate state）　儒家所倡导的道德标准与修养之道。语出《论语·庸也》，“中庸之为德也，其至矣乎”。

中庸，被视为儒家所推崇的最高道德标准，而孔子也历来被视为中庸理念的践行者。其后，《礼记》中有专门的《中庸》篇章，后被朱熹列为“四书”之一，产生了极为深远的影响，可谓深入人心。对于“中庸”思想的阐释与分析贯穿了整个儒家发展历程，虽然在具体理解上颇有分歧，但基本上都认同其为儒家所推崇的道德修养标准，将其视为儒家学说的核心思想。

所谓中庸，并非现代人所普遍理解的中立、平庸，其主旨在于修养人性。就是要求人的行为要不偏不倚，灵活变通，既不能太过，也不可不及，这样才不至于损伤身体。从养生学的角度来看，“中庸”的理念能够使个人在养生活动，如饮食、起居、情志、劳作等活动当中，都保持一定的平衡，做到适度相宜，从而调和气血，协调阴阳，使人体在适应外部环境的同时，调节并保持体内环境的和谐。

中庸之道的主题思想是教育人们自觉地进行自我修养、自我监督、自我教育、自我完善，把自己培养成为具有理想人格，努力追求达到至善、至仁、至诚、至道、至德、至圣、合内外之道的理想人物，共创“致中和，天地位焉，万物育焉”的境界。虽然时代在变化，传统儒家所追求的道德标准并不一定完全符合现代社会的道德要求，但其中的合理因素与精华，特别是其对于道德养生的价值，依然值得肯定与借鉴。

（章　原）

xiūshēn lìmìng

修身立命（cultivate morals to maintain good state）　孟子所提出的具有养生内涵的观念。语出《孟子·尽心上》，“夭寿不贰，修身以俟之，所以立命也”。

在先秦诸子之中，儒家对于天命的观念较为理性与通达，孔子的天命观念便是祸福皆由己造，皆取决于自己的品德，而孟子则在此基础上明确提出，人在命运面前绝不是无所作为、无可奈何，而是可以通过不断提高自己的道德修养，来为自己立命。后来，荀子又进一步提出了“积善成圣”的观点，认为人与人之间的巨大差异不是天性使然，而是由日常的一点一滴经过长久的积累而造成的，《荀子·儒效》曰：“非天性也，积靡使然也。”总之，他们都强调个人的主观努力，特别是在道德修养方面不断提高的必要性。这些思想构成了儒家关于天命、命运的基本思想体系，对后世产生了重要影响。

孟子强调修身立命主要是基于其人性善思想的阐释，他认为可以通过存心养性的方式来不断发扬人天赋的善性，提高自己的修养来安身立命，即《孟子·尽心上》中的“尽其心者，知其性也。知其性，则知天矣。存其心，养其性，所以事天也。夭寿不贰，修身以俟之，所以立命也”。而具体的途径则以儒家所倡导的各种道德范畴，如仁、义、礼、智、信等作为标准与规范。

修身立命作为儒家所提倡的君子处世立身的哲学，强调不断提高自身的修养，自然有其积极的价值。不但符合个人的养生之道，而且对于整个社会的和谐与安定，均具有正面、积极的意义。

（章　原）

lè yǐ wàngyōu

乐以忘忧（seek pleasure in order to free oneself from care）　孔子所提出的以洒脱心境为主的养生理念。意为人专心工作，心情愉快，不觉忘掉自己的衰落，反映了孔子乐观的人生态度。语出《论语·述而》，“其为人也，发愤忘食，乐以忘忧，不知老之将至云尔”。朱熹《论语集注》：“未得，则发愤而忘食；已得，则乐之而忘忧，以是二者俯焉，日由孳孳而不知年数之不足。”康有为《论语注》对此极为欣赏：“忘食，则不知贫贱；忘忧，则不知苦戚；忘老，则不知死生；非至人安能至此。”

从养生学角度来看，孔子“忘老”的精神值得肯定，养生大忌便是贪生，生老病死都是不可改变的自然规律，如果终日忧心自己的寿命年限，反而会导致心情抑郁不欢，影响身心健康。如果能够放松心态，客观面对，保持心情舒畅，则会促进健康，获得长寿。

（章　原）

jūnzǐ sānjiè

君子三戒（three disciplines of gentlemen）　孔子所提倡的在人的少年、中年、老年所应遵循的养生法则。

“三戒”语出《论语·季氏》，即“君子有三戒：少之时，血气未定，戒之在色；及其壮也，血气方刚，戒之在斗；及其老也，血气既衰，戒之在得”。孔子根据人的年龄与生理状况，将人的一生划分为少时、中年、老年三个阶段，强调不同的年龄阶段，应该根据生理、心理特点来进行养生，要遵循不同的养生戒律。从三戒的内容来看，确实符合人在不同阶段的生理特点，少年时肾气日盛，虽然具备了生育能力，但生理结构尚处于发育期，血气未定，过早沉迷酒色之中，就会影响身体的正常发育和健康；壮年时，血气已定，身体发育完全，处于刚强状态，表现于外就是精力充沛，易怒好斗；老年时，血气衰落，养生应该注意顺其天道，安其天命，切记贪心不改，欲望过多，因此应当戒贪、戒得。

“三戒”观点是古代最早提出的阶段养生法则，是孔子根据人们生长壮老的规律总结出来的真知灼见，由于符合医理而又简明扼要，故此备受后世推崇。即便是现在，对于人们的养生保健依然有很高的参考价值与针对性。

（章　原）

shí bù yànjīng kuài bù yànxì

食不厌精，脍不厌细（delicate and fine-chopped food is beneficial for health）　孔子所主张的饮食养生方法。语出《论语·乡党》，“食不厌精，脍不厌细”。

此方法体现了儒家学者对于饮食在健康养生功用上的重视。正如《论语集注》所记：“食精则能养人，脍粗则能害人。”精美的食物与切得很细的肉丝不仅可口甘甜，对人体有滋养作用，而且易于消化，不容易伤害肠胃，对于养生保健有益。孟子亦喜爱精美食物，在鱼和熊掌不可兼得时，“舍鱼而取熊掌者也”。《孟子·尽心下》：“公孙丑问曰：‘脍与羊枣孰美？’孟子曰：‘脍炙哉！’”可见，孔子与孟子在条件许可的情况下，都追求精美的食物，因为这符合正常的生理欲望，而且有利于养生的需求。

“食不厌精，脍不厌细”的言论虽出自孔子之口，但无疑也是当时饮食经验的总结，得到了历代养生家的重视，也符合现代营养学的常识。但需要注意的是，人体所需要的营养是多方面的，精美的食物固然有利于人体健康，但亦需要适可而止，注意粗细的搭配。倘若只一味追求各式美味佳肴的精美，只选择各式的精制的食品，却忽视了饮食的营养平衡，同样也会导致身心疾病的产生。

（章　原）

bābùshí

八不食（eight inedible situations）　孔子关于饮食的八项规定。其为孔子饮食养生思想的集中表述，语出《论语·乡党》，“鱼馁而肉败，不食。色恶，不食。臭恶，不食。失饪，不食。不时，不食。割不正，不食。不得其酱，不食……沽酒市脯，不食”。

从内容来看，“八不食”反映了丰富的饮食养生内涵，其涉及了饮食的多个环节，大体可分为三类。①色味方面：食物变颜色了不吃，变味了不吃。②食物质量方面：粮食陈旧了不吃，鱼和肉不新鲜了不吃，不新鲜的菜蔬不吃。③制作方面：烹调不当的食物不吃，佐料放得不妥的饭菜不吃，从市场上买回来的酒和熟肉不吃。从“八不食”的规定来看，孔子对于饮食的营养、卫生标准要求非常高，不止是为了果腹，而是力求饮食各个环节的合理与卫生，这种精心制作的食物，对于保证健康有重要作用。

孔子所提倡的八不食原则是基于日常生活中的经验总结而来，具有很大的普适性，不仅几千年来广为流传，而且也基本上符合现在对于饮食卫生的要求与认识，值得提倡与推广。

（章　原）

jūbùróng

居不容（loosed and relaxed state of appearance and manner）孔子提倡的君子在家居时应以舒缓放松方式居处的养生方法。语出《论语·乡党》，“寝不尸，居不容”。

所谓居不容，是强调居，即居家；容，指容仪。意为日常在家时，肢体与精神都很放松。《论语·述而》又记：“子之燕居，申申如也，夭夭如也。”燕居，即闲暇无事之时。申申与夭夭都是形容神色放松愉悦的样子。朱熹《论语集注》曰：“今人燕居之时，不怠惰放肆，必太严厉……唯圣人便自有中和之气。”

儒家素来推重礼仪，日常生活中一言一行皆以符合礼仪为准则。然其礼仪并非僵化不变，对于不同场合，有着不同的要求。孔子所倡导的居不容原则便是儒家学者家居时的礼仪。从养生学的角度来看，家居之时应以放松为要，故此多衣着宽松，姿态舒展，从而也会影响到精神的安适放松，自然也有益于人们身心的健康。

（章　原）

yóuyúyì

游于艺（cultivating temperament by enjoyable hobbies）孔子所提出的具有丰富养生内涵的修身养性之道。语出《论语·述而》，“志于道，据于德，依于仁，游于艺”。

孔子所云“游于艺”，当然并非专为养生而发，但客观来看，这些爱好的确有较强的养生功效。正如宋·朱熹在《论语集注》所言：“游艺，则小物不遗而动息有养。”

从中医养生学的角度来看，“游于艺”主要是通过各种丰富的活动陶冶人的情操，娱乐身心，从而直接或者间接改善人体的生理功能，达到提高生命质量或生存质量的目的。“游于艺”之中的艺包括礼、乐、射、御、书、数六种，这些广泛的兴趣爱好对于调节精神、保养身心起到了重要的作用。六艺大体上可以分为两类，一类以动为主，具有强身健体的作用，如射箭、驾御等；一类以养情怡性为主，如音乐等。通过这些活动，可以动静结合，体力与智力都得到锻炼，从而保持内心的平和与身体的健康。

游于艺的养生之道适应性极强，不同的人均可以从自身实际出发，通过不同的艺术活动，达到陶冶情操、愉悦身心的目的，使身心都得到了极好的调养，通过这些技艺的演习，人们可以保持愉悦的心情和旺盛的生命力。需要注意的是，如果出于养生目的的话，从事各类活动均应遵循适可而止的原则，不可过分沉迷，反而导致身心受损。此外，选择活动也应注意从自身状况出发，量力而行。

（章　原）

dàojiā yǎngshēng

道家养生（health perservation of Taoism）以道家思想为哲学基础，具有以“道”为本的养生观，以强调贵生、清静无为、顺应自然等为鲜明特点的养生思想与实践活动。传统养生的主要派别之一，属于道家思想的重要组成部分。

历史沿革　道家是形成于先秦时期的学术派别之一，指的是先秦时期以老子、庄子为代表的关于“道”学说为中心的学术派别，其倡导自然的世界观和方法论。但整个春秋战国时期，只有老子学派、庄子学派之称，并没有道家学派的说法。道家的称呼，始见于西汉·司马谈的《论六家要旨》，将其称为“道德家”，直至《汉书·艺文志》，方名之为“道家”。

老子是公认的道家创始人，其所著《道德经》被视为道家经典著作，其中所蕴含的养生思想也历来被视为道家养生思想的渊薮。老子对于世界万物生成的根源及其发展规律给以系统的哲学论说，从而构建了以“道”为核心的哲学体系，这里的“道”既指事物发生发展变化的客观规律，又指的是客观世界本身。顺应自然是老子的重要养生观点，在老子看来，自然界是人类生命的源泉，人在自然界产生，也应该按照其客观规律发展变化。从养生的角度来说，就是要明晓人生的道理，懂得遵循生命活动的根本规律。“守静”是道家养生思想的基本观点之一，如《道德经》第十六章云："致虚极，守静笃。万物并作，吾以观其复。夫物芸芸，各复归其根。归根曰静，静曰复命，复命曰常，知常曰明。不知常，妄作凶。""少私寡欲"亦是老子养生思想的重要观点，他认为嗜欲过多，追逐荣利，都是招灾惹祸、百病丛生的根源，因此明确提出养生应该节欲，认为"五色令人目盲，五音令人耳聋，五味令人口爽，驰骋畋猎令人心发狂，难得之货令人行妨。是以圣人为腹而不为目，故去彼取此"。

庄子在继承老子思想的同时，又以自己独特的思维方式，提出了与众不同的养生思想，事实上，"养生"一词最早便出现于《庄子》。庄子哲学包含着丰富的养生思想，非常注重对生命的保养和维护。庄子认为养生有所谓内外之别，不可偏外亦不可废内，从外而言要外避自然和社会中的各种灾祸，从内而言则要注重保养心神。庄子认为生命是形体和精神的统一，二者相辅相成，缺一不可，形体的保养是养生的基础，养神则是养生的关键，而养神的关键则在于虚静。为了达到虚静的状态，庄子还提出了"心斋""坐忘"等一些颇具特色的养生方法。

老子、庄子之外，先秦时期的道家学者子华子、文子、庚桑楚等也都有一些养生方面的论述，其思想与老子、庄子的养生思想是一脉相承的。道家养生思想在当时便产生了一定影响，对于后世的影响更为深远，特别是后来被东汉末年开始形成的道教所吸纳，成为道教养生思想中的重要思想来源，对古代养生学的发展产生了重要的影响。

应用价值 道家养生思想对于中医养生学的发展产生了重要影响。作为中医奠基之作的《黄帝内经》中关于养生的内容颇多，中医的养生观在《黄帝内经》中已自成体系，而《黄帝内经》的医学思想又源于中国的传统哲学思想，其中道家的哲学思想影响尤深。老子的自然观如"冲气以为和""道法自然""守静笃"等对中医养生理念都有巨大的影响。《黄帝内经》把顺应自然作为养生的重要原则，把调摄精神情志作为养生的重要措施，重视保养正气在养生中的指导作用，其思想在《黄帝内经》诸篇中都有所体现，《素问·上古天真论》《素问·四气调神大论》则是《内经》养生思想的集中体现，而在这两篇中较多地吸取了道家思想的精华。《素问·上古天真论》记载"法于阴阳，和于术数""法则天地"，在《素问·四气调神大论》中更为具体地说明了如何顺应四时气候，以及逆四时之气所造成的灾害。这些观点都是《道德经》中"人法地，地法天，天法道，道法自然"学说在养生方面的具体应用。

理论意义 道家以"道"为核心，主张道法自然，是"诸子百家"中极为重要的哲学流派，存在于中华各文化领域，对中国乃至世界的文化都产生了巨大的影响。而作为道家哲学重要内容的道家养生思想也随之流传，被古代诸多的养生家所遵循和吸纳，成为古代养生学的主要组成部分，在养生思想与养生实践两个方面都对整个传统养生学的发展产生了重要影响，有着极为广博的群众基础。道家养生思想不但在古代流传很广，而且即便对于现代人而言仍然具有积极的借鉴意义与应用价值，对于保养身心健康具有正面、积极的价值。

（章　原）

dàofǎ zìrán

道法自然（the way imitates nature） 生命活动或养生护生活动应遵循自然变化规律。又称顺应自然。道，即养生的方法；法，遵循，顺应；自然，是指宇宙万物运行的规律，这里主要指四季变化的规律。

"道法自然"一词，最早见于《道德经》。《道德经》第二十五章："人法地，地法天，天法道，道法自然。"这里的本意是指道纯任自然，无所依凭。《吕氏春秋》将这一思想融入养生、护生领域，《吕氏春秋·尽数》："圣人察阴阳之宜，辨万物之利，以便生，故精神安乎形，而年寿得长焉。"认为察天地阴阳之变化，知悉万物的利弊，对形神安养，可以达到维持生命长期生存的目的。

道法自然虽源自道家，但它的核心思想被中医养生学吸纳后，便成为一个十分重要的养生原则。《黄帝内经》将道法自然思想吸纳融入中医学的养生思想中，形成了顺应自然、遵循四时气候变化规律和人所处的环境的变化来维护生命健康的养生之道。例如，《素问·四气调神大论》："夫四时阴阳者，万物之根本也。所以圣人春夏养阳，秋冬养阴，以从其根，故与万物沉浮于生长之门。逆其根，则伐其本，坏其真矣。故阴阳四时者，万物之终始也，生死之本也，逆之则灾害生，从之则苛疾不起，是谓得道。道者，圣人行之，愚者佩之。从阴阳则生，逆之则死；从之则治，逆之则乱。反顺为逆，是谓内格。"又如，《灵枢·本神》："故智者之养生也，必顺四时而适寒暑，和喜怒而安居处，节阴阳而调刚柔。"从养生学的角度论述了人应在养生护生之时，顺应四时气候和人所处环境的变化，恰当调养身心，即可达到长寿的目的。

当然，道法自然或者顺应自然并不是说要完全放弃人为，而是强调人在维持生命存续，养护生命健康时，应不违背自然规律，不背离四时气候变化的趋势，在顺应自然，遵循自然规律的情况下，采用恰当的养生方法来保养生命，而不是过度的养生。

（李铁华）

chángshēng jiǔshì

长生久视（live a long life with good eyes and ears） 生命长期维持，长久不会衰老。又称长生不老。长生，即生命的长久维持；久视，是表明生命活力永驻。

“长生久视”一词，最早见于《道德经》。《道德经》第五十九章：“有国之母，可以长久，是谓深根固柢，长生久视之道。”主要是治理国家，养护身心，要爱惜精力，保养根基，只有这样国家才能长治久安，生命才能长期存在。长生久视一词后亦为诸子论著中所常用。例如，《荀子·荣辱》：“孝弟原悫，軥录疾力，以敦比其事业，而不敢怠傲，是庶人之所以取暖衣饱食，长生久视，以免于刑戮也。”又如，《吕氏春秋·重己》：“无贤不肖，莫不欲长生久视。”这些论述都在说明，无论贤与不肖都很看重生命的维护，希望追求更长久的生命存在。

《黄帝内经》则将之引入了养生学领域，论述了要达到长生久视这一理想养生效果须努力的方向和应采取的方法。例如，《灵枢·本神》：“故智者之养生也，必顺四时而适寒暑，和喜怒而安居处，节阴阳而调刚柔。如是则僻邪不至，长生久视。”这是从养生学的角度论述了人应顺应自然规律，调养身心，抵御外邪侵扰，才能达到长久维持生命存在的目的。养护生命，维持生命长久存在的方法除了《灵枢·本神》中所提的顺应四季变化、遵循自然规律外，古人还主张可以通过保持精神的愉悦，或者借助于一定的药物来进行调养。例如，《抱朴子·内篇·对俗》：“夫陶冶造化，莫灵于人。故达其浅者，则能役用万物，得其深者，则能长生久视。”

长生久视是中国古代对养护生命、维持生命长久存在的一种理想追求。这一概念虽然后来为道教所吸纳，并将之与羽化成仙联系了起来，但对普通人而言，亦是人们对生命长期存续的一种期待和追求，是养生所欲达到的终极理想状态。这一理念，对人们珍重生命、爱惜生命、尽量减少不良生活方式对身心的伤害，仍具有十分重要的现实意义。

（李铁华）

shǎosī guǎyù

少私寡欲（cleanse soul and limit desires） 在生活中要节制贪奢之欲，减轻思想和身体上不必要的负担，达到心态平和，心情放松，身体安适的状态，以利于健康长寿。又称清心寡欲。少私，即减少私心杂念；寡欲，节制贪欲、淡名泊利，减少对物质的贪执。

“少私寡欲”一词，最早见于《道德经》。《道德经》第十九章：“见素抱朴，少私寡欲。”主要是指国家治理者要减少私欲，弃绝智辩，才能使社会安宁，人民生活安康。《吕氏春秋·仲春纪·情欲》：“天生人而使有贪欲，欲有情，情有节，圣人修节以止欲，故不过行其情也。”认为欲望性情是人天生的本能，但是圣人通过自身的修习可以来节制欲望，控制情欲。

《黄帝内经》等医书则将之引入中医养生学领域，论述了少私寡欲在养生、护生的价值和意义。例如，《素问·上古天真论》：“恬惔虚无，真气从之，精神内守，病安从来。是以志闲而少欲，心安而不惧，形劳而不倦，气从以顺，各从其欲，皆得所愿。”这里强调了少私寡欲可以使人心神安宁，形劳不倦，从而达到祛病延年、调养身心的效果。

少私寡欲是中医学吸收道家学说中的修身养性思想形成的重要养生原则和方法之一。中医养生学认为过度的纵欲，必然会扰动人体的精气，会危害人的身体健康。因此，强调要通过节制欲望、淡泊名利、涵养真气，来使人们身心饱满、病邪无侵、尽享天年。这一养生原则和方法，在物质发达、欲望泛滥的当今社会仍然具有十分重要的现实意义，可以提醒人们节制欲望、适度饮食，摒弃过度纵欲的生活方式，以利于身心健康、社会安宁。

（李铁华）

fúshí

服食（fushi） 通过服用某些特殊物质来养生的道教修炼方式。又称服饵。道教徒认为，世间和非世间有某些药物，人食之可以祛病延年，乃至长生不死。例如，葛洪引《神农四经》说：“上药令人身安命延，升为天神”“中药养性”“下药除病”，道教徒们在这种信念的驱动下，在实践中逐渐积累起一套采集、制作和服食长生药的方术，即为服食术。

历史沿革 服食养生兴起于战国时期的方士，当时已经流传着服食“不死之药”以成仙的传说，齐威王、宣王、燕昭王等都曾派方士入海求之而无果。秦汉以降，随着服食实践的增多，逐渐出现了专门的服食理论，特别是随着道教的兴起，以葛洪为代表的道教徒更从理论和实践上逐渐将服食系统化、理论化，魏晋隋唐时期，食疗、饮食著作大量涌现，标志着服食养生理论形成了一门专门的学问。

服食是一个宽泛的概念，其内部又有许多分支，如根据具体服食物的不同，又包括了服药、服气、服水、辟谷等。服药，指服用一些具有补益作用的药物来追求长生，在早期服食草木药盛行，常服食的药物有黄精、玉竹、芝麻、天冬、大枣、黑豆、灵芝、松子、白术、桑葚、胡桃、麦冬等；到了魏晋南北朝时期，服食金丹（用金石炼成的丹药）、五石散等含有矿物药（朱砂、雄黄、云母等）的服食物则日益盛行。服气，又称炼气，并不是一单纯的服食气的行为，而是需要配以导引、气功等特定的方法。服水，是以吞咽符水的方式来追求养生的服食方法。辟谷，又称断谷、绝谷、休粮、却粒、辟粮等，并非完全绝食，而是一种以减少或完全不进食谷类食物为主要特征的服食方法。

服食产生的理论基础主要与早期人们的饮食观念有密切关系，当时普遍认为服食不同的食物会对身体产生不同的效用。例如，西汉·戴德《大戴礼记·易本命》中记载："食肉者勇敢而悍，食谷者智慧而巧，食气者神明而寿，不食者不死而神。"对于食肉、食谷、食气、不食的不同效果进行了区分，这里的"不食"即辟谷，对于其"不死而神"的描述已经透露出时人对其养生效用的理解。在服食发展早期，其操作尚较为简易，是养生家普遍施行的方术。但延至后世，对于服食的描述与施行过程日益琐细，且多与阴阳、五行学说等相结合，服食理论体系中逐渐带上了神秘的色彩，对于时间、方位、仪式、禁忌等都有了种种烦琐的要求，使其越来越专门化、神秘化，由此而逐渐脱离了大众的视野。

宋金元时期，养生家们在对前人的成果进行总结与反思的基础上，对服食理论进行了整理与推广普及，服食之风逐渐在民间流行，进而开始追求"服食延我命""服食怡我情"等健康快乐的生活目标。明清两代医家对服食理论在生活中的应用做了大量探讨，最终完成了包括却疾延年、养生保健、营养调配、饮食制作、烹饪技艺在内的服食技术在日常生活中的应用普及，形成了服食养生的社会风尚。总体来看，服食经历了从士大夫到百姓大众的转变，而在理念上经历了从求仙到乐生的嬗变。

理论意义 现代对于服食的养生原理还在研究之中。一般认为，作为冀图长生不死的道教服食术，已成为历史陈迹，但它所积累的众多服食方，尤其是草木药方，仍具有可供药用的研究价值。从中医养生的角度来看，服食是饮食思想的一种体现，本质上是提倡慎食。在保障机体基本营养的前提下，根据个人的情况不同，适度、适量服食相应的物质，对于健康有一定益处。但亦不可片面夸大其功用，特别要反对盲信、盲从，如果施行不当，人体基本营养平衡难以保障的情况下，不但无益，还会对身体的健康造成伤害。

（章　原）

wàidān

外丹（external alchemy） 以制备可服用的长生不死药为目的、以丹砂铅汞等金石药物为原料、以炉火烧炼为手段而成的丹药。道教修炼方术名词。此道教方术与内丹术相对，称外丹术，又称炼丹术、仙丹术、金丹术。

历史沿革 外丹术在中国的起源甚早，一般认为其始于汉武帝时代，《史记·封禅书》记载：方士李少君请武帝"祀灶""致物"，化丹砂为黄金"以为饮食器"，这样就可以"益寿""封禅不死"，"黄帝是也"。于是武帝从其所请，"亲祀灶"，"而事化丹沙诸药齐（剂）为黄金矣"。这是关于外丹烧炼的最早记载。东汉·魏伯阳所著《周易参同契》借《周易》卦爻阴阳思想论述炼外丹，提出"铅汞合药""炉火用卦"等重要炼丹理论，为道教炼丹术理论的奠基之作，被丹家奉为"万古丹经王"。东晋·葛洪也是著名外丹家，他著录《抱朴子内篇》二十卷，收录丹法达四五十种，对晋以前外丹术作了基本概括，并提出"长生之道，不在祭祀事鬼神也，不在道引与屈伸也，升仙之要，在神丹也"。到了唐代，外丹术臻于全盛，几乎凡为道者皆营造金丹，同时也涌现出众多的著名炼丹家和炼丹著作，如孙思邈著《备急千金要方》《太清丹经要诀》，陈少微著《大洞炼真宝经修伏灵砂妙诀》《大洞炼真宝经九还金丹妙诀》以及张果所著《玉洞大神丹砂真要诀》等。唐代虽然制丹方法较前进步，炼丹工具亦大为改进。但由于不通药性医理，服丹致死者甚多，甚至包括几位帝王、重臣。于是朝野群起指责，服食者包括炼丹道士对此亦渐生疑，致使此术自唐以后渐趋衰微，后内丹逐渐兴起，外丹便为内丹所取代。但外丹术仍代有传人，如宋代有《丹房须知》等问世，明代亦有《庚辛玉册》《黄白镜》等丹书，清代内丹家傅金铨也编辑有《外金丹》著作，直至清末仍有《金火大成》（初刊于1874年，后改为《金火集要》）传世。到了近世，还有陈撄宁等人的著作。

主要内容 外丹术的实质是在炼丹炉中将时间和空间浓缩起来，模拟宇宙发展和变化的规律。如此，丹鼎、丹炉就要仿天地而造，"夫大丹炉鼎，须合天、地、人三才五神而造之""上台为天，开九窍，象九星；中台为人，开十二门，象十二辰；下台为地，开八达，象八风"（《大洞炼真宝经》）。而鼎中药物则模拟宇宙中的万物，如用铅汞模拟"天地阴阳之象"，其中铅属阴，为坎，为月、为水；汞属阳，为离，为日，为火。最后炼丹用火也要"象乎阴阳二十四气七十二候"。就这样，可以炼制出一种称作"还丹"的凝固化了的"道"，因之炼丹过程实际上是对道的哲学的模拟实验。外丹家以为人服了这样炼制的还丹，就是服了固态的道，从而得道成仙，长生不死。外丹术是道教"天人合一"思想和"假外物以求自坚"思想的综合体现。

应用价值 烧炼外丹追求长生不死的出发点是不科学的，但古代道家的炼丹活动，实质上却是一整套相当严密的、综合性的物理、化学技术操作过程，是一项严格的科学实验活动，其对中国矿物学、医药学和化学等学科的产生发展做出了巨大的贡献，如四大发明之一火药的产生，即与外丹术息息相关。现存《道藏》及其他教派的许多外丹经籍，实际上是中国古代科学的原始资料，颇有研究价值。例如，唐·清虚子所著的《铅汞甲庚至宝集成》卷二所记载的"伏火矾法"为现存最早的一次造火药的实验记录。又如，《庚道集》卷一中的"作华池法"，就是把酸碱反应与氧化还原反应统一的实践的方法，是中国古代化学上的一大创造。道士们在烧炼丹药的过程中，也炼制了一些确能治病并能延寿的药物，如葛洪《肘后备急方》中记录了把黄丹与植物油熬煮后制成膏药以治外伤。除此以外，外丹术虽已成为历史遗迹，但其还丹的思想内涵却给内丹术极大的启迪，其烧炼的理论方法也极大促进了内丹术修炼体系形成，其长生的精神追求更是鼓励了一代又一代人对生命奥秘不懈探索。

（蒋力生）

nèidān

内丹（internal alchemy） 相对于以身外的药物炼成的外丹而言，指以人的身体比附修炼外丹的"鼎器"，以人体内的"精、气、神"比附修炼外丹所用的"药"，以人主体的"意"对"精、气、神"的控制，并使之沿人体内奇经八脉运转比附修炼外丹所行的"火候"和"还丹"，形成的不假外物、不劳躯体，以静坐、吐纳、冥想为途径，使"精、气、神"在体内凝聚不散，常温养于丹田的融合物。道教方术名词。修炼内丹的理论和方法的体系就称内丹学。

历史沿革 内丹名称出现在南北朝时期，如当时的慧思在《立誓愿文》中说："藉外丹以炼内丹。"隋朝苏元朗在《旨道篇》中指出："行气导引，称为内丹。"内丹始于何时有不同的说法，一说东汉末已有，认为《参同契》便讲内丹；一说魏晋南北朝已有，如《黄庭内景经》"琴心三叠儛胎仙"即讲内丹；一说始于隋代青霞子苏元朗，以其《旨道篇》为代表。至唐代修内丹的道士逐渐增多，内丹书也不断出现。唐末五代研讨内丹更成为一种风气，这是内丹道发展的关键时期，《灵宝毕法》《钟吕传道集》《入药镜》《指玄篇》《无极图》等经籍的产生，表明内丹理论与方法越来越系统化。入宋以后，更形成了金丹道的南北二宗。南宗以张伯端所传丹法为祖，其丹法主要流行于南方，代表作有《悟真篇》《还源篇》《复命篇》《翠虚篇》《传道集》等，主张先命后性；北宗以王重阳为祖，主张性命双修，以修性为先，代表作有《重阳全真集》《立教十五论》《洞玄金玉集》《水云集》《仙乐集》《摄生消息论》《大丹直指》《磻溪集》等。在南北二宗推动下，内丹成为道教内炼派的主要方术。以后又有元代李道纯创立的中派，明代陆西星所创的东派，清代李涵虚所创的西派。现存《正统道藏》中收有内丹书约一百多种，为研究道教内丹的可贵资料。

基本内容 内丹学的基本理论体系十分庞杂，可简略地概括为由"内丹三要"和"内功三步"两部分所构成，前者是修炼内丹的要素，后者是修炼内丹的方法。

内丹三要 修炼内丹所不可缺少的"鼎炉、药物、火候"三个基本要素。元代陈冲素的《规中指南》称："内丹之要有三，曰玄牝、药物、火候。"玄牝即指鼎炉。这三个名称及理论框架都仿自外丹学。①鼎炉：内丹学认为鼎炉即是自己的身体，而不是外物。在丹书中，鼎炉、三丹田名目繁多，各种异名达成百上千数，增加了内丹学的神秘感和难学度，在此不一一细述。②药物：内丹学的药物指人体三宝“精、气、神”。内丹学将“先天的”精气神和“后天的”精气神区分为内药和外药，强调先天，忌用后天，贵在内药，不取外药。《金丹四百字》的序中说：“练精者，练元精，非淫泆所感之精；练气者，练元气，非口鼻呼吸之气；练神者，练元神，非心意思虑之神。”丹书上往往以《周易》卦中之坎（☵），离（☲）和外丹学中的龙虎，铅汞来表征内丹的药物，并使之与方位、身体器官、色彩等对应起来，大致如图1所示。③火候：指内丹修炼过程中用意念对各种气感、征兆的调节和控制。这也是从外丹学中对火力大小久暂的调节和控制方法套用而来的。《真诠》：“火候本只寓一气进退之节，非有他也。”但是，内丹学家往往把火候作为不传之秘，认为功法不一，难以立一法而释千疑，强调临炉指点和主体悟觉。内丹学针对如何掌握火候，有起火、进火、退火、文火、武火、沐浴等方法。起火即开始发动，因精气在肾，即开始以神（意）发动肾气；进火即增强意念，《脉望》卷七有“以神御炁，以炁定息，息息归根，谓之进火”；退火即降低意守强度；武火急迫，文火轻微，而沐浴则是不进不退、不抽不添，维持原状。内丹学中把火候与十二时辰联系起来，认为子、午、卯、酉四时因处东、南、西、北四个方位，最为重要，称为“四正”，以这四时作为进火、退火、沐浴的掌握火候的时机。清·知几子在《金丹四百字补注》中说：“金丹火候，自子以后，六时为阳，自午以后，六时为阴，至于亥、子之交，一阳来复，名为冬至。卯、酉之月，木、金气旺，法当沐浴。”这种掌握火候的练功方法，是内丹学的大、小周天功法使用的一般过程。如果没有掌握好火候，使精、气、神失调，那就会“走火入魔”，是内丹练功的偏差，需要调整火候加以纠正。

内功三步 内丹学基本理论中的具体修炼方法的三个步骤，一是炼精化气，二是炼气化神，三是炼神还虚。《钟吕传道集》：“炼精生真气，炼气合阳神，炼神合大道。”①炼精化气：这是内丹学修炼方法的第一阶段，也即初级阶段。《还真集》卷上：“初关炼精化气，抽坎中之阳也。”也就是说，成年人物欲耗损，先天之精不足，需用先天元气温煦，使之充实，并重返先天精气。完成炼精化气的功夫，就可以祛病延年。修炼第一阶段，是修炼后两阶段的基础，大约需要一百天，故丹书上称为：“百日筑基。”②炼气化神：这是内丹学修炼方法的第二阶段。《还真集》卷上：“中关炼气化神，补离中之阴而成乾也。”这一阶段的修炼，约需四年左右时间，其功效可“长寿还童”。第二阶段与第一阶段“百日筑基”最主要的不同在于，炼精化气是行小周天，而炼气化神是行大周天。③炼神还虚：这是内丹学修炼方法的第三阶段，也是最高阶段。《还真集》卷上：“上关炼神还虚，乾元运化，复归坤位而结丹也。”这一阶段的修炼，约需九年时间。内丹学家认为，练就了炼神还虚的上关功夫，便可成仙。

应用价值 内丹学是一门重要的人体科学。数千年来，人们一直把内功术、内丹学作为长寿成仙的神秘术；直至现代科学昌明的今天，人们仍然对内丹学的变种“气功”情有所钟，视之为祛病延年的良方，无论是城乡、无论男女老少，掀起了一阵阵“气功”热，有的甚至迷信气功进而重新神化气功。揭开内丹学神秘的面纱，它实际上包含有许多人体科学的内容，它是人类对自身进行认识的历史凝结和新的起点。历史上许多内丹学家是长寿者，如《宋史·陈抟传》说吕洞宾“年百余岁而童颜，步履轻疾，顷刻数百里”，陈抟寿、张无梦、蓝元道、张伯端、石泰、薛道光、钟离权、陈朴、刘海蟾、白玉蟾等内丹家，亦皆高寿。通过内丹学的修炼，用意识调动精气神形成人体能量流，在体内奇经八脉中运行，通瘀化积，的确能够起到平衡人体各方面功能、优化“内环境”的作用，甚至可以起到外科手术和中西药物所不能起到的独特效果，特别对一些疑难病症具有难以估量的疗效。因此，它是现代医学科学中应予强调的辅助疗法，它对于强身健体、预防疾病、强化生理心理卫生，也是极好的锻炼方法。

当修炼内丹有一定成就后，可出现各种奇异的景象。正如邱

离（☲）—— 龙 —— 汞 —— 日 —— 南 —— 火 —— 红 —— 心 —— 呼 —— 元神

坎（☵）—— 虎 —— 铅 —— 月 —— 北 —— 水 —— 黑 —— 肾 —— 吸 < 元精 / 元炁

图1 内丹的药物与方位、身体器官、色彩等的对应关系

处机说的，可出现“心定气和，喜悦无穷；水火交济，鼻闻香、舌觉甜，不思眠食；坎离交媾，精气逆流，关节通，和气行，夜见灵光”（《邱祖全书·金丹验证》）。但是，在炼内丹术后所出现的景象不是每个人都相同的，且不一定要出现景象才为有效，总要顺乎自然，不要强求，日久功成，自然会取得却病延年的效果，否则会形成“幻丹”。“幻丹”是由于急于求成，幻想成丹，妄为采取，实则还是后天的精、气、神（《玉清金笥青华秘文·幻丹说》），而收不到实际效果。所以说进行内丹术的锻炼，必须在具体指导下进行，以避免产生副作用。

（蒋力生　查青林）

fójiā yǎngshēng

佛家养生（health preservation of Buddhism）　佛教文化中能够指导人们进行身心保健、减少疾病、增进健康的一切物质和精神活动的理论依据和实践方法。包括修身、调心、卫生、饮食、环境等多方面的内容。

历史沿革　现存汉传佛教经籍中可以发现大量与“养生”密切相关的内容。这些经籍中记载了大量有利于维护人们身心健康的理论和方法。

汉魏两晋南北朝时期，是佛教初传入中国的时期，《安般守意经》《阿含经》等与出息入息等禅修养生方法有关的佛经首先传入中国，并与道家的吐纳术相结合，形成了极具吸引力的中国佛家呼吸调养养生方法。另外，此时期汉传佛教开始提倡戒肉食素，梁武帝所作《断酒肉文》大力提倡素食，是后代佛教徒素食习惯的源头，成为佛家养生的一大特点。在卫生方面，沐浴、揩齿、搽油及整洁服饰，要求食后漱口等，都对当时的卫生习惯有一定的影响。此外，佛教要求经常清扫佛堂环境，并禁止在佛堂内吐痰，显示出佛家非常重视个人和环境卫生。同时，茶已成为僧道修行时所常用的饮品，禅茶结合的养生方法初步出现。

隋唐时期是佛教文化的极盛时期，在佛教养生中较突出的是对禅修的推崇和普及，隋代智者大师的《止观》系列著作，至今仍是学习禅定的重要方法。因饮茶有助于禅坐，故喝茶养生风行于唐代，中唐以后更有无僧不茶的嗜茶风尚。禅传入中国以后，与中国传统文化融合，形成了富有中国特色的佛教流派——禅宗。禅宗倡导“农禅并重，一日不作，一日不食”，强调劳动有益于养生。

宋元明清时期，佛教趋向世俗化，居士研习佛教义理亦很盛行，参禅的风气十分兴盛，宋代士官庶民多会习禅。茶文化进一步发扬光大，与儒释道三家文化紧密融合，茶的精神内涵更加丰富多彩，“茶禅一味”之说，将饮茶从生活内容升华到精神高度。

当前，无论是佛教的饮食文化，还是修身养性的观念，都已深刻融入中国养生文化中，为中国人民的养生保健做出了重要贡献。

基本内容　就佛教中涉及养生的内容而论，主要表现在以下方面。

卫生习惯方面　佛教倡导人们应重视个人卫生。佛教倡导出家僧众建造浴室，经常清洁身体，如《增一阿含经·听法品第二》云：“造作浴室有五功德。云何为五？一者除风，二者病得差，三者除去尘垢，四者身体轻便，五者得肥白……若有四部之众欲求此五功德者，当求方便，造立浴室。”在日常生活中，佛教也鼓励僧人嚼食杨枝以达到卫生保健的效果，《增一阿含经·听法品第三》云：“施人杨枝有五功德。云何为五？一者除风，二者除涎唾，三者生藏得消，四者口中不臭，五者眼得清净。”佛教认为嚼食杨枝有五种益处，杨枝，又称作齿木，是比丘常持的十八物之一。其用法是先嚼成絮，再揩齿，最后刮舌，这对口腔保健具有十分重要的作用。佛教对个人卫生方法亦多有提倡，如《中阿含经·晡利多品·持斋经第一》中的“头有垢腻，因膏泽、暖汤、人力、洗沐故，彼便得净”，《杂阿含经卷第三十七》中的“月十五日以胡麻屑、庵摩罗屑，以澡其发”等，记载了洗浴使用膏泽、暖水，并由人擦浴，每月十五日以胡麻屑、庵摩罗屑洗发的习俗。此外，还记载了淋浴后以赤旃檀香涂身、更衣的情况，以及浣洗衣物的记录，如《中阿含·秽品水净梵志经》中的“或以淳灰，或以澡豆，或以土渍极浣令净”，这是当时用淳灰、澡豆和土渍浣洗衣物的方法。

修身养生方面　佛家教导人们要通过行持善行，远离恶行来保护自己的身心。在社会生活中，佛家劝导人们应当做四类应做的事情，即止非、慈愍、利人、同事。善行在佛教生活中的表现，在于能够布施救济他人、平等对待他人、思考观察真理，如《增一阿含经·三宝品第二》云：“尔时，世尊告诸比丘：有此三福之业，云何为三？施为福业，平等为福业，思惟为福业。”又道：“布施、平等、思维。”强调生活中应能够行持布施，利益他人。

行为能够遵守十善，心态能够以慈、悲、喜、护四无量心为准，修行上则遵循七觉支的步骤。可见，“三福之业”实际上贯穿了佛陀所指导的心-身-社会三个层次的所有调整身心的方法。同时，佛教为防止人们沾染上错误的行为习惯和见解，不仅为人们指出应当做什么，也告诉人们不应当做什么。佛教明确反对人们赌博、饮酒、生活放荡、迷于伎乐、与恶友交往、懈堕等活动。在佛教看来，如果人们反复参与这些活动，不能改正错误的行为，一定会对自己的健康产生不良影响，破坏社会关系，进而产生更为深远的恶劣影响。在佛教的缘起观中，人的心身关系与身处其中的社会相连，养生不仅仅是个人的事，而是涉及整个社会，因此就不难理解佛陀如此重视善恶行为的原因了。

调心养生方面 佛教擅长治心，专以治疗众生心病。佛教以心为决定众生苦乐，乃至世界染净的关键。《杂阿含经》卷十中，“佛言：心恼故众生恼，心净故众生净”，应用如实的知见“自治其心”“自净其意”，这是解脱世间诸苦、提升精神境界的要道。去除贪欲、愤怒等烦恼，人心就能迸发出智慧、精进、慈悲等能力，以智能自主心、锻炼心、净化心，提高智商、情商和精神境界，塑造完美人格。在具体的调心方法上，佛教认为，引起众生心病的原因——欲望，在生活中无处不在，随时随地可以引发人的烦恼。要去除这些烦恼，关键在了解自己的真实状况，这样就能够调控自己的欲望，精进而无懈怠。因此，提倡通过禅修的方式，深入观察身心层面的细微变化，在探索这些变化的过程中达到理解自己、改变自己心理状态的效果。这就起到了心理治疗与心理卫生、精神保健的作用。

饮食养生方面 佛教十分重视饮食卫生，提出食物应清洗干净后食用，认为食物应当水洗干净后再食，不能混杂泥土就食，否则轻者影响健康、导致身体羸弱，重者会导致死亡的严重后果。佛教也非常重视食物的保存，认为食物应当尽量一餐食完，如果有剩余，则应当放在干净的地方或者净水中储存，以待下一次进食时取用。除了食物之外，佛陀对于饮用水也有卫生方面的要求。佛教强调在进餐前应当先沐浴手足，“便敷床，汲水出，洗足器，安洗足蹬，及拭脚巾、水瓶、澡罐”（《中阿含经长寿王品长寿王本起经第一》）。当人们饮食完毕之后，不仅要打扫斋堂，也要进行个人的清洁卫生，“饭食讫，澡钵、洗嗽毕”（《杂阿含经》卷第二十），应当洗刷餐具以及清洁口和四肢。佛教认为，饮食要遵循时令，所倡导的遵循“时令”“饮茶”“素食”以及“一座而食”的饮食文化亦包含着科学的养生理论和方法。《佛说佛医经》认为“春三月有寒，不得食麦豆，宜食粳米醍醐诸热物；夏三月有风，不得食芋豆麦，宜食粳米奶酪；秋三月有热，不得食粳米醍醐，宜食细米蜜稻黍；冬三月有风寒，宜食粳米糊羹醍醐”，对春夏秋冬四季饮食的宜忌作了具体的描述，其核心思想就是要顺应自然规律，有所避宜，因时而食。

中医养生文化方面 佛家养生思想与方法对中医养生文化方面有较大影响。在唐代大医孙思邈的著作中记载有不少佛家养生思想、养生方药以及服水法、按摩术等内容。例如，《千金翼方·养性》中的“正禅方”有助于坐禅入定，据说服用此方“三日外身轻目明无眠睡，十日觉远智通初地禅，服二十日到二禅定，百日得三禅定，累一年得四禅定”。《千金翼方》还记载了“服水”法，孙氏称赞水的作用，“可用涤荡滓秽，可以浸润焦枯”。在服水之前还有一套类似佛教的发愿仪轨，要求“先发广大心，拔救三涂大苦，普度法界众生，然后安心服之”。另外，佛香也对中药养生产生了重要影响。佛香的原料来源广泛，用途有浴香、涂香、焚香，除了在佛事活动中起到环境消毒和醒神怡神的养生作用外，还可用于医疗。佛香促进了中医学预防疾病、养生延年的医疗手段的发展。

其他 除以上这些内容外，佛教还重视调理人与自然之间的关系，因而十分重视环境保护、行医施药等公益事业。“天下名山僧占多”，历代僧人大多在山高林深清净的地方建寺修行和传法，同时在寺院周围地区开辟农田果园，种植花果林木。宁静、空气清新、幽美的环境，对养生极为有利。

应用价值 佛教养生的相关理论与实践对中医养生学有着重要的指导意义和应用价值。其中的修身、调心理论和方法尤其适合身处当下日渐紧张复杂的社会环境中的人，能够有效地为现代人减轻精神压力，提高身体素质。佛教所倡导的饮食文化，人与自然、社会环境之间的和谐关系，也契合于当下倡导的生态养生观念。佛教养生理论和实践与佛教提倡的“利益众生”的崇高目的相结合，为当今社会提供了从维护个人的身心健康，到改善所处自然社会环境的一整套方法，可为当代中医养生学体系建构提供有益的借鉴。

（李兆健）

zhǐguān

止观（Mahayana method of cessation and contemplation） 佛教特定的修习方式，亦是重要的修身养生方法。又称定慧。“止”是令所观察对象“住于心内”，不令注意分散；“观”是在“止”的基础上，集中观察和思维既定的对象，从而得到深刻的认知。僧肇在《注维摩诘经》中指出：“系心于缘谓之止，分别深达谓之观”。“止”“观”合称，是由于这两种修行方式在实践中经常并用。

从其起源来看，止观可以上溯至隋时的天台智者大师。在其《华严五教止观》中，将止观法门按照流派不同和教理浅深区分为五种，“法有我无门（小乘教），生即无生门（大乘始教），事理圆融门（大乘终教），语观双绝门（大乘顿教），五华严三昧门（一乘圆教）”，并详释其中不同。此时止观法门仍然是禅定修习中所采用的一种修行方法。到唐时，禅宗的六祖慧能大师，指出“止观”即“定慧”，“定为慧之体，慧为定之用”（《六祖坛经》），将止观的内涵作了深化，为后世禅宗的弘扬打下了牢固的文化基础。

这一养生方法主要是通过止和观两者结合的方式来达到静心修身的养生目的。止，是通过“独一静处，专精禅思”（《杂阿含经》卷第十五），从而令粗、细的心念都暂时得以止息的方法。独一静处，是修习“止”所必需的外在条件。内寂其心，是强调在禅思状态下保持内心的寂静。这种内心的寂静必须通过反复练习才能获得。专精系念，是在禅修或养生过程中将注意力集中于一处，通过长期勤奋的练习，可以逐渐获得各种“三摩提”，即进入禅定的状态。观，在佛教中指以智慧来观察，其方式是排除主观的取舍，进行无选择性的观察，使观察结果深刻而周遍，如对五蕴色受想行识的观察。除了对五蕴的观察外，还可以观察身、受、心、法等处。从观察身、受、心、法四个面上入手，建立持续而稳定的认知，可以获得对于身心状态的深刻理解，从而达到解脱烦恼、摄养身心的目的。

修习止观是佛教的重要修习方式，亦具有重要的养生学意义。人过分专注于外在的物质、名利等欲望，会对人的思想、身体等产生负面影响，进而损害人的心身健康。佛教倡导的止观法门则能较好地帮助人们去除外在事物、欲望和杂念等的干扰，专注于自我内心的平静安舒，从而可以达到养生益寿的养生效果。

（李兆健）

chán

禅（Zen） 思维修、静虑、摄念，是佛教中集中精神和平衡心理的方式、方法。梵语 Dhyāna 的音译“禅那”的略称。“禅”常与“定”合称，意为“安静而止息杂虑”。佛教认为静坐敛心，专注一境，久之可达身心轻松、观照明净的状态，即成禅定。

历史沿革 “禅”概念的形成，经历了一个长期演变的过程。东汉安世高译《大安般守意经》，主张默坐专念，构成“心专一境”的观想，是中国最初对禅的理解。在魏晋时期，禅又称为禅观之学，是与般若学并行的佛学两大派别之一。其偏重宗教修持，主要流行于北方，而偏重教义研究的般若学主要流行于南方。至隋时智顗（天台宗）、吉藏（三论宗）等倡导“定慧双修”，才把两者统一起来。晚唐以降，由于禅宗文化在中国的普及，上至达官贵人，下及平民百姓都对禅兴趣盎然，禅理意趣进入诗、文、书、画、雕塑、建筑、园林、日常生活等各个方面，与中国固有文化圆融无碍地结合在一起，成为中国文化中不可分割的一部分，在思想史、文化史上起了很大的作用，有着特殊的意义。因此，狭义的禅，是佛教中的一种特殊的修行方式；广义的禅，不仅是佛教禅定的通称，包括一切贯彻禅思想的文化在内。

主要内容 禅是超越形式的，为了追求解脱，实现精神自由，禅宗僧人们设计了一套消解心灵深处的紧张、矛盾、障碍，超越二元对立的方案。因为禅本无定法，“无门为法门”，因人而设，不受固定的规范限制，尤其是随机施教的教学方法，讲究灵活机动，出人意料，最忌刻板一律、循规蹈矩。禅学思想是一种属于人性的思想，禅的心理是健全人性的体现，它是在真实中寻求开悟，在自然中得到解脱，使人性升华，达到一种高尚的境界。这种直指人心、随机开悟的修习方式，对人们打破偏执、调养身心有重要的助益。

禅是超越逻辑的，禅指示了一个没有对立的高层次的肯定，通过锻炼身心来洞察心灵的本来面目，使自己成为心灵的主人，禅的伟大真理是每个人各自具有的，可以直接洞见的自身存在，而不应该向外寻觅。禅凸显的是个体的心灵在瞬间中直接了悟自身的本性，直达心灵自身。可以说，禅宗是中国智慧对于印度佛教创造性解释后的独特产物。也正因如此，它填补了中国精神领域的缺失，丰富了心灵的维度。禅追求心灵的自由，它主张的自由即是摆脱任何违反自然的羁绊的心灵的自由。这种自由不是主体意志的自由，而是意境的自由，表现为以完整的心、空灵的心、无分别的心，去观照、对待一切，不为外在的一切事物所羁绊、所奴役，不为一切差别所拘系、所迷惑，自由的意义对禅来说，就是要超越意识的根本性障碍，这个障碍就是个体生命与万物、时间、空间的差别、隔阂、矛盾，以求在心态结构深处实现个体与整体、短暂与永恒、有限与无限的统一，使人由万物、时间、空间的对立者转化为与万物、时间、空间的和谐者。

禅是超越宗教的，禅强调佛就在心中，涅槃就在生命过程之中，理想就在现实生活之中。这样，禅就把彼岸世界转移到了现实世界，把对未来生命的追寻转换为内心反求，由此禅反对舍弃现实感性生活、扭曲自性去寻求超越，而是强调“佛法在世间，不离世间觉”，要求在日常生活中发现超越意义，实现理想精神世界。禅宗公案中的“世尊拈花，迦叶微笑”就是提倡心灵沟通，要求会心体悟。禅要求从“饥则吃饭，困则打眠，寒则向火，热则乘凉”中体会禅道，从“青青翠竹，郁郁黄花”中发现禅意。禅要求从青山绿水中体察禅味，从人自身的行住坐卧日常生活中体验禅悦，在流动无常的生命中体悟禅境，从而实现生命的超越、精神的自由。禅宗认为“自然”就是众生本性，就是佛性，也就是自足完满、纯真朴实的生命本然。人的本性既然是自然的，也就是内在的，是内涵于人身的本质性存在，既非外在的神灵所赋予，又非通过超越经验、违背人性的作为所获得的，同时也是各种外在因素所不能消灭的。因而禅学是一种文化理想，一种超越人生理想境界的独特修持方法，或者说是一种生命哲学、生活艺术、心灵超越法。正如精神病学者贝诺瓦所说：“禅非宗教，而是一种为实践而成立的睿智，一种当代文明可用作范例，以摆脱焦虑而达到和谐平静生活的体系。”在心理学家看来，禅学是一种快乐生活的艺术及高级的心理治疗方法。西方有不少的心理学家，便自称参禅，并且将禅用于心理治疗。

总之，禅旨在通过内向性调心的锻炼，探究身心世界的奥秘，如实认识自己，开发本性潜能，以求迸发出超越对立的空性智慧，解脱以生死为中心的一切系缚，根本解决人本性中绝对自由之追求与客观现实的矛盾，达到常乐我净的涅槃彼岸，从而净化人心，庄严国土。与其他佛教派别普遍排斥现实生活不同，禅学尤其是禅宗肯定现实生活的合理性，认为人们的日常活动是人的自然本性的表露，要在平常的生活中发现清净本性，体验禅境，实现精神超越。其具有最接近世俗生活的优点，具有十分明显的养生学价值。

应用价值 20 世纪 40 年代，禅宗开始传入西方，50 年代引起西方学者的重视，成为工业时代放松紧张心情、舒解压力的一种有效手段。台湾游乾桂先生在《心灵医师》中说：“日本铃木大拙的禅宗治疗得到西方心理学者，如弗洛伊德、荣格等大师的称许，终于有了一点起色，1980 年之后，东方的心理学终于进入了西方心理学课本之中”。铃木大拙的禅宗治疗被西方心理学界普遍认为是一种心理学，并将其与精神分析进行了比较研究。从 20 世纪 80 年代开始，东方的“禅修习”在西方的行为医学和临床干预中被广泛应用。截至 1997 年，在美国或其他西方国家就有超过 240 家医院或临床治疗中心提供基于禅修的心智觉知训练作为主要的治疗方法。在今天的西方，禅学研究机构和禅修中心纷纷建立，禅已大踏步地走向世界，渗透到西方文化各个领域，成为挽救西方人心理危机、驱除烦恼、填补心灵空虚的一剂良药。

禅的思想认为正确处理好人我关系、物我关系以及身心关系，实现各种关系的和谐、均衡与圆满，此乃人类所能达到的最高智慧和境界，可以称为“和谐世界”。实现“和谐世界”需要内外兼修，内有不和之因，外结不和之果。问题在于人们的心灵被无明所遮蔽，不能看清自我和世界的本质，而心灵是转换自我与外界关系的枢纽。人们只有从我开始，诸恶莫作，众善奉行，自净其意，饶益有情，才能以内心的平和与安宁来带动外界的和谐与安定。禅学与其说是宗教，不如说是一种思想，一种表现，一种生活的智慧结晶；禅学是一门独特的文化现象，是研究历史、哲学、心理学和艺术等不可或缺的学问；禅学也是一门修身养性、立身处世的人生艺术，它始终不渝地追求完整的个性化的人格，可以说是一门心理分析和治疗的学问。为了维护心身健康和社会和谐，从禅学中吸收传统智慧的养分，显得十分重要。

从心理学的角度剖析可知，坐禅治疗包括调身和调心，也即身心双调。调身主要是使身体的姿势安定、舒适；调心主要是使心灵获得清静。人的大脑由于受外界刺激干扰太多，常处于“杂念纷纷、老不歇心”的状态，而通过坐禅，可以止息大脑杂虑，引导其思想使之集中，然后达到身体与心思的统一（即心身、神形的契合），使身心进入到放松宁静的“禅定”状态。最终追求到最佳的意识和心理健康状态。这对于治疗心理的、身体的和社会性的失调，如焦虑、恐怖、紧张、失眠和轻度抑郁等有良好的效果。

禅宗是中国本土化的产物。古时候，禅师大德们为了接化、勘验学人，帮助其参禅悟道，采用了参公案、参话头、斗机锋等种种方式、方法来启发弟子，充分体现了禅宗“不立文字、以心传心”的特点，对日益强调个体化治疗的心理治疗颇有启示，并将其合理内涵吸收、融入心理治疗，必将有益于丰富和发展心理治疗学。

（李兆健）

chú wàngxiǎng

除妄想（dispel vain hope） 平息各种虚妄杂念，培养正念，形成平和淡薄的心境以利于身心安康、延年益寿的佛教修身养生方法。又称息妄想、断妄想、除妄念、除妄执。

妄想、妄念、妄执皆源自佛语，是梵语 vikalpa 的意译。又作分别、妄想分别、虚妄分别、妄想颠倒。后为中医养生家借鉴运用，如宋·温革的《琐碎录》、张杲的《医说》，明·高濂的《遵生八笺》等中医养生著作中皆将之作为养生的重要方法。

妄想，即以虚妄颠倒之心，分别诸法之相；亦即由于心之执着，而无法对事物确切了解，遂产生谬误，后泛指胡思乱想的人或不切实际的、非分的想法。佛教认为每个人都具有清净的佛性，由于凡人执着于各种妄想、妄念而产生无量无边烦恼，若能彻底断除妄想、妄念，即可证入觉悟的涅槃境界。在中医养生学上，则主要强调减少各种外在事务和欲望对内在精神的影响，从而达到心态的平和而使身心康泰。

佛教除妄想的方法主要是培养正念，如通过修行六度，即布施、持戒、忍辱、精进、禅定、智慧等来培养正念，去除妄执和分别，证得菩提。中医养生家则认为可以通过静坐、知止、寡欲等方式来驱除杂念，延年益寿。

作为源自佛教的精神养生方法，自然深受佛教教义和禅修方法的影响，但在具体的养生实践中，应注意和佛教的信仰实践相区别，应更强调去除外在欲望和繁杂事务对身心健康的不良影响。

（李铁华）

pò wǒzhí

破我执（refute egocentrism）
破有实我之执见，即破除对自我身体和精神的实性的虚妄执着与分别，体会无我或诸法皆空的佛法正念。

我执，又作人执、生执，梵语 atma-graha 的意译，执着实我之意。佛教强调破除我执，即可断除烦恼，修正菩提。

佛教认为，众生之体，原为五蕴之假和合，若妄执具有主宰作用之实体个我之存在，而产生“我”与“我所”等之妄想分别，即称我执。《俱舍论》卷二十九，谓我执有五种之失，一为起我见及有情见，堕于恶见趣；二为同于诸外道；三为犹如越路而行；四为于空性中，心不悟入，不能净信，不能安住，不得解脱；五为圣法于彼不能清净。小乘佛教将我执视为万恶之本，为一切谬误与烦恼之根源。《成唯识论述记》卷一亦认为，烦恼障之品类众多，以我执为根，生起诸烦恼；若不执我见，则无烦恼。《俱舍论·破执我品》云：“我体是何？谓我执境。何名我执境？谓诸蕴相续。云何知然？贪爱彼故。”首先，要断除无明，认清“我”非实有，乃五蕴和合而成，本性实空，照见无我之本性。其次，要去除贪欲对身体的束缚，减少肉体欲望对心灵的影响。

佛教强调“破我执”是断除各种烦恼的根本之举，其破除方法与其教义与信仰实践的各个环节有着复杂而紧密的联系。作为养生方法，主要是强调在生活中应戒除贪欲，避免以自我为中心，多以豁达开放的心态待人接物，积极服务社会，便可使自我身心幸福而健康。

（李铁华）

píngchángxīn shì dào

平常心是道（the peaceful mind is Tao） 无思量、计较的平常心就是道。又称赵州平常心是道，或平常是道。禅宗公案名。系南泉普愿接化赵州从谂之语句。据《赵州真际禅师语录并行状》卷上所述，赵州从谂问南泉普愿：“如何是道？”南泉普愿答说：“平常心是道。”

南泉以为此道不属知与无知。言知，唯是妄觉。言不知，即是无记。拟议即皆乖反。故达不拟之道，寥廓洞然，犹如太虚。赵州乃于言下顿悟玄旨，心如朗月。《无门关》第十九则，颂云：“春有百花秋有月，夏有凉风冬有雪；若无闲事挂心头，便是人间好时节。”禅林中，每以“平常心是道”为习惯用语。盖日常生活中所具有之根本心，见于平常之喝茶、吃饭、搬柴、运水处，皆与道为一体。平常心，指行、住、坐、卧四威仪之起居动作，而此四威仪乃为真实之禅。《景德传灯录》卷二十八举江西大寂道一禅师之示众语："道不用修，但莫污染。何为污染？但有生死心，造作趣向皆是污染。若欲直会其道，平常心是道。谓平常心无造作、无是非、无取舍、无断常、无凡无圣……只如今行住坐卧，应机接物，尽是道。"

禅宗认为担水砍柴，莫非妙道。这样的生活态度和思想境界对养生而言也同样适用，养生者应将养生的理念和方法融入日常生活之中，不应为养生而养生，生搬硬套，不但不能养生反而成为害生之举。

（李铁华）

chá-chán yíwèi

茶禅一味（harmony between tea and Zen） 供茶悟禅，以禅入茶，茶禅互补。形容佛门与饮茶的因缘关系，饮茶与禅境的交融关系，以及茶味与禅意的融合关系。

茶禅一味，源于湖南石夹唐代禅师善会，而经宋代著名禅宗大师圆悟克勤《碧岩录》的阐发，并东传日本，成为日本茶道思想的重要内容。

禅与茶都益于身心健康，从历史发展的角度来观察，茶先健身后健心，而禅就先健心后健身。茶在佛教中具有"三德"：一曰饮茶具有清心醒睡的功效，坐禅可通宵不眠；二曰茶为"养生之仙药，延年龄之妙述"，饮茶可疗疾病、助消化，且能抑制性欲与杂念的滋生，并有助于端正坐相；三曰茶性清高清寂，文化蕴涵丰厚，即能暗合妙道，昭显禅机，又深藏若虚，似行云流水，蛟龙天游，极富生命意义的启示而利于戒定慧。

禅茶一味的实质，是要我们以禅的智慧之光照亮生活的道路、转化人性的缺陷，这不仅是茶文化史上永恒的主题，更是当今时代保持人类身心健康、促进社会和谐、提高大众生活品质、引导人们走出精神迷惘的应机妙方。

（李铁华）

yīnyángjiā yǎngshēng

阴阳家养生（health preservation of the Yin-Yang School） 以阴阳家的顺应四时之序以养心、养形为特点的养生思想与实践活动。心、形得养，自然可长寿。阴阳家是流行于战国末期到汉初的一种学派。《汉书·艺文志·诸子略》曰："阴阳家者流，盖出于羲和之官，敬顺昊天，历象日月星辰，敬授民时，此其所长也。及构者为之，则牵于禁忌，泥于小数，舍人事而任鬼神。"阴阳家是以天文历法为起点，以"阴阳消长，五行转移"为理论基础，求社会人事的规律与顺应的一派学说。

历史沿革 阴阳、五行的学说在中国起源很早，阴阳观念的最早记录见于《国语·周语上》，五行一词始见于《尚书·甘誓》，帛书《黄帝四经》以前"阴阳自阴阳""五行自五行"，二者不相涉。将二者结合起来，构成一种体系，形成一个具有独立的思想体系的学派，是在战国中后期。可考的最早具有影响力的阴阳学家是战国末期的邹衍，《史记·封禅书》："自齐威、宣之时，邹子之徒，论著终始五德之运……邹衍阴阳主运显于诸侯。"邹衍"深观阴阳消息"，推演"五德转移"，"《终始》《大圣》之篇，十余万言，其语闳大不经"（《史记·孟子荀卿列传》）。

《汉书·艺文志》著录有《邹子》49篇、《邹子终始》56篇，皆亡佚。现在只能通过《史记》《汉书》对阴阳家的记载，以及《管子》《吕氏春秋》《黄帝内经》《礼记》《月令》等受阴阳家思想影响的作品来发掘阴阳家思想。

基本内容 阴阳家学说的核心是"五德终始"说。《文选李善注卷五十九-齐故安陆昭王碑文》李善注云："邹子曰：五德从所不胜，虞土、夏木、殷金、周火。"历史朝代按照木胜土、金胜木、火胜金、水胜火、土胜水的规律循环往复地更替。

顺天应时，是阴阳家的基本哲学，对养生学的影响最显著。司马谈《论六家之要旨》曰："夫阴阳四时、八位、十二度、二十四节各有教令，顺之者昌，逆之者不死则亡，未必然也，故曰'使人拘而多畏'。夫春生夏长，秋收冬藏，此天道之大经也，弗顺则无以为天下纲纪，故曰'四时之大顺，不可失也'。"强调四时依天道依次更替，周而复始，顺之者昌，逆之者不死则亡。阴阳四时，各有教令，春生夏长，秋收冬藏，人要顺时而动，不能逆时而行。《管子·四时》："东方曰星，其时曰春，其气曰风，风生木与骨。其德喜嬴，而发出节时。其事：号令修除神位，谨祷弊梗，宗正阳，治堤防，耕芸树艺，正津梁，修沟渎，甃屋行水，解怨赦罪，通四方……是故春三月以甲乙之日发五政。"《月令》中的"孟春之月，行秋令，则其民大疫；季夏之月，行春令，国多风咳；仲冬之月，行春令，民多疥病"等都反映了阴阳家

"顺天应时"的思想。

《汉书·艺文志·诸子略》班固注，颜师古曰："刘向《别录》云或言韩诸公孙之所作也。言阴阳五行，以为黄帝之道也，故曰泰素。"《黄帝内经》反映了阴阳家在医学领域的影响。《素问·四气调神大论》中的"故阴阳四时者，万物之终始也，死生之本也。逆之则灾害生，从之则苛疾不起，是谓得道""天有四时五行，以生长收藏，以生寒暑燥湿风；人有五脏化五气，以生喜怒悲忧恐"，是对"顺四时之序"重要性的说明。

《素问·上古天真论》中的"法于阴阳，和于术数"，是《黄帝内经》的养生法则，强调人应当效法天地阴阳的变化规律，与自然环境相适应。《素问·诊要经终论》："正月二月，天气始方，地气始发，人气在肝。三月四月，天气正万，地气定发，人气在脾。五月六月，天气盛，地气高，人气在头。七月八月，阴气始杀，人气在肺。九月十月，阴气始冰，地气始闭，人气在心。十一月十二月，冰复，地气合，人气在肾。"四时阴阳转换，人体五脏秉天地之气，各有其性，逆四时之变则病。养生者应顺时而养，春夏用温热之品，补益阳气，夏季尤不可贪凉饮冷。秋季养"收"，就是顺应秋天大自然的收势，来帮助人体的五脏尽快进入收养状态，让人体从兴奋、宣发的状态逐渐转向内收、平静的状态；冬季养"藏"，就是指顺应冬天的藏伏趋势，调整人体的五脏，让人体各脏逐渐进入休整状态，为来年春季的生发蓄积能量。秋冬之时，万物敛藏，此时养生者就应顺应自然界收藏之势，收藏阴精，使精气内聚，以润五脏，即秋冬用滋阴之药补益阴气，冬季尤不可过着厚衣。此所谓"春夏养阳，秋冬养阴"。

应用价值 阴阳家的学说运用于医学领域，促进了中医理论知识的系统化和养生学说的发展。

（尚 力）

mòjiā yǎngshēng

墨家养生（health preservation of Mohism）

以墨家的重身贵生、节用利生为特点的养生思想与实践活动。墨家学说由墨子创立。墨子（约前480—前400年），本名翟，是春秋末战国初时期的思想家、政治家。墨家学说的重要著作《墨子》一书，提倡兼爱、非攻、尚贤、尚同、节用、节葬、非乐、非命、天志、明鬼诸主张。

重身贵生，是墨家最重要的养生思想。墨家"重身"，《墨子·修身》："君子以身戴（载）行者也。"墨子的"身"，不仅仅指形体，而是形体与知觉的统一体，"生，刑（形）与知处也"（《墨子·经上》）、"生，楹之生，商不可必也"（《墨子·经说上》），形体与知觉合体，同时存在，盈合无间则生，分离则不为生。身体是生命感知世界的载体，"重身"，爱惜个体的生命存在的价值，是墨家思想的一个重要逻辑起点。墨家"贵生"，重生轻物。《墨子·贵义》："天下莫若身之贵也。""贵生"是生命个体实现天意的基础和根本出发点，只有贵生，才能安生，"予子冠履而断子之手足，子为之乎？必不为，何故？则冠履不若手足之贵也"。生之于万物，生是第一位的。

节用利生，墨子主张做事要适度、要节制。《墨子·节用下》："圣人之所俭节也，小人之所淫佚也，俭节则昌，淫佚则亡。"节制、适当的运动和节制情欲可以使人保持充沛精力，"节用利生"也是墨子养生的重要原则。

首先，要重视生活起居，人的健康与生活方式、生活环境有着直接的关系。《墨子·辟过第六》："古之民未知为宫室时，就陵阜而居，穴而处。下润湿伤民，故圣王作为宫室。为宫室之法。"《墨子·非攻中》："居处之不安饮，食之不时，饥饱之不节，百姓道疾病而死者，不可胜数。"《墨子·节葬》："哭泣不秩，声翁，縗绖垂涕，处倚庐，寝苫枕凷。又相率强不食而为饥，薄衣而为寒。使面目陷，颜色黧黑，耳目不聪明，手足不劲强，不可用也。"

其次，起居节用则冲和利生。《墨子·辟过》："夫妇节而天地和，风雨节而五谷孰，衣服节而肌肤和。"衣食住行当以满足生活基本需要为度，《墨子·辞过》："圣人之为衣服，适身体，和肌肤，而足矣。"饮食，"其为食也，足以增气充虚，强体养腹而已矣"。着衣，"冬服绀緅之衣，轻且暖；夏服絺綌之衣，轻且清，则止"，冬天轻便暖和，夏天轻便又凉爽，就可以了。住房，"冬以圉风寒，夏以圉暑雨，有盗贼加固者"。行，"车以行陵陆，舟以行川谷，以通四方之利。凡为舟车之道。加轻以利"，可以"任重致远"（《墨子·节用》）。

（尚 力）

bīngjiā yǎngshēng

兵家养生（health preservation of military strategist）

用将帅修养之道、练兵之法、地势之利、文武之道理论为特点的养生思想与实践活动。兵家指先秦、汉初研究战争战略、战术策略、军事与社会政治的相互关系和作用的派别，与诸子并列。吕思勉说：“（汉志）诸子略外，又有兵书、术数、方技三略。兵书与诸子，实堪并列。”。《汉志》中专门列有《兵书略》，著录中国古代最早的兵书53家790篇，代表人物与著作主要有孙武与《孙子兵法》、孙膑与《孙膑兵法》、尉缭与《尉缭子》、吴起与《吴子兵法》、司马穰苴与《司马法》、姜子牙与《六韬》等。

基本内容 兵家用兵谋略与养生相合之处甚多，具体内容如下所述。

修德 征伐，“义”为要，《孙膑兵法》有“战而无义，天下无能以固且强者”，义即正义、仁义，也是治军之要，“凡制国治军，必教之以礼，励之以义，使有耻也”（《吴子》），内修仁德，义字当头，“所谓治者，使民无私也……欲心去，争夺止”（《尉缭子》）。养生须养德，《论语·雍也》曰：“仁者寿。”汉·董仲舒《春秋繁露·循天之道》曰：“仁人所以多寿者，外无贪而内清净，心平和而不失中正，取天地之美以养其身，是其且多且治。”明代养生家王文禄《医先》卷一有“集义存仁完心也，志定而气从，集义顺心业，气生而志固；致中和也，勿忘助也。疾安由作，故曰养德、养生一也，无二术也”，其论影响深远。

预防 《孙子兵法》曰：“故用兵之法，无恃其不来，恃吾有以待之；无恃其不攻，恃吾有所不可攻也。”《尉缭子·兵令上》曰：“故兵贵先，胜于此则胜彼矣。”未雨绸缪，先发制人，掌握战争主动权是取胜要策。《素问·四气调神大论》曰：“是故圣人不治已病治未病，不治已乱治未乱，此之谓也。夫病已成而后药之，乱已成而后治之，譬犹渴而穿井，斗而铸锥，不亦晚乎?”《灵枢经·玉版》治痈疽为例，“……夫痈疽之生，脓血之成也，不从天下，不从地出，积微之所生也。故圣人自治于未有形也”。亦如唐·孙思邈《备急千金要方·卷二十七》所言，常须“安不忘危，预防诸疾”。

慎战 《孙子兵法》曰：“兵者，国之大事。死生之地，存亡之道，不可不察也。”明确主张慎重对待战争，“非利不动，非得不用，非危不战。”因为“亡国不可以复存，死者不可以复生”。“慎战”也是养生之则。孙思邈《备急千金要方》主张“夫为医者，当须先洞晓病源，知其所犯，以食治之。食疗不愈，然后用药”。因为“药性刚烈，犹若御兵，兵之猛暴，岂容妄发，发用乖宜，损伤处众。药之投疾，殃滥亦然”。明·张介宾《景岳全书·新方八阵》论“攻略”说：“凡用攻之法，所以除凶剪暴也，亦犹乱世之兵，必不可无，然惟必不得已乃可用之。”清·徐大椿在《医学源流论·用药如用兵论》说：“圣人之所以全民生也，五谷为养，五果为助，五畜为益，五菜为充。而毒药则以之攻邪。故虽甘草、人参，误用致害，皆毒药之类也。古人好服食者必生奇疾，犹之好战胜者必有奇殃。是故兵之设也以除暴，不得已而后兴；药之设也以攻疾，亦不得已而后用，其道同。”

谨养 《孙子兵法·九地》曰：“谨养而无劳，并气积力，运兵计谋，为不可测。”“谨养而无劳，并气积力”，是兵家用兵以静胜动的一种谋略，可使力量逐渐大壮，终于克敌制胜。医家对于久病体弱之人，调养方略与兵法不谋而合。《素问·五常政大论》说：“其久病者，有气从不康，病去而瘠奈何……夫经络以通，血气以从，复其不足，与众齐同。养之和之，静以待时。谨守其气，无使倾移，其形乃彰，生气以长。”指出了谨养无劳，使血气恢复、形体康复的重要治疗意义。又如李东垣《兰室秘藏·劳倦所伤论》说：“夫喜怒不节，起居不时，有所劳伤，皆损其气……当病之时，宜安心静坐，以养其气。”这些重要的临床经验，与《孙子兵法》之法若合符节。

阵势 因势布阵，顺势求胜。《孙子兵法》曰：“故善战者，求之于势。”在医道，如《素问·阴阳应象大论》所言：“其高者，因而越之；其下者，引而竭之；中满者，泻之于内。其有邪者，渍形以为汗。其在皮者，汗而发之。其慓悍者，按而收之。”《素问·疟论》认为，疟病正发的时候，其寒，“汤火不能温也，及其热，冰火不能寒也”“当此之时，良工不能止，必须其自衰乃刺之”。即古代医经所谓“无刺熇熇之热，无刺浑浑之脉，无刺漉漉之汗”“方其盛时必毁，因其衰也，事必大昌”。张介宾以用兵之道著《八阵》，其论用药有《新方八略》，包括补略、和略、攻略、散略、寒略、热略、固略、因略八者。“多汗者忌姜，姜能散也；失血者忌桂，桂动血也；气短气怯者忌故纸，故纸降气也。大凡气香者，皆不利于气虚证；味辛者，多不利于见血证，所当慎也”。即是因人取势，如孙膑说：“凡兵之道四：曰阵，曰势，曰变，曰权。察此四者，所以破敌，取猛将也。”养生之道，强调因势利导，因时、因人、因地。

知避 善用兵者，避其锐气。

《孙子兵法》曰："兵之形，避实而虚。"《司马法》也说："凡战，击其微静，避其强静；击其倦劳，避其闲窕；击其大惧，避其小惧。"用兵，必须懂得回避锐气，养生亦如此。《素问·上古天真论》曰："虚邪贼风，避之有时。"庞安时在《伤寒总病论》说："土地温凉高下不同，一州之内，有山居者，为居积阴之所，盛夏冰雪，其气寒，腠理闭，难伤于邪，其人寿。有平居者，为居积阳之所，严冬生草，其气温、腠理疏、易伤于邪，其人夭。"此为知避。而《素问·上古天真论》在探索上古之人长寿之人秘诀时说："上古之人，其知道者，法于阴阳，和于术数，食饮有节，起居有常，不妄作劳，故能形与神俱，而尽终其天年，度百岁乃去。"此为知宜。《景岳全书·八阵·新方八略》曰："知宜知避……而八方之制皆可得而贯通矣。"例如，《吴子兵法》的"见可而进，知难而退"，实为明智之举。

应用价值 先秦兵家用兵思想、战法思路对医家临证思路有很大影响，自古"用药如用兵"，兵法影响医道，养生理论有兵法的明显印记。

（尚　力）

fǎjiā yǎngshēng

法家养生（health preservation of Legalism） 以法家的修身礼治、啬神少欲、饮食有节、四季阴阳、防微杜渐为内容的养生思想与实践活动。法家，《汉书·艺文志》列为"九流"之一，倡导"不别亲疏，不殊贵贱，一断于法"的法制思想，韩非子是法家之集大成者，管仲、子产、荀子、李悝、吴起、商鞅、李斯是这一学派发展中的代表人物。

基本内容 法家在其论理的过程中有许多涉及养生的论述。

修身礼治 法家认为，人性"好利恶害"（《韩非子》），而不节制的欲望有害于身。《管子·五辅》曰："淫声谄耳，淫观谄目，耳目之所好谄心，心之所好伤民。民伤而身不危者，未之尝闻也。"《荀子·不苟篇第三》曰："凡人之患，偏伤之也。见其可欲也，则不虑其可恶也者；见其可利也，则不虑其可害也者。是以动则必陷，为则必辱，是偏伤之患也。"荀子等主张以"礼"来管制生活起居、饮食情志，克制欲望。《荀子·修身篇第二》曰："食饮、衣服、居处、动静，由礼则和节，不由礼则触陷生疾。"并提出礼治修身的具体办法，如《荀子·礼论篇第十九》曰："故礼者，养也。刍豢稻粱，五味调香，所以养口也；椒兰芬芳，所以养鼻也；雕琢刻镂，黼黻文章，所以养目也；钟鼓管磬，琴瑟竽笙，所以养耳也；疏房檖貌，越席床第几筵，所以养体也。故礼者，养也。"《荀子·乐论篇第二十》曰："礼修而行成，耳目聪明，血气和平，移风易俗，天下皆宁，美善相乐。"

啬神少欲 法家在养生思想上亦受老子影响，《管子·戒》曰："道德当身，故不以物惑……心不动，使四肢耳目，而万物情。"《荀子·荣辱篇第四》曰："安利者常乐易，危害者常忧险。乐易者常寿长，忧险者常夭折。是安危利害之常体也。"生活淡泊平静，有利摄生，韩非在《韩非子·解老》说："众人用神也躁，躁则多费，多费之谓侈；圣人之用神也静，静则少费，少费之谓啬。"强调"啬神""少欲""民少欲则血气治……夫内无痤疽瘅痔之害"。管子认为"精也者，气之精者也"，是人体生命的源泉，主张执静虚欲，存精养生。《管子·内业》有"心能执静，道将自定"，《管子·心术》有"爱欲静之，遇乱正止，勿引勿摧，福将自归""精存自生，其外安荣，内脏以为泉原"。

饮食有节 《管子·乘马》曰："不知量，不知节，不可谓之有道。"《韩非子》曰："是以圣人不引五色，不淫于声乐……以肠胃为根本。"顾护脾胃乃养生要务，饮食过甚，疾病丛生。《韩非子·扬权》曰："夫香美脆味，厚酒肥肉，甘口而病形。"《管子·内业》曰："凡食之道，大冲伤而形不臧，大摄骨枯而血沍，充摄之间，此谓和成，精之所舍，而知之所生。饥饱之失度，乃为之图，饱则疾动……饱不疾动，气不通于四末。"食饮当有节，不应暴食以及饱食后运动，《韩非子·扬权》曰："去甚去泰，身乃无害。"

四季阴阳 养生须循四季阴阳变化之道。《管子·乘马》云："春秋冬夏，阴阳之推移也；时之短长，阴阳之利用也；日夜之易，阴阳之化也。然则阴阳正矣，虽不正，有余不可损，不足不可益也。天地也，莫之能损益也。然则可以正政者，地也。故不可不正也。"《管子·宙合》曰："春采生，秋采蓏，夏处阴，冬处阳。此言圣人之动静、开阖、诎信、浧儒、取与之必因于时也。时则动，不时则静。"

防微杜渐 《管子·权修》曰："有身不治，奚待于人……人者，身之本也；身者，治之本也。"防微杜渐，是法家正民气的治国之策，诚如《韩非子·安危第二十五》所言："闻古扁鹊之治其病也，以刀刺骨；圣人之救危国也，以忠拂耳。刺骨，故小痛在体而长利在身；拂耳，故小逆在心而久福在国。故甚病之人利在忍痛，猛毅之君以福拂耳。忍痛，故扁鹊尽巧；拂耳，则子胥不失；寿安之术也。病而不忍痛，则失扁鹊之巧；危而不拂耳，则失圣人之意。如此，长利不远垂，功名不久立。”《管子·权修》也说：“欲民之正，则微邪不可不禁也。微邪者，大邪之所生也。微邪不禁，而求大邪之无伤国，不可得也。”法家之说与中医养生殊途同归，《素问·四气调神大论》说：“是故圣人不治已病治未病，不治已乱治未乱，此之谓也。夫病已成而后药之，乱已成而后治之，譬犹渴而穿井，斗而铸锥，不亦晚乎？”

养生特点　“人主之大物，非法则术也”。以道立法，法术相合，在养生，则为循自然之道，“得天之道，其事若自然”，行养生之术，“天道因则大，化则细……人莫不自为也，化而使之为我，则莫可得而用矣”。法须化为“术”，方“可得而用矣”，这是法家养生论的特点。

（尚　力）

zájiā yǎngshēng

杂家养生（health preservation of Eclecticism）

以杂家的法天顺时、趋利避害、动形达郁、顺性节欲为内容的养生思想与实践活动。杂家是战国末至汉初的哲学学派，倡导学术融合、学派兼容，反映了战国末学术文化融合的趋势。

历史沿革　《汉书·艺文志》始列“杂家”类著作于诸子“九流十家”之中，“杂家者流，盖出于议官。兼儒、墨，合名、法，知国体之有此，见王治之无不贯，此其所长也。及荡者为之，则漫羡而无所归心”。《隋书·经籍志》亦说：“兼儒、墨之道，通众家之意，以见王者之化，无所不冠也。”杂家以天、地、人通和阴阳五行作为理论经纬，兼摄诸子、融合百家，阐释的是现实政治的“王者之治”和“治国之体”。《汉书·艺文志》著录先秦时期的杂家著作七种，即《盘盂》《大禹》《伍子胥》《子晚子》《由余》《尉缭》《尸子》《吕氏春秋》。汉代十四种，最著名是《淮南子》。《隋书·经籍志》著录先秦杂家著作三部，即《尉缭子》《尸子》《吕氏春秋》。

基本内容　杂家的理论体系中，蕴藏着丰富的养生学思想。《吕氏春秋》是当时集大成者，它保存了先秦诸家论养生的丰富资料，全书计一百六十篇，涉及养生内容者，约五十篇之多。其中“本生”“重己”“贵生”“情欲”“尽数”及“达郁”等反映了杂家养生的主要思想，影响深远。

法天顺时　《吕氏春秋·尽数》说：“天生阴阳，寒暑燥湿，四时之化，万物之变，莫不为利，莫不为害。圣人察阴阳之宜，辨万物之利，以便生，故精神安乎形而年寿得长焉。”强调摄生必须顺乎春生夏长秋收冬藏、寒暑转化、阴阳消长的自然规律。《吕氏春秋·仲夏纪》说：“是月也，日长至，阴阳争，死生分。君子斋戒，处必掩（深，引申为掩盖）。身欲静无躁，止声色，无或进，薄滋味，无致和，退嗜欲，定心气。”意为炎热的夏天昼长夜短，最热时应避免光照，力求身心宁静，远房帷，饮食清淡。《吕氏春秋·季夏纪》说：“无举大事以摇荡其气”，意为夏季将过，阴气渐生，阳气日退。养生当心宁神静，以养阴固气为要务。《仲冬季》说：“是月也，日短至，阴阳争，诸生荡。君子斋戒，处必掩，身欲宁，去声色，禁嗜欲，安形性，事欲静，以待阴阳之所定。”说明冬季水冰地坼，养生尤当节欲保精，以合“养藏之道”。而“开春始雷，则蛰虫动矣，时雨降则草木育矣。饮食居处适，则九窍百节千脉皆通利矣”，说明春回大地，万物复苏，饮食起居应作相应调整，以遂春生之机。

趋利避害　避害是毕数长寿、达到自然寿限的关键。《吕氏春秋·尽数》曰：“长也者，非短而续之也，毕其数也。毕数之务，在乎去害。”何为害？五味太过，五者充形则生害，此其一，乃饮食为害；七情太胜，过胜则伤神，乃情志为害，此其二；六淫太过，太过则伤精，乃六淫为害，此其三。知其三害而避之，使之无过，自然神安而形壮，年寿得长。其论饮食之道说：“凡食，无彊厚味，无以烈味重酒……食能以时，身必无灾。凡食之道，无饥无饱，是之谓五藏之葆。口必甘味，和精端容，将之以神气，百节虞欢，咸进受气。饮必小咽，端直无戾。”还须调和五味，“凡味之本，水最为始……调和之事，必以甘酸苦辛咸，先后多少，其齐甚微，皆有自起……熟而不烂，甘而不浓，酸而不酷，咸而不减，辛而不烈，淡而不薄，肥而不腻”，均为烹饪、营养学之要论。居则当择水土甘美之乡，“惟甘水所多好与美人”，而“轻水所多秃与瘿人，重水所多尰与躄人……辛水所多疽与痤人，苦水所多尪与伛人”，则当避之。

动形达郁　《吕氏春秋·达郁》云：“凡人三百六十节、九窍、五脏、六腑、肌肤，欲其比也；血脉，欲其通也；筋骨，欲其固也；心志，欲其和也；精气，欲其行也。若此，则病无所居，而恶无所由生矣。”郁乃滞而不通之义，吕氏强调疾病产生的关键是“精气郁”，“病之留，恶之生也，精气郁也”。与老子、庄子“静以养神”的养生主张相对应的，杂家主张“动以养形”。《吕氏春秋·尽数》曰：“流水不腐，户枢不蠹，动也，形气亦然。形不动则精不流，精不流则气郁。郁处头则为肿、为风，处耳则为挶、为聋，处目则为䁾、为盲，处鼻则为鼽、为窒，处腹则为张、为府，出足则为痿、为蹶”。对“出则以车，入则以辇”的状况，发出“命之曰招蹶之机”的警言，“招蹶”意为弯曲将倒，为颠覆之端。运动可使精气流畅，减少发病。

顺性节欲　《吕氏春秋·贵当》曰：“性者，万物之本也，不可长，不可短，因其固然而然之，此天地之数也。”又曰：“凡生之长也，顺之也。”而“使生不顺者，欲也”，顺乎本性，节制情欲，珍爱生命是杂家养生的重要观点。“天生人而使有贪有欲”，无论贵贱愚智，对声色滋味皆“欲之若一”，这是本性，但须节制。《吕氏春秋·先己》说：“凡事之本，必先治身，啬其大宝。”然而，《吕氏春秋·本生》曰：“世之富贵者，其于声色滋味也，多惑者。日夜求，幸而得之则遁焉”“耳不可赡，目不可厌，口不可满”，穷奢极欲，不知节制，“性恶得不伤?”“靡曼皓齿，郑卫之音，务以自乐，命之曰伐性之斧”，过度贪求声色之乐，危害生命。因此，全性之道是“今有声于此，耳听之必慊，已听之则使人聋，必弗听。有色于此，目视之必慊，已视之则使人盲，必弗视。有味于此，口食之必慊，已食之则使人瘖，必弗食。是故圣人于声、色、滋味也，利于性则取之，害于性则舍之，此全性之道也”。如此，则可“用其新，弃其陈，腠理遂通，精气日新，邪气尽去，及其天年”（《吕氏春秋·先己》）。

应用价值　以《吕氏春秋》杂家为代表的养生思想，集先秦养生学之大成，奠定了中医养生学的基础。

（尚　力）

zhì wèibìng

治未病（preventive treatment of disease）　采取预防、治疗、康复手段防止疾病发生、发展、致残的治疗原则。包括未病先防、既病防变和愈后防复三个部分。

历史沿革　“治未病”思想蕴涵于中国先秦文化之中，学术渊源可追溯到春秋乃至周代的多种文献。

上古时期“治未病”思想即已开始萌芽。《韩非子·五蠹》载：“构木为巢，以避群害。”《礼含文嘉》曾载：“燧人始钻木取火，炮生为熟，令人无腹疾。”《韩非子·五蠹》曰：“构木为巢，以避群害……民食果蓏蚌蛤，腥臊恶臭而伤害腹胃，民多疾病。有圣人作，钻燧取火以化腥臊，而民悦之。”《淮南子·修务训》曰：“古者，民茹草饮水，采树木之实，食蠃蛖之肉。时多疾病毒伤之害，于是神农乃始教民播种五谷，相土地宜，燥湿肥垸高下，尝百草之滋味，水泉之甘苦，令民知所辟就。当此之时，一日而遇七十毒。”北宋·刘恕在《通鉴外记》中记载：“民有疾病，未知药石，帝始味草木之滋，尝一日而遇七十毒，神而化之遂作方书，以疗民疾，而医道立矣。”可见，人们为了适应环境，保证生存，逐渐改善了居住、饮食条件，并在与疾病作斗争的过程中，萌发和孕育了“治未病”的思想。

《尚书·商书·说命中》曰：“惟事事，乃其有备，有备无患”，已看出夏商时代的人们已经朦胧地认识到疾病预防的重要性。周代已开始有了卫生保健制度。据《周礼》记载，已设置了医疗卫生方面的专门官职，用以管理饮食营养卫生。战国时期“治未病”领域扩大并孕育了哲学思想之源。马王堆古医书中，有《却谷食气》《导引图》《养生方》《十问》《合阴阳》《天下至道谈》等古籍，均属于养生保健范畴，治未病在食气导引、房事养生、环境卫生、病情预测等更多领域有所体现。这一时期，《易经》《道德经》《庄子》《孙子兵法》《淮南子》等各思想流派对治未病思想形成影响较大。《周易》所蕴涵的哲理，以及“先秦诸子，百家争鸣”所陶冶出的独特思维方式和丰富思想内涵，实为“治未病”理论之滥觞。

《周易》中“君子以思患而预防之”，这是“预防”经典名词的最早出处，反映了防患于未然的思想。《周易·系辞》中“君子安而不忘危，存而不忘亡，治而不忘乱，是以身安而国家可保也”，这种居安思危、未变先防的思想，正是中医学“治未病”思想的直接源头。

道家思想对于中医“治未病”理论的形成起到了积极的促进作用。老子《道德经》中说道：“其安易持，其未兆易谋，其脆易泮，其微易散。为之于未有，治之于未乱。”人们认识到了事物由微渐著的规律，出现了由量变到质变的哲学思想，并由此形成疾病观、预防观，而医学方面的运用反哺和丰富了哲学的理论。例如，《道德经·七十一章》提出了“以其病病，是以不病”的例证，正因担忧病患，故平时常能慎起居、节饮食、适衣着、调情志，摄生养身，预防疾病。掌握养生之道，持之以恒，便可保身体不病。在哲学与医学的互动中，形成了各种积极的养生思想，如“清静无为”“恬淡为上”“返璞归真”“顺应自然”等，成为古代圣人的养生祛病之道，并积极地推而广之，此即《黄帝内经》“圣人不治已病治未病”之意。

兵法与医学更是有着许多共同点，《孙子兵法》中“有备无患”，《管子》中“有道者能避患于无形”，提出了起居有时、节制饮食和适应四时是预防疾病的重要原则；《庄子》中记载了孔子“无病自灸也”的事迹；《淮南子》则主张“治无病之病”，指出“良医者，常治无病之病，故无病。圣人者，常治无患之患，故无患”。至此，“治未病”思想更加成熟。

可见，先秦诸子有关“治未病”理论的观点散见于诸子各种古籍文献中，虽然尚未形成系统的理论认识，但它蕴涵的未雨绸缪的预防医学思想，影响着人们的日常生活方式以及防病治病方式，对中医学“治未病”理论的形成产生了重要影响，成为中医学“治未病”理论的思想根源。

中医学中“治未病”一词，首见于《黄帝内经》，发展于《伤寒论》《金匮要略》，丰富于唐后历代医家、医著。

《素问·四气调神大论》载：“是故圣人不治已病治未病，不治已乱治未乱，此之谓也。”《难经》在此基础上，运用五行乘侮理论，丰富了有关疾病传变的论述，为“治未病”理论奠定了生理病理学基础。《难经·七十七难》曰：“所谓治未病者，见肝之病，则知肝当传之于脾，故先实其脾气，无令得受肝之邪，故曰治未病焉。中工者，见肝之病，不晓相传，但一心治肝，故曰治已病也。”以肝为例，突出体现了在既病防变中如何防止疾病传变。

东汉医家张仲景将《黄帝内经》《难经》中“治未病”思想融会贯通，并结合自己的实践经验予以发展，《伤寒论》及《金匮要略》中，全面推展了辨证论治临床防治体系，同时也实现了对“治未病”思想的具体应用。汉晋之际，著名医家从不同角度践行“治未病”理念，如华佗创“五禽戏”，强调运动健身之法；晋·范汪所著的《范东阳杂病方》中有灸法防霍乱、葛洪提倡导引和药物预防保健等。隋·巢元方《诸病源候论》记载了寒冷地区用灸法预防小儿惊风的民间习俗等。以上都是“治未病”的重要内容。

唐代，“治未病”理论已达到了比较成熟的阶段，最具代表者当属唐初孙思邈，其所著《备急千金要方》载有一整套养生延年的方法和措施。宋代，“治未病”思想同样受到了医家的重视。窦材在《扁鹊心书·住世之法》中则将灸法列为各种养生保健法的首位。《太平圣惠方》载有“将中风之候”，提出“便须急灸三里穴与绝骨穴”，以预防中风。元、明时期，医家亦主张“摄养于无疾之先”，大都是对《黄帝内经》中“治未病”概念的延伸。明清时代，“治未病”思想更趋完善。喻嘉言深谙“治未病”要义，所著《医门法律》以“未病先防，已病早治”之精神贯穿始终。叶天士对于既病防变研究颇深，他在《温热论》中指出“务在先安未受邪之地”。其后吴鞠通在《温病条辨》中提出保津液和防伤阴，其实与叶天士“务在先安未受邪之地”之意吻合，体现了“治未病”的思想。

由此可见，“治未病”思想来自于长期、大量、反复的生活实践，在积累了丰富经验后，经古代圣贤提炼归纳而逐渐形成，其萌芽阶段是避险求安的生存意识，随着人类对疾病认识和治疗的进步，经历代丰富和发展，才渐渐融入了养生防病、有病早治、既病防变、瘥后防复等内涵。

基本内容 《黄帝内经》中有三处直接提及“治未病”。归纳起来大致有三层意思：①未病先防。《素问·四气调神大论》曰：“是故圣人不治已病治未病，不治已乱治未乱，此之谓也。夫病已成而后药之，乱已成而后治之，譬犹渴而穿井，斗而铸锥，不亦晚乎！”从正反两方面强调了治未病的重要性。②有病早治。《素问·刺热篇》云：“肝热病者，左颊先赤；心热病者，颜先赤；脾热病者，鼻先赤；肺热病者，右颊先赤；肾热病者，颐先赤。病虽未发，见赤色者刺之，名曰治未病”。③既病防变。《素问·玉机真藏论》指出“五藏有病，则各传其所胜”。既病之后，防止疾病传变，亦谓之“治未病”。《难经》在《黄帝内经》基础上，运用五行乘侮理论，丰富了有关疾病传变的论述。《难经·七十七难》曰：“所谓治未病者，见肝之病，则知肝当传之于脾，故先实其脾气，无令得受肝之邪，故曰治未病焉。中工者，见肝之病，不晓相传，但一心治肝，故曰治已病也。”以肝为例，突出体现了在既病防变中如何防止疾病传变。

张仲景在此基础上，将“治未病”思想扩展至病后防复，即病后通过采取各种措施，防止疾病的复发。在《伤寒论》中于六经病篇之后，设有《辨阴阳易差后劳复病脉证并治》，指出伤寒新愈，若起居作劳，或饮食不节，就会发生劳复、食复之变，从而示人疾病初愈，应慎起居、节饮食、勿作劳，做好疾病后期的善后治疗与调理，方能巩固疗效，防止疾病复作，以收全功。

在“治未病”理论指导下，历代医家从不同的侧面丰富和发展了“治未病”思想的内涵和外延。归纳起来主要有未病先防、既病防变、愈后防复三层内容。未病先防指通过规律的生活起居、合理的膳食、适当的运动、保持健康的精神状态或使用被认为有预防疾病功能的食物或者药物、气功等手段，增强人体正气，从而达到预防疾病的目的；既病防变指在疾病初起阶段，早期发现，早期治疗，防止病情进一步恶化或威胁其他正常的脏器；愈后防复指在病愈或病情稳定之后，要注意预防复发。

应用价值 中华人民共和国成立后，“预防为主”一直是中国卫生工作的基本方针，“治未病”的概念不断深入人心。21 世纪以来，随着医学模式的转变以及医学发展趋势由“以治病为目标对高科技的无限追求”转向“预防疾病与损伤，维持和提高健康”，给“治未病”的发展带来了前所未有的机遇。2006 年 3 月，《国家中长期科学和技术发展规划纲要（2006—2020）》发布，将“人口和健康”作为重点领域之一，明确提出疾病防治重心前移，坚持预防为主、促进健康和防治疾病相结合的方针，研究预防和早期诊断关键技术，显著提高重大疾病诊断和防治能力。2008 年 8 月，国家中医药管理局出台了《“治未病”健康工程实施方案（2008—2010 年）》，紧接着，遴选确定了两批共 46 家“治未病”预防保健服务试点单位，涉及 17 个省（区、市）和局直属直管医院；同时确定了上海、广东为实施“治未病”健康工程试点省市，开展区域性试点工作；研究制定了“治未病”科研规划，组织实施了一批科技项目并及时转化推广成果。2012 年，国家中医药管理局印发了《中医医院“治未病”科建设与管理指南（试行）》，以加强中医医院“治未病”科规范化建设和科学管理，提高“治未病”服务水平和能力。中医“治未病”思想最突出的实体形态是 21 世纪初如雨后春笋般出现的中医院“治未病科”和社区化中医预防保健网络，这是中医行业最典型的创新成果之一。

20 世纪末，医学界学者共识，最好的医学不是治好病的医学，而是使人不生病的医学。中医学“治未病”思想，正是以健康为目标，以实现健康为唯一诊疗诉求，符合现代医学目的调整和医学模式转变。可以预期，随着“治未病”临床思维模式的推广性应用，将进一步凸显中医治疗学“未病先防、既病防变、愈后防复”的学术特色，彰显出中医学与现代医学目的的高度趋同。

不仅如此，“治未病”理念还可以贯穿于现代医学的每一个环节，除了疾病的预防、治疗外，突飞猛进的现代康复医学亦表现出与中医思想的高度协调性和兼容性。在当前康复医学中实行的康复三级预防制度：一级，为伤病发生的预防，是康复医学与预防医学的交叉叠合；二级，伤病后预防器官或系统致残或功能障碍；三级，预防伤残后遗症和原发病的反复发作，达到残而不废。由医院康复科、独立康复机构、社区构成的三级康复方案，则更多地践行“治未病”的理念。

中医“治未病”更是中国特色预防保健体系建设的一部分，能够应用到社区公共卫生服务各个方面。例如，在健康教育中融入中医“治未病”的内容，在社区居民建立健康档案时进行体质辨识，在社区慢性病管理中按照体质情况进行分别指导，在基本医疗服务中使用中医适宜技术等。“治未病”理论不仅在预防疾病的发生上有着重要的意义，而且是临床的治疗原则。近代医家将“治未病”理论分别应用于免疫代谢类、肿瘤、生殖系统等疾病的临床诊疗，探索对病程传变、病症转归、病位分析的把握，提高疗效，降低复发率，是具有很高实用价值的临床思维方法，是高度体现中医治疗特色的临床思维模式，是中医整体观的具体应用。“治未病”以追求健康为唯一诊疗诉求，又不拘囿对疾病表象的对抗性处置，与当代医学目的调整和医学模式转变不谋而合，有着广阔的应用前景。

（晏婷婷　王旭东）

tiān-rén xiāngyìng

天人相应（correspondence between human body and natural environment） 古人借助对自然天地运行规律的认识来解释和指导人事的方法论。中医学同样用其认识人体的生命规律和疾病的预防治疗，强调人生活在天地之间、时空之内，其生命运动与天地万象同源，与自然万物同律。

历史沿革 天人相应理论的形成和发展有其深厚的传统文化基础。先秦诸子所阐发的天人合一思想，即是孕育这一理论的思想文化母体。天人合一是中国古代哲学的重大命题之一，集中反映了中国古代关于“天道”与“人道”相通相合的观点。天人合一思想强调天地意志可随时随地体现于社会人事之中，视天为“万物之祖，万物非天不生”（《春秋繁露·顺命》）。天创造了人类，创造了万物，甚至制定了伦理道德，以此来约束人类和规范人性，所谓“天地之生万物也以养人，故其可适者以养身体，其可威者以为容服，礼之所为心也”（《春秋繁露·服制像》）。显然，这种思想的出现，以东方农耕文化在科技尚不发达的时代所必然产生的“崇天敬鬼”习俗密切相关。

《黄帝内经》广泛吸取了春秋战国时期所兴盛的天文、地理、物候等方面的研究成果，并将其与人体生命活动规律有机融合，初步构建了天人相应理论。

天人相应与天人合一在理论内涵上有着重要区别，其所强调的是人的生命运动、人的疾病过程，乃至人的养生活动，但都必须顺应天地自然。《灵枢经·刺节真邪》指出人“与天地相应，与四时相副，人参天地”，《灵枢经·岁露》强调“人与天地相参也，与日月相应也”。

同合于“气”是天人相应最重要的理论基础，诚如《素问·六微旨大论》所说：“言天者求之本，言地者求之位，言人者求之气交……上下之位，气交之中，人之居也。故曰：天枢之上，天气主之；天枢之下，地气主之；气交之分，人气从之，万物由之。”人与万物，生于天地气交之间，人气从之则生长壮老已，万物从之则生长化收藏。升降出入、阖辟往来等人体生命运动的基本方式，与天地万物相同、相通。

基本内容 天人相应理论在中医学术体系中主要有以下体现：首先，强调人体生命即是天地自然的产物，生命运动是自然发展到一定阶段的必然结果。其次，认为四时气候、昼夜晨昏、地域环境等天地自然运行规律，影响着人体生理、病理，人体的生命过程及其疾病防治，必须顺应天地自然变化规律。由此而形成了颇具中医特色的天人相应的生命观、疾病观、辨证观、治疗观等。就天人相应的养生观而论，主要表现在以下方面。

指导环境养生 天人相应指导下的环境养生，强调人与自然的和谐相处，人们必须依据自然界的变化规律来护养调摄身心活动，与天地阴阳保持协调平衡。就地域环境而言，早在《黄帝内经》中就有“异法方宜论”，专论“东方”“西方”“北方”“南方”“中央”之域的不同人群体质与好发疾病的记述，提示不同地域的人群，其养生保健的方法与措施大有区别。就四时气候而言，《灵枢经·顺气一日分为四时》指出“春生夏长，秋收冬藏，气之常也，人亦应之”，提示养生必须顺应自然，择时而为，所谓“智者之养生也，必顺四时而适寒暑”，唯有如是，才能“僻邪不至，长生久视”（《灵枢经·本神》）。就四时五脏相应而言，《素问·四气调神大论》指出“逆春气，则少阳不生，肝气内变；逆夏气，则太阳不长，心气内洞；逆秋气，则太阴不收，肺气焦满；逆冬气，则少阴不藏，肾气独沉”，提示了春重养肝、夏重养心、长夏重养脾、秋重养肺、冬重养肾的顺时养脏的中医养生学观点。

指导起居养生 顺行自然变化规律，做到起居有常、劳逸结合、动静相宜，是重要的养生措施。中医学的时空观认为，昼为阳，夜为阴，春夏为阳，秋冬为阴，阴阳消长呈周而复始的节律变化。人们的作息习惯应顺应昼夜阴阳变化的规律。《素问·四气调神大论》通篇专论一年四季不同的起居养生，如春三月，“夜卧早起，广步于庭，被发缓形，以使志生”；夏三月，“夜卧早起，无厌于日，使志无怒”；秋三月“早卧早起，与鸡俱兴，使志安宁”；冬三月“早卧晚起，必待日光，使志若伏若匿”。春气温而主升，夏气热而主长，秋气凉而主收，冬气寒而主藏，人之作息当顺应四季主气而适时调节。中医养生学强调睡好“子午觉”，所谓“子时入睡，午时小憩”。子时为晚上 11 时至凌晨 1 时，午时为上午 11 时至下午 1 时，而子午时均为阴阳之气交接之时。长时间熬夜与累积性疲劳，势必扰乱与自然之气相适应的人体阴阳而有损健康。

指导饮食养生 天人相应体现在饮食养生方面，人的饮食应与其所处的时令气候、地域环境相适应，通过审时进食、因时调补等饮食方法以调节人体阴阳平和。《素问·脏气法时论》提倡“五谷为养，五果为助，五畜为益，五菜为充，气味合而服之，以补精益气”。五谷、五果、五畜、五菜具有不同的气、味，其对五脏各有其相应的滋养作用，提示唯有食谱宽广，结构合理，才能提供各种营养成分，有助保健延年。就食养食疗而言，《黄帝内经》提倡“春夏养阳，秋冬养阴”，意为春夏养生、养长，秋冬养收、养藏。其告诫人们“用寒远寒，用热远热”，意为秋冬寒凉之际应慎用寒凉食品，春夏温热之时应慎用温热食品。

指导情志养生 《素问·生气通天论》云：“苍天之气，清净则志意治，顺之则阳气固，虽有贼邪，弗能害也，此因时之序。”经文所言“因时之序”，提示人通过适时的养生调摄，保持自身的生命节律，与天地自然的阴阳消长规律相适应，才能保证精神调和、形体坚实、不受外界邪气侵害，从而达到延年益寿之目的。《素问·四气调神大论》专论情志调摄应与四时更替相应，如论春季情志养生时云春三月，“以使志生，生而勿杀，予而勿夺，赏而勿罚，此春气之应，养生之道也”，意为使精神情志随着生发之气而舒畅条达，意欲生长而不是扼杀、给予而不是掠夺、奖赏而不是惩罚，唯有如此，才能与春季生发之气相呼应，才是春季情志养生的正道所在。原文中另有夏三月、秋三月、冬三月具体的情志养生方法的记载，均强调情志养生应顺应春生、夏长、秋收、冬藏的自然规律。

指导房事养生 天人相应观念要求人们的性行为也要顺应自然。性，是人类与生俱来的天性、本能，其与人们的生活质量、情感活动息息相关，即所谓“食色，性也”（《孟子·告子上》）。宋代医籍《医新方·房内》指出“天地有开阖，阴阳有施化。人法阴阳，随四时，今欲不交接，神气不宣布，阴阳闭隔，何以自补练气”。意为说天地有开阖，阴阳有变化。人效法阴阳，适应四季的转变。如果男女不行房事，思想受到压抑，内气无法畅通，则会阴阳隔绝，又何谈自我调补与自练气息。但房事也要有所节制，若纵欲无度，则会心身俱劳，耗竭阴精，扰乱元神，损害健康，《黄帝内经》就有“以欲竭其精，以耗散其真，不知持满，不时御神”，易致“半百而衰”之警示。

应用价值 天人相应理论对中医养生学有着重要的指导意义和广泛的应用价值。“环境养生，异法方宜”“四季养生，择时而为”“起居养生，因时制宜”“饮食养生，审时调补”等养生理念已越来越被人们所重视。四季气候变化的“年节律”、昼夜晨昏变化的“日节律”、月相盈亏变化的“月节律”对人体生理病理影响的相关研究也已越来越深入，并已逐步应用于疾病防治及养生保健。以《黄帝内经》为主要源头文献、以天人相应为主要理论基础的时间医学、气象医学、物候医学、地理医学等也早已成为多学科研究中医、研究养生的热点所在。

（李其忠）

rén yǔ tiāndì xiāngcān

人与天地相参

（correspondence between human body and universe） 基于对自然现象认知获得有关人体构成及其生命活动是整个大自然的一部分，与天地阴阳四时变化是以气相通、相合相应、息息相关的规律性结论。中医理论的思想基础之一，认为自然界发展变化的一般规律，也是人体生命变化的基本法则，中医的养生保健、临床治疗、病后康复都必须遵循这一基本规律。人体生理、病理的某些变化，与天地自然变化有直接的联系，人体的某些运动规律，必然受天地自然规律的直接影响。

历史沿革 “人与天地相参”是构筑中医理论的重要基石，也是临证之指南。早在2000多年前，人们就认识到人体生命活动的周期节律性是客观存在的，人与自然界是一个紧密联系的统一整体。人生活在自然界中，五脏的生理和病理也会随着自然界的四时阴阳变化而呈规律性的变化，历代著名医家借鉴这种变化规律探讨人体的生理、病理及疾病的治疗和预防。

“人与天地相参”这一命题，首见于《素问·咳论》：“五脏各以其时受病，非其时，各传以与之。人与天地相参，故五脏各以治时感于寒则受病，微则为咳，甚则为泄为痛。”“人与天地相参”的观点，几乎贯穿于《黄帝内经》全书之中，强调人与自然是相互联系、相互依赖的和谐统一体。

《难经》也体现了整体观念指导下的天人相应观，如《难经·十五难》中描述人体脉象亦与自然界春生、夏长、秋收、冬藏的规律相应，即所谓“四时之脉”：“春脉弦者，肝，东方木也，万物始生”“夏脉钩者，心，南方火也，万物之所盛”“秋脉毛者，肺，西方金也，万物之所终”“冬脉石者，肾，北方水也，万物之所藏。”

张仲景继承和发扬了《黄帝内经》的这一思想，并运用于临床实践。其中《伤寒论》中的六经病欲解时，最能体现张仲景对疾病预测的天人观。《伤寒论》说：“伤寒，始发热六日，厥反九日而利……后日脉之，其热续在者，期之旦日夜半愈。”

孙思邈根据“人与天地相参”的思想结合临床经验发展了中医

学的养生思想，认为顺应四时，依时摄养是养生的重要原则。《备急千金要方·卷二十七》曰："故云冬时天地气闭，血气伏藏，人不可作劳汗出，发泄阳气，有损于人也。又云冬日冻脑，春秋脑足俱冻，此圣人之常法也。春欲晏卧早起，夏及秋欲侵夜乃卧早起，冬欲早卧而晏起，皆益人。"孙思邈顺应自然养生方法对指导今人的防病养病都有极其重要的意义。

金元四大家的独特学术理论也体现了"人与天地相参"的思想。刘完素将脏腑病机、六气病机与自然界五运六气学说结合起来，把临床病证统归于"五运主病""六气为病"，体现了天人相应观；李东垣法自然界四时升降浮沉，强调人体精气运动随四季升降浮沉而变化；张从正以"人与天地相参"的观点阐述发病和治疗，根据天、地、人三部和人体上、中、下三部创造了独特的三邪理论；朱丹溪通过观察天地日月阴阳的状况及人体生长的变化过程，阐述了"阳有余阴不足"论。

现代中医学从"人与天地相参"思想出发，更加注重因时施治，即顺应脏腑的时间特性治疗疾病。脏腑的时间特性主要表现为脏腑气血阴阳随四时气候、昼夜明暗、月相圆缺之变化而呈规律性变化。通过研究脏腑的时间特性发现脏腑疾病与季节气候的相关性，从而为中医临床各科诊断和治疗疾病提供指导。

基本内容 古代人们通过对自然界的长期观察与医疗实践活动，逐渐认识到人在自然界中的地位、人与自然界的关系等非常有意义的问题。"人与天地相参"思想着重阐明了人与自然界的有机联系。

人的生命活动与日月星辰的运动变化有着密切关系。《素问·生气通天论》曰："阳气者，若天与日，失其所，则折寿而不彰，故天运当以日光明。是故阳因而上，卫外者也。"《素问·八正神明论》则曰："是故天温日明，则人血淖液而卫气浮，故血易泻，气易行；天寒日阴，则人血凝泣而卫气沉。"这里明确指出了日明与日阴，直接影响到血气的运行。在《灵枢经·卫气行》则提出卫气循行与每日太阳运动是相互对应的，说明早在2000多年前人们已发现太阳的各种运动对人体生理病理变化有着直接影响。《素问·八正神明论》又曰："月始生，则血气始精，卫气始行；月郭满，则血气实，肌肉坚；月郭空，则肌肉减，经络虚，卫气去，形独居。是以因天时而调血气也……月生无泻，月满无补，月郭空无治，是谓得时而调之。"这明确指出月之盈亏朔望，直接影响人体血气的运行。在《灵枢经·岁露论》中，不仅指出卫气行风府日下二十一节之一，再注于伏冲行九日之月周期，并进一步提出"人与天地相参也，与日月相应也。故月满则海水西盛，人血气积，肌肉充，皮肤致，毛发坚，腠理郄，烟垢著。当是之时，虽遇贼风，其入浅不深。至其月郭空，则海水东盛，人气血虚，其卫气去，形独居，肌肉减，皮肤纵，腠理开，毛发残，膲理薄，烟垢落。当是之时，遇贼风则其入深，其病人也卒暴"。此处不仅论述了人体血气与月相的关系，而且指出了月相朔望不同时期感受外邪，也有轻重深浅的不同。因而在施治时，也必须注意这些情况。

人体气血运行等各种功能活动与四时、昼夜变化密切相关。《黄帝内经》有多篇都论及此种关系。例如，《素问·四气调神大论》对四时春生、夏长、秋收、冬藏的不同气候特点，提出了一整套适应四时的养生方法。《素问·玉机真脏论》根据四时气候对经气的影响，对春弦、夏钩、秋毛、冬石四季脉象作出了解释。《素问·脏气法时论》则明确提出"合人形以法四时五行而治……五行者，金木水火土也，更贵更贱，以知死生，以决成败，而定五脏之气，间甚之时，死生之期也"。并根据这一原理，推论出五脏发病之慧、安、加、甚、起、死时间。在《灵枢经·病传》与《灵枢经·顺气一日分为四时》等篇中，也均有类同的论述。如此等等，旨在说明五脏功能活动及气血运行并不是始终如一地维持在永恒的稳定状态中，而是根据内外环境的不断改变而产生适应性变化。

人的生命活动与地域环境也有着密切关联。《黄帝内经》中言及这种关系包括两个方面的内容，一则指地理位置及由此而带来的不同环境对人体的影响；一则泛指地气作用对人体的影响。前者如《素问·异法方宜论》对五方之地的天地之气的差异、地势特点、饮食习俗、体质特点、易患疾病等，都作了具体的描述，充分体现了地理环境对人体的影响。后者则主要在运气七篇大论中有较为详细的论述。《素问·天元纪大论》阐明了天气与地气的基本概念，这里所谓地气，主要指应地阴阳之木火土金水和体现地气作用的生长化收藏。《素问·五运行大论》中又详细表述了天、地、人应于五行大类中的具体内容。

《素问·六微旨大论》指出了天地之气与人的关系。

由此可见天地气对人体的影响和人体适应天地气变化的自然规律，充分体现了人与自然的有机联系。

应用价值 “人与天地相参”对指导人们养生保健与防治疾病，有着重要的实践意义。天地之气既可致人以病，则养生之道，就必须注意顺应天地之气的有序变化和谨防其发生太过与不及，这是颐养天年的很重要的方面。故《素问·上古天真论》强调指出“夫上古圣人之教下也，皆谓之虚邪贼风，避之有时，恬惔虚无，真气从之，精神内守，病安从来”。并列举了所谓真人、至人、贤人等善于养生者，必当做到“提挈天地，把握阴阳”“和于阴阳，调于四时”“处天地之和，从八风之理”“法则天地，象似日月……逆从阴阳，分别四时”。在《素问·四气调神大论》中又详细阐述了顺应天地之气春生、夏长、秋收、冬藏的具体做法，并告诫人们“夫四时阴阳者，万物之根本也。所以圣人春夏养阳，秋冬养阴，以从其根，故与万物浮沉于生长之门，逆其根，则伐其本，坏其真矣”。这一顺养天地阴阳四时之气的养生方法，是古人养生的最高原则，而由此原则衍生出的“四时养生法”，更是全世界独一无二的养生技术体系，对于未来的人类健康有着十分重要的促进作用。

（晏婷婷　王旭东）

shùnyìng sìshí

顺应四时（acclimate seasonal changes） 人们的生活、起居必须遵循一年四季的气候变化规律，采用适宜的方法随时调节，以适应自然状态变化的中医养生原则。顺应四时的养生观是天人合一整体观在中医养生学中的具体体现。天地阴阳的变化产生了昼夜的规律与四季气候冷暖的变化，春生、夏长、秋收、冬藏是基本的季节特征。人们的生活起居必须与之相应，才能达到健康长寿的目的。

历史沿革 顺应四时的养生观是《黄帝内经》在“天人相应”整体观指导下，总结先秦诸子百家养生经验后提出的，它强调养生保健要顺应自然界的季节气候变化，与天地阴阳保持协调平衡，以使人体内外环境和谐统一。

《黄帝内经》十分重视四时变化对人体的影响，认为春夏秋冬四季更替、寒暑变化是自然界阴阳此消彼长的运动过程所致，人体脏腑的生理活动和病理变化，不可避免地要受到自然界四时寒暑阴阳消长的影响。在正常生理状况下，人与自然界时辰季节变化具有同步的相应性变化，人体生理功能随着天地四时之气的运动变化而进行着自稳调节，如《灵枢经·顺气一日分为四时》曰：“春生、夏长、秋收、冬藏，是气之常也，人亦应之。”人类要在自然界中健康生活，就必须认识、适应、掌握这些规律。因此，《灵枢经·本神》曰：“智者之养生也，必顺四时而适寒暑，和喜怒而安居处，节阴阳而调刚柔。”《素问·四气调神大论》曰：“夫四时阴阳者，万物之根本也。所以圣人春夏养阳，秋冬养阴，以从其根，故与万物沉浮于生长之门。”

顺应四时对后世医家的养生观起到了深远的影响。

明·张介宾所著《类经》指出“今人有春夏不能养阳者，每因风凉生冷，伤此阳气，以致秋冬多患疟泻，此阴胜之为病也。有秋冬不能养阴者，每因纵欲过热，伤此阴气，以致春夏多患火证，此阳胜之为病也”。从阴阳互根理论上阐发“养春夏之阳是为了养秋冬之阴，养秋冬之阴是为了养春夏之阳”。“冬病夏治，夏病冬治”即由张景岳之说而来。

明·李时珍《本草纲目》提出用药大法，即“春月宜加辛温之药……以顺春升之气”“夏月宜加辛热之药……以顺夏浮之气”“秋月宜加酸温之药……以顺秋降之气”“冬月宜加苦寒之药……以顺冬沉之气，所谓顺时气以养天和也”。

清·张志聪在《黄帝内经素问集注》中指出“春夏之时，阳盛于外而虚于内；秋冬之时，阴盛于外而虚于内，故圣人春夏养阳，秋冬养阴，以从其根，而培养之”，认为春夏阳盛于外而虚于内，故当养其内虚之阳；秋冬阴盛于外而虚于内，故当养其内虚之阴。俗语“春捂秋冻”在张志聪的阐发下也见端倪。

基本内容 人体的生理活动必须与自然四时周期节律同步，即养生必须首先取法于阴阳的消长变化，顺应四时的生长收藏规律，才能益寿延年。四时养生的目的既然是保持人体内外的阴阳平衡协调，调养的出发点和落脚点就均不离乎阴阳的依存互根和消长转化，其原则为“春夏养阳，秋冬养阴”，主要有主养、主制两种观点。

主养观点，如明·马莳和清·高士宗等认为，养阴养阳以从其根，与万物浮沉于生长不息之门，即应顺应四时养生的规律。在春夏两季，少阳之气生，太阳之气长，要适应少阳、太阳之自然界气候的变化规律，顺从生长之气，以养生养长。秋冬两季，太阴之气收，少阴之气藏，要适应少阴、少阳之自然界气候的变化规律，顺从沉降之气，以养收养藏。他们认为四时是世间万物的根本，万物皆是生于春、长于夏、收于秋、藏于冬，人亦应该如此。此论符合《素问·上古天真论》中“法于阴阳”的养生原则。

主制观点，如唐·王冰依据阴阳互制理论，认为“养”即是“制”。春夏两季阳盛，易伤于阴，故而在春夏要多食用寒凉的食物，以抑制机体过盛的阳气；秋冬两季阴盛，阳气不足，因而应在秋冬两季多食温热的食物，以抑制机体过盛的阴气，保全真阳。王冰《增广补注黄帝内经素问》云：“阳气根于阴，阴气根于阳；无阴则阳无以生，无阳则阴无以化；全阴则阳气不振，全阳则阴气不穷。春食凉，夏食寒，以养于阳；秋食温，冬食热，以养于阴。滋苗者必因其根，伐下者必枯其上，故以斯调节，从顺其根。二气常存，盖由根固，百刻晓暮，食亦宜然。”

人体的阴阳是生命的根本，阴阳二气的平衡与否关系着生命的健康存亡，“阴平阳秘，精神乃治，阴阳离决，精气乃绝”。虽然四季有温热凉寒的气候变化，昼夜有阴阳的消长，但总以顺应其阴阳变化、追求阴阳平衡为目标。当春夏阳气尚不充沛之时，就应鼓动阳气；当阳气过于亢奋之时，就应制其亢阳；当秋冬阴气尚不充沛之时，就应保养阴气；当阴气过盛、碍于阳气、失其平衡之时，就应制其盛阴。根据自然界四时阴阳的消长和人体阴阳之气虚实的变化，观察季节气候的特点和脏腑功能盛衰，实行适当的调养，使人的阴阳始终处于一种平衡的状态，才可达到养生防病、益寿延年的目的。

应用价值 顺应四时阴阳盛衰，指导人们进行正确的起居生活，合理调配膳食，合理使用药物，才能达到天人合一的协同效果，防患于未然。顺应四时养生的具体方法，关键在起居作息和膳食调整两个方面。例如，春夏两季正值阴消阳长之际，应适宜调整起居作息以顺应阳气的生发趋势。春为少阳，宜夜卧早起，广步于庭，披发缓行；夏为太阳，宜夜卧早起，无厌于日，使志无怒。秋冬两季正值阳消阴长之时，秋季为少阴，宜早卧早起，与鸡俱兴，使志安宁，收敛神气；冬季为太阴，宜早卧早起，祛寒就温。膳食方面，春夏宜发散升提温阳的食物，秋冬宜用收敛潜降滋阴的食物。用药亦同此理。

（晏婷婷　王旭东）

chūnshēng

春生（growth in spring）

春季万物萌生。一年四季的自然变化规律之一。春季养生，就必须符合“生”的自然特性，借助大自然的生机，激发人体的生命活力，使其尽快从冬天的藏伏状态中走出来。

《灵枢经·顺气一日分为四时》指出“春生、夏长、秋收、冬藏，是气之常也，人亦应之”。因此，春生、夏长、秋收、冬藏是中医对人体生理功能变化的概括。《素问·四气调神大论》曰：“春三月，此为发陈，天地俱生，万物以荣，夜卧早起，广步于庭，被发缓形，以使志生，生而勿杀，予而勿夺，赏而勿罚，此春气之应，养生之道也。”《黄帝内经》提倡的春季养生，应该夜卧早起，广步于庭，披发缓行，以使志生等，此均为“春生”养生法。

春三月是指立春、雨水、惊蛰、春分、清明、谷雨六个节气。这时大地复苏，万物生机勃勃，一派欣欣向荣。古人把春天视为一个生长的过程，表示“阳”的生发积累过程。春天主生机之气，所以春天需要养“生”。

（晏婷婷　王旭东）

xiàzhǎng

夏长（strengthening in summer）

夏季万物生长繁盛。一年四季自然变化规律之一。夏季养生，就必须符合“长”的自然特性，顺应夏季自然界的旺盛长势，以维护人体的生长功能。

人的生理功能活动，随着春夏秋冬四季的变更发生相应变化，《黄帝内经》则从养生学的角度对此进行了论述，《灵枢经·顺气一日分为四时》指出“春生、夏长、秋收、冬藏，是气之常也，人亦应之”。《素问·四气调神大论》曰：“夏三月，此谓蕃秀，天地气交，万物华实，夜卧早起，无厌于日，使志无怒，使华英成秀，使气得泄，若所爱在外，此夏气之应，养长之道也。”

夏季三个月，从立夏到立秋，包括立夏、小满、芒种、夏至、小暑、大暑六个节气，是万物滋长茂盛华美的季节，所以称为“蕃秀”。天气下降，地气上升，天地之气交感，而使植物开花结果。人还是应该入夜即睡，早点起床，不要讨厌夏季的白天太长、太阳太晒。要使情志愉悦舒畅，气机宣畅，疏泄自如，意气舒展外向。这是与夏季万物生长茂盛的特点相应，是人类在夏季保护长养之气的方法。

（晏婷婷　王旭东）

qiūshōu

秋收（constringency in autumn）

秋季收获万物。一年四季自然变化规律之一。秋季养生，就必须符合“收”的自然特性，顺应秋季自然界的肃杀态势，调整生命机体的阴阳平衡，以保护人体的生理功能。秋季养“收”，就是顺应秋天大自然的收势，使人体五脏尽快进入收养状态，从兴奋、宣发的状态逐渐转向内收、平静的状态。

人的生理功能活动，随着春夏秋冬四季的变更发生相应变化，《灵枢经·顺气一日分为四时》指出“春生、夏长、秋收、冬藏，是气之常也，人亦应之”。因此，春生、夏长、秋收、冬藏是中医对人体生理功能变化的概括。《素问·四气调神大论》曰：“秋三月，此谓容平，天气以急，地气以明，早卧早起，与鸡俱兴，使志安宁，以缓秋刑，收敛神气，使秋气平，无外其志，使肺气清，此秋气之应，养收之道也。”

秋天，历经立秋、处暑、白露、秋分、寒露、霜降六个节气，其中的秋分为季节气候的转变环节。秋季的三个月，是自然界万物果实饱满、已经成熟的季节。在这一季节里，天气清肃，其风紧急，草木凋零，大地明净。人们应该早睡早起，晨起时应与鸡鸣的时间相一致，早卧以顺应阴精的收藏，以养“收”气，早起以顺应阳气的舒长，使肺气得以舒展。情绪保持安宁，以缓和秋季肃杀之气对人体的影响；同时精神要内守，收敛此前向外宣散的神气，以使人体能适应秋气并达到相互平衡；不要让情志向外越泄，以保持肺气的清肃。这乃是顺应秋气、养护人体收敛功能的法则。

（晏婷婷　王旭东）

dōngcáng

冬藏（storage in winter）　冬季万物封固藏伏。一年四季自然变化规律之一。冬季养生，就必须符合“藏”的自然特性，顺应冬季自然界的敛藏状态，以积蓄人体的精微物质。冬季养“藏”，就是顺应冬天的藏伏特性，摄取营养，收敛欲望，让人体逐渐进入休整状态，为来年春季的生发蓄积能量。

人的生理功能活动，随着春夏秋冬四季的变更发生相应变化，《灵枢经·顺气一日分为四时》指出“春生、夏长、秋收、冬藏，是气之常也，人亦应之”。因此，春生、夏长、秋收、冬藏是中医对人体生理功能变化的概括。《素问·四气调神大论》曰：“冬三月，此谓闭藏。水冰地坼，无扰乎阳，早卧晚起，必待日光，使志若伏若匿，若有私意，若已有得，去寒就温，无泄皮肤，使气极夺，此冬气之应，养藏之道也。”

冬天分为孟冬、仲冬、季冬，天地之气渐渐收敛，整个大自然阳气藏于下，阴气弥漫于天地之间，冬季的三个月是生机潜伏、万物收藏的季节，人体阳气自然也潜藏于内，阴精充盛，正是人体养藏的最好时机。这时，水结成冰，地冻而裂，人们不要扰动体内的阳气，就该早睡晚起，顺应冬季昼短夜长的规律，保证充足的睡眠时间，以利于阳气潜藏，阴精积蓄。待日出而作，以避寒就暖，使人体阴平阳秘。不可为事物烦劳，要使思想情绪平静伏藏；还要避开寒冷，趋就温暖，不要使皮肤开泄出汗而损耗阳气，这是顺应冬季的气候，保养人体闭藏之气的方法。

（晏婷婷　王旭东）

fǎtiān shùndì

法天顺地（comply with nature）

效法自然和天道，遵循天地阴阳变化之所宜的中医养生原则。人与天地阴阳相通、相应，不论四时气候、昼夜变化，还是日月运行、地理环境，都会对人体产生影响，主动地效法和顺应天地自然阴阳变化规律是保持健康长寿的基本原则。

先秦诸子百家思想为中医理论的形成奠定了初步的基础，养生作为中医学的重要内容之一，也深深地受到了诸子百家学说的影响。在养生原则上，道家坚持“清静无为”的静养主张，《道德经》云：“人法地，地法天，天法道，道法自然。”“法天顺地”一词首见于《文子·九守》，“故圣人法天顺地，不拘于俗，不诱于人，以天为父，以地为母，阴阳为纲，四时为纪”，指出有道德的圣人取法于天、顺从于地，不被世俗拘系，不受人欲诱惑，将天地视作父母，将阴阳视作纲领，将四时视作法度。

古人认识到，只有效法天地、适应自然，才能与其和谐相处，人们的生命、生活与生产才能够得到保障和持久。因此，从宏观而言，养生的首要原则是要顺应大自然的变化规律，这不仅包括昼夜四时气候变化，还包括地理位置、自然环境、水质空气等，甚至是社会环境，人也必须主动地顺从它、适应它。参见人与天地相参。

（晏婷婷　王旭东）

sìqì tiáoshén

四气调神（spiritual cultivation conforming with the four seasons）　顺应四时节令的变化以调摄精神活动的中医养生方法。四气，即四时、四季，其气有寒、热、温、凉之不同；调神，即调理精神情志。四气调神，即四时气候的不同变化，使万物形成了生、长、收、藏的自然规律，人的精神情志活动也必须与四时的变化相适应，才能保持其清静内守的状态。

基本内容 《庄子·刻意》指出“动而以天行，此养神之道也”，即精神活动要符合自然界变化的规律。《黄帝内经》列有专篇，专题讨论依据四时之气而调养精神的原则和方法，其中《素问·四气调神大论》主要论述四季不同的养生原则，揭示了自然界时序运行中阴阳变化对人生命过程的影响，提出了人与自然界的同步关系和养生法则，其中以下内容涉及精神调摄。

春三月，“以使志生，生而勿杀，予而勿夺，赏而勿罚，此春气之应，养生之道也”。春天养生调神的基本原则是顺应阳气升发的特征，要使精神愉快，开畅胸怀，保持万物的生机。不要滥行杀伐，多施与，少敛夺，多奖励，少惩罚。这是适应春季时令、保养生发之气的方法。

夏三月，“使志无怒，使华英成秀，使气得泄，若所爱在外，此夏气之应，养长之道也”。夏季养生调神的基本原则是顺应阳气长养的特征，要使情志保持愉快，切勿发怒，要使精神之英华适应夏气，以成其秀美，使气机宣畅，通泄自如，精神外向，对外界事物有浓厚的兴趣。这是适应夏季气候、保护长养之气的方法。

秋三月，“使志安宁，以缓秋刑，收敛神气，使秋气平，无外其志，使肺气清，此秋气之应，养收之道也”。秋季养生调神的基本原则是保持神志的安宁，减缓秋季肃杀之气对人体的影响；收敛神气，以适应秋季容平的特征，不使神思外驰，以保持肺气的清肃功能。这就是适应秋令的特点而保养人体收敛之气的方法。

冬三月，“使志若伏若匿，若有私意，若已有得，去寒就温，无泄皮肤，使气亟夺，此冬气之应，养藏之道也”。冬季养生调神的基本原则是要使神志深藏于内，安静自若，严守而不外泄；要躲避寒冷，求取温暖，不要使皮肤开泄而令阳气不断地损失。这是适应冬季的气候而保养人体闭藏功能的方法。

应用价值 四气调神法是建立在中医学“天人相应”的整个观念之上的，顺之则神充而形健，逆之则神弱而体衰。养生、养长、养收、养藏以及养阴、养阳，都是为了适应自然气候的变化，达到人体与环境的平衡统一，避免外邪的侵袭，积极地把握自然和利用自然的变化规律，达到延年益寿的目的。《素问·四气调神大论》作为《黄帝内经》养生思想的重要组成部分，对中医养生学的发展起到了重要的指导作用。顺应四时养生是《黄帝内经》养生学思想的精髓所在，奠定了中医养生学的理论基础，对中医养生学的发展做出了重要贡献，直至当今在人们的养生保健中仍继续发挥着不可替代的作用。

（晏婷婷　王旭东）

shènbì wàixié

慎避外邪（avoid the exopathogens cautiously）

人在日常生活中采用各种措施避免自然界各种致病因素侵害的中医养生原则。

任何疾病的发生过程都是正气与邪气双方斗争的过程，正气虚弱者易于感受风、寒、暑、湿、燥、火六淫和疫疠之气等外邪的侵袭。因此，除了采取相应措施以避免外界不良因素侵害之外，增强体质，培育正气，是慎避外邪的基础。

一般情况下，根据病邪的不同性质，慎避外邪的原则有三。①虚邪贼风，避之有时。《素问·上古天真论》说：“虚邪贼风，避之有时。”所谓虚邪贼风，泛指四时不正之气。此种邪气对人体的危害极大。②避其毒气，以防染疫。《素问·上古天真论》提出“五疫之至，皆相染易”，应“避其毒气”，即力避疫疠、毒物、意外伤害等，采取避源头、断途径等措施，以防止其致病和“染易”，有效地控制和预防疫病的传播。③服药预防，增强免疫。《素问·刺法论》有“小金丹……服十粒，无疫干也”的记载。通过服用药物，能促使人体气血旺盛，阴阳平衡，脏腑功能协调，以增强抗病能力和免疫功能。尤其是身体羸弱者或中老年人，较适宜用药物来进行调养。

（晏婷婷　王旭东）

xūxié zéifēng

虚邪贼风（diapenia pathogenic wind）

自然界中的六淫、戾气等外感病邪。可在正虚时伤人，亦可在正盛时侵入。虚邪和贼风所指相同，属同义复词。虚，指邪气肉眼不见，虚无缥缈；虚邪亦指乘虚而入之邪或致虚之邪。贼，指邪气在不觉中侵入人体，恰如盗贼在人们不察时盗走财物。《灵枢经·刺节真邪》说：“邪气者，虚风之贼伤人也，其中人也深，不能自去。”养生保健应避开这种致病邪气的侵袭，才能达到防病健身之目的。

“虚邪贼风”一词，语出《素问·上古天真论》，其论曰：“夫上古圣人之教下也，皆谓之虚邪贼风，避之有时，恬惔虚无，真气从之，精神内守，病安从来。”高士宗《素问直解》所释：“凡四时不正之气，皆谓之虚邪贼风。”唐代医家王冰注：“邪乘虚入，是谓虚邪。窃害中和，谓之贼风。”

对于“虚邪贼风”应及时避之，才不会生病，其从病因和发病方面认识到致病因素是产生疾病的重要条件之一，因而要及时预防，这在养生和预防疾病上有一定的意义。

（晏婷婷 王旭东）

xíng-shén héyī

形神合一（unity of shape and spirit） 形体与精神之间的协调统一状态。中医学对人体心理、生理高度统一关系的基本认识。形，指人的形体，包括构成形体的脏腑、经络、五体、官窍及运行或贮藏于其中的精、气、血、津、液等物质，形是一切生命活动之宅；神，指人体的精神意识思维活动，包括精神、思维、意识、情感、心理等变化。神是人体生命活动的主宰。

历史沿革 “形神合一”是中医基础理论中重要的学术思想之一，也是中医学整体观念特点的一个方面。远溯春秋战国时代，中国历史上各种学术思想昌盛至极，在诸子百家之书中，《左传》最早记载了大量形神相关的资料；《道德经》一书则明确提出了守静、保精、和气的摄生防病思想。《荀子》第一次提出“形具而神生”论点，并从唯物主义角度全面系统阐述了人的心神与形体之间的关系。而《黄帝内经》则将“形神合一”理论作为重要命题加以阐述。《素问·上古天真论》云：“上古之人，其知道者，法于阴阳，和于术数，食饮有节，起居有常，不妄作劳，故能形与神俱，而尽终其天年，度百岁乃去。”可见养生得法有道，才能使人的形与神始终保持一种协调一致的和合状态，人才能尽享天年。此后“形神合一”关系在东晋·葛洪《抱朴子》中被称“形神相卫”，在元·孙允贤《南北经验医方大成》中被称“形神俱备”，在明·李梴《医学入门》中被称“形神相因”等，虽然名称相异，但都是强调“形与神俱，不可分离”的互根互用关系。正如南北朝时期范缜《神灭论》所说：“神即形也，形即神也，是以形存则神存，形谢则神灭。”明·张介宾在《类经》中也说：“形者神之质，神者形之用，无形则神无以生，无神则形不可活。”历代养生家均强调形神共养是延年益寿的重要法则。

基本内容 形神合一是《黄帝内经》形神理论的精髓所在，体现了物质与运动的关系，机体与功能的关系，躯体与精神的关系，其辩证思想具体表现为：形为神之舍，神为形之主，形神相俱。

形神合一理论把人体视作一个以脏腑、经络、气血、津液、精神情志为内在联系的有机整体，认为人体不仅与自然界和社会环境紧密相关，而且突出地强调了人的形体与精神情志之间的相互作用和影响。形为神之宅，神乃形之主，神明则形安，形盛则神旺，形健则神昌。因此养生保健既要注意神气的摄养，还要注意形体的保健，即达到形神共养。在具体方法上又重视调神养性，推崇恬淡虚无的精神境界，追求平和安详的情绪状态，同时注意法于阴阳、和于术数、四时消息、食饮有节、起居有常的生活规律，以及形劳不倦、不妄作劳的适度锻炼等，从而达到气血畅通、脏腑坚固的“尽终天年”。

应用价值 形神合一理论对于指导养生保健、延缓衰老、延年益寿、颐养天年有着重要的意义。

（晏婷婷 王旭东）

quánxíng

全形（strengthen the physique） 通过自身炼养以健全形体，使身体健康，是中医判断人体健康状态的标准之一。形，指人的形体，包括构成形体的脏腑、经络、五体、官窍及运行或贮藏于其中的精、气、血、津、液等物质，是人体生命活动的物质基础。

“全形”出自《素问·宝命全形论》。此论叙述人体气血虚实与天地阴阳之间的关系，探讨如何保持生命，维护健康，故名为“宝命全形论”。

形体是人生命存在的基础，有形体才有生命并产生精神活动和生理功能。形乃神之宅，保养形体则为养生之首要。正如张景岳曰：“吾之所赖者，唯形耳，无形则无吾矣，谓非人生之首务哉……善养生者，可不先养此形，以为神明之宅；善治病者，可不先治此形，以为兴复之基乎？”养形的方法虽多，但不外以下几个方面：①顺应自然利其形。顺应自然界阴阳消长的规律，能更好地维持生命活动。只有注意顺应自然的变化起居有常，方能“虚邪贼风，避之有时”，保持形体的健壮。②调摄饮食养其形。人体的阴阳气血，有赖饮食调养。水谷精微，靠脾胃的运化，化生气血津液，并输送到全身而发挥其营养作用。③运动锻炼强其形。运动锻炼可以使人体筋骨强健，气血经脉通畅，脏腑精气充实，功能旺盛，气血条达，即所谓以动养形。动以养形的方法多种多样，如劳动、舞蹈、散步、导引、按跷等，均可以调和气血、疏通经络、通利九窍，达到防病健身的目的。

（晏婷婷　王旭东）

tǐ yù chángláo

体欲常劳（physical exercise is good for health）　身体要经常地运动。养生学的基本原则之一。运动是人体维持正常生命活动的最基本要素。

《吕氏春秋》提出“流水不腐，户枢不蠹”的著名论点。东晋·葛洪《抱朴子》倡导“体欲常劳，劳勿过极”的养生原则，注重动以健体，体欲常劳，劳逸适度。唐·孙思邈《千金要方》提出“养生之道，常于小劳”“人欲劳于形，百病不能成”，说明要劳逸结合，动静适宜。金·刘完素《素问病机气宜保命集》所言“体欲常运”、《太平御览·养生》所言“体欲常少劳”等语，与“体欲常劳”之论义同，均强调善于养生者一定要适度运动。

“体欲常劳”之“劳”，包括力量性劳动、技巧性劳动、综合性劳动，以及各种养生运动。“劳”的程度应根据每个人的情况来定。例如，清·曹庭栋在《老老恒言》中说：“拂尘涤砚，焚香烹茶，插花瓶，上帘钩，事事不妨亲之，使时有小劳，筋骸血脉乃不凝滞，所谓流水不腐，户枢不蠹也。”这种“劳”符合“动则不衰，用则不退”的道理。但活动必须遵照“劳勿过极”的原则，这里的“极”应以个人的体质情况而定，做到“无久坐、无久行、无久视、无久听”（《抱朴子养生论》），反之则会导致“久视伤血，久卧伤气，久坐伤肉，久立伤骨，久行伤筋”（《素问·宣明五气论》）。葛洪的这些日常生活中的养生方法概括成一句话就是“养生以不伤为本”，做到“不欲甚劳”和“不欲甚逸”。这种勤劳动持之以恒，常小劳莫至大疲的劳逸结合的养生法则，至今仍有重要的现实的指导意义。其他如气功、导引、太极拳、八段锦、五禽戏等养生功法，也不失为“体欲常劳”的保健方法。

（晏婷婷　王旭东）

láozé qìhào

劳则气耗（overexertion results in qi exhaustion）　劳累过度而使精气耗损，出现倦怠乏力、精神萎靡等症。《素问·举痛论》曰：“劳则气耗……劳则喘息汗出，外内皆越，故气耗矣。”王冰注：“疲力役则气奔速，故喘息；气奔速则阳外发，故汗出。然喘且汗出，内外皆逾越于常纪，故气耗也。”

“劳”有形劳、神劳和房劳。在此所谓之“劳”主要指形劳和房劳。疲劳过度，能使阳气外张，因此肺气不降而喘息，卫气不固而汗出，如长期过度疲劳，就会引起正气亏耗。即明·张介宾《类经·疾病类》曰：“疲劳过度，则阳气动于阴分，故上奔于肺而为喘，外达于表而为汗，阳动则散，故内外皆越而气耗矣。”《素问·调经论》曰：“有所劳倦，形气衰少。”金·李杲《内外伤辨惑论·饮食劳倦论》曰：“劳役过度，而损耗元气。”《内外伤辨惑论·辨劳役受病表虚不作表实治之》曰：“若是劳役所伤……必短气气促，上气高喘，懒语，其声困弱而无力，至易见也。”此都进一步强调了“劳则气耗”。劳倦过度伤五脏在《素问·宣明五气篇》提之“五劳所伤”，即久视、久卧、久坐、久立、久行，劳逸不均，而损伤形体伤精耗气。清代医书《医家四要》谓：“曲运神机则劳心，尽心谋虑则劳肝，意外过思则劳脾，遇事而忧则劳肺，色欲过度则劳肾。”过度形劳、房劳伤及五脏之气，可致脏腑亏损，神气过耗。

养生应做到劳逸结合，保养机体，使其有生生之机，健康活跃，既有利于防病，又有利于保健，也能使青春常驻。

（晏婷婷　王旭东）

quánshén

全神（take mentality in good condition）　人的神志健旺协调，精神状态良好，与脏腑功能相应，与“形”相辅，是中医判断人体健康状态的标准之一。“全神”与“全形”相对应。神，包括精神、意识、思维、情绪、本能等多种活动，即《黄帝内经》所述“神、魂、魄、意、志”，是人体生命活动的主导功能。神在中医领域有多种含义。狭义之神是指精神、意识、思维活动，主要依赖于心血的濡养。广义之神是指人体生命活动总的外在表现，是以精、气、血、津液为物质基础的，是脏腑功能、气血外在的征象。全神，则是运用各种修身养性的方法，使神志健全，精神、意识、思维活动正常。

先秦时期道家学说的创始人老子、庄子，都十分强调“神”的内在主宰作用。老子以“清静”说立论。《道德经》曰：“致虚极，守静笃……淡然无为，神气自满，以此将为不死药。”庄子在此基础上主张“唯神是守，守而勿失，与神为一”，进而提出了“抱神以静，形将自正，必静必清，无劳汝形，无摇汝精，乃可以长生”（《庄子·刻意》）的静神养生长寿之法。全神的养生思想在《黄帝内经》中有深入阐发。《素问·上古天真论》指出“夫上古之圣人之教下也，皆谓之虚邪贼风，避之有时，恬惔虚无，真气从之，精神内守，病安从来”。可见其认为人欲保持健康无病，除了要避免外环境中之致病因素对人体的伤害外，更重要的则在于注重人体自身内环境的安宁与自守，即所谓“养神”。《素问·阴阳应象大论》亦进一步阐述，曰：“圣人为无为之事，乐恬憺之能，从欲快志于虚无之守，故寿命无穷，与天地终，此圣人之治身也。”在此其特别强调“养神”具有延年益寿、强身健体的作用。

全神之法可以从多方面入手。例如，清静养神，保持精神情志淡泊宁静的状态，减少名利和物质欲望，和情畅志，协调七情活动，使之平和无过极；四气调神，顺应一年四季阴阳之变来调节精神，使精神活动与五脏四时阴阳关系相协调；气功练神，通过调身、调心、调息三个主要环节，对神志、脏腑进行自我锻炼；节欲养神，性欲过度伤精耗神，节欲即可保精全神；修性怡神，通过多种有意义的活动，如绘画、书法、音乐、下棋、雕刻、种花、集邮、垂钓、旅游等，培养自己的兴趣爱好，使精神有所寄托，并能陶冶情感，从而起到移情养性、调神健身的作用；用脑健神，主张勤奋学习，积极用脑，静中有动，动静结合，只有这样，才能更有利于身心健康。

（晏婷婷　王旭东）

jìng zé shéncáng

静则神藏（the tranquil state stores vital spirit）　形态安静，情绪平稳，有助于精神内敛的身心健康的状态。静，清静、宁静。中医认为，宁静则神气存于内，功能即可正常，精气即可保全。古人认为清心寡欲，心不妄动，就能长寿。所以心静而不躁，神气自可静藏，能保身心健康，不易发生严重疾病。

静则神藏出自《素问·痹论》“阴气者，静则神藏，躁则消亡”。静神的思想，倡始于老庄。老子在《道德经》里指出“静为躁君”。其意是说，在动与静这一对矛盾中，静是矛盾的主要方面，安静是躁动的主宰。从这一思想出发，他极力主张要“致虚极，守静笃”，即要尽量排除杂念，使心灵空虚而不杂；始终如一地坚守清静，使神气静而不躁。庄子继承老子的这种静神思想，并以水为例阐明了神之当静的道理，“水静犹明，而况精神”，并认为静和无为便能达到长寿的境界。《黄帝内经》继老庄之后从医学的角度提出了静神防病的思想，如在《素问·上古天真论》曰：“恬惔虚无，真气从之，精神内守，病安从来。”这里的“恬惔虚无”，主要是指安静而言，思想安静，神气内持，邪气不能侵害。人之神宜静，静则神气内藏不致妄耗，所谓“精神内守，病安从来”。若躁动不安，必然耗伤神气，严重者可能导致消亡。

古之养生家分“动”“静”两派，各持己理。《黄帝内经》认为形宜动，神宜静。神是生命功能的集中概括，人的精神活动是生理功能的最高级的表达形式。神既然是至尊至贵的，当然应该“内守”，不可无端妄耗，否则可危及健康，而“静”是精神内蓄的重要法则。总之心平气和，则精神收藏，精力充沛。相反，心烦浮躁，情绪不安，焦虑紧张，则精气就会消耗，甚至最后耗竭消亡。

神宜静而不宜躁。静神养生的方法众多，如静坐调息、抑目静耳、凝神敛思等，努力做到神气清净而无杂念，可达到真气内存、心神平安的目的。

（晏婷婷　王旭东）

zào zé xiāowáng

躁则消亡（the dysphoria state dissipates vital spirit）　心烦浮躁、情绪不安、焦虑紧张，神气难以安藏，精气就会耗散，渐衰而终至消亡，易发生严重疾病，甚或濒于死亡的病理状态。中医养生所忌的不良状态。躁，指人躁动不安。消亡，指人因躁动不宁而使五脏之气离散。

躁则消亡出自《素问·痹论》“阴气者，静则神藏，躁则消亡”。可见，神躁不守，乱而不定，必定扰乱脏腑，耗伤气血，轻则招致疾病，甚则催人衰老，减短寿命。《淮南子·原道训》所论更为精当：“静而日充者以壮，躁而日耗者以老。”说明神静则精气日渐充盛，形体随之健壮；而神躁则精气日益耗损，形体必过早衰老。

参见静则神藏。

（晏婷婷　王旭东）

dòngjìng yǒucháng

动静有常（regularity of motion and tranquility）　人的形体、神志活动要动静有序，和谐合理，该动则动，该静则静，切乎需求。中医养生学遵循的基本规则之一。动，指运动、活动，多指形体运动；静，为安静、清静，多指精神状态。常，常规，准则。动和静都有一定的常规，行动合乎规范。动与静是养生中相反相成的两个方面。动静有常养生观要求人们顺乎机体“动”与“静”的特性，以精神和形体的动静相宜来调节生理功能，指导养生保健。

历史沿革　《周易·系辞上》曰：“动静有常，刚柔断矣。”在

《周易》的基础上，《黄帝内经》形成了动态协调的平衡观。这种平衡是发展、变化的动态协调的平衡，只有在相互制约的条件下才能形成。一般把古代养生学派分为主静与主动两派。老庄学派强调以静养生，重在养神；以《吕氏春秋》为代表的一派主张以动养生，重在养形。然而从他们整个养生思想来看，强调静者并不否定动，主张动者也并不否定静。例如《庄子·在宥》既主张"必静必清，无劳汝形，无摇汝精"，也提到"吹呴呼吸，吐故纳新，熊经鸟申"。《吕氏春秋》一方认为"流水不腐，户枢不蠹，动也，形气亦然"，另一方面也指出"静胜躁"。可见他们对养生中静的辩证关系是有一定认识的。《黄帝内经》则综合诸家的观点，融入长期的养生实践经验，提出了动静相宜、形劳不倦的原则。

基本内容 养生提倡动静结合，刚柔相济，动为健，静为康，动以养形，静以养神，柔动生静，静以生气，气化生神，形神合一，尽终天年。具体内容：①动静适度。既主张劳动和锻炼，又反对过度劳累。《素问·上古天真论》所谓的"不妄作劳"，既适用于养神，也适用于养形。其所主张的"形劳而不倦"，则是对劳动和锻炼养生的原则要求。②动以养形。运动可促使人体气血充盛、百脉畅达、精气流通，能够增强人体生理的气化作用，以及气机的升降出入，提高人体抗病能力，使得机体强健而祛病延年。《吕氏春秋·尽数》说："形不动则精不流，精不流则气郁。"静而乏动则易导致精气郁滞、气血凝结，久即损寿。③静以养神。保持心情的宁静、专一，能使脏腑之气机协调，真气充沛，形体强壮而无病患。《素问·痹论》指出"静者神藏，躁者消亡"，由于"神"有润万物而理万机的作用，常处于易动难静的状态，故人之心神总宜静，清静养神显得特别重要。

应用价值 中医养生中"动以养生""静能抑躁""心要常凝，形要小劳"等养生观点，体现了动静有常、练养结合等全面养生的观点。形体宜动，但须动中有静；心神宜静，但须静中有动。形动有助于心静，心静也有益于形动。因此，养生不仅要被动地适应自然和社会的客观环境，而且要主动地调摄身心，通过调摄身心，增强人体对环境的适应性，从而利于健身、健心、延年益寿。

（晏婷婷　王旭东）

jiǔlì shānggǔ

久立伤骨（prolonged standing injures bones） 站立的动作持续过久会导致骨骼损伤。中医五劳损伤之一。骨是躯体的支柱，长期站立可伤及骨。

"久立伤骨"一说，最早见于《素问·宣明五气》"久视伤血，久卧伤气，久坐伤肉，久行伤筋，久立伤骨，是谓五劳所伤"的原文。明·戴元礼《证治要诀》云："五劳者，五脏之劳也。"明·楼英《医学纲目》释曰："何谓五劳？心劳血损，肝劳神损，脾劳食损，肺劳气损，肾劳精损。"由于劳逸不当，气血筋骨活动失调而引起的五劳损伤。诚如明·皇甫中《明医指掌》所说的"久立伤骨，劳于肾也"。

从日常生活来看，站立过久确实感觉腰酸背痛、腿软足麻或足背浮肿。长期久站还可引起腰肌劳损、骨骼变形、下肢静脉曲张等较为严重的后果。由于肾主骨，久立不仅伤骨，而且伤肾。肾藏精，精能生髓，髓能养骨，故中医学有"肾主骨"之说。只有肾之精气充盛，才能生髓充骨，保持骨骼强健有力。肾精为骨的物质基础，骨骼在受力、运动时对肾精的需求增加，故相应地对肾精的耗损也有所增加。骨骼使用时间越久，承担的负荷越重，肾精的消耗也越大。故持久站立及负重等行为可伤肾。

现代医学也认为，疲劳是人们连续不断地进行生理活动与心智活动之后工作效率下降的身心状态。预防五劳，一是劳身、劳心要适可而止，有学者主张变五劳所伤为五劳所养，即"适视养血，适卧养气，适坐养肉，适行养筋，适立养骨"。二是劳逸结合，如古语"一张一弛，文武之道"。张是紧张，弛是松弛，二者适当配合，便不易产生疲劳。唐代医学家孙思邈所说的"不欲其劳，不欲其逸"，说得也是这个道理。

（晏婷婷　王旭东）

jiǔshì shāngxuè

久视伤血（protracted use of eyes injures the blood） 用眼过度能导致血液损耗。中医五劳损伤之一。肝藏血，肝开窍于目，目之视觉功能有赖血的濡养，故用目过度会伤及肝血。

《素问·宣明五气篇》最早提出"久视伤血"的论断，即"久视伤血，久卧伤气，久坐伤肉，久行伤筋，久立伤骨，是谓五劳所伤"。明·戴元礼《证治要诀》云："五劳者，五脏之劳也。"明·楼英《医学纲目》释曰："何谓五劳？心劳血损，肝劳神损，脾劳食损，肺劳气损，肾劳精损。"由于劳逸不当，气血筋骨活动失调而引起的五劳损伤。诚如明·皇甫中《明医指掌》所说的"久视伤血，劳于心也"。

日常生活中，如果长时间读书看报，或沉迷于电视电脑，就会引起视力疲劳，出现双目干涩、视力下降、头晕眼花、心悸失眠等血虚症状。中医认为，目者，心使也。心主血脉而藏神，久视则伤血而劳神，导致心血暗耗，心神失养，故有闭目可养神之说。又肝藏血开窍于目，久视肝血亏虚，母病及子而致心血亦亏。可见目与血的关系最为密切，目得血滋养才能视物、辨物，用目过度又会伤血。因此生活中一定要注意用眼卫生，不可长时间、过度用眼。

（晏婷婷　王旭东）

jiǔwò shāngqì

久卧伤气（protracted lying injures the qi）　躺卧过久会损伤肺气，导致气短、形疲。中医五劳损伤之一。凡人久卧少动，会使气血运行不畅，阳气不升渐至正气耗损。

《素问·宣明五气篇》最早提出"久卧伤气"的论断，即"久视伤血，久卧伤气，久坐伤肉，久行伤筋，久立伤骨，是谓五劳所伤"。明·戴元礼《证治要诀》云："五劳者，五脏之劳也。"明·楼英《医学纲目》释曰："何谓五劳？心劳血损，肝劳神损，脾劳食损，肺劳气损，肾劳精损。"由于劳逸不当，气血筋骨活动失调而引起的五劳损伤。诚如明·皇甫中《明医指掌》所说的"久卧伤气，劳于肺也"。

劳则气耗，但久卧亦可伤气。适当的休息和睡眠可以养气，有助于及时消除人体疲劳，恢复旺盛的体力与脑力。但长期卧床、过度睡眠又会使人气血运行不畅，不仅肢体筋骨五官九窍之气会渐趋衰弱，而且还可以累及内在各脏腑之气血液循环失去了原有的规律，心跳减慢，血流减慢，导致大脑供血不足，就会出现身体懒散、萎靡不振等症状。

长期卧床，缺少运动，会使气血运行不畅，致久卧伤气。"流水不腐，户枢不蠹"。自古以来，养生家都非常注重运动，气行血行，气滞血瘀；通则不痛，痛则不通。人体之气贵在不断运动，使升降出入有序，人体生机蓬勃。若久卧不动，则气机阻滞不利，升降出入障碍，气体交换受阻，久之导致气耗。又肺司呼吸，主一身之气，久卧伤气，必然累及于肺。肺气虚损，宣降不利，而见气短，咳喘无力。

（晏婷婷　王旭东）

jiǔháng shāngjīn

久行伤筋（protracted walking injures the tendons）　步行之类运动过多，会导致筋腱疲劳或损伤。中医五劳损伤之一。筋的功能是利机关，束骨节，助运动。久行则劳累过度而伤筋。

《素问·宣明五气篇》最早提出"久行伤筋"的论断，即"久视伤血，久卧伤气，久坐伤肉，久行伤筋，久立伤骨，是谓五劳所伤"。明·戴元礼《证治要诀》云："五劳者，五脏之劳也。"明·楼英《医学纲目》释曰："何谓五劳？心劳血损，肝劳神损，脾劳食损，肺劳气损，肾劳精损。"由于劳逸不当，气血筋骨活动失调而引起的五劳损伤。诚如明·皇甫中《明医指掌》所说的"久行伤筋，劳于肝也"。

如果人长时间行走，会使筋肉受到伤害。因为人的行走主要有赖于筋肉对骨骼的拉动，如长时间行走，必然使下肢关节周围的韧带、肌腱、筋膜等软组织因疲劳而受伤或劳损。中医学认为，肝藏血以主筋，筋脉必得肝之阴血濡养，才能骨正筋柔，强健有力。若久行则可劳伤筋骨、耗伤气血，终至肝血不足，阴血一伤，筋脉失养，时间一长就会发生筋病、足痛，故称久行伤筋。

适当的走动、跑步，可以使人体经筋更加柔韧强健、运动灵活。长时间的运动，又会使筋肉处于一种紧张和疲劳状态，变得脆弱，容易受伤。若活动量过大或活动过猛，更可能出现筋肉、关节的扭伤、挫伤，导致运动障碍。

（晏婷婷　王旭东）

jiǔzuò shāngròu

久坐伤肉（protracted sitting injures the muscles）　坐久导致肌肉损伤，出现萎软、消瘦。中医五劳损伤之一。脾主四肢肌肉，久坐者，脾气呆滞，脾不健运，气血不通，肌肉失养，因此久坐伤肉。

《素问·宣明五气篇》最早提出"久坐伤肉"的论断，即"久视伤血，久卧伤气，久坐伤肉，久行伤筋，久立伤骨，是谓五劳所伤"。明·戴元礼《证治要诀》云："五劳者，五脏之劳也。"明·楼英《医学纲目》释曰："何谓五劳？心劳血损，肝劳神损，脾劳食损，肺劳气损，肾劳精损。"由于劳逸不当，气血筋骨活动失调而引起的五劳损伤。诚如明·皇甫中《明医指掌》所说的"久坐伤肉，劳于脾也"。

人体在活动后，适当的静坐休息，可以使活动之余的气血津液滋养肢体肌肉，使肌肉丰满健美。久坐，一方面会直接使人体气血津液运行瘀滞，肢体肌肉失其所养；另一方面会影响脾胃运化，使人不思饮食，气血津液生化无源，从而使肢体肌肉失养，出现消瘦、肌肉萎缩、肌力减退等症状。中医学认为，脾主运化，为后天之本，气血生化之源。脾又主四肢肌肉，为胃行其津液。只有脾气强盛，气血生化有源，四肢肌肉得到充分的营养，才能强健有力。久坐，可导致四肢肌肉气血不得宣通，又可因气机阻滞，使脾之运化失职，饮食物消化吸收障碍。故称久坐伤肉。

坐是恢复人体疲劳的一种必要方式，也是许多人必须采取的工作姿势。但是长期坐着不动会导致肌肉无力，久而发生肌肉萎缩现象，久坐还会由肉及脾，使脾的功能减退，终至气血生化受累。克服久坐危害的最好办法就是进行有规律而持久的体育锻炼。

（晏婷婷　王旭东）

zhōnghé yǎngshēng

中和养生（preserve health in harmony）　养生活动必须保持协调平衡，不偏不颇。中医养生的基本尺度和评价标准。中，是中庸、平衡；和，是协调、和谐。人们在日常生活中应保持中和之气，涵养中和之性，维持机体阴阳的动态平衡，符合生命的规律。现代人的养生观念，就是动静结合，生命在于运动，也在于宁静，动以养形，静以养心，二者既矛盾又对立统一。

历史沿革　中和思想是中华传统思想的重要组成部分，无论是儒家、道家，还是佛家、医家，对此均有深刻阐述，尤其是儒家对中和思想的阐述渊源深远。孔子在继承殷周“尚中贵和”观念的基础上，首次以“中庸”一语来概括中和思想，并将其哲理化，最终发展为儒家为人处世的原则和社会政治管理的评价标尺——中庸之道。中庸之道不仅是治国平天下的思想武器，也是身心修养的指导原则。其实，中庸最早提出来就与人体养生有着直接关系。《礼记·中庸》说：“喜怒哀乐之未发，谓之中；发而皆中节，谓之和。中也者，天下之大本也；和也者，天下之达道也。致中和，天地位焉，万物育焉。”人的喜怒哀乐等情绪，应潜藏于心而不可躁动于外，虚静而没有偏颇，即为“中”；一旦反应发作，而又能符合礼的节度，没有乖戾，即为“和”。因此，“中”就是天下万物的本然状态，“和”就是天下万物遵循的普遍法则。从养生的角度来看，如果人的精神情感能始终保持一种中和的状态，就能提挈天地，把握阴阳，与万物沉浮于生长之门。

汉代儒学家董仲舒《春秋繁露》对中和思想进行了全面的阐述。他不仅认为中和是宇宙万物赖以生成的依据，而且还是养生的根本原则。董仲舒提出“能以中和养其身者，其寿极命”。他还认为，人的一切疾病“皆生于不中和”。接着指出“是故男女体其盛，臭味取其胜，居处就其和，劳佚居其中，寒暖无失适，饥饱无过平，欲恶度理，动静顺性，喜怒止于中，忧惧反之正，此中和常在乎其身，谓之大得天地泰。得天地泰者，其寿引而长，不得天地泰者，其寿伤而短。”董仲舒之后，儒家的中庸之道代有充实发展，直到宋明理学兴起，周敦颐、张载、程颢、程颐、朱熹等理学家对中和思想又大有发展，成为心性修养的核心主题，从而对传统养生学的发展产生了积极的影响。

基本内容　在历代养生文献中，中和养生法均以宜、忌、道命名。宜，是指从正面归纳总结的养生行为，如《养生十六宜》《十叟歌》。忌，是违犯养生规律的禁则，多用“不”“戒”“去”“伤”等字表述之，如运动所忌主要是失其时，失其度，失其法等；饮食所忌主要是过食或过少；七情所忌主要是不中不和。道，所谓“道”是养生基本大方法，全面的或基本的准则，如动养之道、静养之道、居养之道、食养之道、乐养之道、节养（房事）之道、坚养之道（坚其志）等，所以养生之道就是延年之道、养寿之道，是最普遍的寿养准则。

为了达到人体的中和状态，养生的内容应涉及影响人体健康的各个方面。即不仅要注意衣、食、住、行方面的养生，而且还要注意精神、情绪、劳逸、动静等方面的养生，使所有这些方面形成一个和谐统一的整体。

（晏婷婷　王旭东）

sānyīn yǎngshēng

三因养生（preserve health according to the three factors）　因人、因时和因地养生。中医养生学的原则之一。人的体质、年龄、性别等具体情况不同，身处不同地域的地理特点、气候条件也不相同，四时气候各有差异，因此必须根据变化采取相适宜的养生方法。

历史沿革　历代中医文献中都蕴含着丰富的“三因养生”思想。在因人养生方面，《黄帝内经》从不同角度论述了个体在禀赋寿夭、生理发育、情志心理、生活方式等各方面的区别，并进一步提出了因人养生的具体方式，如《素问·示从容论》曰：“年长则求之于腑，年少则求之于经，年壮则求之于脏。”值得一提的是，早在《黄帝内经》中就有了五态人、阴阳二十五人的体质划分法。《难经》中亦有“男子”“女子”“老人”“少壮”等分类，如《难经·四十六难》曰：“老人卧而不寐，少壮寐而不寤者，何也？然：经言少壮者，血气盛，肌肉滑，气道通，荣卫之行不失于常，故昼日精，夜不寤也。老人血气衰，肌肉不滑，荣卫之道涩，故昼日不能精，夜不得寐也，故知老人不得寐也。”东汉·张仲景所著《伤寒杂病论》有“虚人”“强人”“羸人”“酒客”“肥人”“瘦人”等记载。

在因时养生方面，《黄帝内经》初步建立了因时养生的理论构架，如《素问·生气通天论》曰：“故阳气者，一日而主外，平旦人气生，日中而阳气隆，日西而阳气已虚，气门乃闭。”《黄帝内经》中的运气七篇是研究超年节律时序变化的理论基础，对于不同年岁的气候特点及易感疾病等都有讨论。《难经·七十难》曰：“春夏刺浅，秋冬刺深者，何谓也？然：春夏者，阳气在上，人气亦在上，故当浅取之；秋冬者，阳气在下，人气亦在下，故当深取之。”东汉·张仲景《伤寒杂病论》记载“春不食肝，夏不食心，秋不食肺，冬不食肾”“正月勿食生葱，令人面生游风……十一月、十二月勿食薤，令人多涕唾”等。这些内容都可认为是因时养生思想的体现。

在因地养生方面，《黄帝内经》中指出不同地域的地理气候、物候物产、生活环境等常对人的体质、发病、寿命等产生不同的影响，如《素问·异法方宜论》曰：“东方之域，天地之所始生也，鱼盐之地，海滨傍水，其民食鱼而嗜咸……中央者，其地平以湿，天地所以生万物也众，其民食杂而不劳，故其病多痿厥寒热……故导引按蹻者，亦从中央出也”等。

后世历经秦汉、唐宋、金元、明清等各阶段的诸多医家的丰富，三因养生的思想得以发展、完善、充实、提高，充分体现了中医养生原则性与灵活性的相互结合，是中医学的理论特色和精华。

基本内容 三因养生包括因人、因地和因时养生，肇端于《黄帝内经》，经后世医家不断补充、丰富而汇集为完整的学说体系。因人养生是三因养生理论的重要组成部分，它是根据年龄、性别、体质、生活习惯等不同特点，辨证施养，防护治疗的原则。因时养生是指人生活在自然界中，四时的变化对人的情志、脏腑经络、发病都有影响，养生之道在于顺应自然，适应四时气候以及日夜晨昏的变化规律，让人体节律与外界节律协调而保持健康的状态，包括顺时调神养生、四时起居调养和四时食养药养。因地养生是指不同的区域有不同的地理特点、气候条件，人们的生活习惯也不相同，故应采取相适宜的饮食养生方法，根据不同地域出产之食品，可以对不同地域人产生不同的作用，而采取不同的配膳，方有益于人体的健康。

应用价值 三因养生思想是对时间、地域、性别、年龄、职业、境遇、体质等因素对于人体健康影响的全面概括，是从天象、地象、人象的角度对人体状态进行全面的参照，充分体现了中医学的整体观和辨证的灵活性，在养生防病中如能根据三因养生采用适宜的方法，做到“法取于因，方适于因”，将收到很好的效果。

（晏婷婷 王旭东）

yīnrén ér yǎng

因人而养（adjust measures according to the individuals' physique） 根据人的年龄、性别、体质、生活习惯等不同特点，辨证施养，防护治疗的原则。三因养生理论的重要组成部分。

人有体质强弱不同，更有男女老幼之别，根据性别、年龄、体质、生活习惯等不同特点，考虑养生的原则，即为因人而养。疾病的发生发展是由多种因素作用于人体，又随人体的特异性而呈现一系列反应的结果。因此，为了辨证施养、防护治疗，需要分析个体的不同情况，据此采用不同的养护方法，即遵循“因人而异”的原则。

以体质而论，阳虚阴盛之体宜食温热而不宜寒凉；阴虚阳盛之体宜食清润而不宜辛辣。痰湿体质的人，宜食清淡利湿之品，少吃肥甘油腻；素体脾胃虚者，宜食温软之品，忌吃粗硬生冷。过敏体质之人，又应慎食海腥、鱼虾之类，以免诱发风疹块、哮喘等病。

从年龄而言，老人生机减退，脾胃功能多虚，只宜茹淡平补，五味不宜太过，厚腻炙煿、辛辣生冷等食物皆应慎食或节食。因此，老人饮食的原则是清淡可口，以素为主，烹调上要做到熟、细、软、烂，进食宜少吃多餐。最好是多食些粥类，因为粥能推陈致新，养胃生津，极易消化，可培育后天，令五脏安和，对老年人的脏腑尤为相宜。小儿脏腑娇嫩，脾胃未健，气血未充，但生机蓬勃，发育迅速。因而，为了满足小儿生长发育的需要，饮食营养必须丰富、全面、合理。婴儿期，提倡母乳喂养，注意“乳贵有时”，正确掌握哺乳的时间、方法、数量及断奶的时间。

在性别方面，主要是女子以血为用，有经、带、胎、产的生理特点。例如，经期前后，饮食宜温，切忌寒凉酸冷，以适应血气喜温恶寒的特性。若恣意进食生冷瓜果或酸凉饮料，可使胞宫经脉拘急，血液运行不畅，发生痛经、闭经等病症。当然，若过食辛辣，亦能生热动血，导致经量增多，或经期延长。妊娠期间，由于胎儿生长发育的需要，应增加营养，但不可偏嗜，一般认为产前宜清补，有“产前一盆火，饮食不宜暖”之说。分娩后气血多虚，且血液上行化为乳汁，故当用血肉有情之品补益气血，并宜温补，因产后体质多属虚寒，所以又有“产后一块冰，寒物用当心”的说法。

（晏婷婷　王旭东）

tāijiào

胎教（fetal education）　有目的、有计划地创设和控制母体内外环境，依据胎儿身心特点，对胎儿实施各种有益刺激，以促进胎儿身心健康发展的科学理论和方法。中医针对胎儿和母亲两类特定人群设定的养生理论和技术。中医胎教内容有广义和狭义之分。广义的胎教，即是在精神、饮食、寒温、劳倦等诸方面，对母亲和胎儿实行的保健措施，以保证胎儿的智力和体格的发育；狭义的胎教，范围主要是使孕妇加强精神品德的修养和教育，保持良好的精神状态，以促进胎儿的智力发育。

基本内容　中国古代胎教方法主要有合理营养、调和情志、谨避寒暑、适度劳逸、审施药治、节制性欲。基本内容包括孕期饮食调养、精神调养、起居调养、房事有节。

孕期饮食调养　饮食应营养丰富而易于消化，宜清淡，不宜膏粱厚味、煎炙辛辣。明·万全在《万氏妇人科》中指出，“妇人受胎之后，最宜调饮食，淡滋味，避寒暑，常得清纯和平之气，以养其胎，则胎元完固，生子无疾”。北齐·徐之才在《逐月养胎法》中全面地阐明了妊娠期合理营养的做法，并拟定了妊娠期1~9个月的逐月养胎良方。

孕期精神调养　孕期调摄以精神修养为重，要提高自身的文化素质，要稳定情绪、愉快精神，避免精神紧张等不良刺激，多在环境优美、气候清新处散步等。这样，有利于孕妇心情舒畅、气机调顺，更重要的是可以使胎儿“外象内感”，使其聪明。孕期劳逸适度，主张孕妇要适当活动以利气血调畅，过劳则伤气耗血、气少力衰、精神疲惫，过逸则气血运行不畅、脾胃功能呆滞、抵抗力下降，均不利于胎儿成长，应劳逸适度，不同阶段应有所偏重。另外，孕妇勿登高涉险、提举重物，防止流产。

孕期起居调养　应顺应四时气候的变化，随其时序而适其寒温，不宜烈日暴晒或淋雨涉水，慎防外邪侵袭。此外，孕期衣着宜宽大适体，腰带不宜过紧，以免气血流通不畅，影响胎儿发育或导致难产。妇女妊娠之后要慎避风寒，因为此时气血聚于冲任经脉以养胎儿，身体的抗病能力就不免降低，若不注意调摄，则容易发生疾病而影响胎儿，甚至还会造成胎儿畸形。孕期审慎针药。明·万全《育婴家秘·胎养》说：“妊妇有疾，不可妄投药饵，必在医者审度病势之轻重，药性之上下，处以中庸，不必多品。视其病势已衰，药宜便止，则病去于母，而子亦无殒矣。”

孕期房事有节　历代医家把节欲、绝欲当作养胎护胎的第一要务，主张孕妇与丈夫分房寝居。妊娠期间，房事不节则营血不安，最易引起流产；精伤则不能养胎，所以生育的后代容易愚鲁多病。古人认为“身心清静不犯房劳，临产自然快便，生子也必聪明少疾”。特别是孕3个月以前和7个月以后，谨戒房事才能确保胎儿的健康。

应用价值　中国古代胎教学说是祖先留下的一笔宝贵遗产，源远流长，具有一定的科学内涵和科学机制，是实行优生、优育、优教的重要指导思想。人们应对古代胎教学说进行深入研究、考察、验证，在古代胎教学说基础上创新发展，吸取中国古代胎教学说之精华。例如，音乐胎教是胎教的一个重要手段，如果按“稳定情绪、愉快精神”的胎教要求，设计制作符合中国传统文化和道德情操的民族音像制品，应用现代技术手段来实施音乐胎教，就可以达到孕期精神调养的目的。又如，按“逐月养胎”的理论，来设计符合孕期营养要求的保健食品，提供有关厂家制作销售，就可以满足现代生活节奏下孕妇的营养要求。总之，随着中医胎教理论的广泛宣传，胎教意识的逐步提高，古老的中医胎教理论，将会散发出新的光芒，为提高中华民族的整体素质，作出应有的贡献。

（晏婷婷　王旭东）

shàonián yǎngshēng

少年养生（health preservation in juvenile）　12~16岁人群的养生理论和方法。这个年龄段是人生中生长发育的高峰期，生理与心理都处于过渡阶段，养生目标是培养良好的生活习惯、塑造健康的心理，促进形体健康发育。

《素问·上古天真论》曰：“二七而天癸至，任脉通，太冲脉盛，月事以时下，故有子……二八，肾气盛，天癸至，精气溢泻，阴阳和，故能有子。”描述了女子与男子在少年时期生长发育的特点。唐·孙思邈在《千金翼方》里精辟地说：“老人所以多病者，皆由少时春夏取凉过多，饮食太冷太甚，故其鱼脍、生菜、生肉、腥冷物多损于人，宜常断之。”《论语·季氏》中说：“少之时，气血未定，戒之在色。”

人的衰老是一个渐进的过程，又受诸多因素的影响。要想延缓衰老、祛病延年，必须从青少年时开始，做好养生保健。

一是注重道德修养。古代养生家告诫人们：“养生不如养性，养性莫若养德”“有德则乐，乐则能久。”青少年要培养温良恭俭让的高尚品格，从奉献中获得精神上的自我满足。处于这种愉悦、乐观、坦荡的情绪之中，自然而然地增进了心身健康，延缓了衰老。

二是饮食调养。青少年生长发育迅速，代谢旺盛，因此要全面合理地摄取营养，要特别注重蛋白质和热能的补充。钙是组成骨骼的重要成分，青少年正值生长旺盛时期，骨骼发育迅速，需要摄入充足的钙。

三是体育锻炼。持之以恒的体育锻炼，是促进青少年生长发育、提高身体素质的关键因素之一。要注意身体的全面锻炼，选择项目时，要同时兼顾力量、速度、耐力、灵敏度等各项素质的发展。

四是摒弃生活恶习。应养成良好习惯，衣、食、住、行都必须文明，必须合乎卫生原则。如果染上了不良嗜好应及时戒除，决不掉以轻心。

五是科学的性教育。贯穿于青春期的最大特征是性发育的开始与完成。青春期的性教育，主要包括性知识教育和性道德教育两个方面。父母要帮助青少年正确、科学地认识身体上的变化，从而解除性成熟造成的好奇、困惑、羞涩、焦虑、紧张的心理。另外，帮助他们充分了解两性关系中的行为规范，破除性神秘感，正确理解和重视男女友谊、恋爱、婚姻的关系。

少年阶段是人一生中生长发育的高峰期，也是心理上的一个过渡期，是迅速走向成熟而又未达到完全成熟的阶段。如果能按照身心发展的自然规律，注意青少年身体的保健锻炼和思想品德的教育，就能为他们一生的身心健康打下良好的基础。

（晏婷婷　王旭东）

zhōngnián yǎngshēng

中年养生（health preservation in middle age） 45~59岁人群的养生理论和方法。根据世界卫生组织年龄划分标准，中年人为45~59岁。中年时期为人体由盛到衰、元气逐渐转弱的关键阶段，是养生的关键时期。

《灵枢经·天年》曰：“四十岁，五脏六腑、十二经脉，皆大盛以平定，腠理始疏，荣华颓落，发鬓斑白，平盛不摇，故好坐。五十岁，肝气始衰，肝叶始薄，胆汁始减，目始不明。”《素问·阴阳应象大论》曰：“年四十，而阴气自半也，起居衰矣。年五十，体重，耳目不聪明矣。”且认为女子五七至七七，男子五八至八八则阳明脉衰而渐至天癸竭，即标志着人体由此逐步进入了老年期，可出现早衰和老年病的迹象。唐·孙思邈《备急千金要方》谓：“四十以上，即顿觉气力一时衰退；衰退既至，众病蜂起，久而不治，遂至不救。”面对早衰现象和渐入老年，前贤反复强调了摄生的重要意义，认为决不可在衰老之后再重保养。因为衰老之体，元气大虚，精血枯竭，脏腑亏弱，欲求复壮延年，其亦难矣。明·张介宾《景岳全书·中兴论》强调“故人于中年左右，当大为修理一番，则再振根基，尚余强半”，鲜明地提出了“中兴”养生法。

所谓“中兴”，就是强化一个人中年时期开始衰老的体质，所谓“元气既损，贵在复之”。从而为老年时期的健康奠定良好的基础。中年时期虽然在生理上是一个由盛而衰的过渡时期，但其生理特点毕竟完全不同于老年时期，即使逐渐出现一些衰弱的表现，但却远比老人要气血旺盛、脏腑充盈得多。因而，此时只要抓紧“修理”，以尽享天年是完全有可能的。

中兴关键之一是保养精血，方法有二：一是爱惜精血，不使有伤；二是滋补精血，使之充盛。中兴关键之二是养阳复元、培护中气，保持真阴真阳的充盈和脾胃的健运。中兴关键之三是虚静养神、形神统一，养静为摄生首务，人的欲望过度恰是造成阳有余的重要原因，而这却只能靠“主静”“正心”和“寡欲”等理学修养来解决。清静养神，并非叫人心如死灰，什么也不想，而是认为顺时而动才是养静的根本。

“中兴求复”之论，对于避免早衰，预防老年病等具有极大的意义。正视“年四十而阴气自半”的自然规律，增强中年人“知之则强，不知则老”的自我保健养生意识，为老年时期的健康奠定良好的基础。

（晏婷婷　王旭东）

lǎonián yǎngshēng

老年养生（health preservation in old age） 60岁以上人群的养生理论和方法。根据世界卫生组织年龄划分标准，60岁以上为老年人。老年人的机体会出现生理功能和形态方面的退行性变化，是养生的重要时期。

《灵枢经·天年》曰："六十岁，心气始衰，苦忧悲，血气懈惰，故好卧。七十岁，脾气虚，皮肤枯。八十岁，肺气衰，魄离，故言善误。九十岁，肾气焦，四脏经脉空虚。百岁，五脏皆虚，神气皆去，形骸独居而终矣。"历代老年养生相关的著作层出不穷，南朝·梁·陶弘景的《养性延命录》收录了魏晋以前的养生文献，提倡调神、养性、服气、保精、导引、按摩等，将理论与方法结合论述，很有实用价值。唐·孙思邈的《备急千金要方》及《千金翼方》涉及老年养生保健内容甚多，强调养性与养老。宋·陈直的《养老奉亲书》是中国现存最早的一部老年医学专著。该书对老年人的生理、病理、心理及长寿老人的特征等都有较详细的描述。金元时期刘完素、张子和、李东垣、朱丹溪四大家在医疗实践中逐步形成了泻火、攻邪、补脾、滋阴等学派，为老年养生保健理论增添了新的内容。明清时期的养生学家编纂的《养生月览》《东坡养生集》《养生类纂》《摄生消息论》《三元参赞延寿书》《寿世保元》等，使老年养生学的理论趋于完善，将老年养生学的发展推向鼎盛。

精神调养方面，中医认为"积善有功，常存阴德，可以延年""谦和辞让，敬人持己，可以延年"。明·高濂《遵生八笺》也指出"知足不辱，知止不殆"。要求老年人明理智、存敬戒、生活知足无嗜欲，做到人老心不老、退休不怠惰、热爱生活、保持自信、勤于用脑、进取不止。

饮食起居调节方面，一个重要因素是作息时间和日常生活要有一定的规律并合乎常度。体格锻炼是老年人养生长寿的重要内容。老人的锻炼应以动为原则，适当增加锻炼，增强体质，在逐步适应的基础上向前迈进，对健康长寿、预防疾病有着重要作用。中医对体育锻炼古时就有导引、吐纳功等，导引术也就是通过有规律的呼吸运动，肢体的俯仰和屈伸，以达到舒利关节、调和气血、加强体内新陈代谢功能，从而提高机体的抗病能力，各种拳术、体操也都是在导引术的基础上发展起来的。吐纳功是古代的内养功，它是通过集中精神，排除杂念与特殊的呼吸方式相配合，来调节体内阴阳气血平衡，达到防病治病、延缓衰老的作用。

四时摄养方面，《素问·四气调神大论》中说："圣人春夏养阳，秋冬养阴……逆之则灾害生，从之则苛疾不起。"告诫老年人要根据气候变化及时迴避反常的气候和流行病。这对于预防致病因素的侵袭、防止疾病的发生有着重要意义。

（晏婷婷　王旭东）

yīnshí ér yǎng

因时而养（adjust measures according to the seasonal conditions） 根据季节更换、日月盈亏、昼夜交替等变化来养护身体的原则。三因养生理论的重要组成部分。人生活在自然界中，年、月、日的变化对人的情志、脏腑经络、发病都有影响，养生之道在于顺应自然，适应四时气候以及日夜晨昏的变化规律，让人体节律与外界节律协调而保持健康的状态。因时而养，包括顺时调神养生、四时起居调养和四时食养药养。

顺时调神养生："养生贵乎养神"，注重调摄精神，是促进人类健康长寿的重要条件之一。历代医家都把根据四时气候的变化，适度调摄精神作为养生长寿之本、防病治病的良药。例如，春夏两季，天气由寒转暖，由暖转热，是人体阳气生长之时，故应以调养阳气为主；秋冬两季，气候逐渐变凉，是人体阳气收敛，阴精潜藏于内之时，故应以保养阴精为主。所以，春夏养阳，秋冬养阴，寓防于养，是因时而养一项积极主动的养生原则。

四时起居调养：四时的气候变化影响着人们的生活起居，《素问·四气调神大论》对此作了具体的论述，认为春夏季节宜"夜卧早起"，而夏日更要"无厌于日"，以顺应人体气血春升发、夏养长的特点；秋季宜"早卧早起，与鸡俱兴"以适应人体气血内收的特点；冬季宜"早卧晚起，必待日光"，以顺应人体气血闭藏特点，人体应力求趋温避寒，以调节内外阴阳平衡的特点。

四时食养药养：随四时气候的变化而调节饮食，是饮食养生的原则之一，对于保证机体健康是有很好作用的。元·忽思慧所著的《饮膳正要》一书中说："春气温，宜食麦以凉之；夏气热，宜食菽以寒之；秋气燥，宜食麻以润其燥；冬气寒，宜食黍以热性治其寒。"概括地指明了饮食四时宜忌的原则。

中国古代养生家十分重视因时而养，《黄帝内经》明确提出了"智者之养生，必顺四时而适寒暑"的理念，尤其强调"春夏养阳，秋冬养阴”的四时养生原则，历代医家均详细论述了春生、夏长、秋收、冬藏不同季节的具体养生方法，这些方法至今仍放射出智慧的光辉。从天人相应观看，顺应自然，是中国养生学的一大特色，是防病治病、养生长寿的关键。

（王旭东 晏婷婷）

yīndì ér yǎng

因地而养（adjust measures according to the territorial conditions） 根据不同地域采用不同的养生方法和原则。三因养生理论的重要组成部分。不同的地理环境、气候条件，会对人产生不同的影响，必须采取不同的养生方法，方有益于人体的健康。

中医学认为，人体体质的地区差异颇为明显。《素问·异法方宜论》曰：“东方之域，天地之所始生也，鱼盐之地，海滨傍水，其民食鱼而嗜咸……中央者，其地平以湿，天地所以生万物也众。其民食杂而不劳，故其病多痿厥寒热……故导引按跷者，亦从中央出也。”详细论述了东、西、南、北、中五方之人，因地理方位、地势气候以及生活习惯等因素，形成不同的体质、易感疾病和治疗方法等，这是因地而养的思想渊源。后代医家在长期的临床实践中对因地而养的思想都有不同程度的发展。这些内容都是“因地而养”养生思想的体现。

不同的区域，有不同的地理特点、气候条件，人们的生活习惯也不相同，故应采取相适宜的饮食养生方法，方有益于人体的健康。例如，中国西北地区，地处多高原，气候较寒冷、干燥；东南地区，地势偏低洼，气候较温热、潮湿。根据这一特点，在饮食上应有所选择，以适应养生的需要。通常是高原之人阳气易伤，宜食温性之品以胜寒凉之气；又由于多风燥，耗损人体阴液使皮肤燥裂，故宜用滋润的食物以胜其干燥。而平原之人阴气不足，湿气偏盛，要多食一些甘凉或清淡通利之品，以养阴益气，宽胸祛湿。总之，根据地区的不同，正确选择对身体有益的食物。

中国古代养生家十分重视因地而养的养生方法，《素问·异法方宜论》所说的五方之异的体质特点、病变规律和治疗方法就是对因地制宜的最好阐释。地方区域不同，疾病各有特点，因而养生方法也各不相同。现代中医的因地而养，应该既要重视传统的“五方之异”，又要着眼现代的城乡之别。从天人相应观看，顺应自然，是中国养生学的一大特色，是防病治病、养生长寿的关键。

（王旭东 晏婷婷）

péigù zhèngqì

培固正气（strengthen the vital qi） 通过养生实践，扶助、培育、巩固身体的正气，增强脏腑功能，提高机体抗病能力，以达到预防疾病、延年益寿的目的。正气是指人的机体活动，包括脏腑、经络气血的功能和抗病、康复能力。

培固正气的养生思想源自《黄帝内经》。《素问遗篇·刺法论》中的“正气存内，邪不可干”，指出先天正气充足并得到必要的养护，人体抗病能力强盛，外界邪气不可入侵，机体功能协调、有序，人体健康才能保持。明·张介宾《类经》中论述“善养生者，必宝其精，精盈则气盛，气盛则神全，神全则身健，身健则病少，神气坚强，老当益壮，皆本于精”，充分认识到培固正气对养生保健的重要意义。培固正气，使人体自身有效抵御各种致病因素的侵袭，让外邪无机可乘，是健康长寿的前提。

中医学认为，生命的体现是“气”即元气，是构成人的形体和进行生命活动的基础物质，是生命的原动力。在人体生长发育、饮食代谢、肢体活动、精神情志等方面都起着决定性作用，主宰着人体形体发育及其后天功能的诸方面，同时具有抵御、祛除邪气、防止疾病发生、促进康复的功能。形体壮实、身心健康，则饮食代谢、肢体活动、精神情志等生命活动旺盛、协调；反之，则低下、失调。人到中、老年时期，由于肾气衰退，精气内虚，出现了无法抗拒的生理性衰老过程，许多老年病在此基础上发生发展，进而促进衰老过程。要延缓衰老的过早到来，就要平时注重培固正气。所以，人们要想防止疾病发生，延缓衰老，必须增强正气。

（王旭东 晏婷婷）

qūchú xiéqì

祛除邪气（eliminate pathogenic factors） 消除致病因素和不利于健康的病理产物。简称祛邪。邪，系指六淫之邪、疫疠杂气、七情过极等精神因素、饮食不节、过劳、过逸、房事过度、痰饮、瘀血、寄生虫，以及虫兽、跌打损伤等各种病因和病理产物，凡一切致病因素均统属于邪的范畴。

祛邪的养生思想源自《黄帝内经》。“邪之所凑，其气必虚”“正气存内，邪不可干”，指出了正气虚与邪气侵犯是机体发病的两大因素及二者的相互关系。《素问·上古天真论》曰：“上古圣人之教下也，皆谓之虚邪贼风，避而有时，恬惔虚无，精神内守，病安从来？”《灵枢经·本神》

曰："故智者之养生也，必须四时而适寒暑，和喜怒而安居处，节阴阳而调刚柔，如是则僻邪不至，长生久视。"养生不逆其时，真气内守，腠理致密，邪无由伤人。可见祛除邪气，使人体自身有效抵御各种致病因素的侵袭，让外邪无机可乘，是健康长寿的前提。

人在大自然中，随时都有触犯风邪、暑邪、湿邪、燥邪、寒邪等邪气的可能。只要五脏元真充实，营卫通畅，抗病力强，则"正气存内，邪不可干"，人即安和健康。所以四季养生保健的根本宗旨在于"内养正气，外慎邪气"。中医认为，邪气刚入人体之表时，应当适时治之，"勿使九窍闭塞，如此则营卫调和"，病邪就不会由表入里，病势也就不会由轻变重而损害正气，是养生祛病益寿之妙法。另外，"祛邪"是指对自己的生活注重节制，忌"贪"字。例如，起居有常，起卧有时，从不贪睡，每天坚持锻炼身体，并做一些力所能及的体力劳动；衣着打扮应当以舒适为宜，根据气候的变化而适当增减着装，但不要因为天气寒冷就穿着过暖，也不要因为天热贪凉而过少穿衣；饮食方面则要讲究五味适中、五谷相配，饮食随四时变化而调节，忌贪饮、暴食、偏食；心理健康方面，应当注重陶冶情操，坦然、怡然地待人接物，不以物喜，不以己悲，良好的心态自然能够改善身体状况，减轻乃至避免机体发生病患的可能。

人体脏腑功能衰退，抵抗力下降，"虚邪贼风，乘虚而入"，极易发生各种疾病。因此，祛除邪气，使人体自身有效抵御各种致病因素的侵袭，让外邪无机可乘，是健康长寿的保证。

（晏婷婷　王旭东）

jīngshén yǎngshēng

精神养生（mental health preservation）　在"天人相应、形神一体"整体观念指导下，通过调摄心神、调畅情志等以达到健康长寿目的的养生方法。传统养生学术语，相当于现代医学的心理卫生保健方法。

中国养生学的精神养生是基于人体"形神统一"的观念。形体和精神是生命的两大要素，二者相互依存、互相制约，是一个统一的整体。所谓的"形"即形体，指人的形体而言，而"神"则有广义与狭义之分。广义之神，是指整个人体生命活动的外在表现，包括各种生理性或病理性的表现征象。狭义之神，是指人的精神意识思维活动。这里的神主要是针对狭义的神而言。形神统一，是指形体与精神的相互协调一致。形是神的物质基础，神是形的生命表现，所以通过对人的精神意识的调摄，可以对机体产生良好的反应，只有形神统一，才能达到健康长寿的目的。

"人有五脏化五气，以生喜怒悲忧恐"。中医认为人的情绪、意识、思维等精神活动的产生是脏腑功能活动对外界事物的反应。所以人体生理功能与精神活动是密切相关的。精神因素可以直接影响脏腑阴阳气血的功能活动。一个人如果精神愉快，性格开朗，对人生充满乐观情绪，就会阴阳平和，气血通畅，脏腑功能协调，机体活动灵活，形体处于健康状态。反之，不良的精神状态，可以直接影响人体的脏腑功能，使得脏腑功能失调，气血运行阻滞，抗病能力下降，正气虚弱，而易于导致多种疾病的发生。

现代医学的研究也证实心理因素对机体的健康有明显影响，心胸豁达、性格乐观开朗的人则神经内分泌调节系统处于最佳的水平，免疫功能也处于正常状态。心理不健康的人则神经内分泌功能失调，免疫功能下降，其疾病的发病率明显偏高。情绪抑郁还能够引起人体免疫功能明显下降，从而易患感染性疾病及肿瘤等。所以，精神养生在防治心身疾病方面有着重要的意义。

（王洪武）

qíngzhì zhōnghé

情志中和（moderate emotional activities）　人的情志活动，如喜、怒、哀、乐皆应保持安和适中，情感的发泄也要有节、有度，不宜太过。

情志活动包括喜、怒、忧、思、悲、恐、惊，是人体对外界客观事物的刺激所产生的情感反应，也是人体生理活动的重要组成部分。正常的情志活动有益于人体健康，而剧烈或持久的精神刺激，引起暴怒、狂欢、痛苦、大惊卒恐、思虑过度、忧愁不解等情志变化，则可使人气机逆乱，气血消损，脏腑功能失调而致病。因此，中医养生学非常重视避免情志过激，提倡情志中和的摄神方法。

中医学认为，情志活动与内脏功能有着密切的关系，情志太过是造成内伤疾病的主要致病因素。情志太过而未中和，使脏腑阴阳气血受损，不但会诱发疾病，甚至还能引起死亡。即使是笑口常开，也必须要保持适度，否则也会物极必反，乐极生悲。尤其是暴喜大笑，可使人思维紊乱，精神失常，笑而不休乃至发狂，甚至心搏骤停，导致猝死。所以，情不可不动，亦勿令过，情志活动贵在调和适中。百事临头，难急交加，都要自制忍性，沉着镇静，既不为一得而过喜，也不为一失而过忧，这样才能促进人体的健康长寿。正如陶弘景所说的养性之道，“莫大愁忧，莫大哀思，此所谓能中和，能中和者，必久寿也”。

（王洪武）

qīqíng

七情（seven emotions） 喜、怒、悲、忧、思、恐、惊七种精神、意志及情绪活动。

中医认为七情与脏腑的功能活动有着密切的关系，七情分属五脏，以喜、怒、思、悲、恐为代表，亦称“五志”。《素问·阴阳应象大论》说：“人以五脏化五气，以生喜怒悲（思）忧恐。”说明七情由五脏精气所化，是人体脏腑功能活动对外界客观事物的不同情绪反应，生命活动的正常表现。脏腑精、气、血充盛，功能正常，情志则反应有度，不会导致不适或疾病的发生。但在突然、强烈或长期的情志刺激下，超过了正常的生理活动范围，而又不能适应时，脏腑气血功能紊乱，就会导致疾病的发生。这时的七情就成为致病因素，而且是导致内伤疾病的主要因素之一，故称为内伤七情。所以养生过程中要注意对情志的调摄和养护。

现代医学认为脑是人体生命活动的中枢，对机体的各个系统、器官、组织的功能起着主宰作用，同时也调控人的情志、意识活动。但是从脑的功能来看，肾精的充养，心主血的营养，肺呼吸清气的交换，肝疏泄气机的调节，脾胃化生气血的充盈，才能形成脑神经对情志信息的评价、分析、整合，调控人的情志反应。因此归根到底，情志活动和脏腑精气有密切的关系，也受脏腑功能活动的影响。

（王洪武）

bǎibìng qǐyú qíng

百病起于情（most disease result from mental activities） 疾病的形成与人的情绪、情感的起浮有很大关系，情绪浮动太过，会导致人的生理功能紊乱，从而形成疾病。语出宋代著名儒者邵雍的《百病吟》，其云：“百病起于情，情轻病亦轻，诸病孰非起于情耶？盖人生以气为主，情过喜则气散，怒则气升，哀则气消，劳则气耗，惊则气乱，思则气结，欲则气倾，寒则气收，炅则气泄，病由之作矣。”

中医认为，人是形神相偕的统一体，人体各种情绪、意识的变化都是脏腑功能对外界环境的反应，五脏的功能正常与否，决定了人体气血的功能正常与否，从而决定了情志的正常与否。如果外界环境的变化过于强烈，情志刺激或持续不解，又可导致脏腑气机紊乱，功能失调，引起疾病的发生。例如，大怒伤肝，出现头胀头痛、面红目赤、呕血等；喜乐过度则伤心，导致心气涣散不收，可见精神失常甚则狂乱等症状；过度思虑伤脾，导致脾气郁滞，消化功能失常，可见不思饮食、腹胀、便秘或便溏等症状。所以《黄帝内经》有“怒则气上，喜则气缓，悲则气消，惊则气乱，恐则气下，思则气结”的论述。因此人要注意调节情志活动，保持心情舒畅，脏腑功能气机才能运行正常，人体才会保持健康和谐，延年益寿。

（王洪武）

hé xǐ-nù

和喜怒（regulating moods） 心态平和，喜怒有常，修身养性之要务。其为中医养生法之一。“喜怒”是人最常见的情感表现，指人们的各种情绪反应，主要包括喜、怒、忧、思、悲、恐、惊等。而情绪是人体的脏腑精气对外界环境刺激的反应。情志的过度反应对脏腑功能有明显的负面影响，不良情绪可以诱发疾病或加重病情。“和”有调和、协调之意，在日常生活中要善于调摄情绪，不要被外界的各种情况刺激影响人的情绪，做出不理智的举动。

情志调节过程中，外界环境是条件，五脏精气是基础，在脑神的作用下，五脏功能协调，共同维持情志活动正常。《灵枢经·本神》曰：“智者之养生也，必顺四时而适寒暑，和喜怒而安居处，节阴阳而调刚柔，如是则辟邪不至，长生久视。”

（王洪武）

nù shāng gān

怒伤肝（rage impairing liver） 大怒或郁怒不解则容易损伤肝，造成肝气疏泄失调的病机变化。中医认为“肝在志为怒”，怒是人在情绪激动时由肝之精气对外界环境刺激的应答而出现的正常情感反应。在一定限度内的正常发泄有利于肝气的疏泄和调畅。但是，大怒可导致肝气升发、疏泄太过，肝气上逆，血随气溢，症见面赤、头痛、眩晕，甚则吐血或昏厥卒倒等；郁怒不解可使肝经气血不畅，出现两胁疼痛、胀闷不舒等症，影响脾胃可见腹胀、纳少、泄泻等。《素问·举痛论》说：“怒则气上……怒则气逆，甚则呕血及飧泄。”因此，古代养生家都提倡制怒，清·曹庭栋《老老恒言·燕居》说：“虽事值可怒，当思事与身孰重，一转念间，可以涣然冰释。”清代东阁大学士阎敬铭作《不气歌》，“他人气我我不气，我本无心他来气，气下病来无人替”，专心劝人戒怒。

（王洪武）

xǐ shāng xīn

喜伤心（overjoy impairing heart） 喜乐过度，则会损伤心神，出现心气涣散、神不守舍的病机变化。喜是人体对外界刺激产生的良性反应。喜乐愉悦有益于心主血脉的功能，舒畅人的情志，有益于身体健康。《灵枢经·本神》说："喜乐者，神惮散而不藏。"清·何梦瑶《医碥·气》说："喜则气缓，志气通畅和缓本无病。然过于喜则心神散荡不藏，为笑不休，为气不收，甚则为狂。"可以看出，前人已经认识到正常的喜乐使精神愉快，心气舒畅，所谓"笑一笑，十年少"。若狂喜极乐，则使心气弛缓，精神涣散，而产生喜笑不休、心悸、失眠等症，家喻户晓的"范进中举"的故事就是明证。

情志是否引发疾病，心神起着主导作用。如果人的认识能较客观地反映外界事物，那么受到外界事物影响而发生的情志反应可以保持在正常范围内而不至于过激。因为"心主神志"，七情过激首先影响心神，不能客观地认识外界事物，进而影响五脏气机，产生异常的情志反应。

日常生活中善于自我调整，心理疏导，转移在精神病态体验上的注意力，改善情绪，增强体质。过度的狂喜会导致乐极生悲，尤其是对于一些年长患者或有心血管疾病、高血压疾病的患者，更应该注意自己的生活方式，调节心情，不宜情绪起伏太大，防止大喜而大悲。

（王洪武）

sī shāng pí

思伤脾（worry impairing spleen） 思虑过度，出现脾失健运、气机郁结的病机变化。思即思虑，属人的情志活动或心理活动的一种形式，包括思维、思考、思虑、思念等形式。脾的功能就与思相关。正常限度内的思考、思虑是人人皆有的情志活动，对人体并无不良影响。但是思虑过度，或所思不遂，则会影响机体的正常生理活动，主要影响脾气的运化功能，出现食少纳呆、胸脘痞满、腹胀便溏等症。元·程杏轩《医述·卷七》说："思则气结，结于心而伤于脾也。"清·曹仁伯《琉球百问·琉球原问》说："思虑过多，脾血必耗。"

现代医学发现，脑-肠肽是一种胃肠道与神经系统双重分布的重要物质，其在中枢神经系统具有神经递质作用。因此，胃肠胰内分泌功能异常，通过脑-肠肽影响中枢神经功能失调；反之，情志的变化可以影响脑-肠肽的分泌，导致肠胃功能异常，这可能是思伤脾的物质基础。思考本是人的正常生理活动，日常生活中不要执着于某些事物，当百思不得其解时，可精神上放松一下，以免思虑太过，导致气结不行，积聚于中，而出现"思伤脾"的表现。

（王洪武）

yōu shāng fèi

忧伤肺（melancholy impairing lung） 过度忧伤、悲哀，可以耗伤肺气，可出现呼吸气短等肺气不足的病机变化。又称悲伤肺。肺与情志的关系，《黄帝内经》中有两种说法，一说为悲；一说为忧。悲和忧虽然略有不同，但其对人体生理活动的影响是大致相同的，因而忧和悲同属肺志。悲、忧是人体对环境不良的情绪变化或情感反应。《素问·举痛论》说："悲则心系急，肺布叶举，而上焦不通，营卫不散，热气在中，故气消矣。"清·费伯雄《医醇賸义·劳伤》说："悲则气逆，膹郁不舒，积久伤肺。"反之，如果肺精气虚衰或肺气宣降失调时，机体对外界非良性刺激的耐受力下降，就易于产生悲忧的情绪变化。因此人们要培养开朗、乐观的精神态度，对忧伤的情绪要及时开导或自我化解，以免损伤肺的精气。

（王洪武）

kǒng shāng shèn

恐伤肾（fear impairing kidney） 恐惧过度，耗伤肾的精气，出现肾气不足、失于封藏、气泄于下的病机变化。恐是一种恐惧、害怕的不良情志活动，与肾的关系密切。由于肾藏精而位居下焦，必须通过中上二焦才能上布全身。恐使肾气不得上行布散，反而下走，所以说"恐伤肾""恐则气下。"

《素问·举痛论》说："恐则精却。"《灵枢经·本神》说："恐惧而不解则伤精，精伤则骨酸痿厥，精时自下。"大恐则损伤于肾，可以出现骨痿、精滑、小便失禁等。因恐的情志为肾所主，恐则气下，耗及肾气之故。长期的恐惧或突然的意外惊恐，皆能导致肾气受损，因此，无论任何原因的恐惧，都可能引起肾的病变。

现代研究表明，反复情志刺激，恐惧不安，副交感神经兴奋性逐渐增加，兴奋性阈值达到一定程度，形成肾阳虚证，多在情志治病的发病阶段或者是中后期。日常养生保健就要克服恐惧心理，安神定志，防止过度刺激，损伤肾中精气。

（王洪武）

bēi shèng nù

悲胜怒（sorrow prevailing over anger） 肝在志为怒，肺在志为悲，肝属木，肺属金，金克木，因此悲可制抑怒。根据五行生克的理论，确定的以情胜情的治疗方法之一。人发怒的时候，如果遇到悲哀的事，怒气可以自然消失、转化。清·唐大烈《吴医汇讲·卷六》："盖喜怒忧思悲恐惊，其情有七，而五脏止有五志，故遗去悲与惊二者，以悲与忧相类，皆属不遂其心也，惊与恐相类，皆有所怯也，惟悲之情较急于忧，故其胜怒为更切耳。由是观之，即谓之忧胜怒，亦何不可。"因此当处于愤怒或郁怒的情绪中时，可以想忧伤或悲哀的事情，或者看悲剧电影或小说，以缓解怒对人体的不良影响。

（王洪武）

kǒng shèng xǐ

恐胜喜（fear prevailing over joy） 恐由肾主属水，喜由心主属火，水克火，故恐能克胜过喜的情志症状。根据五行生克的理论，确定的以情胜情的治疗方法之一。《素问·阴阳应象大论》曰："喜伤心，恐胜喜。"人的情志活动属五脏功能之一，而情志活动异常，会损伤相应的内脏。由于五脏之间存在相生相克的关系，故人的情志变化也有相互抑制作用。临床上就可以运用不同情志变化相互抑制关系来达到治疗目的。喜的情志在生理上可以推动人体气血流行乃至激越，宜归属为阳；恐的情志常令人气血滞涩甚至郁凝，宜归属为阴；情志变化因有阴阳属性可分、对立互制的特点，当情志活动出现阴阳偏胜偏衰时，只有采取具有与之相对的情志之偏，即可矫正之，这就是情志相胜疗法的理论依据。对喜乐不休、神志不清的患者，可以用使其产生恐惧的方法来抑制过度的喜造成的心气涣散、精神失常。清·吴敬梓《儒林外史》中记述的"范进中举"的故事，范进因过喜而连叫"我中了"，呈疯癫状，后经他平时最惧怕的岳父胡屠户打了一个耳光而治愈，是"情志相胜"心理治疗的典型案例。

（王洪武）

nù shèng sī

怒胜思（anger prevailing over thought） 怒属木，思属土，木克土，故愤怒能抑制忧思。根据五行生克的理论，确定的以情胜情的治疗方法之一。出自《素问·阴阳应象大论》，其云："思伤脾，怒胜思。"中医认为，思为脾志，故过思最易伤脾，而致脾的升降功能失常，脾气郁结，运化失健，发生胃脘痞闷、饮食不香、消化不良、腹胀便溏等不适。由于脾为后天之本，脾伤则气血生化乏源，可出现心神失养等诸多疾病，如失眠、神经衰弱等。对思虑过度的人可以用激怒的方法，来化解他的思虑，从而缓解病情。

（王洪武）

xǐ shèng yōu

喜胜忧（joy prevailing over anxiety） 忧为肺志，喜为心志，因火能克金，而肺属金，心属火，可用心之志"喜"来治疗由肺之志"忧"引起的各种疾病。根据五行生克的理论，确定的以情胜情的治疗方法之一。《素问·阴阳应象大论》中说："悲胜怒，喜胜忧。"元代名医张子和，曾治疗一个因父亲被贼杀死，而悲哭过度引起心痛、日增不已、疼痛不止的患者，其他医生采用了许多药物治疗皆没有效果。张子和去时，正巧碰上一个巫婆在患者家中，张子和便学着巫婆的样子，以各种方法取笑巫婆，揭露其骗人的把戏，患者看后大笑不止。一两天之后，患者不药而愈。

在日常生活中，当人过忧时，亦不妨做一些令自己快乐、幸福的事情，或者做一些愉快的活动，如唱歌、跳舞、看电影和戏剧等，以达排忧消愁的目的。当然在忧伤、悲痛时不妨痛快地哭一场，以便把不幸与痛苦在体内产生的不良情绪通过声音、眼泪、表情发泄出来，从而达到调节情绪、消除压抑感、维持心理平衡的作用。

（王洪武）

sī shèng kǒng

思胜恐（thought prevailing over fear） 思为脾之志属土，恐为肾之志属水，土克水，故思虑能克制或缓解恐慌的心情。根据五行生克的理论，确定的以情胜情的治疗方法之一。《素问·阴阳应象大论》："恐伤肾，思胜恐。"王冰注曰："深思远虑，则见事源，故胜恐也。"恐为肾之志，何即伤肾乎？盖"肾者主蛰，封藏之本"，喜静而不喜动，恐则气下，偏能动之。金代医家张子和云："恐气所致，为骨酸痿厥，为暴下清水，为阴痿，为惧而脱颐，凡此诸症，非皆伤肾之明验欤？若善思者处此，即非常临之，自有定识，岂得以恐惧摇其意见哉？况思虑之志出乎脾，以思胜恐，亦即以土制水，论情论理，亦适符也。"在日常生活中，人们恐慌的心理多是由于不明真相，因此对于人们恐慌的事物可以对其深思熟虑，明知事情的原委，自然可解除因为不明了所引起的恐慌心理。

（王洪武）

bàonù shāngyīn

暴怒伤阴（violent anger damages liver yin） 突然、过激地愤怒情绪可导致肝气横逆，肝血随气逆乱，出现一系列的病症。语出《素问·阴阳应象大论》，其云："暴怒伤阴，暴喜伤阳。厥气上行，满脉去形。"《素问·生气通天论》也说："大怒则形气绝，而血菀于上，使人薄厥。"怒作为一种不良情绪，主要影响肝的功能，肝藏血，主调畅气机，如果大怒，导致肝阳上逆，血随气涌，临床可见面红目赤，脉络怒张，神情激愤，情绪失去控制；若气血逆乱加重，可出现突然昏厥，如眩晕头痛、目赤耳鸣、胁肋胀痛，甚则昏倒不省人事。类似现代医学的脑出血、脑栓塞等。因为表现血的病变，血属阴，所以说"伤阴"。从病理上反映中医养生强调形神共养，突出重视情志因素在防病过程中的作用。

（王洪武）

bàoxǐ shāngyáng

暴喜伤阳（overjoy damages heart yang） 突然、强烈地喜使心气弛缓，精神不能收摄，可出现神智错乱的病症。语出《素问·阴阳应象大论》，其云："暴怒伤阴，暴喜伤阳。厥气上行，满脉去形。"伤阳，主要指人体的心阳。过喜的情志致病机制是伤及人体的心阳，出现阴阳失调、神志错乱，如嬉笑不休等表现。人们预防疾病，延年益寿，必须外防邪气、内调情志，防止过激情绪的刺激，产生不良影响。

（王洪武）

yù zé fāzhī

郁则发之（dispersing the stagnant） 通过调畅性情、宣泄不快等途径恢复情志的养生方法。郁，指忧思郁怒，情志不遂，引起肝气郁滞，疏泄失职，气血运行不畅，可造成脏腑气机郁结不畅，耗伤精血津液；或情志不畅、气机郁滞，精血津液失于正常布散，停聚为患，进而引发各种临床情志病证。发，是指通过多种方法使郁滞的情绪和畅、宣泄，气机调畅，郁滞的精气血津液则输布正常，脏腑功能恢复，人的情志得以恢复。元代医家朱丹溪提出："气血冲和，百病不生，一有怫郁，诸病生焉，故人生诸病多生于郁。"这个郁即是气郁为主。

在遇到失意、烦恼之事时，可以通过倾诉、写日记等方式把内心的苦闷、忧思等不良情绪释放、发泄出来，还可以通过自我性情的陶冶如锻炼体魄、欣赏歌舞、广交朋友等缓解不良情绪。大量事实表明心情舒畅的人比心情抑郁的人得病少，96%的长寿老人的情绪是乐观的。乐观的情绪能消除对健康有害的神经紧张感，增强机体抗病能力。保持乐观情绪、开朗性格，能较好地调畅情志，滋养精神，对人体健康有很大的促进作用。

（王洪武）

qīngjìng yǎngshén

清静养神（quietness cultivate the spirit） 保持清静以养精神。要求人们保持精神情志的淡泊和宁静，通过神气的清静、杂念的去除来静心养性，不为外物所累，保持内心的清静，从而保障身体的正常生理功能，提高抗病能力，防病于未然。

清静养神的思想源于道家学派。《道德经》认为人应"清静无为""致虚极，安静笃"。老子认为排除杂念，坚守清静，以使神气静而不躁。庄子在《庄子·刻意》中说："夫恬惔寂漠，虚无无为，此天地之平而道德之质也。故曰圣人休休焉则平易矣，平易则恬惔矣。平易恬惔则忧患不能入，邪气不能袭，故其德全而神不亏。"因能恬淡寂寞、虚无无为，所以能"忧患不能入，邪气不能袭"，以使"德全而神不亏"，保证心理健康。老子与庄子养生思想的核心内容，可以归结为"清静养神"四个字。

中医经典著作《黄帝内经》也认为"清静养神"是健康之道，明确指出"清静则肉腠闭拒，虽有大风苛毒，弗之能害"，只要人的神志安静无妄念，机体的腠理周密抗击外邪能力强大，虽有很厉害的邪气侵犯，也不能侵袭人体为害。"静则神藏，躁则消亡"，如果精神情志保持淡泊宁静，因神气宁静无杂念，则机体的真气内存，心神平安；如果精神长期处于浮躁、急躁的状态，容易出现心悸、乏力、睡眠不宁，严重者会危害生命。

需要注意的是，"清静养神"的主张，并非教人无所事事，不求进取，而是符合老子所主张的"道"之"无为而无不为"的精神。旨在要求人们通过顺应自然和节制情欲，保持内心的清静，从而拥有一个健康的心理状态，能够更加积极进取，建功立业。现代社会生活节奏的加快和激烈竞争的压力使得人们精神高度紧张和疲劳，容易破坏人的心理平衡，产生各种不同程度的心理、生理疾病。中国古代健康心理思想中，"清静养神"这一基本原则，或许可以为人们提供许多有益的启示，成为现代人保持心理健康的一剂良药。

（王惠君）

tiándàn xūwú

恬淡虚无（tranquilized mind and empty thinking） 保持内心清静质朴，心境平和宁静，对身外之物也能淡然处之的精神状态。"恬淡"，淡去名利、声色等种种欲望，保持心中恬静平和；"虚无"，使心境化为一片清空，无妄想的阴霾，无邪思的迷雾，坦坦荡荡。

该法源自道家思想。《庄子·刻意》中云："虚无恬惔，乃合天德。"庄子认为虚空且恬淡，方合乎自然的真性。在《黄帝内经》中作为养生的重要原则，强调"恬淡虚无，真气从之"。人生活在社会中，不免会被环境影响，但应尽量守护好自己的内心，如果在任何环境下都可以保持自己的恬静之心，努力使内心的这片天地达于清静自然，则真气护体，身体康健。如果对身外之物孜孜以求，无所节制，物欲便会转化为物累，由得而喜，由失而悲，周而复始，终无了时，心境则无一日安宁。"恬淡虚无"有助于人们跳出物欲洪流，于名于利，淡然处之，那么人体之真气方能源源不断供养人体所用，保证身体的健康，由心而身，将受益无穷。

（王惠君）

jīngshén nèishǒu

精神内守（keep a sound mind internally） 对意识思维活动及心理状态进行自我锻炼、控制、调节，使之与机体、环境保持协调平衡而不紊乱的养生方法。"精"是构成人体和维持生命活动的基本物质，"神"是人体功能活动的外在表现；"精神"是人体整个功能活动的概括，既包含着物质与功能的关系，又可解释为维持生命活动和抗御外邪的真气。"内"针对外而言，"守"是坚守、保持之意。

《黄帝内经》有"精神内守，病安从来"的记载，人体有"精神"作为内在守护，疾病又怎么会产生呢？如何做到精神内守，主要有以下两点：第一，节房事以养精。精由肾所藏，又与五脏六腑之精相连通，肾与五脏之精的关系，是盛则俱盛，衰则俱衰。因此，善养生者，必宝其精，精盈则气盛，气盛则神全，神全则身健，身健则病少。第二，慎思欲以养神。例如，经常保持心情愉快；经常保持心神安定而无虑；经常保持心胸坦荡；经常保持心无邪念；经常保持知足知趣，安分守己，不羡慕人家的地位和物质条件。只要能做到精不妄泄，神不妄动，则脏腑协调，气血和平，真气积全，内部充实，抗病力强，则病何由生。反之，倘若精神不能内守，七情妄动则神气内伤，进而导致精竭神去、早衰夭折的恶果。

（王惠君）

ānshén

安神（tranquillization） 安定神志，摄养精神的养生方法。《黄帝内经》认为"心者，君主之官也，神明出焉"，将神归于心，为心所主；又认为"心欲耎"，指心具有以宁静、收敛、调和为特色的生理特性。心静则神安，神安则脏腑气血和调，自然有益于延年益寿。中医治疗中有通过重镇潜降以平潜亢阳，镇纳心神，使神藏心安的重镇安神法；有通过补养心之气血阴阳以育养心神，使神藏心安的养心安神法；亦有通过疏肝理气解郁以宁心安神，治疗心神不安证的疏肝安神法。常用方药为朱砂安神丸、安神定志丸、归脾汤、天王补心丹、丹栀子逍遥散、柴胡加龙骨牡蛎汤等。

（王惠君）

yǎngxīn

养心（nourishing heart） 通过尚志、存心向善、反求诸己、寡欲等涵养道德，以促进身心健康的养生方法。养心之说源自孟子，《孟子·尽心下》云："养心莫善于寡欲。"通过对孟子理论的研究发现，养心包括存养主宰心和道德心。存养主宰心，即发挥心能思的功能，时时省察、反求诸己，强调人的主体性，自作主宰，使人能自觉具有为人的"良心"，而不沦为禽兽。存养主宰心使人与禽兽划开界限，使人自觉其为人。存养道德心，即扩充人的善心，存养人的善性，修其天爵，思其良贵。使人的善心不断扩充，以尽心知性知天。存养道德心则把君子和小人区分开来，能使人成为圣人。

根据孟子的理论，养心的方法主要包括尚志、存心向善、反求诸己、寡欲。①尚志：志是"心所念虑"，心志对个人的成德起导向作用，所以立志不可不察。②存心向善：有了"志于仁义"的志向后，就应该尽量把自己的"仁义之心"保存下来，即存心向善。③反求诸己："爱人不亲反其仁，治人不治反其智，礼人不答反其敬。行有不得者，皆反求诸己，其身正而天下归之"（《孟子·离娄上》）。这一段话说明了"反求诸己"的基本内涵。亲爱别人而别人不爱自己，就要反思自己的仁爱是否还不够；管理别人而没有管好，就要反思自己的智谋是否还不够；对人施礼而人不回应，就要反思自己的恭敬是否还不够。自己的行为达不到预期的目的，都要反躬自问。通过反省内察而不断提高自己的道德修养，那么整个天下的人都会归附于己了。④寡欲：心是身体的主宰，又是意志的主体。修养心性最好的方法是减少欲望。人处于物欲横流、声色杂陈、光怪陆离的社会中，心性的修养不可能不受欲望的影响，也不可能把这些欲望都灭掉。所以孟子采取折中的方法——寡欲。寡欲与养心是一种相互促进的关系，寡欲有助于仁心的存养，因为寡欲能把人心从纷扰的外部世界拉回来，反省内察，致力于仁心的涵养。久而久之，仁心内义理充满，终将会发动流行，扩充开来。反过来讲，心得其养，仁义充足，自能自作主宰，自觉抵制物欲的侵扰，自然也就寡欲了。总之，"养心"的境界就是达到"尽心知性知天"而实现"天人合一"。

（王惠君）

tiáoxīn

调心（regulation of mental activity） 通过去欲、主静、守一等来达到调节心理，从而达到促进身心健康的养生方法。出自《道德经》，养生三原则调身、调息、调心之一。调心的方法有去欲、主静、守一三个方面。①去欲：因为"五色令人目盲，五音令人耳聋，五味令人口爽，驰骋畋猎令人心发狂"，即缤纷的彩色使人目盲，动听的音乐使人耳聋，丰美的食品使人口伤，驰马打猎使人心发狂，因此应"见素抱朴，少私寡欲"。②主静：清静是养生的根本，清静为天下正。中医也认为，过度的体力劳动，可损伤脾气，耗伤气血，引起少气倦怠、精神疲惫、食欲不振、面黄肌瘦等症。劳心过度，可使阴血耗散，心神失养，出现心悸、健忘、失眠、多梦等症。可见身心的安宁对于健康是很重要的。③守一：是意守一个部位或者观想一境。一般认为意守下丹田即脐下一寸三分之处。

（王惠君）

zuòwàng

坐忘（oblivion of physique and mind） 通过抛却形体、弃掷思虑，摆脱形体和思虑的束缚，从而达到心身与自然融合为一的养生方法。

坐忘本是道家庄子学派的哲学用语，后为养生家广泛运用。庄子认为："堕肢体，黜聪明，离形去知，同于大通。此谓坐忘。""堕肢体、离形"指从人的身体等生理欲望中解脱出来；"黜聪明、去知"指从心理方面，包括从是非得失、功名利禄的包围中解脱出来；"同于大通"指按上文所讲那样做了，可以达到"道"的境界，这就是坐忘。南朝著名道士陶弘景的四传弟子司马承祯，著有《坐忘论》。二者讲的都是心境的平和，求心静，去欲，最终的目的是得到最高境界的道。

当今社会，人们过多地追寻外界事物，把自身局于有限的时间、空间中，失去了自由。功名利禄的诱惑使得本身的努力有太大的目的性，导致身心疲惫。也许庄子与司马承祯的"坐忘"可以助人们找回生活，寻回幸福与自由，解开当代人自身的过分执着，缓解现代人的内心矛盾，真正做到精神自由。

（王惠君）

liùchuāng jùbì

六窗俱闭（the six roots of sensations are pure and clean） 对外畅开交流的耳、目、鼻、舌、心及意（思想意识）六个窗口，统统关闭起来的养生方法。六窗即六根，乃指眼、耳、鼻、舌、身、意六者乃困扰人的根源，六窗俱闭就是六根清净，源自佛教。《妙法莲华经》："六根清净者，于六根中悉能具足见色、闻声、辨香、别味、觉触、知法等，诸根互用应知。"清·王燕昌的《王氏医存》卷十中，有"以心治心"篇，谓："养心家以一心疗万病，盖心病则身病，七情俱忘，六窗俱闭，元气浑沦，百脉皆畅。"王氏的"六窗俱闭"就是六根清净。为什么用"窗"字来表达六根呢？因为凡人不问杂事、不管闲事者，称为"关门推出窗前月"，以门窗喻为耳目，月比之一切麻烦的事物。因为不关门、不闭窗，麻烦事要找上门来。闭目养神，两耳不闻天下事，鼻不闻香臭，舌拒山珍海味，思想纯正不去胡思妄想，当然可以"元气浑沦，百脉皆畅"，而"又何病焉"。

（王惠君）

ěr wú wàngtīng

耳无妄听（refrain from improper hearing） 以不偏听乱听为主的养生要点。妄听，指乱听，偏听。出自《淮南子·主术训》："耳妄听则惑。"唐·孙思邈《千金翼方·养老大例》："故养老之要，耳无妄听，口无妄言，心无妄念，此皆有益老人也。"偏听、乱听使人变得迷惑而烦乱，不利于老年人的养生。

（王惠君）

kǒu wú wàngyán

口无妄言（refrain from improper talking） 以不胡说乱说为主的养生要点。妄言，指胡说乱说或谎话假话。出自《管子·山至数》："不通於轻重，谓之妄言。"唐·孙思邈《千金翼方·养老大例》："故养老之要，耳无妄听，口无妄言，心无妄念，此皆有益老人也。"说话没有适当的限度或分寸即为妄言。

（王惠君）

xīn wú wàngniàn

心无妄念（refrain from improper thought） 心中没有不切实际或不正当的念头。老人养生的要点之一。妄念指不切实际或不正当的念头。出自唐·孙思邈《千金翼方·养老大例》："故养老之要，耳无妄听，口无妄言，心无妄念，此皆有益老人也。"宋代陆游诗云："年来妄念消除尽，回向禅龛一炷香。"此处的妄念就是不切实际或不正当的念头。明·王守仁《传习录》："心之本体无起无不起，虽妄念之发，而良知未尝不在。"强调社会生活中的人虽然每个人都可能有不切实际或不太正当的想法，但是只要有良知存在就能控制妄念的出现。

（王惠君）

bǎoqì cúnjīng

保气存精（keep qi and store essence） 保存精气。出自明·徐春甫《古今医统大全·养生余录·总论养生篇》，其云："专精养神，不为物杂，谓之清；反神服气，安而不动，谓之静。割念以定志，静身以安神，保气以存精。思虑兼亡，瞑想内视，则身神并一。身神并一，则近真矣。"保气存精重在保养肾精，尤其以节制房事为要点。应注意五个方面：①房事不可过，男女交合，适时有节，使阴阳和调，有助于身体健康。②欲不可早，不宜早婚，应在男女成熟之年，气血肾气盛壮之时而婚配。③欲不可纵，意即要节制房事，做到因年龄、体质不同，施泄有度。④欲不可强，即房事不可勉强。强力入房则耗精，精耗则肾伤，肾伤则髓气内枯，使人腰痛体瘦、惊悸梦遗、阴痿里急、寿不可长。⑤欲有所忌，即在饱食过度、饮酒大醉、远行疲劳之时，女子月事未尽之期，患病之季，或忿怒惊恐之中，均不可行房。

（王惠君）

yǎngzhèng

养正（keep healthy qi） 以养护正气为主的养生方法。"正"即正气，亦称真气，是人体维持生命活动的一切物质基础和功能活动的概称。具体地讲，正气包括人体的气、血、津液、脏腑、经络等维持生命活动的基本物质，还包括人体各种功能活动，如人体对疾病的抵抗能力、对内外环境的适应能力、维持正常生理活动及自身的修复能力等。

《黄帝内经》曰："正气存内，邪不可干。"正气和邪气是相互对抗、相互矛盾的两个方面。在人体的整个生命活动中，正气一方面发挥其维持正常生理活动的功能，即维持人体内部环境的平衡统一；另一方面无时无刻不在与邪气进行斗争，即维持人与外界自然、社会环境的平衡统一，以保证人体健康长寿。正气不足是发生疾病的主要因素，外来邪气是构成疾病的重要条件。邪正双方消长和斗争的结果决定了疾病的发生、发展和转归。疾病本质都是一个邪正相争的过程。正能胜邪，体内阴阳维持动态平衡，人就健康长寿；邪胜正，体内阴阳失调，人就生病。正胜邪祛，则疾病向愈；邪盛正良，疾病就发展恶化。正气进一步消亡，体内阴阳离决，则人的生命终结。因此，通过"养正"以"辟邪"成为中医养生的一个重要原则。

养正的方法：①调畅情志。很多疾病如胃十二指肠溃疡、高血压、中风等均与精神因素有关。大部分长寿人心情开朗、乐观直爽，所以调畅情志是养正的方法之一。②顺应自然与环境。四时气候的突然变化，所住环境不适，必然影响人体健康，故养正必须顺应自然气候和自然环境变化。③锻炼身体。坚持早晚锻炼、慢跑、散步、打太极拳、舞剑等方法增强体质、延长寿命，使得"正气存内，邪不可干"。④调养脾胃。脾胃为后天之本，是人体气血生化之源。暴饮暴食，过食生冷、辛辣、油腻之物，嗜酒无度，都能损伤脾胃运化功能，导致多种疾病发生。

（王惠君）

yǎngxìng

养性（cultivate mind） 通过精神的修炼，精神情志的调养等促进身心健康的养生方法。出自西汉《淮南子·俶真训》，"静漠恬惔，所以养性也"。《淮南子》之养性依据是其宇宙发生论，其认为天地的本性是静、宁，是道的有象形式。人必须效法天地，做到静漠、虚无，才能达到神明与道居的真人境界。人本性是宁静的，人只要依其本性生活就能与"道"同居，达到神明之境。但人很难依其宁静之本性去生活，因为"夫性命者，与形俱出其宗，形备而性成，性命成而好憎生矣"。"性命"即指"精神"，"好憎"就是人有了分别之心、嗜欲，正所谓"水之性真清而土汩之，人性安静而嗜欲乱之"，由此可见人返性之难。《淮南子》认为欲修真成仙必须返性合道。所以，养性是围绕着"返性"这一关键而展开的。《淮南子》养性的方法有两条：一是"轻天下、细万物、齐生死、同变化"的达观主义的人生观；二是"量腹而食，度形而衣；容身而游，适情而行"的朴素生活观。人生在世只要做到食足以接气、衣足以盖形、居足以容身，不求多余的东西就可以了。这种生活观是要人们顺其本原之性自然地生活。奉此朴素主义的生活观去生活就能使人精神恬静、形体安逸，内外和洽。这就是符合于"道"的生活。

（王惠君）

yǎngzhì

养志（keep aspiration） 以修养心志为主的养生方法。出自《鬼谷子本经阴符七术·灵龟养志法》，“养志者，心气之思不达也”。修养心志的方法要效法灵龟，灵龟是以静而寿的灵物。修养心志是为了使意志薄弱的人培养明确的志向。“有所欲，志存而思之。志者，欲之使也。欲多则心散，心散则志衰，志衰则思不达”。志即欲望的使者，一个人心中有欲望，自然形成“志”，这种“志”会驱使人去将欲望化为现实。但欲望过多，则心力分散，心力分散则志向衰减，志向衰减则心气不畅达，因而达不成自己的目标。人的思想与行动专一，欲望就不会多，欲望不多，意志力就不会衰弱，容易达成目标。“理达则和通，和通则乱气不烦于胸中，故内以养志，外以知人。养志则心通矣，知人则识分明矣”。思想行动相一致就能和顺于心，通达于外，因而心中宁静，胸中没有丝毫之烦乱。所以应当内养志，外识人。修心养志，心神就能澄明通达，观察人事就能清楚细微而不失误。

养志的方法，《鬼谷子本经阴符七术·灵龟养志法》中曰：“养志之始，务在安己；己安，则志意实坚；志意实坚，则威势不分，神明常固守，乃能分之。”即养志之始，要先安定自己。自己安定，意志才坚定，意志坚定，威势才不会分散，精神与元气也才能内守牢固，再行其他的修养。

（王惠君）

zhèngxìng

正性（genuine nature） 人禀道而生的自然天性。或曰真性。早期道家到黄老道家，都持一种自然人性论，认为人的先天自然本性是纯真的，道教在涉及人性论时，继承道家的人性为真的思想传统，把人的禀道而生的自然天性视为正性或曰真性，并用“静”“清静”来描绘这种“正性”。

唐·成玄英《老子义疏》曰：“一切众生，皆禀自然正性。”人性清静，自然之性，本无系累，嗜欲所牵，舍己逐物。养生学中的正性即为强调人应能在复杂变幻的社会环境中保持自身的纯真本性，不能为物欲所累，忘却了根本，不利于身体健康。针对现实中人性表现的复杂性，《唐玄宗御注<道德真经>》曰：“人生而静，天之性；感物而动，性之欲。若常守清静，解心释神，返照正性，则观乎妙本矣。若不正性，其情逐欲而动，性失于欲，迷乎道原，欲观妙本，则见边徼矣。”人禀道而生，于是有身形的存在；有了身形的存在，就不能不有一定的行为追求。但人的行为追求必须尊道贵德，以自然无为之道为皈依，返回虚极妙本。如果不正性，人的由身形而产生的欲求总是倾向于过度，不能唯道是从，这样就遮蔽、丢失了清静真性。真正通晓贵身之道的人，自然可以抑制自己纵情纵欲的贪求，排除有害于身心的许多外患，从而达到全性保真。相反，不懂得贵身之道的俗众，往往身为物役，离清静之正性越来越远。

（王惠君）

yǎngxìng yíqíng

养性怡情（cultivate nature for pleasure） 在精神上能乐观豁达、淡泊名利，根据自然环境和社会环境条件的变化调节自己的情志活动。养性，谓修养身心，涵养天性。语出《孟子·尽心上》，其云：“存其心，养其性，所以事天也。”怡情，怡悦心情。《素问·上古天真论》在总结上古时代长寿者的经验时指出，要“外无劳形于事，内无思想之患，以恬愉为务”。中医养生学认为，保持良好的情绪、乐观的意志、豁达大度的处世方法，正确地对工作、生活和社会，是人生不可缺少的修养，也是保健防病、益寿延年的重要因素。因此，历代养生家都强调“养生莫若养性”，要求人们自觉地培养高尚的理想、道德和情操，培养自己开朗乐观、豁达大度的性格，防止忧郁、愤怒等消极情绪的滋长。唐·孙思邈在《备急千金要方》中说：“生不再来，逝不可追，何不怡情养性以自保？”清·曹庭栋《老老恒言》也指出，即便“事值可怒，当思事与身孰重？一转念间，可以涣然冰释”。

总之，要保持心情舒畅，精神愉快，尽量回避烦恼；要坚定意志，以苦为乐，待人宽厚，对己克俭，有理想、有抱负、有追求。喻嘉言曾云：“能善养此心，则志意和，精神定，悔怒不起，魂魄不散，五脏俱宁”。在工作学习方面，淡泊名利，形体、精神不为名利所累，只有如此才能保持心神清静。

（王洪武）

yīnyuè yǎngshēng

音乐养生（health preservation by music） 运用音乐来调剂人们的精神生活，改善人们的精神状态，从而预防、治疗某些情志疾病的养生方法。

《灵枢经·邪客》云：“天有五音，人有五脏，天有六律，人有六腑”。在《黄帝内经素问·阴阳应象大论》中将“宫、商、角、徵、羽”分属五脏，肝在音为角，心在音为徵，脾在音为宫，肺在音为商，肾在音为羽。

音乐能陶冶人的情操，抚慰人的灵魂，使人忘记疲劳与烦恼。一首优美的乐曲能使人精神放松，心情愉快，令大脑得到充分休息，体力得到适当调整。音乐还能传递人与人之间的情感，引起情感上的共鸣，达到心灵上的契合。

中医学比较重视音乐医疗和康复养生，并强调人体形与神的统一。通过音乐调理情绪，须因个体心理特征的不同，选择适宜的乐曲。先秦《礼记·乐记》中说："宽而静、柔而正者宜歌颂，广大而静、疏达而信者宜歌大雅，恭俭而好礼者宜歌小雅，正直而静、廉而谦者宜歌风，肆直而慈爱者宜歌商，温良而能断者宜歌齐。"

音乐能对人体产生镇静、安定、调整情绪的效能。恰当的欣赏音乐可以陶冶心情，克服孤独、忧郁、焦虑等不良情绪。因此经常有规律的欣赏音乐可以祛病疗疾和防病强身。

（王洪武）

shūfǎ yǎngshēng

书法养生（health preservation by calligraphy） 通过练习书法来入静，以达到调身、调息、调心，从而陶冶情操，使大脑皮质处于保护性抑制状态，增进中枢神经活动，保持身心健康的养生方法。书法的养生作用主要体现在以下几个方面。

调节情绪：书法可调节心态，使情绪稳定。狂喜之时，习书能凝神静气，精神集中；暴怒之时，能抑郁肝火，心平气和；忧悲之时，能散胸中之郁，精神愉悦；过思之时，能转移情绪，抒发情感；惊恐之时，能神态安稳，宁神定志。可见，书法调节情绪，促进人的身心健康，可以说书法是防治心身疾病的非药物疗法。

陶冶情操：言为心声，书为心画，练习书法无疑能陶冶人的情操，赋予生命积极向上的活力，使人在艺术、眼界、胸襟、修养、气质上都得到升华。篆书形态古雅、质朴；隶书圆浑、秀美；楷书严谨、鲜明；行书洒脱、烂漫；草书飘逸、奔放。它们尽管风格各异，但都表现出节奏化了的自然美。当书写时产生的快感、创作时产生的欢愉，会刺激大脑分泌良性物质，增强人体的免疫力、抗病能力。

形神共养：书法体现了形神共养的统一性。"形为神之宅"，形体的养护在于动，动以养形。执笔时，指实、掌虚、腕平的姿势；书写中悬腕、悬肘，不断前落后顾、左撇右捺、上折下弯的运动，不但调节了手臂的肌肉和神经，而且使指、臂、肩、背、腰、腿部也得到运动，而这种运动是舒缓的、非剧烈的，是适度的、非超常的。书法体现的这种适度运动，贯穿了"摇筋骨、动肢节"的导引内涵。"神为形之主"，《黄帝内经》曰："静则神藏，躁则消亡。"养静为摄生首务，静以养神，养神则保形。习书法时全神贯注，人的思想纯净、恬淡、少欲，心神不易被外界事物所扰动，甘于平淡，使体内阴阳平衡。

（王洪武）

huìhuà yǎngshēng

绘画养生（health preservation by painting） 通过绘画来提高人的审美情趣、陶冶情操，促进身心和谐，保持身心健康的养生方法。

画是具有颜色和美感的艺术信息。早在古代人们就开始重视颜色与身心的关系，《黄帝内经》指出青属肝木、红属心火、黄属脾土、白属肺金、黑属肾水，并提出颜色与人的情绪、心境的相关性。现代科学也提供了颜色与健康（包括情绪、行为）的科学信息。

绘画的养生作用主要体现在两方面。①调节情绪：绘画过程中注意力高度集中于构思上，运笔时呼吸与笔画的运行自然地协调、配合，形成了精神、动作、呼吸三者的统一关系，对神经系统以及内脏器官均能起到调节作用。在某些情况下，绘画其实也是一种自身解郁的精神调节活动，是对自己不良情绪的一种高级解脱过程。②修身养性：作为养生，临摹图画，宜选色彩鲜艳、造型美观、格调清新、内容健康的图景，如山清水秀、桃红柳绿，以及梅、兰、竹、菊等，这会使人赏心悦目、心旷神怡，排除思虑和寂寞无聊感。

绘画过程由大脑来总体控制支配且协调工作，通过画画刺激了大脑的兴奋，有助于预防老年痴呆。绘画者在绘画过程中会端正姿势、调整呼吸、内视自己、控制感觉，把意识集中于一点，进入万念皆空的艺术创作境界。现代医学认为，处在这种境界中，人会有大脑皮质稳定、能量消耗减少的生理反应。

现代人们的工作压力大，生活节奏快，长期处于精神高度紧张状态下，而又得不到应有的调适，会使其身心过度疲劳，对什么都不感兴趣。如果能够合理利用时间练习绘画确有养生之功效，能修身养性，修复心灵创伤，滋润生活，提升思想境界。

（王洪武）

lǚyóu yǎngshēng

旅游养生（health preservation by tourism） 通过旅游使人与大自然直接接触，身心皆得到良好的休养，并从中感受大自然丰富的内涵，从而促进身心健康的养生方法。

旅游的种类多种多样，如山水游、文化游、民俗游等，既能增长知识和智慧，而且健身养心，从中能获得身心健康。

不同旅游方式会给人带来不同的养生效果，因此要因人而异地选择合宜的旅游方式来达到养生的目的。例如，登山涉水、长途旅行、漂洋过海等，含有阳刚之美，适合于青壮年体力较好者；欣赏园林风光和小桥流水、泛舟湖泊和品茗赏月等“静游”，属阴，具有阴柔之美，最适合于中老年人和体质较弱者。游览杭州的黄龙洞和岳飞坟、河北的卢沟桥、北京的圆明园旧址等，均能激起人们的愤怒情绪。根据中医愤怒致病之说和五行五志所属以及五行治病原理，“怒游”者五行属木，适合于思虑过度、情绪郁结的患者的养生需要。观游赤壁遗址，往往能激起人们思古之幽情；游览洞庭君山则有怀念湘妃之思；故地重游也能令人追思往昔等。即使是一般游览大自然美景也能引起人们的遐思和深思，思游具有镇惊作用，患有恐慌症的人宜用。汨罗江之游使人要凭吊屈原而油生悲伤之情；秋冬之季，万物萧条，大地由青绿变为枯黄，一般观之也有悲秋之感等。“悲游”五行属金，具有制怒平肝作用，宜用于情绪易愤怒者。游览巴东的丰都鬼城、探险黄山奇峰险景等，使人产生惊恐害怕的感觉，具有镇心降火之作用，能调节情绪过度的兴奋，宜用于心火过旺者。

不同类别的旅游，使人的意念与自然达到某种默契，心神与尘世形成某种和谐，并渐渐升华到天人合一的境界。所以旅游属于一种独特的修身养性、陶冶情操的养生方法。

（王洪武）

yuányì yǎngshēng

园艺养生（health preservation by gardening） 通过栽花、种草、种菜或培植果树来达到陶冶情操、修身养性和预防、治疗疾病目的的养生方法。

当人体进行浇灌、松土、施肥等劳作时，肢体得到了锻炼和运动，血液循环得到改善；看到花草那种顽强的生命力时，能激发起体内的活力；当置身于鲜花丛中或手捧果实时，能感受到丰收的喜悦，心情得到最大的安抚和放松。而且花草树木会释放出一定量氧气和空气负离子，较一般场所高出4~5倍，负离子素有“空气维生素”之称，对人体精神活动有重要调节功能。所以园艺养生实际上是集劳动、休闲、空气浴、日光浴于一体的体育锻炼项目。在运动休闲中使人们忘却疼痛和压力，达到治疗或放松的目的。

研究证实，经常观赏盆景、鲜花，可使那些性情急躁的人变得温顺，心情不好的人变得爽朗愉快，消沉的人变得积极向上。一些老年孤独症患者，参加园艺劳动后，生活增添了乐趣，其寂寞和孤独感也减轻了许多。而且，人们在种花养草中，通过感受和体验这种高雅的娱乐和享受，可调节情绪，给精神上带来某种寄托和安慰。

大量的观察及研究发现，园艺劳动对神经症、高血压、心脏病等疾病具有很好的辅助治疗作用，尤其是当上述患者在病情相对稳定后，进行适当的园艺劳动，更有利于改善神经系统及心血管系统功能。除此之外，还有稳定情绪及减轻失眠等的效果。老年人缺钙较为普遍，有研究还证实，经常从事园艺劳动能使人骨骼坚强，预防骨质疏松症的发生。许多花卉都有其特殊功效，有助于防病。科学家发现，许多植物花朵分泌的芳香油中有一种特殊的芳香类物质，被吸入肺部输入体内各部位，有杀菌、消炎、利尿和调节神经中枢的功效。

园艺养生是以健康理念推动人们的精神文明和物质文明建设。园艺养生对于保健身体、净化空气、改善生活和工作环境都具有不可估量的作用。

（王洪武）

yǐnshí yǎngshēng

饮食养生（health preservation on diet） 利用食物的性能特点，合理摄入膳食，以强身健体、抗衰防老的养生方法。“民以食为天”“药补不如食补”。然而饮食对于人体健康是一把双刃剑，《黄帝内经》将其喻作“水能载舟，亦能覆舟”。《素问·生气通天论》云：“阴之所生，本在五味；阴之五宫，伤在五味。”指出人体赖以生存的阴精，来源于饮食五味；蓄藏阴精的五脏（五宫），其损害的祸根也在饮食五味。饮食养生的基本要求有以下几点。

一是饮食必须适时适量。一日三餐，合理安排，是饮食养生的重要内容。从生理角度看，一日三餐是合理的，因为白昼的早、中、晚三个时段中，人体内的消化酶较为活跃。现代研究认为，科学合理的膳食方式应是节制晚餐，满足午餐，吃好早餐，并强调三餐之中，早餐最重要。早餐不仅要吃饱，而且要吃好。早餐食品既要有丰富的蛋白质，又要有足够的碳水化合物。若有条件，早餐要有菜、有饭、有牛奶或豆浆。午餐要吃饱，品种要丰富。晚餐则以少而精为善，不宜过多摄入蛋白质和脂肪，以免肥胖，影响健康。此外，晚餐过饱，对肠胃功能及大脑休息有不利影响，也是显而易见的。

二是饮食必须谨和五味。所谓“谨和五味”即是依据人体生理需要，合理调配，适度摄取膳食营养，以滋养人体脏腑气血。膳食有辛、甘、酸、苦、咸之异，中医养生理论认为，“谨和五味”是益寿延年的基本饮食原则。现代研究认为，许多疾病的产生与不良的饮食习惯有关。偏嗜甜食，易致糖尿病、肥胖症等；偏嗜咸味，易致高血压、动脉硬化，或加剧水肿等；偏嗜辛辣，易致便秘、痔疮，加剧溃疡病等。

三是饮食必须以人为本。例如，小儿脏腑娇嫩，脾胃薄弱，供给小儿的营养物质，既要保证充分营养，又要易于消化吸收。老人脏腑衰退，化源不足，平素多食清淡素食、乳食，富含纤维素的食品为宜。妇女在妊娠期、哺乳期等，其膳食宜忌也有特殊之处。妊娠期间，随着胎儿的生长发育，母体需要比平素更多的营养，以满足母体消耗与胎儿发育的需要；哺乳期，膳食应有充分热量，并注意多吃富含矿物质的食品，以满足各种微量元素的摄入。

（李其忠）

xíng shí wèi

形食味（flavours of herbs or food can support the shape of the body） 形体的生成发育依靠食物与药物之味的滋养。语出《素问·阴阳应象大论》。“形食味”之形，指形体，包括脏腑精血等有形物质；食，同饲，即供给、依赖之意；味，即药食之味。按照中医学理论，形食味即形资于味而能充旺，说明药食之味和合，能充养脏腑，化生精、气、血、津液等有形物质，从而促进机体的生长发育，维护健康，益寿延年。因此，人体形体的不足，可使用药食之味来补养，可见饮食五味在人体生长过程中，具有非常重要的作用。

形食味是中医饮食养生的重要理论基础，也是指导饮食养生的重要法则。但在具体应用时，应注意适度，若药食之味使用太过，则可损伤形体，导致脏腑精、气、血、津液的亏损，从而产生疾病，甚或早衰夭折。

（申秀云 邓月娥）

jīng shí qì

精食气（nature of herbs or food can support the qi of the body） 人体阴精的化生依靠食物与药物之气的作用。语出《素问·阴阳应象大论》。“精食气”之精，指阴精，包括脏腑精气血津液等有形物质；食，同饲，即供给、依赖之意；气，即药食之气。按照中医学理论，精食气即精依赖气的作用而化生，说明药食之气和合，能充养脏腑，化生精、气、血、津液等有形物质，从而促进机体的生长发育，维护健康，益寿延年。因此，人体阴精的不足，可使用药食之气来充养。

从精食气的原理中，可见饮食五味在人体生长过程中，具有非常重要的作用。但应用时要注意适度、平衡，若药食之气使用太过，则可损伤形体，导致脏腑精、气、血、津液的耗损，从而产生疾病，甚或早衰、夭折。

（申秀云 邓月娥）

jǐn hé wǔwèi

谨和五味（mediate the five flavours carefully） 谨慎地注意饮食五味的调和，勿过偏，使肌体能得到充分营养。出自《素问·生气通天论》，“是故谨和五味，骨正筋柔，气血以流，腠理以密，如是则骨气以精，谨道如法，长有天命”。所谓谨，即谨慎；和，即调和；五味，即酸、苦、甘、辛、咸等各种味道。五味能滋养人体，在人类生命过程中有非常重要的作用，五味调和能强身健体；若五味太过偏嗜可引起脏腑的偏盛偏衰，从而引发疾病。例如，偏嗜肥甘厚味，可助湿、生痰、化热，或生痈疡外证；偏嗜辛辣，使肠胃积热而致大便干燥，或酿成痔疮下血等证；嗜酒、嗜茶太过，均对身体有一定影响。

谨和五味无疑是养生防病、延年益寿的重要饮食养生之道。《素问·生气通天论》云：“阴之所生，本在五味；阴之五宫，伤在五味。”阴精的产生本源于饮食五味，若偏嗜五味会伤及五脏。这清楚地表明调和五味是饮食保健、摄生防病的重要内容之一。对于营养普遍过剩的现代人而言，谨和五味无疑是重要的饮食原则，不但五味和合，而且饮食结构上，谷肉果菜应该多样化，这样才能合理搭配食品营养，从而调节脏腑阴阳平衡，有益于身心健康。

（申秀云 邓月娥）

suān rù gān

酸入肝（sour flavour acting on the liver） 酸味的食物或药物多作用于肝经，有滋养肝的作用。语出《素问·至真要大论》，“酸先入肝”。中医学认为，“酸先入肝”。所谓酸，即有酸味的药物或食物；入，即喜好，走向趋势；肝，即人体五脏之一。根据《黄帝内经》的理论，人体的生长发育依赖酸、苦、甘、辛、咸五味食物的滋养，五味分别入五脏，五脏对五味各有选择性，五味又各有自己的阴阳所偏，各自有不同的作用。其中，偏于酸味的食物倾向作用于肝，而有滋养肝的作用。

需要注意的是，五味的阴阳调和是维持人体阴阳平和的关键，偏嗜五味会引起五脏各有其伤。若偏嗜酸味食物，会使肝气偏盛，肝木盛克伐脾土，使脾气受损而衰竭，不利于养生保健。正如《素问·生气通天论》所言："是故味过于酸，肝气以津，脾气乃绝。"《素问·至真要大论》亦云："久而增气，物化之常也。气增而久，夭之由也。"

（申秀云　邓月娥）

kǔ rù xīn

苦入心（bitter flavour acting on the heart）　苦味的食物或药物多作用于心经，有滋养心的作用。语出《素问·至真要大论》，"苦先入心"。所谓"苦入心"，苦，即有苦味的药物或食物；入，即喜好，走向趋势；心，即人体五脏之一。根据《黄帝内经》的理论，人体的生长发育依赖酸、苦、甘、辛、咸五味食物的滋养，五味分别入五脏，五脏对五味各有选择性，五味又各有自己的阴阳所偏，各自有不同的作用。其中，偏于苦味的食物倾向作用于心，有滋养心的作用。

需要注意的是，五味的阴阳调和是维持人体阴阳平和的关键，偏嗜五味会引起五脏各有所伤。若偏嗜苦味食物，会使心气不足，引起心气喘满；心火不足，肾水乘之，见面色黧黑。故过食苦味不利于养生保健。正如《素问·生气通天论》所言："味过于苦，心气喘满，色黑，肾气不衡。"《素问·至真要大论》亦云："久而增气，物化之常也。气增而久，夭之由也。"

（申秀云　邓月娥）

gān rù pí

甘入脾（sweet flavour acting on the spleen）　甘味的食物或药物多作用于脾经，有滋养脾的作用。语出《素问·至真要大论》，"甘先入脾"。甘，即有甘味的药物或食物；入，即喜好，走向趋势；脾，即人体五脏之一。根据《黄帝内经》的理论，人体的生长发育依赖酸、苦、甘、辛、咸五味食物的滋养，五味分别入五脏，五脏对五味各有选择性，五味又各有自己的阴阳所偏，各自有不同的作用。其中，偏于甘味的食物倾向作用于脾，而有滋养脾的作用。

但五味的阴阳调和是维持人体阴阳平和的关键，偏嗜五味会引起五脏各有所伤。若偏嗜甘味食物，会使脾气湿滞，脾不运化，胃气壅滞则胀满。故过食甘味不利于养生保健。正如《素问·生气通天论》所言："味过于甘，脾气不濡，胃气乃厚。"

（申秀云　邓月娥）

xīn rù fèi

辛入肺（purgent flavour acting on the lung）　辛味的食物或药物多作用于肺经，有滋养肺的作用。语出《素问·至真要大论》，"辛先入肺"。辛，即有辛味的药物或食物；入，即喜好，走向趋势；肺，即人体五脏之一。根据《黄帝内经》的理论，人体的生长发育依赖酸、苦、甘、辛、咸五味食物的滋养，五味分别入五脏，五脏对五味各有选择性，五味又各有自己的阴阳所偏，各自有不同的作用。其中，偏于甘味的食物倾向作用于脾，而有滋养脾的作用。

但五味的阴阳调和是维持人体阴阳平和的关键，偏嗜五味会引起五脏各有所伤。若偏嗜辛味食物，由于发散过度，使津液耗伤，筋脉失于润养而弛缓或挛急，久则精神耗伤。故过食辛味反而不利于养生保健。正如《素问·生气通天论》所言："味过于辛，筋脉沮弛，精神乃央。"故此应该遵循适度的原则。

（申秀云　邓月娥）

xián rù shèn

咸入肾（salty flavour acting on the kidney）　咸味的食物或药物多作用于肾经，有滋养肾的作用。语出《素问·至真要大论》，"咸先入肾"。咸，即有咸味的药物或食物；入，即喜好，走向趋势；肾，即人体五脏之一。根据《黄帝内经》的理论，人体的生长发育依赖酸、苦、甘、辛、咸五味食物的滋养，五味分别入五脏，五脏对五味各有选择性，五味又各有自己的阴阳所偏，各自有不同的作用。其中，偏于咸味的食物倾向作用于肾，而有滋养肾的作用。

但值得注意的是，五味的阴阳调和是维持人体阴阳平和的关键，偏嗜五味会引起五脏各有所伤。若偏嗜咸味食物，使肾气损伤，不能生髓充骨，而生骨病；肾气不足，水盛上凌心，出现心气抑郁不畅之证。正如《素问·生气通天论》所言："味过于咸，大骨气劳，短肌，心气抑。"故过食咸味反而不利于养生保健，应该结合自己的体质斟酌损益，以适度为原则。

（申秀云　邓月娥）

yǐnshí jiégòu

饮食结构（dietary structure）　合理搭配各种饮食的比例。饮食，主要包括碳水化合物、蛋白质和脂肪；结构，是指碳水化合物、蛋白质和脂肪之间的合理搭配比例。合理的饮食结构既能避免营养不足，又能防止营养过剩，在养生方法中占有重要的地位。关于食物的性味，2000 多年前的《黄帝内经》就做了深入研究，《素问·脏气法时论》中提出“五谷为养，五果为助，五畜为益，五菜为充”的饮食结构，不但描述了谷肉果蔬的性味功用和所归的脏腑，还提出了“气味合而服之，以补精益气”的观点，强调饮食结构要多元，食性滋味要平衡。这样的饮食结构即便是在现在看来，依然是十分合理的，适合东方人的饮食习惯。

饮食养生的最基本要求是饮食结构合理，营养成分均衡，这就需要人们根据食物的性味特点合理调配食物种类，克服饮食的偏嗜，避免饮食伤正，做到“谷肉果菜，食养尽之，无使过之”。现代研究证实食物种类过于单一，可以造成多种营养障碍或代谢紊乱，所以《黄帝内经》这种强调饮食结构要多元的养生思想，按照现代医学的理论分析，也具有较强的科学性和合理性，对现代养生保健仍然具有较高的应用价值和指导意义。

（申秀云　邓月娥）

wǔgǔ wéiyǎng

五谷为养（take five crops as nutrients）　谷物类食物可以营养机体，是人类生命赖以生存的根本。《素问·脏气法时论》曰：“五谷为养，五果为助，五畜为益，五菜为充。”所谓五谷，指古代的五种谷物食品，但具体品种则存在争议。王冰注：“谓粳米、小豆、麦、大豆、黄黍也。”《周礼·职方氏》认为五谷指“黍、稷、菽、麦、稻”；《淮南子》则认为五谷指“麻、黍、稷、麦、豆”。但不论是哪一种观点，五谷作为人的饮食的主食地位则是确然无疑的，这也与现代营养学的观点不谋而合。

五谷是维持人类生命不可缺少的主要食物，亦是治疗疾病的药物。五谷与五菜、五果、五畜合理搭配，共同补益不同的脏气，增强正气，驱除邪气，促进康复，延年益寿。《灵枢经·五味》提出五谷“秔米甘，麻酸，大豆咸，麦苦，黄黍辛”，可根据五谷的性味、四季的不同，合理选择食用。

（申秀云　邓月娥）

wǔguǒ wéizhù

五果为助（take five fruits as assistant）　水果类食物可以作为五谷的辅助，补益五谷的不足。《素问·脏气法时论》曰：“五谷为养，五果为助，五畜为益，五菜为充。”五果，王冰注：“谓桃、李、杏、栗、枣也。”这清楚地表明了中医学对于饮食结构中水果所起到的应该是辅助的作用，不但符合中国人的饮食习惯，也与现代营养学的观点不谋而合。

五果是维持人类生命不可缺少的食物，亦是治疗疾病的药物。五果与五菜、五谷、五畜合理搭配，共同补益不同的脏气，增强正气，驱除邪气，瘦身美体，促进康复。《灵枢经·五味》认为五果“枣甘，李酸，栗咸，杏苦，桃辛”，可根据五果的性味、四季的不同，选择食用。

（申秀云　邓月娥）

wǔchù wéiyì

五畜为益（take five domestic animals as the benefit）　畜类食物可以作为五谷的辅助，补益五谷的不足。《素问·脏气法时论》曰：“五谷为养，五果为助，五畜为益，五菜为充。”所谓五畜，据王冰所注，是指“牛、羊、豕、犬、鸡”。作为肉食的提供来源，此段描述也指出了肉食在饮食结构中起到的是辅助、补益的作用，不但符合中国人的饮食习惯，也与现代营养学的观点不谋而合。

五畜是维持人类生命不可缺少的食物，亦是治疗疾病的药物。如果五畜与五菜、五谷、五果合理搭配，共同补益不同的脏气，增强正气，驱除邪气，促进康复。《灵枢经·五味》认为五畜“牛甘，犬酸，猪咸，羊苦，鸡辛”，因此，应结合自己的体质，根据五畜的性味、四季的不同，选择食用。

（申秀云　邓月娥）

wǔcài wéichōng

五菜为充（take five vegetables as supplement）　蔬菜类食物可以作为五谷的辅助，补益五谷的不足。《素问·脏气法时论》曰：“五谷为养，五果为助，五畜为益，五菜为充。”所谓五菜，即古代人常食用的五种蔬菜，一般指葵、韭、藿、薤、葱。充，即充养补益。这表明了在日常的膳食结构中，五菜起到的是补充的作用。这一点与现代的营养观念也不谋而合，特别是对于东方人而言，更具有很强的指导意义。

五菜既是维持人体生命不可缺少的食物，亦是治疗疾病的药物。五菜和五谷、五果、五畜合理搭配，共同补益不同的脏气，增强正气，驱除邪气，促进康复。五菜的性味并不同，《灵枢经·五味》认为五菜“葵甘，韭酸，藿咸，薤苦，葱辛”。故此在饮食中，亦需要注意平衡的原则，不可偏嗜一味，可根据五菜的性味、四季的不同，合理选择食用。

（申秀云　邓月娥）

yīnshí ér shí

因时而食（dietary changes based on season） 饮食应根据不同季节的气候特点，选择最适宜的食物和饮食方法。“因时而食”之中的“时”，既包括一年四季及二十四节气，也包括一日之中的十二时辰。例如，春季阳气初生，宜食辛甘发散之品，而酸味入肝，酸具收敛之性，不利于阳气的生发和肝气的疏泄，且影响脾胃的运化功能。故为适应春季阳气升发的特点，适当食用辛温升散的食品，如姜、葱、枣、豆豉、花生、香菜之类，以扶助阳气，少食生冷黏腻之物，以免伤及脾胃。

因时而食的调养之法与因人制宜、因地制宜一起，堪称是饮食养生的主要原则。但在应用时，不可机械照搬，而应该结合体质虚实，灵活掌握，以免发生偏颇。

（申秀云　邓月娥）

chūn shí mài

春食麦（spring is the best season for serving wheat） 春季最适宜食用的谷物类食物是麦类。麦类是五谷之一，《礼记·月令》有“春食麦，夏食菽，季夏食稷，秋食麻，冬食黍”的记载。《灵枢经·五味》提出五谷“秔米甘，麻酸，大豆咸，麦苦，黄黍辛”。春季气候变化多端，早晚温差大，易致人体抵抗力下降；春季气温转暖，也是致病微生物繁殖的季节，易使人致病。春季是“肝”当令，故春季适宜选用营养、清淡、疏肝的食物，可以营养机体，补益脏腑，增强免疫力，预防疾病。

春食麦符合因时而食的养生原则。小麦不仅是营养价值很高的食物，也是能防病治病的药物。小麦是中国北方民众的主食，是滋养人体的主要食物。中医学认为，小麦性凉、味甘，有养心益肾、和血润燥、健脾厚肠、除烦止渴的功效。《本草拾遗》记载“小麦面，补虚，实人肤体，厚肠胃，强气力”，《本草纲目》记载“麦胚可治心悸失眠，养心安神，养肝气，止泻、降压、健胃”。

现代研究也表明，小麦除富含蛋白质、糖类外，还富含钙、磷、铁等矿物质，维生素 B_1、维生素 B_2、维生素 E 等，以及卵磷脂、麦芽糖酶、淀粉酶等。小麦胚芽中天然维生素 E 的生理活性效能是合成维生素 E 的 30 倍。维生素 E 有抗氧化的效果，它能抑制人体产生自由基，促进新陈代谢，延缓机体衰老，改善肝脏功能，是春季养肝的佳品。麦胚油中的亚油酸可降低血浆中的胆固醇，有效预防高血压、冠心病、动脉硬化等心血管疾病的发生。小麦粉有很好的嫩肤、除皱、祛斑的功效。麦麸为高膳食纤维，对高脂血症、痔疮、老年性便秘均有防治作用。

（申秀云　邓月娥）

xià shí shū

夏食菽（summer is the best season for serving beans） 夏季最适宜食用的谷物类食物是菽类（豆类）。《汉书·五行志》有“菽者，众豆之总名。然大豆曰菽，豆苗曰霍，小豆则曰荅”的记载。由于夏季气候炎热，易生火热病、疮疡、中暑等。夏季是“心”当令，故夏季适宜选用营养、清凉、养心的食物，以营养机体，补益脏腑，增强免疫力，预防疾病。而豆类正是人们在长期的实践中总结出来适合夏季食用的食品。《礼记·月令》有“春食麦，夏食菽，季夏食稷，秋食麻，冬食黍”的记载。豆类品种很多，以大豆为主，也包括赤豆、绿豆、黑豆、豌豆、蚕豆等，是滋养人体的重要食物。大豆富含蛋白质及人体必需氨基酸，还富含磷脂、维生素、矿物质等。黄豆制品如豆腐、豆浆等，具有保健功效。

豆类不仅是营养价值很高的食物，也是能防病治病的药物。《素问·脏气法时论》指出“大豆咸”，明·李时珍《本草纲目》中有“豆有五色，各治五脏，惟黑豆属水性寒，可以入肾。治水、消胀、下气，治风热而活血解毒，常食用黑豆，可百病不生”的记载。例如，豆腐可宽中益气、清热散血，尤其适宜于痰热咳喘、伤风外感、咽喉肿痛者。赤豆、绿豆、黑豆等有清热利尿、消除暑热的作用。

（申秀云　邓月娥）

qiū shí má

秋食麻（autumn is the best season for serving sesame） 秋季最适宜食用的谷物类食物是麻类。麻类是五谷之一。按照中医理论，秋季气候干燥，是“肺”当令，故秋季适宜选用营养、润燥、养肺的食物，以营养机体，补益脏腑，增强免疫力，预防疾病。而麻类食物正符合这一特点。在《礼记·月令》中有“春食麦，夏食菽，季夏食稷，秋食麻，冬食黍”的记载。元·忽思慧《饮膳正要》曰：“春气温，宜食麦以凉之；夏气热，宜食菽以寒之；秋气爽，宜食麻以润其燥；冬气寒，宜食黍以热性治其寒。”

麻类食物具有很高的保健养生价值，如芝麻古人称为“仙药”，是营养丰富的食物，富含优质脂肪、维生素 E 等，常食能延缓衰老。芝麻是高膳食纤维食物，有润肠通便的作用，秋季常食可预防便秘。黑芝麻含钾丰富，多食可预防或缓解高血压。《神农本草经》将其列为上品，记载其“治伤中虚羸，补五脏，益气力，长肌肉，填脑髓，久服，则轻身不老”。芝麻有白芝麻、黑芝麻两种。白芝麻主要用作榨油，黑芝麻多作为糕点辅料。中医学多以黑芝麻入药，认为其性味甘平，有滋补、养血、润肠、补肝肾、润肌肤等功效，适用于身体虚弱、便秘、头晕、眼花、耳鸣、腰膝酸软等症。

（申秀云　邓月娥）

dōng shí shǔ

冬食黍（winter is the best season for serving millet）　冬季最适宜食用的谷物类食物是黍类。黍类是五谷之一，即高粱，又称蜀黍。《礼记·月令》中有“春食麦，夏食菽，季夏食稷，秋食麻，冬食黍”的记载。《灵枢经·五味》指出五谷的性味各有不同，“秔米甘，麻酸，大豆咸，麦苦，黄黍辛”。《饮膳正要》曰：“春气温，宜食麦以凉之；夏气热，宜食菽以寒之；秋气爽，宜食麻以润其燥；冬气寒，宜食黍以热性治其寒。”

中医学认为，冬季气候寒冷，是“肾”当令，故冬季适宜选用营养、温热、养肾的食物，以营养机体，补益脏腑，增强免疫力，预防疾病。由于高粱性温，味甘、性温、涩，入脾、胃经；故具有和胃、消积、温中、涩肠胃、止霍乱的功效；功能主治脾虚湿困、消化不良及湿热下痢、小便不利等症，故适宜冬季服食。现代营养学研究表明，高粱米含有人体必需的碳水化合物、蛋白质、膳食纤维、叶酸，以及磷、钾、镁、钙等微量元素。将高粱米与其他粮食混合食用，可提高营养价值。

需要注意的是，应遵循因人而异的原则食用，如患有慢性腹泻的患者宜常食高粱米粥，但大便燥结者应少食或不食。

（申秀云　邓月娥）

yīndì ér shí

因地而食（dietary changes based on region）　根据各地区的自然环境、气候条件、民族习俗等地域的差异，制订适宜的饮食方法。

理论基础　因地而食与特殊的地理环境有关，中国地域辽阔，民族众多，一方水土养一方人，各地区和各民族在饮食结构和饮食习惯方面差异性很大，各地有各自的风味饮食及其独特吃法，从而使中国的饮食文化呈现复杂的地域差异。在《素问·异法方宜论》中已经对此有详细记载，“故东方之域，天地之所始生也，鱼盐之地，海滨傍水，其民食鱼而嗜咸，皆安其处，美其食”“西方者，金玉之域，沙石之处，天地之所收引也，其民陵居而多风，水土刚强，其民不衣而褐荐，其民华食而脂肥”“北方者，天地所闭藏之域也，其地高陵居，风寒冰冽，其民乐野处而乳食，脏寒生满病”“南方者，天地所长养，阳之所盛处也，其地下，水土弱，雾露之所聚也，其民嗜酸而食胕”“中央者，其地平以湿，天地所以生万物也众，其民食杂而不劳”。

基本方法　一般而言，在中国东部平原地区，以秦岭-淮河为界，以南是水田，种植水稻；以北是旱地，种植冬小麦或春小麦。南方人以大米为主食，而北方人则以小麦面粉为主食。在气候方面，北方的气温比南方低，尤其冬季十分寒冷，因此北方人的饮食中脂肪、蛋白质等食物所占比重大，尤其在牧区，牧民的饮食以奶制品、肉类等为主。南方人饮食以植物类为主，居民有喝菜汤、吃稀饭的习惯。而在高寒的青藏高原，青稞是藏民主要种植的作物和主食，同时为了适应和抵御高寒的高原气候，具有增热活血功效的酥油和青稞酒成为藏族人民生活中不可缺少的主要食用油和饮料。中国在饮食习惯上有“南甜、北咸、东辣、西酸”之说，充分体现了中国饮食的地区差异。江南喜清淡、甜咸、爽口，讲究营养，乐于质高量小；西北人爱吃带有酸口、经济实惠和牛羊肉品种的菜肴；东北人主食多食杂粮，除大米、白面、小米、玉米、高粱外，还喜食掺有豆类的米饭，喜食鱼虾、野味，嗜肥腥膻，重油偏咸，并喜用拌、蘸食法。

中国地域辽阔，饮食调制习俗、饮食风味也必然千差万别，最能反映这一特点的是中国的菜系。中国有八大菜系或十大菜系之分，各菜系的原料不同、工艺不同、风味不同。川菜以“辣”著称，调味多样，取材广泛，麻辣、三椒、怪味、茴香等自成体系，与当地人抵御潮湿多雨的气候密切相关。粤菜烩古今中外烹饪技术于一炉，以海味为主，兼取猪、羊、鸡、蛇等，使粤菜以杂奇著称。而丰盛实惠、擅长调制禽畜味、工于火候的鲁菜，因黄河、黄海为其提供了丰富的原料，成为北方菜系的代表，以爆炒、烧炸、酱扒诸技艺见长，并保留山东人爱吃大葱的特点。此外，淮扬菜、北京菜、湘菜等各居一方，各具特色，充分显示了中国饮食体系因各地特产、气候、风土人情不同而形成的复杂性和地域性。

故此，在进行养生时应该遵循因地而食的原则，也就是在饮食摄取时，要注重各地的风土人情、自然条件、乡土风俗等因素影响下不同地域不同的饮食习惯，甚至食物的不同产地。

（申秀云　邓月娥）

chádào yǎngshēng

茶道养生（health preservation by tea）

以茶为媒，通过沏茶、赏茶、饮茶等，达到美心修德与怡情养生目的的修身养性方式。

渊源　“开门七件事，柴米油盐酱醋茶”，茶与国人生活关系密切。茶道最早起源于中国，在唐以前便将茶饮作为一种修身养性之道。唐·封演《封氏闻见记》记载有“茶道大行，王公朝士无不饮者”。唐代经济繁荣，国力强盛，使茶事有了存在和发展的基础。饮茶在民间“穷日尽夜，殆成风俗”。唐·陆羽在《茶经·六之饮》记录，从京都到西南的湖北、四川、重庆地区，家家户户都在饮茶。在唐朝寺院僧众念经坐禅，皆以茶为饮，清心养神。当时社会上茶宴已很流行，宾主在以茶代酒、文明高雅的社交活动中，品茗赏景，各抒胸襟。唐·吕温在《三月三茶宴序》中对茶宴的优雅气氛和品茶的美妙韵味，作了非常生动的描绘。在唐宋年间，人们对饮茶的环境、礼节、操作方式等饮茶仪程都已很讲究，有了一些约定俗成的规矩和仪式，茶宴已有宫廷茶宴、寺院茶宴、文人茶宴之分，对茶饮在修身养性中的作用已经有相当深刻的认识。例如，宋徽宗赵佶就是一个茶饮的爱好者，他认为茶的芬芳品味，能使人闲和宁静、趣味无穷，“至若茶之为物，擅瓯闽之秀气，钟山川之灵禀，祛襟涤滞，致清导和，则非庸人孺子可得知矣。中澹闲洁，韵高致静”。

理论基础　茶的药用价值和健身功效，自汉代以来很多古代医书都有记载。《神农本草经》曰：“茶味苦，饮之使人益思、少卧、轻身、明目。”明·李时珍《本草纲目》曰：“茶苦而寒，最能降火，火为百病之因，火降则百病清也，又兼解酒食之毒……不昏不睡，此茶之功也。”唐·陈藏器《本草拾遗》曰：“茗，苦，寒破热气，除瘴气，利大小肠……久食令人瘦，去人脂，使不睡。”大体而言，茶的医药功效主要包括安神、明目、清利头目、生津止渴、清热消暑、解毒、消食、醒酒、去肥腻、下气、利水、通便、治痢、去痰，还能祛风解表、坚齿、治心痛、益气力、延年益寿等。

基本方法　从养生学角度来看，茶最大的价值是养性。中国古代对养性与养气的重视，远甚于对形体本身的重视。养性为本，养身为辅，修养性情才是真正的养生目的。茶道与养生，有一种内在的认同和本质的联系。品茶者，独品得神，一人品茶，能进入物我两忘的奇妙意境；两人对饮得趣，众人聚品得慧。故此，饮茶成为保持人身心健康的灵丹妙药。通过品尝各种茶类的色香韵味，感受融洽轻松的气氛，从而达到“释躁平矜，怡情悦性”的精神境界。

应用范围及注意事项　现代研究发现，茶叶成分复杂，除低脂外，富含糖类、蛋白质、维生素、矿物质和微量元素，有很高的食用价值。茶叶还具防病治病疗效，有抗癌、抗突变作用，重要成分是茶多酚，尤其是茶多酚中的儿茶素，还有胡萝卜素及维生素C、维生素E、维生素K及微量元素等综合作用；抗高血压，预防治动脉粥样硬化作用，饮茶可以防高血压，降脂减肥，预防心血管疾病发生；饮茶能生津、止渴、解热、消暑，这已成常识。饮茶除茶汤补给水分以维持机体的正常代谢外，还因为茶汤中含有清凉、解热、生津等有效成分的综合作用，促进唾液分泌产生津液，并能从根本上解决受热、脱水、体温平衡紊乱甚至中暑的现象；茶叶有抗辐射作用，预防放射病；利尿和增强肾脏的排泄功能。茶可以除口臭、助消化、增进食欲，近代名医蒲辅周说：“茶芳香微甘，有醒胃悦脾之妙。”这也是茶叶多种成分综合作用的结果。饮茶可以增强人体的免疫力，抗衰老，延年益寿。总之，把茶叶的保健价值、养生价值和欣赏价值三者有机结合起来，实是精神与物质和谐结合的体现。

（申秀云　邓月娥）

yǐnshí yǒujié

饮食有节（dietary control）

饮食的时间和数量应定时而有规律。古人很早就发现饮食有节对于养生的重要性，《素问·上古天真论》曰：“上古之人，其知道者，法于阴阳，和于术数，食饮有节，起居有常，不妄作劳，故能形与神俱，而尽终其天年，度百岁乃去。”这既要求饮食要定时而有规律，如一日三餐，也要求饮食的数量有一定的节制，应根据各人的身体实际情况适量饮食，饥饱适度，这样才有利于身体健康。反之，饮食无节，饥饱无度则会影响身体健康，切忌暴饮暴食，不可饥饱无度，过饥则机体气血得不到足够补充，如减肥控制饮食过量者，久之气血亏损而为病；过饱则损伤脾胃，使营血不和而发生疾病。强食者易助邪，故《素问·痹论》曰：“饮食自倍，肠胃乃伤。”《素问·五常政大论》曰：“谷肉果菜食养尽之，无使过之伤其正也。”即使是需要进补的患者，也要根据病证和脾胃功能给予相宜的食物。

饮食有节，还要注意食物软硬、冷热相宜。食物过硬，不易消化，易损伤脾胃，如胃炎患者，食物宜软、烂，忌肥甘厚味。进食过硬、过于刺激食品可损伤胃黏膜，过软食物也影响患者食欲，如腰痛患者给予流质、半流质食物会影响食欲。临床进行饮食调护时，要根据疾病的性质、病证给予饮食调护。另外，食物过热过冷都能伤及脾胃，导致运化失司，升降失常，不利于养生。

（申秀云　邓月娥）

shí dāng qíshí

食当其时（choose different food in different seasons）　随四时气候的变化而调节饮食的养生原则。

一般而言，四季饮食养生主要遵循《黄帝内经》“春夏养阳，秋冬养阴”原则。具体来说，春夏季节阳气在外，易动而发泄受损，可食用甘寒之类果蔬，以降低阳气的过旺；秋冬季节阳气潜藏，阴气较盛，可选用血肉有情之品，填精补髓，温补内脏。元·忽思慧《饮膳正要》云：“春气温，宜食麦以凉之；夏气热，宜食菽以寒之，秋气燥，宜食麻以润其燥；冬气寒，宜食黍以热性治其寒。”在此大原则下，后代又总结出了种种具体的四时饮食方法，如根据五气配五脏、五行生克的原理，不同季节具体饮食调养方法，唐·孙思邈在《备急千金要方》中指出了四时食养法，“春七十二日，省酸增甘，以养脾气；夏七十二日，省苦增辛，以养肺气；秋七十二日，省辛增酸，以养肝气；冬七十二日，省咸增苦，以养心气；季月各十八日，省甘增咸，以养肾气”。春季阳气升发，肝气当令，易发肝阳过旺和肝火上升之肝病、风病，饮食养生应该养肝补脾。故少食入肝的酸味食物而多食入脾的甘味食物。夏季心气最旺，暑热当令，暑湿交蒸，易于耗气伤津，饮食要求清心泻火、清暑益气养阴外，还需防心火克肺金，故饮食养生还需“增辛”，即养肺阴和适当以辛散宣发肺气。秋季阳气减退，燥气较甚，燥易伤肺，治疗宜清燥救肺外，同时注意不可一味地润燥养肺或辛香宣肺，还需以酸味补肺，以防秋季肺金克木。冬季阴气最盛，天寒地冻，治宜温补为宜。同时温补之外，还应用苦寒泻心火之法以防肾水不足、心火独亢之症。

食当其时，无疑是传统养生学所总结出的饮食养生宝贵经验。人生活在自然环境中，四季的自然更替也会影响人体的脏腑功能。因此，应根据四时脏腑阴阳的变化、功能的盛衰，调和五味，以达摄生之目的。但值得注意的是，在具体运用时，也应该因人而异、因地而异，不可机械照搬。

（申秀云　邓月娥）

shíyǐn yǐshí

食饮以时（eat and drink based on time）　遵照一定时间有规律地进食。按时进餐，早在《吕氏春秋》就有记载，“食能以时，身必无灾”。《尚书·尧典》也主张“食哉唯时”。食饮以时的机制在《灵枢经·平人绝谷》就已经明确，“胃满则肠虚，肠满则胃虚，更虚更满，故气得上下，五脏安定，血脉和利，精神乃居。故神者，水谷之精气也”。此句指出只有定时进餐，才能使胃、肠维持更虚更满的功能活动，使胃肠之气上下通畅，有利于营养物质正常的摄取和输布。但真正明确提出“食饮以时”概念的则是唐代著名医家孙思邈，其《备急千金要方》中告诫人们要“饮食以时，饥饱得中”。

按照一定时间有规律地进食，能使人体建立起条件反射，可以保证消化、吸收功能有规律地进行活动。若能严格按时进食，不随便吃零食，养成良好的饮食习惯，则消化功能健旺，于身体健康大有益处。食饮有时的特点有二：①根据时间的不同特点进食。进食有时，三餐有别，如清·马齐在《陆地仙经》中提到“早饭淡而早，午饭厚而饱，晚饭须要少，若能常如此，无病直到老”。早餐宜进食体积小、热量高的食物，午餐宜吃富含优质蛋白质的食物，晚餐宜摄取低热量、易消化的食物。中医学认为，一日之中，机体阴阳有盛衰之变，白天阳旺，活动量大，故食量可稍多；而夜幕降临，阳衰阴盛，不久将就寝，应少食为宜。因此古人有“早餐好，午餐饱，晚餐少”的名训。②定时进食。根据长期的生产生活规律，中国形成了一日三餐的传统，早上六七点钟，中午十二点左右，晚上六七点钟。长此以往，人体遂形成了相应的生物钟，到了吃饭的时间，胃脘就会条件反射地分泌出胃酸来用于消化食物，此时就会反射到大脑，告诉人们到了该进食时候了。如不按时进食，或进食没规律，胃酸就会灼蚀胃壁，久而久之，胃壁黏膜会充血、水肿、糜烂，形成胃炎甚至溃疡等。因此，定时进食是身体营养的需要，也是胃肠保健的需要。

（申秀云　邓月娥）

shí wú qiú bǎo

食无求饱（diet should not be too full） 吃饭时不贪食，不求过饱，达到七八成饱即可，不使肠胃负担过重。语出《论语·述而》，“君子食无求饱”。其中“无求”，是指对财富、物质享受、地位权势等方面不作非分或过分地追求，即所谓知足。做到这一点，自然心安神泰。《素问·痹论》中的“饮食自倍，肠胃乃伤”，指出了过饱饮食对脾胃的损伤，肠胃伤则百病由生，从而影响人们的寿命。寡欲以安心，节食以却病，此乃养生保健妙方。

历代养生家对饮食控制留下了很多高见，如南朝医药学家陶弘景曾写过这样一首诗：“何必餐霞服大药，妄意延年等龟鹤。但于饮食嗜欲中，去其甚者将安乐。”“餐霞”“服大药”，是当时追求长生不老常用的两种方法。这首诗歌劝告世人，何必去追求什么长生不老药，只要减少生活中的饮食、情欲等各种欲望就可以达到。宋代诗人陆游曾将节食的好处凝练成一句诗：“多寿只缘餐饭少。”明末宿儒朱柏庐在《治家格言》中有一句话：“饮食约而精，园蔬逾珍馐。”饮食约而精，就是指饮食要简单，园中蔬菜胜过珍馐美食。

食无求饱的原则无疑是符合现代科学养生原理的。从营养学观点看，饮食不宜吃得过饱，也不宜太油腻。多吃新鲜蔬菜水果，以素为主，荤素搭配，七八成饱，最有利于健康。随着生活水平的提高，人们餐桌上的美食越来越多，美食的诱惑使人常常饮食过饱，诱发肠胃疾病，或因长期营养过剩，导致高血脂、高血压、高血糖等代谢障碍性疾病。

（申秀云　邓月娥）

wújī wúbǎo

无饥无饱（not too hungry or too full） 饮食要适度，以刚有饱腹感为度，切忌因食物可口而过食过饱，或因饮食无味而过饥。语出《吕氏春秋》，“凡食之道，无饥无饱，是之为五脏之葆”。“葆”字的意思是安，就是说要注意掌握进食量，不可过于饥饿，亦不可食之过饱。

南北朝时道家著名人物、医药学家陶弘景曾写过这样一首诗：“何必餐霞服大药，妄意延年等龟鹤。但于饮食嗜欲中，去其甚者将安乐。”“餐霞”“服大药”，是当时追求长生不老常用的两种方法，这首诗歌劝告世人，何必去追求什么长生不老药，还想靠那些东西益寿延年，寿比龟鹤。宋代诗人陆游曾将节食的好处凝练成一句诗：“多寿只缘餐饭少。”明末宿儒朱柏庐在《治家格言》中有一句话：“饮食约而精，园蔬逾珍馐。”饮食约而精，就是指饮食要简单。并指出园蔬胜过珍馐。从营养学观点看，饮食不宜吃得过饱，也不宜太油腻。多吃新鲜蔬菜水果，以素为主，荤素搭配，七八成饱，最有利于健康。朱柏庐这个观点是符合现代科学养生原理的。清代医家石成金也指出，人们要想长寿，就必须“以食半饱法定自辅”。

（申秀云　邓月娥）

jīzhōngbǎo bǎozhōngjī

饥中饱，饱中饥（eat when hungry, stop eating when full） 饥饿了就摄入饮食，感觉有些饱了就不再进食，腹中虽饱了仍然有点饥饿感。这是要求在平素饮食中有节制，不能过量饮食，约进食到七八分饱即可，有利于养生。

“饥中饱，饱中饥”，最早出自南朝·梁·陶弘景的《养性延命录·食戒篇》，“饱食即卧生百病，不消成积聚也。食欲少而数，不欲顿多难销。常如饱中饥、饥中饱。故养性者，先饥乃食，先渴而饮。恐觉饥乃食，食必多；盛渴乃饮，饮必过。食毕当行，行毕使人以粉摩腹数百过，大益也”。意即说吃饱了马上去睡觉易生百病，因为食物得不到消化容易生成积聚。吃饭最好每顿少吃而多吃几顿，不要一顿吃很多而难以消化。腹中要经常感觉饱中有点饿、饥饿中有些饱。所以善于修身养性的人，饿了就吃，渴了就喝。觉得很饿才吃饭，必定会吃得过多；非常渴了才喝，一定会喝过了量。吃饱了走一走，走过之后能按摩腹部百遍，大有益处。陶弘景长年隐居山中，深悟养生之道，此“食戒篇”即是他日常饮食养生的总结。其言论受到后世许多医药学家、养生家们的大力推崇，如唐·孙思邈《备急千金要方》、元·忽思慧《饮膳正要》中都有专门的引用论述。

饮食过饱，会造成很多肠胃疾病，长期的营养过剩，还会导致高血脂、高血压、高血糖等代谢障碍性疾病，增加心血管疾病和脑卒中的发病率。因此，做到“饥中饱，饱中饥”非常重要。要做到“饥中饱，饱中饥”，必须养成饮食养生的好习惯。①饮食有时间节律。不要等到饿了再吃饭，在感觉饿了之前就要吃饭。因为在人们体内，食物的消化吸收是有规律的，食物从口腔进入到消化吸收的过程是4~5个小时，然后再进入下一个进食、消化、吸收过程。因此人类千百年来形成了间隔4~5个小时的一日三餐的饮食节律，从而维系人们的生命和健康。②饮食要有量的控制。不要吃得过量，八分饱即可。按食物的消化规律，每日三餐，两餐之间适当加一些零食、水果即可。如果吃得过饱，会增加肠胃负担，使血液集中到肠胃，使心、脑等重要器官相对呈缺血状态，影响其他脏器的功能。③放慢吃饭的速度。人的大脑收到吃饱信息总要比胃发出饱胀的信息迟缓。如果进食的速度过快，胃部的信息没有发给大脑，食物又进来了，等大脑感觉到有饱腹感的时候，胃就已经吃撑了。因此，吃饭尽量做到细嚼慢咽，让每口饭在口腔里咀嚼 20~30 次后再吞下，延长吃饭时间，使胃和大脑及时接收饥饱信息。

（申秀云　邓月娥）

yǐnshí yíjì

饮食宜忌（suitable and contra-indicated conditions of diet）　日常生活中饮食的相宜与禁忌。在中医养生理论指导下，通过改变不良饮食习惯与嗜好，避免食用不利于人体健康，或加重甚至恶化病情的食物，选择有助于健康的食物，达到保健养生或促进康复的饮食保健方法。中医食养食疗理论认为食物具有寒、热、温、凉、平性的不同性质。人体体质不同，年龄不同，对饮食要求也不同，因此选择食物需因人而异。一年四季气候变化不一样，寒温有差异，选择食物也需因时而异。地域差异饮食习惯也不同。人们在生病过程中的饮食调养更要注意饮食宜忌。

因人而食：人类存在着个体差异，针对不同的个体做到科学饮食，合理忌口。小儿时期“脾常不足”，应进食易消化食物，摄入优质蛋白质、维生素及矿物质；老人脏腑功能衰退、脾肾不足，应以温热软熟食物为主，控制脂肪和糖类摄入，多吃清淡素食、纤维素和乳食，忌进黏滑坚硬生冷的食物。

因时而食：随着四季气候的变化，人体对外界的反应有所不同，中医学提倡“天人合一”，故应据时令的变换适时调整饮食。

因地而食：西北地高、多燥，气候寒冷，虽常吃温润之品，亦不为害；东南地区多湿，气候温和，吃甘淡之品，则有利于健康。地处温热地区的夏季，则辛辣、助火、补阳之类食物不宜食，如椒类、羊肉、狗肉、酒、肥肉等；如地处高寒、寒湿地区的冬季，则忌食寒凉性质的食物如苦瓜、冬瓜、冷饮等，以防伤阳助寒；若处于癌症高发地区，则忌食腌制食物。

因病而食：要根据疾病的寒、热、虚、实调整饮食。一般来说，凡是属实、属热、属外感的病变，宜吃清淡而富于营养的饮食物，不宜吃肥甘厚味。例如，湿温疾病，为湿热之邪内蕴中焦，脾胃受困，清浊相干的病变，患者宜吃富含营养而易消化的食品，不宜吃甜腻糖类及硬固之食物，以免增加湿邪重浊黏腻、缠绵不化而成危重病变。内伤疾病，原属脏腑亏损、元气虚弱而致的病变，故其病性多寒多虚，治当以扶正为主，患者在饮食的配合上，宜吃甘温之品以益气，或甘润之品以补虚损，忌食辛热发散之品，以免耗气伤阴。肺痨多属禀赋不足，以及大病、久病之后，或酒色劳役太过，脏腑亏损，邪毒乘虚而入的病变，除根据病情对症治疗外，在饮食上也要适当配合。若属阴虚，可多吃鱼肉或龟肉等；若属阳虚，可吃桂圆肉、山羊肉等。

饮食是维持人类生命活动的重要物质，合理的饮食调护，不仅使五脏六腑的功能协调、阴阳平衡，而且能增强机体抗御疾病的能力，维持健康。故在饮食调护中，一定要掌握好饮食宜忌，这样才能充分发挥饮食的作用。

（申秀云　邓月娥）

mù wú bǎoshí

暮无饱食（not too full at night）　晚餐不宜进食过饱。暮无饱食是唐·孙思邈在《备急千金要方》提出，“暮无饱食”“夜勿过醉”。《灵枢经·平人绝谷》曰：“胃满则肠虚，肠满则胃虚，更虚更满，故气得上下，五脏安定，血脉和利，精神乃居。故神者，水谷之精气也。”说明脾胃对饮食受纳、消化、吸收有一定的节律性，只有定时进餐，才能使胃、肠维持更虚更满的功能活动，使胃肠之气上下通畅，有利于营养物质正常的摄取和输布。到了夜晚，阳入阴，人体活动能力下降，即将进入睡眠状态，脏腑功能也下降，过多过杂的食物只会加重脾胃负担。因此，晚餐要求吃少，吃得清淡。

现代研究发现，晚餐经常吃得太饱、太丰盛（高蛋白、高脂肪、高热量食物，以及酒和饮料等），对身体的危害很大。①晚餐丰盛又饱食，胃肠道因大量食物积聚而负担加重，有可能引起胃炎、胆道疾患、胰腺炎等。其中，滞留在肠道内的蛋白质经厌氧细菌作用，产生胺、酚、氮、甲基吲哚等有害物质，既刺激肠壁，又可能逐渐引发癌肿。②易患脂肪肝、糖尿病。摄入过多营养物质会使血糖、血液中的氨基酸与脂肪酸浓度增高，体内胰岛素大量分泌，而人们晚上活动量较少，能量消耗低，多余的热量在胰岛素的作用下合成脂肪，进而使人发胖，罹患脂肪肝。而由于体内胰岛素耗用量大，胰腺因负担加重以致功能衰减，导致糖尿病。③晚餐吃得过多，还会引起胆固醇升高，刺激肝脏制造更多的低密度与极低密度脂蛋白，诱发动脉硬化和心脑血管疾病。④过多食物积滞于胃肠内，产生腹胀压迫症状，还会不断刺激脑细胞，使睡眠不安稳、多梦，进而引起神经衰弱，思考力、记忆力减退。因此，晚餐不宜饱食、晚食，但可以少吃、早吃，可以吃点富含纤维素的生鲜蔬菜、瓜果等。因为纤维素能减少人体对胆固醇、三酰甘油的吸收，增加胃的饱满感从而降低胃口，减少胆汁酸的再吸收和预防胆结石，有助于排便和预防肠癌。

（申秀云　邓月娥）

bùshǐ shèng shíqì

不使胜食气（the amount of carnivorous must be less than staple food） 尽管各种美味的肉食非常之多，但进食量不宜超过主食的饮食养生方法。体现了饮食上主食与副食科学搭配的观点。“不使胜食气”出自《论语·乡党》，“肉虽多，不使胜食气”。这与现代营养学主张科学配膳、平衡配膳的理论是一致的。按照现代人的营养保健要求，膳食应以淀粉类米、面为主食，应占饮食总量的60%，鱼肉蛋等蛋白质类不可高于20%，还要注意荤素结合、粗细搭配，这样就可能获得较为全面的营养，将极大地促进健康。

虽然孔子表述的时代生活饮食水平有限，但今天仍有指导人们科学饮食的现实意义。如果肉食过多，则会导致许多疾病的发生，这在《黄帝内经》已有明示。《素问·生气通天论》说：“膏粱之变，足生大疔。”意为进食膏粱厚味太多，会导致脚部长出“大疔”，也就是平常所说的疮疡一类疾病。现代研究也发现，摄入过量鱼肉等高蛋白、高热量食物与糖尿病、心脑血管疾病、肝胆疾病、癌症及其复发密切相关。

（申秀云　邓月娥）

jìkǒu

忌口（diet contraindication）

人们不宜进食的食物。即饮食禁忌，又称食忌。忌口有广义和狭义之分。狭义的忌口是指患者患病时在饮食方面的禁忌，又称病中忌口。广义的忌口除病中忌口外，还包括因年龄、体质、地区和季节的不同而忌食某些食物，也包括为避免某些病情复发而忌食某些“发物”。

饮食忌口是中医养生学中重要的内容，历代医家和劳动人民积累了大量的经验。正如东汉·张仲景在《金匮要略·禽兽鱼虫禁忌并治篇》中所说“所食之味，有与病相宜，有与身为害，若得宜则宜体，害则成疾，以此致危”。在《伤寒论》中也指出，服用某些中药时忌生冷、黏腻、五辛、肉、湿面、酒、酪、臭物等。古代中医文献中相关的忌口记载颇多，如猪肉反乌梅、桔梗；狗肉恶葱；羊肉忌南瓜；鳖肉忌苋菜、鸡蛋；螃蟹忌柿、荆芥；蜂蜜忌葱；人参恶黑豆、山楂，忌萝卜、茶叶等。不仅古代医学重视忌口，现代医学亦很重视忌口，尤其是对一些常见病、急性病有着非常严格的饮食禁忌。例如，麻疹患者，须忌食油腻、香甜、黏滞、辛辣、香燥、酸涩的食物，更忌海腥发物；若是冠心病，要严格限制高胆固醇、高脂肪食物的摄入，尤其是蛋黄、猪脑、动物内脏。又如，肝硬化患者，在伴有腹水时，要进无盐饮食，并控制入水量，严格忌酒和辛辣刺激、生硬食物，以防引起食管静脉破裂出血。

需要注意的是，中医饮食忌口具体因人、因病而异。一方面要注意遵循一些传统的、有科学依据的忌口习惯，另一方面也不要过分苛求，尤其对一些故弄玄虚、缺乏医理的说法不可偏信。

（申秀云　邓月娥）

jī bùdé dàyǔ

饥不得大语（do not speak loudly when hungry） 饥饿时元气虚弱，不宜大声讲话，以免更伤精气。“饥不得大语”出自唐·孙思邈《千金翼方·退居饮食》，该文提及了老年人饮食养生的种种禁忌，“量性将理，食饱不得急行。及饥不得大语，远唤人嗔……如此将息，必无横疾”。

“饥不得大语”符合医理，因为言语过多则易于伤津耗气。人饥饿时，气本已虚弱，更不可大声讲话。自孙思邈以来，历代养生家均非常重视省言养气的养生法，如宋·陈直在《养老奉亲书》中，将“少言语，内养气”排在首位，可见其重要性。

（申秀云　邓月娥）

yǐnshíwǔjìn

饮食五禁（the five forbidden）

饮食养生中，患气病、血病、骨病、肉病、筋病者，应分别禁食辛、咸、苦、甘、酸五类食物。中医理论认为，饮食五味各有其所喜入的脏腑，对五脏有特定的亲和性，如《灵枢经·五味》所言：“五味各走其所喜，谷味酸，先走肝；谷味苦，先走心；谷味甘，先走脾；谷味辛，先走肺；谷味咸，先走肾。”《素问·至真要大论》亦曰："酸先入肝，苦先入心，甘先入脾，辛先入肺，咸先入肾。久而增气，物化之常也。气增而久，夭之由也。"故此当患有相关疾病时，在饮食时就应该有所避忌，如《素问·宣明五气》云："辛走气，气病无多食辛；咸走血，血病无多食咸；苦走骨，骨病无多食苦；甘走肉，肉病无多食甘；酸走筋，筋病无多食酸。是谓五禁，无令多食。"

"五禁"虽是针对某些疾病患者而言，但在一般的养生之中，饮食同样不宜五味偏食多食，反之可使五脏功能失调，损害健康。因此，应提倡饮食五味合理搭配，使身体获得全面均衡的营养，利于疾病的康复。

（申秀云　邓月娥）

wǔwèi suǒjìn

五味所禁（five flavours impairment）　饮食气味各有所走，过食某种气味的食物都会造成相应人体器官功能的过度反应，造成病理损害。五味所禁理论源于《素问·宣明五气》，"辛走气，气病无多食辛；咸走血，血病无多食咸；苦走骨，骨病无多食苦；甘走肉，肉病无多食甘；酸走筋，筋病无多食酸。是谓五禁，无令多食"。即辛味善于走气分，所以气病不可多食辛味；咸味走血分，血病不可多食咸；苦味走骨，骨病不可多食苦；甘味走肉，肉病不可多食甘；酸味走筋，筋病不可多食酸。

食物的味道不同，各有不同的作用。《素问·脏气法时论》曰："辛散，酸收，甘缓，苦坚，咸耎。"辛味有发散、行气、行血的作用，如生姜，能发汗解表、温中止呕；甘味有补益、和中、缓急的作用，如饴糖有补脾益气、缓急止痛的作用；酸味有收敛、固涩的作用，如山楂有开胃消食、化滞消积、活血化瘀的作用；苦味，有清热、泻下、降逆、燥湿及坚阴的作用，如苦瓜能清热降火解毒；咸味有软坚、散结、泻下的作用，如海藻能软坚散结，治疗甲状腺肿瘤。因此，无论过食某种味道的食物都会造成相应功能过度的反应，造成脏腑功能的损害。五禁的依据除五味本身的功能特点外，还有五味食积，久而增气，直接伤害五脏之气。《素问·生气通天论》曰："阴之所生，本在五味；阴之五宫，伤在五味。是故味过于酸，肝气以津，脾气乃绝；味过于咸，大骨气劳，短肌，心气抑；味过于甘，心气喘满，色黑，肾气不衡；味过于苦，脾气不濡，胃气乃厚；味过于辛，筋脉沮弛，精神乃央。"

五味过度会造成相应脏腑病变，五脏病变需要注意避免相应食物的影响。更加重要是要保证五味的协调、平衡，不过度饮食，尤其不能暴饮暴食或饮食偏嗜。暴饮暴食造成饮食摄入过多，饮食偏嗜造成饮食结构不合理。如果长期摄纳过量，势必会超过脾胃的受纳和运化功能，饮食五味不得化生水谷精微营养周身，或者某营养成分过度而造成某种疾病。若饮食过度，停滞不化，聚湿生痰，化为余赘之膏脂，沉积于皮肉和脏腑间发为肥胖。

（申秀云　邓月娥）

shènwèi

慎味（the flavour should be selected cautiously）　养生应合理饮食，注意饮食宜忌。饮食养生的重要原则。"慎味"一词出自明·袁了凡的《摄生三要·聚精》，其论及精气对于人非常重要时言："肾为藏精之府。元精在体，犹木之有脂，神倚之如鱼得水，气依之如雾覆渊。"所以养生首先得要让精气充满于人体，而补充精气的方法除了节制房事，还需在日常生活中各方面注意保养，其中谨慎饮食是重要的方面，"是以养生者，务实其精……聚精之道，一曰寡欲，二曰节劳，三曰息怒，四曰戒酒，五曰慎味"。明·张介宾非常赞赏袁了凡的保精养生法，对其慎味保精有独到的发挥，指出最能补精气是清淡平和之食物，反对过度加工味道浓郁之品，提倡清煮之法，而食物中最推崇五谷。清·袁开昌《养生三要》曰："经云精不足者，补之以味。然醲郁之味，不能生精。惟恬淡之味，乃能补精耳。盖万物皆有真味，调和胜而真味衰矣。不论荤腥素淡，煮之得法，自有一段冲和恬淡之气，益人肠胃。《洪范》论味而曰'稼穑作甘'，世间之物，惟五谷得味之正，但能淡食谷味，最能养精。又凡煮粥饭，中有浓汁滚作一团者，此米之精液所聚也，食之骤能生精，试之有效。"

慎味之说对于现代人的养生颇有参考价值。它建议人们养生必须合理饮食，注意饮食宜忌，不可随意暴饮暴食，应该合理地摄取食物，从而获得均衡营养，以增进健康。需要注意的是，除了合理饮食，注意饮食禁忌以外，饮食内容选择平和自然之品，采用简单清淡的烹饪办法，从而获取食物精华，也不失为养精蓄精之法。

（申秀云　邓月娥）

shíjié

食节（diet type and quatity should be limited approriated）　对饮食物的数量和种类进行适当限制的养生原则。

渊源　饮食有节的观念起源

甚早，早在《黄帝内经》中已将“食饮有节”确定为保健延寿的重要原则之一。《素问·上古天真论》记载“上古之人，其知道者，法于阴阳，和于术数，食饮有节，起居有常，不妄作劳，故能形与神俱，而尽终其天年，度百岁乃去”。

具体内容 食节的具体内容，包括有节制的饮食和有节律的饮食。有节制的饮食，指饮食要适量，不能随心所欲，要讲究吃得科学、饥饱适中；还需要限制或者禁忌某些食物，如辛辣、油腻的食物等。有节律的饮食，指进食要有一定的规律，按时饮食，基本保证一日三餐，并且注意根据季节、地域、年龄等不同情况加以合理控制，具体如下。

季节上，春季适应生发之机，食物中可酌用辛散之类以助阳气升发疏泄。但食性不可过于温热，避免阳升动火，食味不可厚腻，防止滞碍脾胃阳气。夏季气候炎热，饮食总以清淡为主，但可稍冷略咸以助阴气。秋季秋风送爽，阳气渐收。初秋乍脱离暑湿困顿，精神爽快，食欲增加。但晚餐要有节制，避免早卧而造成食物不化，脘腹胀闷，出现胃不和则卧不安的现象。冬季气候严寒，阳气潜藏，食宜暖，味宜厚，性宜温，以求补养，但注意晚餐不宜过饱。

地域上，中国北方气候刚烈，冬长夏短，人多习于早起早卧，饮食须注意早餐不可少，晚餐不可饱；西部干燥之地，又喜肉食、硬面，肠胃负担较重，以早少、午多、晚适量为好；东南之地偏湿，气候温和，入夏炎热潮湿，人之阳气多外向，人们习于晚睡，且多鱼米之乡，冬季三餐均衡，夏季两头为主，总量以冬多夏少，品味以冬厚夏薄为宜。

年龄上，少之时期阳气稚弱，肾气未充，脏腑未坚，性格喜动少静，又值生长发育之期，饮食须入大于出才能满足不断增加的需要，但儿时不可吃零食过多，不可偏嗜某物。青年人已有自制能力，且体力充沛，精力旺盛，喜爱运动，阳气健旺，运化力强，对饮食的适应力也强，一般不易伤损脾胃。但青年人又血气方刚，容易意气用事，或饮啖无节，或忍饥不食，或饮酒失控，日久则损害脾胃，故青年人的食节在于自制。中年人具有控制力，处事通达，但常自恃盛年，忙而忘食，体力渐衰，耗则难补，饥渴劳碌既久，虚损肾精，终至迅速衰老。老年人阳气已衰，肠胃已弱，活动渐少，运化渐差，故老年人的食节首重在量，切忌暴饮暴食；次在于质，忌贪食黏腻、硬韧、辛辣及生冷等不易消化的食品；三在于进餐次数，以次多量少为宜；四在于进食规律，早晨应在稍事活动后进食，以舒张筋骨，流通血液，和畅胃气，食欲开而消化易，中餐可酌食厚味，晚餐则以清淡量少为宜，不使饮食过积于胃中，停滞不化而阻滞气机之通畅，甚至引发其他疾病。

注意事项 需要注意的是，食节虽然有一定之规，但在具体实施过程中切不可机械照搬，而应该结合养生者的具体体质、年龄等情况而灵活掌握。

（申秀云　邓月娥）

jiéshí jué

节食诀（diet control poem）

古代饮食养生歌诀。出自明·孙文胤撰《丹台玉案》。《节食诀》篇幅不长，内容为：“五经环列，土位中都，病从口入，昔有良谟。过饱脾怯，食多胃浮，不节则嗟，是则谁辜。”大意为百病皆从口而入，最好的防病良策是从饮食上注意，吃得过饱会导致脾胃虚弱。胃气以降为顺，暴饮暴食会伤胃，出现恶心、呕吐等胃气上逆的症状。饮食不加节制，容易导致身体受损，如《素问·痹论》记载“饮食自倍，肠胃乃伤”，指出过度过饱饮食可造成脾胃的损伤，脾胃伤则百病由生，从而影响人们的寿命。

《节食诀》以歌诀的形式告诫世人病从口入、节制饮食的重要性。饮食过饱，除了造成很多肠胃疾病，更因为长期的营养过剩，终将导致肥胖、高血脂、高血压、高血糖等代谢障碍性疾病。正如《节食诀》中所言“不节则嗟，是则谁辜”，自己不注意节制饮食，最终自己成为受害者。

（申秀云　邓月娥）

jié wǎnshí

节晚食（continence for night diet）

晚餐要节制。出自《苏沈良方·卷六·上张安道养生诀》，即“又须常节晚食。令腹中宽虚，气得回转。昼日无事，亦时时闭目内观。漱炼津液咽之。摩熨耳目，以助真气。但清静专一，即易见功矣”。该养生诀主要是讨论内视调气、叩齿咽津的具体做法。为保证练功的成效，要求做到节制晚食，使腹中虚空有余，使体内气息得以流转。

节晚食符合医理，中医学认为，夜间脏腑功能减弱，脾胃消化功能相应下降。元·忽思慧《饮膳正要》说：“晚餐不可多食。”唐·孙思邈也在《备急千金要方》中指出“一日之忌者，暮无饱食”“饱食即卧，乃生百病”。现代也有学者通过大鼠实验发现，在晚间吃高脂肪饮食随后立即睡觉，血液中的脂肪含量在夜间急剧上升，早餐和中餐进高脂肪饮食对血液中脂肪含量很少有影响。血液中高脂肪含量将导致肝脏合成胆固醇，最终造成动脉硬化。故老年人特别是肥胖者，尤其要注意节制晚餐。

（申秀云　邓月娥）

gānbìng jìn xīn

肝病禁辛（pungent food should be forbidden for liver disorder）

肝病禁食辛味的食物。中医学认为，五味与五脏关系密切，五味与五行相对应，五脏之间存在着生克制化的关系，故五味与五脏又相互排斥。五脏有病，其肝病者宜禁食辛味，若与之以辛，辛助肺气，恐克肝也，故肝病则禁辛。《灵枢经·五味》曰："肝病禁辛，心病禁咸，脾病禁酸，肾病禁甘，肺病禁苦。"

具体而言，依据五行学说，肝在五行属木，辛味在五行属金，金能克木，故肝病者应禁食辛味食品，防止肝脏受伤，其意是食用辛味食品可以助肺金之气，进而克伐肝脏。《素问·五脏生成》曰："多食辛，则筋急而爪枯。"意思是说，辛味属金，金克肝木，如果过多地食用辛味食物，就会伤害肝脏，从而引起筋脉拘急而不柔和，使爪甲干枯而不坚韧。例如，肝阴虚时禁食辛，以防辛燥更伤阴。

（申秀云　邓月娥）

xīnbìng jìn xián

心病禁咸（salty food should be forbidden for heart disorder）　心病禁食咸味的食物。中医学认为，五味与五脏关系密切，五味与五行相对应。五脏之间存在着生克制化的关系，故五味与五脏又相互排斥。五脏有病，其心病者宜禁食咸味，若与之以咸，咸助肾气，恐水克火也，故心病则禁咸。《灵枢经·五味》曰："肝病禁辛，心病禁咸，脾病禁酸，肾病禁甘，肺病禁苦。"

心病禁咸理论依据是五行学说，心在五行属火，咸味在五行属水，水能克火，故心病者应禁食咸味食品，防止心受伤，意为食用咸味食品可助肾水之气，进而克伐心脏。《素问·五脏生成》曰："多食咸，则脉凝泣而变色。"意思是说，咸味属水，水克心火，如果过多地食用咸味，就会伤害心脏，因而引起血脉凝涩不通畅，使本来红润的面色，变为黧黑。

（申秀云　邓月娥）

pībìng jìn suān

脾病禁酸（sour food should be forbidden for spleen disorder）

脾病禁食酸味的食物。中医学认为，五味与五脏关系密切，五味与五行相对应。五脏之间存在着生克制化的关系，故五味与五脏又相互排斥。五脏有病，其脾病者宜禁食酸味，若与之以酸，酸助肝气，恐克脾也，故脾病则禁酸。《灵枢经·五味》曰："肝病禁辛，心病禁咸，脾病禁酸，肾病禁甘，肺病禁苦。"

依据五行学说，脾在五行属土，酸味在五行属木，木能克土，故脾病者应禁食酸味食品，防止脾脏受伤。否则，食用酸味食品可以助肝木之气，进而克伐脾脏。《素问·五脏生成》曰："多食酸，则肉胝䐢而唇揭。"意思是说，酸味属木，木克脾土，如果过多地食用酸味食物，就会伤害脾脏，引起皮肉坚硬皱缩失去弹性，使口唇干裂掀起。

（申秀云　邓月娥）

shènbìng jìn gān

肾病禁甘（sweet food should be forbidden for kidney disorder）

肾病禁食甘味的食物。中医学认为，五味与五脏关系密切，五味与五行相对应。五脏之间存在着生克制化的关系，故五味与五脏又相互排斥。五脏有病，其肾病者宜禁食甘味，若与之以甘，甘助脾气，恐克肾也，故肾病则禁甘。《灵枢经·五味》曰："肝病禁辛，心病禁咸，脾病禁酸，肾病禁甘，肺病禁苦。"

肾病禁甘的理论依据是五行学说，肾在五行属水，甘味在五行属土，土能克水，故肾病者应禁食甘味食品，防止肝肾脏受伤，其意是食用甘味食品可以助脾土之气，进而克伐肾脏。《素问·五脏生成》曰："多食甘，则骨痛而发落。"意思是说，甘属土，土克肾水，如果过多地食用甘味食物，则伤害肾脏，引起骨骼疼痛，甚至不能站立，还会使头发脱落。

（申秀云　邓月娥）

fèibìng jìn kǔ

肺病禁苦（bitter food should be forbidden for lung disorder）

肺病禁食苦味的食物。中医学认为，五味与五脏关系密切，五味与五行相对应。五脏之间存在着生克制化的关系，故五味与五脏又相互排斥。五脏有病，其肺病者宜禁食苦味，若与之以苦，苦助心气，恐克肺也，故肺病则禁苦。《灵枢经·五味》曰："肝病禁辛，心病禁咸，脾病禁酸，肾病禁甘，肺病禁苦。"

肺病禁苦的理论依据是五行学说，肺在五行属金，苦味在五行属火，火能克金，故肺病者应禁食苦味食品，防止肺脏受伤，其意是食用苦味食品可以助心火之气，进而克伐肺脏。《素问·五脏生成》曰："多食苦，则皮槁而毛拔。"意思是说，苦味属火，火克肺金，如果过多地食用苦味食物，就会伤害肺脏，引起皮肤枯槁不滋润，使毫毛脱落，好像连根拔起一样。

（申秀云　邓月娥）

qǐjū yǎngshēng

起居养生（health preservation by living habits）

通过调节人体的生活起居，如行动、睡眠、二便等，使之符合自然界和人体生理规律的养生方法。

主要内容　古代文献中“起居”包含有行动、饮食、寝兴、居址、二便和睡觉等措施。“起居有常”，早在中国的春秋战国时期就为当时的养生学家奉为养生的基本方法。管仲认为，起居时，饮食节，寒暑适，则身利而寿命益；起居不时，饮食不节，寒暑不适，则形累而寿命损。老子也认为，“人有三死，而非其命也，已取之也，夫寝处不适，饮食不节，劳逸过度者，疾共杀之”，将起居与饮食、劳逸看作是影响健康的重要因素。生活中如果不注意起居调摄，时间长了，就会影响到健康，影响寿命。《素问·上古天真论》说：“上古之人，其知道者，法于阴阳，和于术数，饮食有节，起居有常，不忘作劳，故能形与神俱，而尽终其天年，度百岁乃去。”人们起居有常，作息合理，能够保养精神，使人精力充沛，生命力旺盛，以达到身体和精神俱佳的状态。

历代养生家对于起居内容的描述日益详细，内容越来越丰富，方法越来越完善。东晋·葛洪在《抱朴子·养生论》中云：“无久坐、无久行，无久视，无久听。不饥勿强食，不渴勿强饮。不饥强食则脾劳，不渴强饮则胃涨。体欲常劳，食欲常少。劳勿过极，少勿至饥。冬朝勿空心，夏夜勿饱食。早起不在鸡鸣前，晚起不在日出后，心内澄则真神守其位，气内定则邪物去其身。行欺诈则神悲，行争竞则神沮。轻侮于人当减算，杀害于物必伤年。”唐·孙思邈在《备急千金要方》中曰：“凡人居止之室，必须周密，勿令有细隙，致有风气得入。小觉有风，勿强忍之，久坐必须急急避之。久居不觉，使人中风。古来忽得偏风，四肢不随，或如角弓反张，或失音不语者，皆由忽此耳。”起居应该遵循人体自身的规律并与自然界和谐相处，如果违反其规律就会产生疾病，影响寿命。随着养生学的发展，对老年人的起居护养更加重视，宋·陈直《养老奉亲书》对老年人的起居作息、行动坐卧也都有具体的要求。

应用价值　起居养生是中医养生的方法之一，常与饮食、劳逸等养生方法同时运用。坚持做到起居有常，可以在大脑神经中枢建立各种条件反射，并使其不断巩固，从而形成稳定、良好的生活习惯，保持机体内稳态正常，提高对环境的适应能力。做好起居养生，一是顺应四时阴阳的变化，正所谓《备急千金要方·养性序》中曰：“善摄生者，卧起有四时之早晚，兴居有至和之常制。”与“天人相应，顺应自然”的中医理论是相统一的。二是符合人体生物钟规律，研究证实，生物钟控制着人体的一切生理功能，使人体所有的生命活动都按一定的规律而发生周期性改变，如体力、智力、情绪以及激素的分泌，血压、脉搏等生理指标都按照季节、昼夜的规律而变化着。起居规律可以使机体的各种功能活动更加协调统一，更好地与外界环境相适应，从而提高人体的健康水平，益寿延年。

（梁润英）

zédì ér jū

择地而居（suitable residence）

选择适宜的地方居住。远古时代，人类祖先在生活中逐渐意识到了居住地与健康的关系，渐渐地学会了择地而居。从养生的角度而言，择地便是要找到一个环境优美、安静舒适的生活居所。《左传》曰：“土厚水深，居之不疾。”《淮南子》曰：“坚土人刚，弱土人肥……湍水人轻，迟水人重，中土多圣。”告诉人们居住环境对健康和体质等的影响。《素问·五常政大论》探讨了不同地域环境对精、气、神的影响，进而如何影响人体的寿命，指导如何选择居住环境。宋·蒲虔贯《保生要录·论居处门》：“土浓水深，居之不疾。故人居处，随其方所，皆欲土浓水深。土欲坚润而黄，水欲甘美而澄。”对于养生要求的居住环境特征进行了更进一步具体的描述，土要坚实湿润而成黄色，水要甜美而清澈。择地而居一词最早出现在南宋河滨丈人的养生专著《摄生要义》中，“人之寿夭美恶，由于水土之气如此。善养生者择地而居，此为至要”。总之，择地而居是历来养生家都极其重视的一项内容。

唐·孙思邈在其《千金翼方·退居》一篇的“择地文”中告诫世人，选择居住地点时，首先，既不能选择远离社会的世外桃源，也不能选择喧杂的闹市。要居住在相对安静的环境之中，同时又不能远离社会，不然则会因为思念亲情及孤独等产生情志疾病。其次，不必要追求过大的面积和良好的地势，只要居住的舒适安心就好。

（梁润英）

jūchù yíjì

居处宜忌（suitability and unsuitability of dwelling） 选择适宜的居住场所和环境，避免不良的居处，以促进人们的健康。人类居住的地方从树上的"构木为巢"到穴居，再到选择合适的地方建造房屋，随后又演变出各种类型的建筑形式，这些变化有部分原因是人们逐渐认识到居住环境会直接影响自身的健康寿命状况，居住形式的变化又不断地丰富和完善有关居处的养生理论。唐代《天隐子·安处》详尽描述了适宜的居处环境，包括居室结构、朝向、明暗、高低等，还有如何调节通风与光线，被历代养生家所引用，也是道教修身的经典范例之一。总体讲，要深居静室，寡情少欲，居住明暗适度，阴阳适中，达到内以安心、外以安目、心目皆安的目的。东晋·葛洪《抱朴子内篇·极言》描述了一些生活起居中的细节问题，包括衣、食、住、行、睡等，对于养生具有很强的指导意义。唐·孙思邈在《备急千金要方·道林养性》中说："至于居处不得绮靡华丽，令人贪婪无厌，乃患害之源，但令雅素净洁，无风雨暑湿为佳。"在这里强调了居住的实用性，并非是要追求奢华享受，如若如此反而会受其所累。宋·陈自明《外科精要·饮食居处戒忌第三十七》里有"卧室洁净馨香，使气血流畅"，道出了居室卫生与健康的关系。

人的一生大约有一半以上的时间在住宅环境中度过的，居处的环境和卫生条件经常而且直接地影响着人类的身心健康。所以选择居处地方就显得尤其重要。要求选择在依山傍水，空气清新的地方，避免各种污染，如空气污染、水和土壤的污染，购置的新房应尽可能远离厂矿企业，使居住环境的污染降到最低限度。居住环境的安宁也是健康长寿的主要因素。

（梁润英）

jūshì yígāo

居室宜高（housing should be higher） 建造房屋或选择居住的房间时，要选择地势较高的地方或要距地面有一定高度。居室指住房或住宅。《左传》曰："土厚水深，居之不疾。"此处的土厚也应含有地势高的思想。《淮南子》中的"暑气多夭，寒气多寿"，结合《素问·五常政大论》讲的"高者气寒，下者气热"，就可以很自然地得出"居处高耸，于生乃宜"的结论。《黄帝内经》在总结环境对人体健康与长寿的影响时指出"高者其气寿，低者其气夭"，说明住处地势高的人多长寿，而地势低的人多早夭。这种论述的内在原因或许与气候环境相关。唐·孙思邈在《千金翼方·退居》一篇的择地文中写到："若得左右映带岗阜形胜最为上地。地势好，亦居者安，非他望也。"同样认为选择居住在地势高的地方有利于身体健康。明·高濂《遵生八笺·清修妙论笺》曰："屋住最宜择高爽，空气尤宜常使通。屋宇洁净，不生瘟病。"这里的"高爽"与元·汪汝懋《山居四要》中的"高燥"表达的应该是相同的内容。

不论是气候因素、风水学的影响，还是处于避湿的考虑，人们始终是在寻找有利于养生的居处方式，相同的结论便是居室宜高。

（梁润英）

jūshì cháoxiàng

居室朝向（orientation of habitable room） 房屋或居住的房间与东西方向轴线的相对位置。传统观念中所谓的坐北向南主要是说庭院中的主房坐落朝向，房屋坐落在庭院的北面，大门和窗户朝南面称"坐北向南"。这种形式的建筑也被称为"阳宅"，《礼记》中以南方为上，这种居室朝向既符合礼制又有益于人体健康。中国处于北半球，坐北向南首先就可以满足房屋采光的需求。并且古人讲究天人合一，人与大自然和谐相处，在建造居室时就会考虑到阳光、通风、水分对健康的影响。中国传统的风水学也以三者为主要研究对象，研究人与环境的相处之道，从中求得均衡。

在建筑的平面布局方面，朝向的选择很重要。建筑的朝向决定着日照条件、通风条件、景观条件等，是建筑环境规划和建筑设计要考虑的主要因素之一。人类在与自然的长期斗争中，在改善居住环境条件方面积累了丰富的经验，得出建筑朝向是争取良好居住条件的先决条件。良好的朝向，不但可以保证有大量的阳光通过窗户直射入室，改善住宅室内环境，如光、温度、卫生状况，而且对居住者的身心健康也是非常重要的。

中国大部分地区处于北温带，房屋"坐北朝南"历来被认为是良好朝向，这主要是因为，太阳运行的规律使南向房屋在冬季能得到最大限度的日照，而在夏季由于太阳高度角和方位角的影响，使南向外墙和窗户受太阳热辐射量减小，利于房屋冬季取暖保温、夏季遮阳纳凉。但还要考虑到有良好的自然通风条件和明亮的光线照射。因此，房屋的最佳朝向并非正南，而是南略偏东。这样房屋的四面外墙都能在一年中均匀地得到阳光的照射。其不但能保持室内干爽透气、空气清新，而且可消除北向阴湿、西向西晒的影响。

（梁润英）

jūshì tōngfēng

居室通风（ventilation in the house） 经常开窗透气，使空气流通，保证室内空气质量。关于居室通风的记载最早可见于《天隐子·安处》，“吾所居室，四边皆窗户，遇风即合，风息即开”。这样可以防患《黄帝内经》所说的“不正之风”与“不时之风”。在风和日丽、天气晴朗的情况下，窗户保持敞开，房屋的四边又都有窗户，这种情况下，室内空气的流通状况一定是最好的，人体的感受就像生活在大自然中一样。明·高濂《遵生八笺·清修妙论笺》曰：“空气尤宜常使通，室雅何需大，花香不在多。常开窗，病不沾。”高濂把开窗通风与健康联系起来，认为人居住在经常通风换气、空气质量好的居室中不易感染疾病。《延寿丹书》也说：“病患卧房宜宽敞，窗户宜开爽，光线宜充满，三者注意室内之空气，常使新鲜，最为病理卫生之至要。”更是把空气的质量放在了影响患者康复因素中最重要的位置，至于空气质量的优劣，当然要取决于居室通风的情况了。

（梁润英）

hūnbì míngqǐ

昏闭明启（closing in the evening and opening in the morning） 本意指掌管城门开闭的人在早晨和黄昏时间开闭城门，引申为日常生活中人体卫气一天的活动规律。人们日常养生，一天的生活安排也应遵循这个原则。早在《素问·生气通天论》中就有“故阳气者，一日而主外，平旦人气生，日中而阳气隆，日西而阳气已虚，气门乃闭。是故暮而收拒，无扰筋骨，无见雾露，反此三时，形乃困薄”，描述了人体阳气一日中的自然盛衰节律，同时告诫人们，养生应做到日常起居安排要顺应人体本质的生物节律，每至日西，身体阳气之门关闭，行动就应谨慎。

昏闭明启一词首见于清·喻昌《医门法律·附答营卫五问》。其论云：“每至日西，身中阳气之门乃闭，即当加意谨护，勿反开之如晨门者，昏闭明启，尚何暴客之虞哉?”这里的阳气指的便是卫气，形象地描述了人体的卫气在一天中的活动规律，并且强调按照此规律来安排日常起居活动，可以确保身体不被外邪所侵害。从中医观点来看，固护体表，免受外邪的侵袭是卫气的主要功能，一旦其运行规律被打破，机体的生理功能失衡，就容易生病。很多疾病最初就是由于起居不慎，导致卫气不固，闭启失其规律，风邪袭踞经络，气血留滞而成。

中医学是按照一天中卫阳之气的运行规律来安排起居生活的。现代研究表明，生物节律是生命现象的基本特征之一，人体许多生理功能都表现出明显的昼夜节律性，人体应按照“日出而作，日落而息”的原则而安排每天的作息时间。中医认为，一日之内随着昼夜晨昏阴阳消长的变化，人体的阴阳气血也进行相应的调节而与之相适应。人体的阳气在白天运行于外，推动着人体的脏腑组织器官进行各种功能活动，所以白天是学习或工作的最佳时机。夜晚人体的阳气内敛而趋向于里，则有利于机体休息以便恢复精力。现代人由于生活、工作压力过大，为了完成任务往往会选择加班熬夜，导致超负荷地使用身体，严重影响身体健康。其实可以换一种方式，晚上按时睡觉，第二天早起一些，顺应节律不仅有益健康，而且工作效率也会大大提高。

（梁润英）

lóujū yírén

楼居宜人（a storied building is good for health） 居住楼房使人舒适，有利于健康和养生。楼居，指楼房或住楼房；宜人，是令人舒适，合人心意。楼居的理念最初或许与统治者追求长生，向往仙人有关。《史记·封禅书》曾专文记述依照齐人方士公孙卿“仙人好楼居”的说法，建高台楼馆、置祠具“将招来神人之属”的做法。这里的楼居有比较浓厚的神秘色彩，很难清晰地理解楼居的益处。宋·河滨丈人撰《摄生要义·居处篇》中讲：“有山阜则就山阜，临漫则起楼台，庶乎日袭阴气，而不为阳泄矣。古之仙人好楼居，得非以是乎哉?”通过阴阳来解释了“古之仙人”好楼居的原因，当然“凡夫俗子”也可以选择楼居，从而顺应外界阴阳变化来达到养生的目的。宋明时期，楼居至少被一些文人雅士接受和推崇。准确描述楼居宜人方法的文献可见于清·曹庭栋《老老恒言》，在其卷四卧房篇中讲：“楼作卧房，能杜湿气。<华陀导引论>曰：老年筋缩足疲，缓步阶级，以展舒之。则登楼正可借以展舒。”文中介绍了楼居的两个益处，一是能避湿气，二是老人可借登楼舒展筋骨。

多雨潮湿的地区，若能楼居，就可以避隔地面潮气。山区峡谷地带，架木楼居，抬高居住层还可以取得更好的通风、采光和日照的条件，也有利于防兽防盗。有些地区还会选择在底层放置柴草、农具和圈养牲畜，这可以充分利用空间，节省山区宝贵的土地，也便于照管和保护牲畜。

（梁润英）

xià xūchǎng

夏虚敞（wide open in summer） 夏季保持居室的空阔宽敞，使栖息之室整洁和通风。属于宴处起居范畴的养生方法。虚敞，意为空阔宽敞。夏虚敞一词最早见于北宋·陈直的《养老奉亲书》，在该书下籍的“宴处起居第五”中写道：“栖息之处，必常清雅，夏则虚敞，冬则温密。”即居室一定要保持清洁雅致，合乎规范；夏天适合空阔敞开，冬天则要严密而保暖。元·邱处机所著《摄生消息论》论及“夏季摄生消息”时写道：“惟宜虚堂、静室、水亭、木阴、洁净空广之处，自然清凉。”虚堂、净室、水亭、木阴、洁净空敞之处，自然缓和，不仅祛暑清凉，而且能调整呼吸，清净心灵。这样的夏季养生方法一直延续下来，得到近现代人的认同。

夏虚敞理论的产生基础与中国人民自古以来尊崇“天人合一”的观念密切相关。唐·孙思邈在《备急千金要方·养性》中说：“能顺时气者，始尽养生之道。故善摄生者，无犯日月之忌，无失岁月之和。”顺乎自然、合于四时是后世养生家所一直坚持的养生原则。明·高濂《遵生八笺》曰：“须于正阳，以消暑气。”元·邱处机《摄生消息论》曰：“檐下、过廊、弄堂、破窗，皆不可纳凉，此等所在虽凉，贼风中人最暴，惟宜虚堂、净室、水亭、木阴、洁净空敞之处，自然清凉。”对夏季的气候特点做出了总结，并提出了应对暑热的方法。

在夏季由于暑热当时，所以保持居所的开阔宽敞，有助于消暑降温。夏季阳气流溢，与此同时也容易阴气不足，在宽敞虚堂之地有助于防止暑热外蒸，汗液大泄，防止机体受到风寒湿邪的侵袭。另外，夏季纳凉须适度，切忌在室外露宿；即使是在室内睡眠，也不要睡在通风的夹道上；睡在室内避风处，也不能敞胸露背，应该穿背心以护胸背，腹部加盖毛巾被防着凉；不能对着风扇吹风，空调也不宜将温度调过低。温度过低，人体腠理紧密，热不能随汗而解，一旦外出，室外高热难耐，会因无法及时散热而发病。

（梁润英）

dōng wēnmì

冬温密（warmth and compaction in winter） 在冬季保持居室的温暖严密。属于宴处起居范畴的养生方法。起源可上溯至先秦时期，最初可能与人们根据四时变化适应冬季的气候条件有关。早在《素问·四气调神大论》中就有“冬三月，此谓闭藏，水冰地坼，无扰乎阳，早卧晚起，必待日光，使志若伏若匿，若有私意，若已有得，去寒就温，无泄皮肤，使气亟夺”。冬温密一词最早见于北宋·陈直的《养老奉亲书》，在该书下籍的宴处起居第五中写道：“栖息之处，必常洁雅，夏则虚敞，冬则温密。”即居室一定要保持清洁雅致，合乎规范；夏天适合空阔敞开，冬天则要严密而保暖。又见元·邱处机撰写的《摄生消息论》中冬季摄生篇写道：“冬三月，天地闭藏，水冰地坼，无扰乎阳。早卧晚起，以待日光。去寒就温，勿泄皮肤……宜居处密室，温暖衣衾，调其饮食，适其寒温，不可冒触寒风。”可见寒冬时节，必须适应严寒的气候特点，保持居室温暖，避免严寒。这样的冬季养生方法一直持续至今。

在寒冷的冬季，应该采取取暖措施来保持室内温度，必要的话可以加挂窗帘、门帘等防止冷风进入。暖气、空调、火炉等都有助于保持温暖的室内温度。睡眠上应“早卧晚起，以待日光”，有助于人体阳气的潜藏和阴精的积累。衣着上适当地添加衣物，注意颈、背、足等处的保暖，可穿贴身的棉（鸭绒）背心、保暖的棉袜。睡前用温水泡脚除疲劳，御寒防冻。尽量在上午九至十一时，下午三至五时活动筋骨，多晒太阳使得全身血液得到循环，有助于温煦体内阳气，保持温暖。

（梁润英）

shuìmián yíjì

睡眠宜忌（appropriate and inappropriate sleeping habits） 睡前、睡时和醒后应该做的和要避免出现的情况。

理论基础 孔子在《论语·乡党》中提出的“寝不尸”和“寝不言”，并认为睡觉时“必有衣，长一身有半”。“寝不尸”和“寝不言”最初讲的是关于礼仪的问题，但在实践中逐渐发现这不仅合乎礼仪，更符合睡眠的养生之道，因此历代养生家在生活中注重“寝不尸”和“寝不言”。中医认为没有适当睡眠，就无法维持生命其他活动。历代道、儒、佛、医诸家对睡眠皆有很多论述，睡眠对长寿的意义是任何其他方式难以取代的。宋·陆游曾写道：“苦爱幽窗午梦长，此中与世暂相忘。华山处士如容见，不觅仙方觅睡方。”睡方，显然与仙方一样具有益寿健身的功效。清·李渔《笠翁一家言全集》闲情偶集卷6中谈到了睡眠的重要性：“养生之诀当以睡眠居先。睡能还精，睡能养气，睡能健脾胃，睡能坚骨强筋。”清代曾国藩曾说：“养生之道，莫大于眠食。”当人们认识到睡眠的重要性之后，各朝代、各时期的养生家开始探讨与睡眠相关的问题，比如寝具的选择、睡眠环境、睡眠避忌等，逐渐形成了一些睡眠宜忌。

基本方法 人的一生有三分之一的时间是在睡眠中度过的，睡眠对人也是极其重要的。通过睡眠能消除疲劳，保护大脑，增强免疫，促进发育和具有一定的美容作用。睡眠时，精神内守，五体安适，气血和调，身体代谢率降低，耗氧量大大减少，利于脑细胞能量的贮存，可以恢复精力，提高脑力效率。睡眠不仅是体力和脑力的恢复过程，而且睡眠时人体能产生更多的抗体，加快组织器官自我修复。睡眠对于儿童生长发育极其重要。儿童的生长速度在睡眠状态下会加快，因为血浆中生长激素在慢波睡眠期可持续在较高水平，所以要想儿童身高增长，就要保证足够的睡眠时间和质量。睡眠过程中，皮肤表面分泌和清除过程加强，毛细血管循环增多，皮肤再生加快，有利于美容。

注意事项 睡眠质量与多种因素有关，如对于枕头、睡衣、被褥等，总体上应以安神而无扰神者为佳。睡眠环境同样很重要，安静的环境是帮助入睡的基本条件之一。嘈杂的环境使人心神烦躁，难于安眠。再者光线要幽暗。唐·孙思邈《备急千金要方》说：“卧讫勿留烛灯，令人魂魄及六神不安，多愁怨。”清·曹庭栋《老老恒言》说：“就寝即灭灯，目不外眩，则神守其舍。”宋·张君房《云笈七签》说：“夜寝燃灯，令人心神不安。”在灯光中入睡，使睡眠不安稳，浅睡期增多，因此睡前必须关灯。居室还应保证空气流通和新鲜。卧室房间不一定大，但应保证白天阳光充足，空气流通，以免潮湿之气、秽浊之气滞留。

失眠或浅睡眠是睡眠质量不好的表现，也是造成人体功能退化或发生某些疾病的重要原因。正因为睡眠障碍给健康带来的危害是巨大的，所以生活节奏快、生活压力大的年轻人更应当掌握一些睡眠的宜忌。

（梁润英）

shuìmián fāngwèi

睡眠方位（sleep position）

睡眠的卧向。又称卧向、寝卧方向、睡眠卧向。属于与人们日常生活息息相关的起居范畴的养生问题。随着人们对于睡眠的不断认识，渐渐地将睡眠问题细节化，睡眠方位也开始被细加考虑。唐·孙思邈《备急千金要方·道林养性》中道：“凡人卧，春夏向东，秋冬向西”“头勿北卧，及墙北亦勿安床”，开始出现专门记载睡眠方位的方法。其后很长一段时期，就睡眠方位的记载并不特别具体。到了清代，曹庭栋在《老老恒言》中记录了对睡眠方位更进一步的认识，《老老恒言》引《保生心鉴》曰：“凡卧，春夏首宜向东，秋冬首宜向西。”引《记玉藻》曰：“寝恒东首，谓顺生气而卧也。”到了近代，人们生活节奏加快，睡眠问题逐渐增多，如何拥有健康的睡眠成为人们越来越关注的问题，而健康的睡眠方式与合适的睡眠方位紧密相关。现代科学认为健康的睡眠方位应该避免地球磁场的干扰，选择南北方向的睡眠方位，虽然与古人看法不大一致，但是睡眠方位这一养生方法也得到了更多人的关注。

操作方法因人而异，无论是现代的“地磁线理论”还是传统中医的“应自然之气而卧”，都有其道理。不过，现实生活中，受房屋本身的朝向和家居布局的影响，关于睡眠方位的理论适合作为参考，不必太过拘泥。中国地势西高东低，顺着山势和水势，气流的走向是西北方向东南方前进，因此睡眠可采取头向西北、脚朝东南，使人体气脉与大自然一致。睡眠时也可采取头向南，脚朝北的方向，顺应磁力线，能够最大限度地减少地球磁场的干扰，利于睡眠。

（梁润英）

shuìmián shíjiān

睡眠时间（bed time）

根据自然及人体阴阳变化规律而确定睡觉的时间。又称寝卧时间、寝息时间、起卧时间。起源可上溯至先秦时期，最初可能与人们适应昼夜变化规律有关。由于天体日月的运转，自然界处于阴阳消长变化中，而人体与之相应，也随着昼夜而消长变化，于是就有了寤和寐的交替。可以说，自从有了人类，就有了人类活动的规律，进而有“日出而作，日入而息”这种相对比较严格的寝卧规律。《灵枢经·营卫生会》曰：“日入阳尽而阴受气矣。夜半而大会，万民皆卧，命曰合阴；平旦阴尽而阳受气，如是无已，与天地同纪。”又《灵枢经·口问》说夜半“阳气尽，阴气盛，则目瞑”，白昼“阴气尽而阳气盛，则寤矣”，将睡眠时间细化。明·谢肇淛《五杂俎》中的“读书不可过子时，盖人当是时，诸血归心，一不得睡，则血耗而生病矣”，道出睡眠最好不要晚于子时，并阐发了相应的睡眠机制。清·曹庭栋在《老老恒言》中的“每日时至午，阳气渐消，少息以养阳；时至子，阳气渐长，熟睡所以养阴”，提出了子时和午时睡觉的方法，这一方法与人们的劳作寝息相应，所以一直延续至今。

睡眠时间方面的养生理论多与传统中医“天人合一”的观念有关，认为睡眠与清醒是人体阴阳动静统一的功能状态，运用阴阳变化、营卫运行、心神活动等方面来解释睡眠过程。《灵枢经·惑论》中的“阳气尽则卧，阴气尽则寤”，即是根据阴阳变化的规律来掌握睡眠时间的，睡眠也是阴阳消长交替的必然阶段，是人体为了适应环境，保持阴阳平衡的表现。睡眠时间也应符合阴阳消长的规律，阳尽则卧，阴尽则起。而人的寤寐变化以人体营卫气的运行为基础，其中与卫气运行最为相关。《灵枢经·卫气行》《灵枢经·营卫生会》中都有详尽论述。《灵枢经·天年》曰：“营卫之行，不失其常，故昼精而夜冥”。此外，中医认为寤与寐以心神为主宰，神静则寐，神动则寤。

现代研究表明，由于性激素分泌的原因，女性比男性睡眠时间长；体质不同，睡眠时间也不相同，胖人较瘦人睡眠时间多；性格不同，睡眠时间也不相同，思维型、内向的性格往往睡眠时间更长。对于睡眠时间的需求，人与人之间千差万别。无论规定少于或者多于任何一个固定时间为睡眠时间过长或者过短，都不能较好地体现睡眠需求的个体差异。因此，只要是睡眠过后身体功能得以恢复，精力旺盛，则可视为适合自己的睡眠时间。

（梁润英）

qǐn bùshī

寝不尸（not to lie supine） 睡觉时不能像死尸那样直挺的躺着。出自孔子的《论语·乡党》，“寝不尸，居不客”。所谓“寝不尸”是指睡觉时，不得卧仰如挺尸状，与礼不合。睡时身体应侧卧并微蜷曲。民谚说：“夜卧如弓，晨起轻松。”蜷屈四肢有助于放松肌肉，解除疲劳，因此古代养生学家都反对俯卧、仰卧。南朝·梁·陶弘景在《养性延命录》中讲：“凡人睡，欲得屈膝侧卧，益人力气。”明·方孝孺在《逊志斋集》中也认为“形倦于昼，夜以息之。偃勿如伏，仰勿如尸。安养厥德，万化之基”。在这里，除了反对仰卧如尸外，还反对完全的趴着睡觉。唐·孙思邈在《备急千金要方》中指出“屈膝侧卧，益人气力。胜正卧偃，按孔子不尸卧，故曰睡不厌蹙，觉不厌舒”。睡眠的时候，身体应取侧卧，弯背、屈膝、拱手，犹如胎儿在母腹中的姿态。这种睡姿，既可令四肢百骸、皮肉筋脉处于松弛的状态，又可使精气内存。孙思邈还认为“人卧一夜，当作五度反复，常逐更转”。睡眠中不能一味保持一种姿势，并认识到睡姿不可能一成不变。清·曹庭栋《老老恒言》中有“相传希夷安睡诀，左侧卧屈左足，屈左臂，以手上承头，伸右足，以右手置右股间，右侧卧反是”的记载。即取左侧卧姿势睡觉时，要左腿蜷曲；同时左臂也要向上蜷曲，手放在面部附近；右腿可以伸直，把右手放在两大腿之间。如取右侧卧姿势时，情况与上述相反即可。

人们在睡觉过程中，人体自身的调节功能，时时都在起着作用，避免人体长时间处于某一姿势，造成某部分的组织受压和肌肉紧张。正如《老老恒言》中记载的“半山翁诗云：‘华山处士如容见，不觅仙方觅睡方。’此果其睡方耶！依此而卧，似较稳适，然亦不得太泥，但勿仰卧可也”。

（梁润英）

qǐn bùyán

寝不言（don't talk too much before sleep） 临睡前不要说话。睡前言语容易使人兴奋，影响入睡，严重的甚至会导致失眠。“寝不言”，是孔子提出的睡眠原则，出自《论语·乡党》。孔子认为“礼”是至高无上的，希望恢复周朝的礼制。因此他的举止言谈就时时处处以君子的标准要求自己，让自己行不逾礼。要求睡前不说话，这是孔子个人修养的具体反映，也一直被后世养生学家所尊崇。唐·孙思邈在《千金翼方》说：“不用寝卧多言笑，寝不得语言者，言五脏如钟磬，不悬则不可发声。”意思是，人要是想睡觉，躺下来就不要说话了，因为五脏就像钟磬一样是悬挂在脊柱上的，躺着时五脏闭合，好比钟磬平放着。钟不悬挂敲打是不会发出响声的，此时强要说话会令五脏受损。清·曹庭栋《老老恒言》也同样强调寝不得大声叫呼，“盖寝则五脏如钟磬不悬，不可发声”。历代养生家都重视和强调“寝不言”在起居养生中的重要意义。

（梁润英）

zǐwǔjiào

子午觉（sleeping at midnight and noon） 晚上在子时（23～凌晨1时）之前睡觉，白天在午时（11～13时）之间小息。睡眠与醒寤是阴阳交替的结果，阴气盛则入眠，阳气旺则醒来。按照《黄帝内经》睡眠理论，子时是晚23时至凌晨1时，此时阴气最盛，阳气衰弱。是阴阳大会、水火交泰之际，这个时候称为“合阴”，所谓“日入阳尽，而阴受气，夜半而大会，万民皆卧，命曰合阴”。所以夜半应长眠、深眠，因为阳尽阴重之故。午时则阳气最盛，阴气衰弱。传统医学认为，午时和子时都是阴阳交替之时，也是人体经气“合阴”与“合阳”的时候，睡好子午觉，有利于人体养阴、养阳。

现代人，特别是脑力劳动者，白天工作忙碌，精神压力过大，晚上又习惯长期熬夜，不注意按时入睡，或夜生活过多，错过睡子午觉的时机，或不能睡个完整的子午觉，影响人体阴阳之气的正常生发，损害身体原本健康适宜的内环境，不仅不利于体力和脑力恢复，长此以往，还会让人处于亚健康状态，免疫力下降，诱发或加重各种疾病，严重危害健康。

（梁润英）

zhòuqǐn

昼寝（noon-time nap） 睡午觉。出自孔子《论语·公冶长》，“宰予昼寝，子曰：朽木不可雕也，粪土之墙不可圬也”。在这里孔子持批评态度。从养生学的角度来看，昼寝有其积极的一面。到了唐宋时期，昼寝成为文人中较为普遍的现象，如白居易《慵不能》“午后恣情寝”，韦应物《夏日》诗中也说：“无人不昼寝。”明末清初关于午睡养生发展出一个观点，即唯独适宜在长夏午睡。李渔在《闲情偶寄》中说：“然而午睡之乐，倍于黄昏。三时皆所不宜，而独宜于长夏。”清·曹庭栋在《老老恒言》中又有新的观点，在“昼卧篇”中认为老人由于年老气衰，身体功能、精力大不如前，那么为了养生、益寿，在任何时节都可以午睡。虽然在昼寝时间上有所差异，但内在原因有一个共同点，就是精力的消耗与恢复。

人体要顺应自然节律“日出而作，日落而息”，但在学习和劳作过程中，并非人人皆能孜孜不倦。昼寝的原因，多与人心志劳累和精力疲惫有关。因此《论语》中子贡也感慨地说：“夫能夙兴夜寐，讽诵崇礼，行不贰过，贰称言不苟。是颜回之行也。”《吕氏春秋·任数》记载孔子也曾困于陈、蔡之间，藜羹不斟、七日不尝粒米而昼寝。当身体感到疲劳时，自然就需要休息，睡眠即是最佳的恢复体力和精力的方法。所以后世逐渐把昼寝归入养生的范畴中来。

（梁润英）

shuìxīn

睡心（calm down before sleeping） 正确的睡眠应该是先放松身心，抛开白天的各种思虑、烦恼，让头脑逐渐安静下来，自然就会慢慢入睡。唐·孙思邈十分注重睡眠养生，在《备急千金要方·道林养性》中说：“凡眠，先卧心，后卧眼。”还提出了“能息心，自瞑目”的睡眠理论。也就是说，睡觉时一定要让精神尽量放松，内心安宁，做到恬淡虚无，切勿想入非非。心里无所思虑，然后慢慢合上双眼，自然能够安然入睡。睡心最早见于宋代蔡季通《睡诀》：“睡侧而屈，觉正而伸，早晚以待，先睡心，后睡眼。”告诉人们正确、快速进入睡眠状态的方法。“先睡心，后睡眼”，强调了睡眠质量同心理、情绪等精神因素的关系。明·庄元臣《叔苴子·内篇》指出：“心不求睡者，不得睡；心求睡者，亦不得睡；唯忘睡者，睡斯美矣。”这里虽然没说到睡心，但却道出了睡心的真谛。清·曹庭栋《老老恒言·安寝》中所说：“心欲求寐则寐愈难。盖醒与寐交界关头，断非意想所及。”以上论述均表明，越想尽快入睡，则越是睡不着，只有情绪放松下来，消除一切思虑，即首先“睡心”之后，才能真正渐渐入睡。“先睡心，后睡眼”是历代养生家都十分强调的睡眠养生方法。实际情况也证明，不能睡心者是难以入睡的。清·石成金在《长生秘诀》中写道：“凡睡下就要一心安慰思睡，不可又复他想事务，只先睡心三字，即是极妙睡功”。

心神是睡眠与觉醒的主宰，人们可以根据主观意志需要来改变睡眠节律。在形神统一观的指导下，寐与寤就可看作二者相互转化的心身过程。睡觉前停止兴奋激动的交谈和脑力劳动，不可千思百虑和浮想联翩。现代医学认为，睡眠是由于大脑抑制灶处于优势状态，使得大脑皮质进入普遍抑制的结果。两相对照，尽管语言不一，但所表达的现象和本质，却是完全一致的。

要想睡眠好，睡觉前要使自己的心情宁静下来，一心一意地睡觉。睡前保持心态平和，怒则气上，忧则气滞，过度忧愁和恼怒则身虽卧而心不静，难以入睡。

（梁润英）

zhòu bùjīng

昼不精（spiritless during daytime） 失眠患者白天处于工作、学习、记忆及其他功能低下和情绪、心理紊乱的状态。出自《灵枢经·营卫生会》，“老者之气血衰。其肌肉枯，气道涩，五脏之气相搏，其营气衰少而卫气内伐，故昼不精，夜不瞑”。可以看出，昼不精属于发生睡眠障碍后出现的一系列人体功能紊乱状态。后世医家多遵循《黄帝内经》论述，认为昼不精与夜不瞑的联系极为紧密。

《灵枢经》中认为，昼不精的直接原因是卫气内伐，内在原因则是年老气血衰弱、气道不畅，五脏之气因此不能正常相互作用导致营气减少，从而卫气相对较盛，进一步产生内伐。明·张介宾在《类经》中进一步解释道："老者之气血衰，故肌肉枯，气道涩，五脏之气搏聚不行，而营气衰少矣。营气衰少，故卫气乘虚内伐，卫失其常故昼不精。"这段话清晰地讲到卫气失常与昼不精关系密切。

人的一生应该是在昼精而夜瞑的状态中循环往复的生理性过程。高质量的睡眠即夜瞑能达到精力及体力的恢复，在此基础上则昼精。同样，白昼正常的机体活动，即昼精，是产生高质量的睡眠，达到夜瞑的基础。白日的工作劳动及身体锻炼活动所产生的疲劳感可以促进睡眠，为良好的睡眠打基础。如果白日精神萎靡、乏力，无力应对正常的工作和生活，以致痛苦不堪；入夜反感精神亢奋、烦躁不安、辗转难眠等。在昼不精、夜不瞑的状态中往复，发生恶性循环。

（梁润英）

yè bùmíng

夜不瞑（dyssomnia at night） 夜间入睡困难、睡眠表浅、睡中多梦或易醒早醒的状态。出自《灵枢经·营卫生会》，"老者之气血衰，其肌肉枯，气道涩，五脏之气相搏，其营气衰少而卫气内伐，故昼不精，夜不瞑"。夜不瞑的症状表现类似于不寐，《黄帝内经》的观点是老年人由于各种生理功能下降而非疾病因素造成的睡眠障碍问题。后世医家大多沿用或在此基础上进行一些发展，如明·张介宾在《类经》中就认为夜不瞑与营血不足关系更为密切；清·黄元御在《灵枢悬解》中则认为夜不瞑原因的重点在于五脏不和，是五脏气机失调导致的营卫失常，进而造成夜不瞑。

产生人体的睡眠与觉醒节律性的机制就在于营卫规律性的循行，夜不瞑不仅仅是夜间睡眠差，更主要的是患者在次日不能正常工作，困倦、劳累、精神不振，甚至头晕、恶心，这些症状往往是患者苦恼的真正原因。治疗当以恢复人体生物节律性为重点，注重恢复机体紊乱的寐寤规律，将调和营卫作为治疗昼不精、夜不瞑的重要治法。要想恢复正常的寐寤规律，最好的办法就是顺应自然的阴阳变化来安排作息时间。自然界的阴阳消长变化产生昼夜节律，人体内的阴阳与天地的阴阳之气的变化保持一致可产生事半功倍的效果。阳主动，平旦阳气渐长，一日而主外，人起床进行一天的生活劳作；阴主静，黄昏阳气渐消，阴气主之，人感觉困倦，开始上床入睡。《黄帝内经》认为老年人脏腑、气血功能衰退，白天的生活精力和夜间的睡眠均存在质量的减退。正常人体的昼夜状态为"昼精而夜瞑"。夜瞑为昼精作体力精力储备，昼精是促进夜瞑的可靠保障。而失眠是营卫循行节律失常的一种表现，患者就处于"昼不精，夜不瞑"的紊乱状态下，既存在夜间睡眠行为的异常，同时又存在白昼功能状态的低下。

因此，在对待夜不瞑的问题时，不能只着眼于夜间安眠，同时要注重调理昼不精，从而恢复昼精夜瞑的正常生理状态。

（梁润英）

bùmèi

不寐（insomnia） 睡眠时经常不易入眠，或睡眠短浅易醒，甚至整夜不能入眠，影响人的正常工作、生活、学习和健康的病证。又名不卧、不得卧、不能卧、不得眠、不能眠、目不瞑、失眠等。不寐一词，早在《诗经》中就有记载，如《诗·邶风·柏舟》有"耿耿不寐，如有隐忧"的记载，还出现在屈原的《远游》："夜耿耿而不寐兮，魂营营而至曙。"这些诗词在描述不寐时有个共同点，即"耿耿"，形容人烦躁不安，心事重重。如果人在睡觉前依然烦躁不安、心事重重，自然无法使心神安宁，进而顺利地进入睡眠状态，最终导致不寐。在早期医学文献中记载的与之类似症状的病名是不得卧或目不瞑等。《黄帝内经》中有不得卧、卧不安、卧不得安、不得安卧、不卧、不能卧、少卧、目不瞑、夜不眠和不能眠等多达十几种称谓，其中以不得卧者为最多。

《黄帝内经》以昼夜阴阳节律对人体的影响为出发点，认为人体睡眠和觉醒的生理活动取决于阴阳消长变化，如《灵枢经·口问》云："阳气尽，阴气盛，则目瞑；阴气尽而阳气盛，则寤矣。"

气血是构成机体的物质基础，气血的充盛为心神活动提供物质基础及动力，运行的通畅是神气正常输布的保证。《素问·八正神明论》云："血气者，人之神。"《灵枢经·平人绝谷》曰："血脉和利，精神乃居。"若气血失调，形成气郁、气滞、气虚、血虚与血瘀等病理变化，则会导致神明受扰、心神失养，进而导致失眠。现代社会中，因生活节奏加快、工作生活压力增加，人际关系冲突等造成人的精神紧张、情绪变化等不良刺激，已成为不寐的重要致病因素。

首次或偶尔发生失眠后，不要急于投医服药。要认识到人们的日常生活、工作、学习中偶尔失眠是难免的，努力寻找发生的诱因，及时调整。如果持续 2 周以上，夜间只能入睡 2～3 小时，并出现白天头晕、头胀、心悸、口干等，甚至影响工作或学习时，可去医院求医，在医生的指导下服药。

（梁润英）

duōmèi

多寐（somnolence） 以精神疲倦、不分昼夜时时欲睡、呼之能醒、醒后又想睡为主要特征的病证。又称多卧、多眠、嗜卧、善眠。《黄帝内经》中与该证类似的记载有嗜卧、多卧。秦汉时期，多寐只作为一个症状，散在各篇中，尚未形成独立的病名。《灵枢经·天年》曰："心气始衰……血气懈惰，故好卧。"营卫运行失常也会引起多寐，《灵枢经·大惑论》曰："皮肤涩，分肉不解……卫气留久于阴而不行，故卒然多卧焉"。东汉·张仲景在《伤寒杂病论》中于该证记载有嗜卧、但欲寐、但欲卧、默默欲眠、默默但欲卧的不同称谓。在《伤寒论》讲"少阴之为病，脉微细，但欲寐""心气虚，其人则畏，合目欲眠"，认为出现少阴病和心气虚时会有多寐的倾向。唐·孙思邈《备急千金要方》中认为湿盛可致多卧。宋以后，医书中开始出现关于多寐证的专门论述，如朱肱《活人书》中有"多眠"专篇。金元李东垣从脾胃的角度系统地论述了多寐证的病机，其理论对后世影响较大。朱丹溪《丹溪心法》有"脾胃受湿，沉困乏力，怠惰嗜卧"的记载。清·沈金鳌的《杂病源流犀烛》始用多寐。何梦瑶在《医碥》中则认为多寐可由热邪引起。现代医学定义的发作性睡病与多寐症状类似者，可参考中医对多寐的辨治。

中国有 4%～5% 的人受多寐的困扰，除了上课或工作无法专注，记忆力减退之外，甚至有安全上的隐忧，如边开车边打瞌睡，非常危险。人体正常的睡眠取决于阴阳二气的正常出入，任何导致阴阳出入异常的原因都会造成睡眠异常。当人们遇到多寐的困扰时应当注意，生活要做到有规律，合理控制睡眠时间，每天睡眠不要超过 10 个小时；多运动，参与一些适量的健身锻炼项目；饮食调理，多食些新鲜蔬菜和水果；穴位按摩，按摩丰隆穴、大包穴等。

应结合患者的具体情况而选择合适的方法，如老年人、小儿、经期妇女、妊娠妇女等容易出现多寐现象，除以上几种情况，若出现长期多寐，就应该引起注意，如高血压患者经常嗜睡可能是中风的先兆，需要及时去医院诊治。

（梁润英）

duōmèng

多梦（dreaminess） 睡眠不实，睡中梦扰纷纷，影响睡眠质量的表现。古人对于梦的研究，有文字记载的历史已有数千年，《周礼》《庄子》和《左传》对梦的描述最具代表性，并且对《黄帝内经》的梦象具有一定的影响。《黄帝内经》对梦本质的认识主要基于中医学的形神、阴阳、脏腑、气血、营卫出入运行规律等理论，提出了梦产生的机制。以阴阳、病因学说等为理论基础解释，如《灵枢经·淫邪发梦》曰："阴气盛，则梦涉大水而恐惧；阳气盛，则梦大火而燔焫；阴阳俱盛，则梦相杀。"以脏腑来解释病梦，如《素问·方盛衰论》根据五脏与五行关系的解释产生梦象的原因。还有从脏腑的功能特点来解释病梦，如《灵枢经·淫邪发梦》："肝气盛则梦怒；肺气盛则梦恐惧、哭泣、飞扬；心气盛则梦善笑、恐畏；脾气盛则梦歌乐，身体重不举；肾气盛则梦腰脊两解不属。"

中医解释梦的理论依据是梦境对应于脏象，其推理演绎的工具是阴阳五行学说，根据阴阳五行学说对梦兆进行解析和归纳，从而判定为某证。中医在研究梦产生的原因和代表的含义时逐渐认识到，睡眠安少梦是营卫气血调和的表现，多梦纷纭或噩梦连连多属病态。多梦一词，最早可见于《素问·方盛衰论》，指出导致多梦的根本原因是阴阳失调和脏腑虚弱。

睡觉多梦会导致休息不好，影响正常的生活，需要引起重视，积极地进行治疗，同时要做好日常的各项调理工作，减轻疾病带来的痛苦。要避免多梦的困扰就要养成良好的生活习惯，如按时睡觉，不经常熬夜，睡前不饮浓茶、咖啡和抽烟等，保持心情愉快及加强锻炼等对多梦的防治有重要作用。

（梁润英）

jiào bù yànshēn

觉不厌伸（stretch after waking up） 睡觉醒来之时，肢体自然伸开，脏腑保持自然位置，利于阳气的伸展。睡眠养生专用术语。古代倡导睡眠的养生姿势，指醒来时以舒展卧位为最佳姿势。

觉不厌伸常与睡不厌缩同时并用，既讲古人的睡姿，也讲醒来时的姿势。《道藏·混元经》在"转胁舒足"中曰："戌亥子三时，阴气生而人寐，寐则气滞于百节。养生家睡不厌缩，觉不厌伸。故阳始生则舒伸转掣，务令荣卫周流也。”古人认为，侧并蜷卧是最好的睡姿。醒后舒展也是最好的与阳气衔接的姿势。如此脏腑畅通，全身肌肉筋骨放松，利于消除疲劳和保持气道，血络通畅。

中医认为，夜晚属阴，身体蜷起，有利于在夜晚“敛阴”。白天属阳，肢体伸展，有利于白昼“助阳”。蜷曲属阴，侧卧能够益气活络，不容易造成噩梦或打鼾。伸展属阳，伸展疏通则令阴阳之气相接，气血循环往复于周身，保持阴阳和谐状态。

好的睡眠，要“先睡心，后睡身”。睡醒之后，宜伸脚舒体，使气血流通，不要只固定一种姿势。先调整好身体的姿势使之放松，当姿势稳定了之后，闭目调整呼吸。呼吸均匀后，全身气血相通，其中关键是要静心。

睡眠与健康紧密相关，养生家认为行、走、坐、卧皆有要诀，能够做到这一点，则自然不求寿而寿延。睡姿虽有千姿百态，但以侧曲为好，常人宜右侧卧，醒后以伸展为主，疏通气血，经络畅通，长此以往，延年益寿。

（韦大文）

shuì bù yànsuō

睡不厌缩（drawback limbs when sleeping） 睡姿右侧卧位，肢体自然屈曲，使全身肌肉筋骨放松，又能使体内脏腑保持自然位置，以利健康。睡眠养生专用术语。古代倡导睡眠的养生姿势，如弓形的卧姿，睡时以取右侧卧为最佳姿势。

古人在睡姿方面有很多记载，一般认为，应以右侧卧为佳。孔子在《论语》中提到“寝不尸”。意思是睡觉时不要像尸体一样僵硬地仰卧，要以侧曲最为理想。《道藏·混元经》曰：“戌亥子三时，阴气生而人寐，寐则气滞于百节。养生家睡不厌缩，觉不厌伸。故阳始生则舒伸转掣，务令荣卫周流也。”又云：“仰面伸足睡，恐失精，故宜侧曲。”唐·孙思邈《备急千金要方·道林养性》曰：“屈膝侧卧，益人气力，胜正偃卧。”气功家还有“侧龙卧虎仰瘫尸”之说，意思是指睡眠要以侧曲为好。这些古语都说明了侧并蜷卧是最好的睡姿。

中医认为，夜晚属阴，身体蜷起，有利于在夜晚“敛阴”。而且侧卧能够益气活络，不容易造成噩梦或打鼾。这与现代科学的研究相一致，仰卧容易压迫呼吸道，导致呼吸困难或打鼾，侧卧则会缓解这些症状，有咳嗽、哮喘等肺部疾病的人更应该侧卧。所以，现代科学证明，最佳睡觉姿势为右侧位。

正确的睡姿利于消除疲劳和保持气道、血络通畅。睡姿以右侧卧位为好。若是左侧卧，心脏易受压，影响心脏的血液循环；对脾胃虚弱者而言，饭后左侧卧会感到不舒服，影响消化功能。若是仰睡和俯睡时，身体与两腿都只能固定在伸直位置，一则难以变动，二则屈肌群被紧拉，肌肉不可能完全放松，这样达不到充分休息的目的。同时，仰睡时两手会不自觉地放到胸部上面，既易压迫心、肺影响其功能，又易出现噩梦或梦魇。此外，由于脸孔朝上，一旦熟睡时，容易因舌根下坠或口水流入气管而造成打呼或呛咳。俯睡时，胸腹部受压更甚，口鼻也易被枕头捂住，为了避免捂住，势必长时间把头转向一边，会引起颈肌扭伤。

好的睡眠，要“先睡心，后睡身”。多取右侧卧位，少配左侧卧位，身体自然屈曲，适当配合仰卧，全身肌肉筋骨放松，体内脏腑保持自然位置。初入睡时，先调整好身体的姿势使之放松，当姿势稳定了之后，闭目调整呼吸。呼吸均匀后，关键是要静心，待全身气血相通，睡意渐浓，逐步进入梦乡。利于消除疲劳和保持气道畅通，血脉流通。

（韦大文）

dōngshǒu ér qǐn

东首而寝（sleep facing the east） 人们在就寝时以头朝东为卧的最佳睡眠方位。又称五龙盘体功。道家秘传的睡功养生方法。

东首而寝，出自唐·司马承祯著《天隐子养生书》，为道教的养生专著，又名《天隐子》。《天隐子养生书·安处》：“曰非华堂邃宇、重裀广榻之谓也。在乎南向而坐，东首而寝；阴阳适中，明暗相半。”道家的睡功，非是一般的小法小术可以比拟，乃是主静立极的上乘大道。据上古时代道家传有“宴息法”，即每当夜晚之时，耳无所闻，目无所视，口无所言，心无所住，息无所促，形无所动。只留些子元神元炁，相依相偎，如同炉中一点火种相似，绵绵不绝，若有若无。久久纯熟，自可达到“神满不思睡”的境地。

《性命圭旨·亨集》载有道教所传五龙盘体功。其诀云：“东首而寝，侧身而卧，如龙之蟠，如犬之曲，一手曲肱枕头，一手直摩腹脐，一只脚伸，一只脚缩，未睡心，先睡目，致虚极，守静笃，神气自然归根，呼吸自然含育，不调息而息自调，不伏气而气自伏。”所谓“五龙”并不是指五条龙，是指人的两手、两腿与躯干，睡觉的时候这五个部位都要盘曲如龙，所以称五龙盘体。人每天再忙，总是要睡觉的，所以这个方法特别适合那些每天除了睡觉就没有空余时间的人。

睡眠本是休养生息之需，对安心养神功效犹佳，特别适合那些整天工作忙碌、用脑过度的人，对记忆力不好、失眠多梦、思维反应比较迟缓的人来说，更是一剂良方。该法要做到心静神安。此功法是与睡眠结合起来练习的，直接目的是为了促进睡眠，提高睡眠质量，达到身心两忘、形神俱妙而至入定。此法具养阴育阳、护身调神，延展睡眠，提高睡眠之功用。

（韦大文）

qǐjū yíjì

起居宜忌（suitable and unsuitable items in daily life） 人们日常生活作息时应该做的和要避免出现的情况。人们应顺应自然变化规律，做到起居有常。

历史沿革 起居宜忌是《黄帝内经》提倡的养生原则之一。其一，起居养生指起居有常、劳逸结合、动静相宜等一系列养生措施。其二，宜忌是指养生过程中适宜的方法和应该注意的事项。中医学认为，自然界的阴阳消长呈周而复始的节律变化，是一种规律，人只有遵循道法自然的规律方能顺势养生。人的作息习惯应顺应昼夜阴阳变化的规律，按时作息，适当锻炼。

现代研究认为，人体生长激素、免疫因子等主要都在睡眠时间分泌和形成，尤其是在深睡眠时间完成。研究还认为，晚上11时到早晨6时是深睡眠的集中时段，这7小时被称为睡眠的“黄金时段”。其他时间段的睡眠一般都是以浅睡眠为主，哪怕白天睡的时间再多，人也会感到迷迷糊糊，缺乏神清气爽的感觉。有研究认为，坚持午睡半小时至一小时，能使冠状动脉得到休息，可减少心脏病的发作。

理论基础 起居宜忌的基本要求是晨宜早起，不要贪睡，一日之计在于晨，早晨阳气生发趋于体表，最宜做些活动形体、调养精神的运动。“流水不腐，户枢不蠹”，道出了生命在于运动的真谛。晨练多以有氧运动为宜，亦即运动时间和强度要以切合自身的体力精力为度，而不可强为。适当午睡有益健康并可减少某些疾病的发生。古代养生家有云：“养生之诀当以睡眠居先。”人之一生，三分之一的时间在睡眠中度过，这既是生理的需要，也是健康的保证、养生的途径。采取合理的睡眠方法和措施，保证睡眠质量，恢复体力精力，以此达到防病强身、延年益寿的目的。

基本方法 一是不宜坐着入睡，如果坐着入睡，因体位关系，供给大脑的血液会减少，醒后易出现头晕、视物模糊、乏力等一系列大脑缺血缺氧症状。二是不宜伏案入睡，用双手当枕头伏案而睡，会使眼内压力增高，有人在午睡后出现暂时性视物模糊，就是这一原因所致。三是午睡时间不宜太长，最佳午睡时间是中午12时至13时，适当午睡有助于恢复精力，白天睡眠时间过长，大脑抑制会逐渐加深，人体会感到极不舒服，更加困倦。四是夜宜早睡，力避熬夜，保证足够的睡眠时间，才能精力充沛，心神安康。

应用范围及注意事项 现代人尤其是年轻一代，经常熬夜，终日与电脑、电视为伴。每逢节假日，更是放纵自己，频繁应酬，玩乐无度，彻夜不睡，给节后的工作与生活带来心理、生理的种种问题，这种不良的生活作息习惯，长此以往，必然会不同程度地影响健康。所以，起居时以下事宜应当重视：睡眠前需平稳心态；凡剧烈的情志变化，势必引起脏腑气血功能的紊乱，从而导致失眠；睡前不可进食，因其会增加胃肠负担，影响睡眠质量。

（韦大文）

zuòxī yǒushí

作息有时（working and resting regularly） 依据四季阴阳节律、昼夜阴阳变化，人们日常生活规律，日出而作、日落而息的养生起居方法。中医学主张的养生之道是“天人合一”。作息有时就是遵循自然万物运动变化的规律，一年四季阴阳节律的变化、一天之内昼夜的阴阳更替和日常生活中养生之道。例如，一月的“作息有时”是按照月亮的变化而养生，即晦、朔、弦、望；一日的“作息有时”是按照十二时辰而养生，主要是子、午、卯、酉四个时辰最为重要。作息有时对于人的健康有积极的意义，因为有规律的工作和就寝时间，以及保持生活有序，将有助于延长寿命和促进健康。

作息有时，大体上应该遵循天人合一的原则进行调节，如春季作息，晚睡早起，广步于庭，被发缓行，使心情愉快，斗志昂扬；夏季养生，夜卧早起，无厌于日，使气得泄；秋季养生，早卧早起，与鸡俱兴，使志安宁，收敛神气，使秋气平；冬季养生，早卧晚起，必待日光，使志若伏若匿，去寒就温，无泄皮肤。

作息有时的内容极为丰富，应该有针对性的吸纳。例如，四季养生之中，春季养生应保持轻松明快的心情，春天节律对应于五脏是“肝”，违背春季的规律会伤“肝”。夏季养生应不要发怒发泄太过，夏天节律对应于五脏是“心”，违背夏季的规律会伤“心”。秋季养生应收敛自己的欲望，使心气至于平和，秋季具有收敛的特点，秋天节律对应于五脏是“肺”，违背秋季的规律会伤“肺”。冬季养生主要是“藏”，闭藏自己的精气，欲望不易过度，冬天节律对应于五脏是“肾”，违背冬季的规律会伤“肾”。

（韦大文）

yǎngshēng shíliùyí

养生十六宜（sixteen suitable items in health preservation） 一套以自身养生保健为主，包括呼吸、吐纳、导引、推拿、按摩之术，并以动功为主的养生防病的健身方法。

养生十六宜最早是民间的一种养生术。它以古代的“修昆仑法五宜”为主，吸收了“祛病延年十六句之术”和《灵剑子引导子午记》中若干呼吸、吐纳、导引等养生之术整理而成，主要是自身修炼为主的内容。养生十六宜在中国明代就有流传，如明·冷谦的《修龄要指》中起居调摄法就有论述，后经清·汪昂在《勿药元诠》书中加以修订，规范为发宜多梳，面宜多擦，目宜常运，耳宜常弹（闭耳弹脑，名鸣天鼓），舌宜抵颚，齿宜数叩，津宜数咽，浊宜常呵，背宜常暖，胸宜常护，腹宜常摩，谷道宜常撮，肢节宜常摇，足心宜常擦，皮肤宜常乾，沐浴（即擦摩也）大小便宜闭口勿言。明·李中梓《颐生微论》中亦有此记载。此套养生方法一直沿用至今。

此套健身功法动作轻缓，简单易学，不受条件的限制，若能坚持实施，可强身健体、预防早衰、防病祛病、延年益寿。在中国受到推崇，尤其适宜老年人自我锻炼。中国台湾等地区都在推行十六宜健身法，在国外亦有流传。十六宜亦属于推拿（按摩）导引（气功）之类，最大的好处是不用循规蹈矩，可信手拈来，一则两则，或都做一遍，自然放松。时间长了，自然大有裨益。

（韦大文）

yǎngshēng wǔnán

养生五难（five harmful behaviors in health preservation） 人们在养生过程中，经常遇到的追逐名利、狂欢暴怒、贪恋声色、嗜食肥甘、情志不稳五种妨碍养生的有害行为。

养生五难最早记载于三国·嵇康《答难养生论》中，“养生有五难，名利不灭，此一难也；喜怒不除，此二难也；声色不去，此三难也；滋味不绝，此四难也；神虑转发，此五难也”。此五难揭示了人们在养生中经常面临的五大难处，即名利、喜怒、声色、滋味及神虑。嵇康强调养性的重要性，认为只要将心性修养到去名利、除喜怒、去声色、绝滋味、少思虑，则不求长寿也自然能长寿。反之不能做到这五点，则无论食用何种滋补品，练何种功夫都不可能健康长寿。唐代著名医药学家孙思邈将嵇康养生理论作为养生之道的理论依据，将养生五难定性为“养生之大旨”，并作为自己修身养性的第一任务。后世医家对养生五难在养生中的地位日渐重视，提出为了身心健康、益寿延年，要求人们必须做到：对于名利，不能过分贪图享乐而强求；遇事不要过喜或过怒，喜怒无常；面对声色诱惑，要矜持而不放纵自我；对美酒佳肴、肥甘厚味，应做到食之有节，用之有度；不过度劳神思虑，耗伤心血，伤脾碍胃。凡事贵在坚持，养生也是如此。

养生五难产生的理论基础主要与早期人们的养生观念有密切关系，魏晋时期崇尚老庄哲学，嵇康自称“老子庄周，吾之师也”（《与山巨源绝交书》），受庄子养生派以神静为主“抱神以静，形将自正。必静必清，乃得长生”养生观点的影响，提出重神不轻形“形神相亲”的理论。因此，在养生五难中偏重于精神方面的因素多一点。

当代身心医学的重要成果之一“心理神经免疫学”证明，“祥和宁静”的健康心理能够提升免疫系统的免疫能力，从而提高抵抗疾病的能力，使身体保持健康，有力地支持了“养生五难”理论。在养生中，不能只偏重于当中的某一点，应该综合运用，不能过分要求自己做到不追求名利、不喜不怒等，而过度压抑情欲，导致身心俱疲，对生活、工作、学习等丧失积极性，反而事与愿违，对人的健康造成伤害。

养生五难理论的运用老少皆宜，当今社会竞争日益激烈，学习、工作压力不断增加，精神因素导致的疾病发病率逐年上升，人们对养生越来越重视。养生五难明确了养生难问题的所在，要做到不追求名利、不喜不怒、去声色、绝滋味、无思虑，达到“清虚静泰，无欲无求，无为自得”的境界，须做到坚持。

（韦大文）

yǎngshēng wǔshāng

养生五伤（five damages caused by overworking） 养因久视、久卧、久坐、久立、久行导致的伤气、伤肉、伤骨、伤血、伤筋。

又称养生五劳。

历史沿革 养生五伤记载于《素问·宣明五气》，谓“久视伤血，久卧伤气，久坐伤肉，久立伤骨，久行伤筋，是谓五劳所伤”。五劳是病因，五伤是结果。南宋·河滨丈人《摄生要义》谓：“又久视伤血，久卧伤气，久立伤骨，久行伤筋，久坐伤肉，大抵人之形气，时动时静，其机运而不滞，久于动静，未免有伤也。”《黄帝内经》一贯主张劳逸结合、动静有度，既反对呆坐不动，又把过度劳累视为招病致损的一个重要因素。“五劳所伤”不但为历代医家所重视，亦被后人反复引用。

基本方法 久视伤血：肝藏血，肝开窍于目，目睛有赖肝血的滋养，久视损伤了肝血，故曰“久视伤血”。不可久视，要注意眼睛的休养。平时用眼时，眼睛与书本的距离应不低于20cm，与电脑屏幕的距离则最好在半米以上，每用眼1小时左右最好休息几分钟。

久卧伤气：睡眠是生活中重要一环，充足的睡眠，可使白天精神抖擞。一般来说，成年人每天睡7~8小时即可；小孩、老人所需睡眠时间稍长，为9~10小时。但若是长期躺卧，不做运动，人体内的气脉就会瘀滞，运行不畅，久而久之就会产生各种气虚症状。

久坐伤肉：气血周流全身，则肌肉得养而不衰，即“动作不衰”，长期久坐不动之人，气血运行缓慢易阻滞，脾主肌肉，肌肉得不到营养，继而受损，日久可累及于脾，故不可长期久坐。因此，最好每坐1小时左右就起身活动一下。

久立伤骨：肾主骨生髓，腰为肾之府。人的站立需要骨骼的长时间支撑，故久立之人，骨易受到损伤，气血循环受到损害，导致疾病的产生。平时站立应适度，注意适当休息双脚，没条件坐下休息者，最好双脚交替休息。

久行伤筋：筋连于肌肉而附于骨，人的行走有赖于筋肉对骨骼的拉动，长时间的行走，筋肉终始处于一种紧张状态，使筋受到损害。平时走动时最好量力而行，不要让双脚感到疲倦，达到促进身体的新陈代谢即可。

注意事项 现今社会的各类人群都应注意五劳所伤。第一，适度而行。“五劳”皆由过度引起，日常生活中要掌握一个度，适可而止。变五劳所伤为五劳所养，即适视养血，适卧养气，适坐养肉，适行养筋，适立养骨。第二，劳逸结合。古人云：“一张一弛，文武之道。”劳逸适当，不过劳，不过逸，唐代医学家孙思邈说：“不欲其劳，不欲其逸。”说得是养生有益、延年益寿这个道理。第三，古人说：“眠食二者，为养生之要务”“能眠者，能食，能长生。”充足的睡眠既可以预防疲劳，也可消除疲劳，睡眠时间不宜过长也不能太短，长时间的躺卧不动，影响人体气机的运行，出现头昏沉、神疲乏力等症状，不利于身体的健康。

（韦大文）

yǎngshēng wǔshī

养生五失（five faults in health preservation） 养育生命过程中，人们治病求医应当避免五种常有的过失。源于明代，首载万全《养生四要·四卷·却疾》，“善养生者，当知五失，不知保身一失也，病不早治二失也，治不择医三失也，喜峻药攻四失也，信巫不信医五失也”。其养生理论质朴意深、独具特点，对后世中医养生学发展影响较大。

万全在《黄帝内经》“治未病”思想启发下，提出了却病养生的一系列方法，提出善养生者，当知五失。①不知保身一失也：不懂养生之道，不知保精养神，提示人们平常养生要注重保养精气神。②病不早治二失也：总是拖延病情，提示人们把握治病最佳时机，防止疾病向纵深的传变。③治不择医三失也：不会选择好的医生，提示人们不要被庸医左右，以免贻误病机。④喜竣药攻四失也：喜欢用峻猛药，不辨证治病，提示人们平常养生要因人因时因地域因体质而治疗。⑤信巫不信医五失也：太过迷信而不相信医生，提示人们平常养生要注重科学，不要被不科学的言论所蒙蔽。

（韦大文）

yǎngshēng wǔjiè

养生五戒（five precepts in health preservation） 以道教戒杀、戒盗、戒淫、戒妄语、戒酒为主要特征的传统养生修行方法。又称道教五戒。五戒有三意，佛门、道教称为五戒，儒家则成为五常。佛与道的五戒为不乱杀近于仁，不偷盗近于义，不邪淫近于礼，不妄语近于信，不饮酒理智清醒则近于智。儒家之五常者，仁义礼智信。儒家以五常为做人的标准，佛门以五戒为未来获得正果的条件，道家以五戒为处事的根本。此条目则以道教五戒的修行养生为主。道教五戒即老君五戒，托称太上老君演说之戒。第一戒杀，第二戒盗，第三戒淫，第四戒妄语，第五戒酒。道教规定，篆生弟子受三戒后，再受五戒，五戒与三戒为八戒。五戒在天为五纬，天道失戒则现灾异；在地为五岳，地道失戒则百谷不成；在数为五行，五数失戒则水火相薄，金木相伤；在治为五帝，五帝失戒则祚夭身亡；在人为五脏，五脏失戒则性发狂。五戒失一则命不成。

道教的五戒适用于世间一切热爱生命的人们。道教养生之所以提出五戒，是规范修行者养生过程中的行为规范，言简意赅，意义深远。不杀生，恢复人之本性；不妄想，不贪杯，不口吐狂言，不淫邪，建立正常的生活起居方式，心态平和，方为养生之本始也。

（韦大文）

yǎngshēng sìshǎo

养生四少（four lesses in health preservation） 以口中言少、心中事少、腹中食少、自然睡少为主要特征的传统养生方法。唐朝医家孙思邈注重“修身养性”，在其《备急千金要方》中所载四少养生诀“口中言少，心中事少，腹中食少，自然睡少，依此四少，神仙快了”，其为历朝历代养生者所喜爱。口中言少，古人主张少言。言少可防患于未然，避免口中之患。言少自然思虑减少，更利于清心寡欲，修身养性。心中事少，古人主张清心寡欲，修身养性，言少之外，心中事少尤为重要。“难得糊涂”不胡思乱想，以保持内心的恬淡娴静。腹中食少，俗语云：七八分饱人不老。在古人看来，适当少食有利于养生，现代科学也证实了这一点，尤其晚餐应适当少食。自然睡少，孙思邈认为“养生之道，常欲小劳”，不主张多睡。这正符合“久卧伤气”之说。现代科学也证明了“少睡”的科学性所在。2007年，英国伦敦大学医学院科学家的一项研究发现，成人睡眠时间过长或过短均不利于健康，最佳睡眠时间应控制在每日 7~8 小时为宜，每日睡眠超过 8 小时患病及死亡风险更高。这一结果提醒人们睡眠要有节制。

该方法适宜于各类人群。从中医养生的角度来看，四少是指人在日常生活起居方面的四种体现，本质上倡导精神修养、少食慎食、起居睡眠。在保障机体基本营养的前提下，适度、适量施行四少，可以减少对于脏腑的不必要伤害，对健康很有益处。

（韦大文）

yǎngshēng jiǔshǒu

养生九守（nine guards in health preservation） 道教倡奉的守和、守神、守气、守仁、守简、守易、守清、守盈、守弱九种养生方法。九守之“守”字，最早在老子的《道德经》中有“守”字七处，但并无“九守”记载，如“多言数穷，不如守中”（五章），“致虚极，守静笃”（十六章），“道常无名，朴。虽小，天下莫能臣。侯王若能守之，万物将自宾”（三十二章），“道常无为而无不为。侯王若能守之，万物将自化”（三十七章）等。所言守中、守静、守道、守无为而无不为等，都是指持守虚静、持守无为、持守道的意思。

九守与《黄帝内经》中“恬惔虚无，真气从之，精神内守，病安从来”的论点相合。强调形神、气血、精神、道德、心性的养生。人的生活起居应与自然界春、夏、秋、冬四季变化相符合，应顺应天地自然的规律，不拘泥于世俗。神为知之源，神清即知明，提倡多仁行义，心不思虑，息虑寡欲，眼不多视，耳不多闻，口不多言，如此则可“养生以安世，抱德以终年”，保持质朴的人之天性。

九守操作方法因人而异，但核心是循序渐进，坚持与持久。①守和：指圣人应顺应天地自然的规律，不拘泥于世俗。②守神：《灵枢经·九针十二原》有“小针之要，易陈而难入，粗守形，上守神”，强调了“守神”的重要性，所以应该内守而不失。③守气：血气乃人体之精华，气充盈则邪气不能侵。所以应该内守血气，固本培元。强调守气的重要。④守仁：提倡多行仁义。⑤守简：守简本质即为能舍、不贪。道教认为眼不多视，耳不多闻，口不多言，心不思虑，息虑寡欲就是守简。⑥守易：强调人应该不去贪求，不为欲望所引诱，不被七情六欲所牵累，生活就能平易。⑦守清：即神为知之源，神清即知明，如此则可“养生以安世，抱德以终年”。⑧守盈：即所谓的天道循环，物极必反。所以要“不欲盈，夫唯不盈是以能弊不新成”。⑨守弱：提倡人应保持质朴的天性。

修习“九守”适用于各类人群，从养生角度来看，修习“九守”可以养精养气养神，形神兼养，顺应自然，从而达到延年益寿的目的。

修习“九守”时的注意事项，一是要精神内守，不被外物所诱惑，否则易导致精神消耗，内气不守；二是要清心寡欲，做到眼不多视，耳不多闻，口不多言，心不思虑；三是要不能求满，要永不自满，知足而止，内修其德。

（韦大文 魏子杰）

yǎngshēng shíyào

养生十要（ten essential factors in health preservation） 包含啬神、爱气、养形、导引、言语、饮食、房室、反俗、医药、禁忌的十种养生方法。

历史沿革 养生“十要”见于东晋·张湛《养生要集》。张湛提出：“养生大要，一曰啬神，二曰爱气，三曰养形，四曰导引，五曰言语，六曰饮食，七曰房室，八曰反俗，九曰医药，十曰禁忌。”唐·孙思邈颇为推崇张湛的养生方法，在其《千金翼方·十二养性》开始就引述了张湛养生十要的内容。南朝·梁·陶弘景的《养性延命录》也参考了张湛《养生要集》，其卷上《教诫篇第一》就引张湛养生著作，将养生法则归纳为十大要。宋代《太平御览》书中也有引用。日本《医心方》也大量引用了张湛《养生要集》的内容。

基本方法 啬神：即提倡不过度劳神，节制情欲，调和七情以养神。宋·张耒《齐居赋》谓：“绝嗜窒欲，爱精啬神，声色不御，滋味罕亲。”说明“得神者昌，失神者亡”中“神”的重要性。

爱气：气是人体生命活动的主要表现形式，正常的升降出入则能保持机体健康，如果气机紊乱，则疾病生矣。气能生精，精能养气，两者相互影响，故应爱惜保养精气，如此才能延年益寿。

养形：形乃神之宅，保养形体为养生之首要。要重视修身强健之道，经常调养和锻炼自己的形体，使机体健壮不衰。所以《玉华灵书》曰：“神以气为母，气以形为舍。”说明了“形”的重要性。

导引：即一种动静相结合锻炼身体的养生术。古人有“流水不腐，户枢不蠹”的道理，认为人体通过适当的运动，可以通利关节，调节气血，如此则能祛病延年。

言语：古有“处世戒多言，言多必失”之语，所以要莫多言，宜少语，慎言语以防耗气，如此则可使气得以充养，此为养生所需，不可忽视。

饮食：要有节制，要清淡，少食辛辣油腻甘肥之物，不能随心所欲，且量要适中，否则正如《黄帝内经》所言：“饮食自倍，肠胃乃伤。”

房室：男女之情乃人伦之常，不可强禁，也不可太放，要房室有节。元·李鹏飞《三元延寿参赞书》云：“欲不可绝，欲不可早，欲不可纵，欲不可强。”

反俗：即反世俗而为之，不媚俗，不沾染庸俗之气。有些养生方法与世俗背道而驰，所以要能坚持“反俗”，如此才能把养生坚持下去。

医药：中医药历史悠久，是古人在长期生产实践以及与疾病斗争过程中，得到的宝贵经验。很多药物都具有养生功效，结合中医理论，可达到延缓衰老、健体强身的目的，如黑芝麻可润五脏、强筋骨、益气力。

禁忌：指日常生活中应当注意的事，包括思想、言语、行动都要掌握分寸，不能“过分”。

注意事项 修习“十要”适用于各类人群，从养生角度来看，修习“十要”可以保养身心，延年益寿。修习“十要”时的注意事项，一是要调畅情志，保养精气；二是要饮食有节，房室有节；三是要坚持，不被外物所诱惑。

（韦大文　魏子杰）

yǎngshēng shíèrduō

养生十二多（twelve emotional damages in health preservation） 多思、多念、多欲、多事、多语、多笑、多愁、多乐、多喜、多怒、多好、多恶十二种情志过度变化损害身体健康的行为。精神情志养生专用术语。

南朝·梁·陶弘景《养性延命录》引《小有经》：“多思则神殆，多念则志散，多欲则志昏，多事则形劳，多语则气乏，多笑则伤脏，多愁则心慑，多乐则意溢，多喜则忘错昏乱，多怒则百脉不定，多好则专迷不理，多恶则憔煎无欢。此十二多不除，丧生之本也。”东晋·葛洪在《抱朴子养生论》中对“十二多”之危害阐明其道理，强调对各种欲望进行节制，以保护心志与保全天性。唐·孙思邈在《备急千金要方·养性》第二节“道林养性”中提出将十二少与除掉十二多作为养性的具体方法，并认为十二少乃养性的关键，做不到十二少则必然荣卫失度，血气妄行，丧生之本也。

十二多，在《黄帝内经》中归属七情内伤的范畴，是影响健康的主要内因，其可使人气滞神伤，脏腑功能失调，机体免疫功能减退，内分泌紊乱，其结果是易诱发疾病，使轻病变重病。因此一切要做到不过用，适度就好。养生要持之以恒，因人而异，核心是循序渐进。在历代方书中载有不少调节情志的中药方剂，如逍遥丸、柴胡疏肝散、交泰丸、天王补心丹、酸枣仁汤等。常服食的药物有柴胡、郁金、姜黄、黄精、茯神、远志、琥珀、枣仁、天冬、大枣、黑豆、灵芝、松子、白术、桑葚、胡桃、蜂蜜、麦冬等，有的方剂中还有朱砂等矿物药或其再制品。但延至后世，对情志的描述与治疗过程日益琐细，创立了移情法、疏肝法等。

（韦大文　魏子杰）

yǎngshēng shíèrshǎo

养生十二少（twelve emothional methods in health preservation） 少思、少念、少欲、少事、少语、少笑、少愁、少乐、少喜、

少怒、少好、少恶十二种养生方法。精神情志养生的专用术语。

《素问·上古天真论》曰："恬惔虚无，真气从之，精神内守，病安从来?"《灵枢经·本神》曰："心有所忆谓之意，意之所存谓之志，因志而存变谓之思，因思而远慕谓之虑，因虑而处物谓之智。故智者之养生也，必顺四时而适寒暑，和喜怒而安居处，节阴阳而调刚柔，如是则僻邪不至，长生久视。"葛洪在《抱朴子养生论》中提出十二种欲望，如思考、想念、发笑、说话、喜欢、发怒、快乐、忧愁、爱好、憎恨、做事、心机等。唐·孙思邈在《备急千金要方》一书中提出"少思、少念、少欲、少事、少语、少笑、少愁、少乐、少喜、少怒、少好、少恶"十二少的养生方法，并明确指出"行此十二少者，养性之都契也"。

十二少产生的理论基础，主要与人们的喜怒忧思悲恐惊有密切关系。孙思邈在《备急千金要方·养性》第二节"道林养性"中，介绍养性方法时提出将十二少与除掉十二多作为养性的具体方法，并认为"十二少乃养性之都契也"。"都契"者，关键之谓。做不到十二少（也就是除不掉十二多）则必然荣卫失度，血气妄行，丧生之本也。所谓"少"，是与"多"相对而言，寓有切莫"太过"之意。七情六欲是人不可避免的精神情志活动，对待思、念、欲、愁、乐、喜、事、语、好、恶、怒、笑贵在一个"少"字，有节制、不太过，堪称中肯之言，金针度人，要言不烦。

人的精神要经常保持宁静状态，避免烦躁伤身。清静是人体的一种自我调控。如果能把身心经常调控到清静状态，就会令思想明彻，情绪稳定，经络畅达，品行修养也随之高尚起来。事实上要做到十二少提到的是很难的，但可以领会其中的实质，根据每个人的不同情况，因人因时因地域的不同，随遇而安，自我调摄皆宜。

（韦大文）

yǎngshēng shísān xūwú

养生十三虚无（thirteen kinds of nihility in health preservation） 道教倡奉的虚、无、清、静、微、寡、柔、弱、卑、损、时、和、啬十三个养生方法。

十三虚无，记载于宋·张君房《云笈七签》卷九十一"七部名数要记"的十三虚无。一曰遗形忘体，恬然若无，谓之虚。二曰损心弃意，废伪去欲，谓之无。三曰专精积神，不与物杂，谓之清。四曰反神服气，安而不动，谓之静。五曰深居闲处，功名不显，谓之微。六曰去妻离子，独与道游，谓之寡。七曰呼吸中和，滑泽细微，谓之柔。八曰缓形从体，以奉百事，谓之弱。九曰憎恶尊荣，安贫乐辱，谓之卑。十曰遁盈逃满，衣食粗疏，谓之损。十一曰静作随阳，应变却邪，谓之时。十二曰不饥不渴，不寒不暑，不喜不怒，不哀不乐，不疾不迟，谓之和。十三曰爱视爱听，爱言爱虑，坚固不费，精神内守，谓之啬。

十三虚无是对后世颇具影响力的养生术，历代对于十三虚无的记载络绎不绝，转载的多，解释较少，主要是道教养生中提及较多，且其一直延续至今。

从中医养生的角度来看，十三虚无是道教恬淡虚无思想的一种体现，其本质是提倡精神养生为主。所以适度、适量施行养生的方法，可以减少因不良情绪对于脏腑的不必要伤害，对于健康有一定益处。但不可片面夸大其功用，特别要反对盲信、盲从。

（韦大文）

yǎngshēng sìsǔn

养生四损（four injuries in health preservation） 在传统养生术里，以视、语、思、欲四种太过行为为主要特征，对机体明、气、神、精造成的损害。

四损之论，是明·万全在《养生四要·慎动》篇提出的"视过损明，语过损气，思过损神，欲过损精，谓之四损"。对于养生学来说都有着重要的指导意义。

四损产生的理论基础主要与人们的精神情志有密切关系。第一，心为一身之主，常宜清静。故心常清静则神安，神安则七神皆安。以此养生则寿，殁世不殆。心劳则神不安，神不安则精神皆危，便闭塞而不通，形乃大伤，以此养生则殃。第二，人之视、听、言、欲、坐、卧、立、行、喜、怒、思、恐等应有所节制，过则皆可损害身体。故暴喜伤心，暴怒伤肝，暴恐伤肾，过哀伤肺，过思伤脾；久视伤血，久卧伤气，久坐伤肉，久立伤骨，久行伤筋。

（韦大文）

yǎngshēng liǎn wǔguān

养生敛五关（five restraints in health preservation） 养育生命过程中，收敛以耳、目、口、鼻和身为特征的五种情欲对人体的生理作用及过用造成损害的养生方法。五关最早记载于北齐·刘昼《新论·防欲》："将收情欲，先敛五关。五关者，情欲之路，嗜好之府也。目爱彩色，命曰伐性之斤；耳乐淫声，命曰攻心之鼓；口贪滋味，命曰腐肠之药；

鼻悦芳香，命曰燻喉之烟；身安舆驷，命曰召蹶之机。”此五者，所以养生，亦以伤生。五关是指人体的一部分，本义指眼睛、耳朵、口腔、鼻子和身体的本性及作用，但如果过用，就成为它们的贪欲，换言之就是人的贪欲，对人体健康百害而无一利。后来则将五关的情欲与脏腑、情志所伤结合，逐渐演变为情志学的内容，一直沿用至今。

人之禀气，必有性情。耳目之于声色，鼻口之于芳味，肌体之于安适，其情一也。所以，目之好色，耳之悦声，口之嗜味，鼻之喜芳，身之贪安，都是这些器官的本性，违背了就会伤及生命。如果过分贪欲而不能节制，也要伤生，所以是不能违背的。遵循这一道理就是“尽人事”，就会目好色而不淫于色，耳悦声而不溺于声，口嗜味而不耽于味，鼻悦香而不坠于香，身喜静而不贪于安逸。在自然属性和生命规律之间达到平衡，就是养生。

“五关”作为养生术语，对于养生有极大的启迪。正如《新论·防欲》曰：“嗜欲攻心，正性颠倒，嗜欲大害，攻心内疾，内疾之害，重于泰山，而莫之避，人有牛马放逸不归，必知收之；情欲放逸而不知收之，不亦惑乎。将收情欲，必在危微。”

（韦大文）

yǎngshēng jiè liùhài

养生戒六害（six harmful factors damaging health preservation） 养育生命过程中，戒除以名利、声色、货财、滋味、佞妄、妒忌六种影响人体健康的、不当行为的养生方法。东晋·葛洪在其《抱朴子养生论》书中强调：“善养生者，先除六害，然后可以延驻于百年。一曰薄名利，二曰禁声色，三曰廉货财，四曰损滋味，五曰除佞妄，六曰去沮嫉。六者不除，修养之道徒设尔。”一个人只有完全彻底地去除“六害”，才能全面断绝地解决养生“五难”问题，从而清净、休闲、养生、保健，达到健康长寿之目的。

六害产生的理论基础，主要与早期人们的恬淡虚无、清心寡欲、无欲无为观念有密切关系。葛洪在养性上十分强调道德修养，提出“养生以不伤为本”，养生必除六害，《抱朴子·极言》指出“不可以小益为不平而不修，不可以小损为无伤而不防”。所以，“欲求长生者，必欲积善立功，慈心于物，恕己及人，仁逮昆虫，乐人之吉，愍人之苦，赈人之急，救人之穷，手不伤生，口不劝祸，见人之得如己之得，见人之失如己之失，不自贵，不自誉，不嫉妒胜己，不佞谄阴贼，如此乃为有德”。

根据个人的实际情况，循序渐进慢慢培养良好的道德习惯。①薄名利：薄，轻视。不过度的追求权势钱财。②禁声色：禁，控制。不要过分纵欲无度，迷恋女色。③廉货财：廉，不贪。对金钱不起贪婪之心。④损滋味：损，减少。要管住嘴，少食肥甘厚味、油腻之食物。⑤除佞妄：佞，善辩，巧言谄媚；妄，胡乱，荒诞不合理的。不要做能言善辩，不切实际，有口才而不正派的人。⑥去沮嫉：沮，坏，败坏；嫉，因别人比自己好而产生的怨恨。要消除因为别人比自己好而产生的诽谤妒忌之心。

此方法适应范围极广。除六害对所有人都具有很好的借鉴，在人的生长壮老已的过程中，解决养生五难的问题，关键是要去除六害，注重精神层面的养生和个人品德的修养，做到心胸宽广、豁达，持之以恒，修炼自己。

（韦大文）

yǎngshēng jié liùyù

养生节六欲（six abstinences in health preservation） 养育生命过程中，节制各种欲望的养生方法。“六欲”是指由人的生理、心理、思维和社会环境自然产生的，身体器官及意识眼、耳、鼻、舌、身、意对外界的反应。属于正常的情志活动。《吕氏春秋·贵生》首先提出六欲的概念，“所谓全生者，六欲皆得其宜者”。东汉哲人高诱对此作了注释，“六欲，生、死、耳、目、口、鼻也”。可见六欲是泛指人的生理需求或欲望。

金元医家刘完素对“六欲”的医学含义作了初步界定，指出“如六欲者，眼耳鼻舌身意也”。其将所有欲望的作用主体加以概括，将其引用，体现出六欲并不单纯指人的某些情感与私欲，而是将其上升为精神领域的最高层面，属于中医学“神”的重要组成部分，与其物质属性相统一，是生命活动的功能表现，是疾病发生的重要原因之一，是精神及其内容的概括，是对人们各种欲念、欲望活动的全面总结。

六欲作为人的身体器官及意识对外界的反应，是由生理、心理、思维和社会环境自然产生的，属于正常的情志活动。但欲望如不加节制，变成贪欲，便可为病。《道德经》云：“五色令人目盲，五音令人耳聋，五味令人口爽。”《素问·上古天真论》曰：“以欲竭其精，以耗散其真……故半百而衰也。”人体是一个极其复杂的有机体，七情六欲，人皆有之，正常的精神活动，有益于身心健康。但异常的情志活动，可使情绪失控而导致神经系统功能失调，引起人体内阴阳紊乱，从而出现百病丛生、早衰甚至短寿的后果。故善养生者，宜注意情志调摄。而过激的情志，可影响体内功能失调，而累及五脏。

人有七情六欲，人有欲望与追求，也是正当的。人活着就要有目标、有方向、有斗志、有进取心，不断前进。但“六欲”不能太过，不能贪欲，“贪则必忧”，贪欲则伤害自身，影响健康。同时也伤害他人，危害社会。古人告诫要节欲、控欲、寡欲，因为这些疾病的根本在“六欲”上。

（韦大文）

yǎngshēng èrshíbā jìnjì

养生二十八禁忌（twenty-eight taboos in health preservation）

生病起于过用的二十八种禁忌。首见于东晋·张湛的《养生要集》，包括禁无施精、禁无大食、禁无太息、禁无久立、禁无大温、禁无大饮、禁无久卧、禁无大寒、禁无久视、禁无久语、禁无久坐、禁无热食、禁无啄唾、禁无喜怒、禁无多眠、禁无寒食、禁无出涕、禁无大喜、禁无远视、禁无久听、禁无食生、禁无嗷呼、禁无远行、禁无久念、禁无酒醉、禁无哭泣、禁无五味、禁无久骑。南朝·梁·陶弘景《养性延命录》参考了张湛《养生要集》，其卷上《教诫篇第一》引张湛养生著作，将养生法则归纳为十大要。唐·孙思邈《千金翼方·卷十二·养性禁忌》开始也引述了张湛养生十要的内容。

二十八禁忌，讲的是生病起于过用的道理。“过用”即指超越常度，本意虽指五脏过劳而致病，所谓生病起于过用，指凡超过人体适应限度，包括四时天气、七情变化、饮食、劳倦等，使脏腑气血损伤者，皆为之。同时过度治疗、盲目使用保健品等亦属于“过用”范畴。《黄帝内经》养生理论中明确提出要“形劳而不倦”“不妄作劳”。即要常小劳，但不要过劳。过劳就会损伤精、气、神、形，而致正气虚衰，多病而减寿。人们还要适度而合理地休息，使机体与大脑得以修整，气血精津液得以恢复，从而保持充沛体力和旺盛的精力。所以，应注意劳逸结合而且适度，才能增强体质，减少或防止疾病发生而养生。“生病起于过用”是中医发病学的重要理论，对中医的养生学、治疗学等也有重要意义。

现代人所遵循的养生原理仍与此有着密切的关系。自然界存在着人类赖以生存的必要条件。人和万物一样，都应与自然环境相适应。若自然界发生变化，人体亦发生与之相应的反应。养生应顺应四时，防止六淫太过而致病；养生应调和饮食，谨和五味、合理搭配、饥饱适中等就成为目前饮食养生的重要途径，切忌“过”和“偏”。养生应调摄精神情志，防止七情太过而患情志病；养生应劳逸结合，身体过劳也生病。

（韦大文）

xūláo liùjí

虚劳六极（six exhaustions）

形体虚衰到非常严重程度而以气极、血极、骨极、筋极、肌极、精极表现六种不同虚损性病证。“六极”一词，最早见于《尚书·洪范》，“六极：一曰凶短折，二曰疾，三曰忧，四曰贫，五曰恶，六曰弱”，多指疾病与贫困。《神农本草经·桑白皮》有“桑根白皮，味甘，寒。主伤中、五劳六极、羸瘦，崩中脉绝，补虚益气”的记载，首次将“六极”作为中医学的病证名称。东汉·张仲景在《金匮要略·脏腑经络先后病脉证第一》云：“人又有六微，微有十八病，合为一百八病，五劳、七伤、六极、妇人三十六病，不在其中。”进一步明确指出“六极”为中医学病证名之一。发展至南北朝时期，谢士泰在《删繁方》中将六极分为“气极、脉极、筋极、骨极、肉极、精极”，提出“六极”与虚劳病有关，对“六极”的治疗进行了系统论述，成为现存医籍中对“六极”具体内容的最早记载。

“六极”作为虚劳性疾病严重影响着人们的生活质量，因此对其应该具有清晰的认识和正确的防治方法。导致“六极”的发生因素具有多样性，如先天不足、后天失养、劳累过度、情志不畅、久病、安逸等，都能够引发机体乏力、消瘦等气血虚弱症状。所以在日常生活中应重视合理饮食、劳逸结合、情志调畅的重要性，在患病时还需及时采取正规的治疗方法。对于虚弱型患者可以在日常饮食上进行补养，如宋代强调服食茜根、骨碎补、紫河车等药物；或用针刺疗法治疗五劳六极。明代的医书中载有猪膏酒、人参养荣汤、十全大补汤、生脉散、虎骨酒、龟鹿二仙胶六个方，分别用来治疗筋、脉、肉、气、骨、精六极病证。此六方均为温补之剂，每极一方，不论寒热虚实分型，主要从内伤虚劳治之。现代则多选用山药、大枣、当归、黄芪、枸杞子、核桃、芝麻等药食两用的食物。在肢体锻炼中，可以做一些适度的活动，如太极拳、八段锦等。

（韦大文　霍俊方）

xūláoqīshāng

虚劳七伤（seven damages due to asthenic） 在养生的过程中，引起男子虚劳的七种劳伤。关于七伤有多种说法，东汉·张仲景《金匮要略·血痹虚劳病脉证并治第六》中有“食伤、忧伤、饮伤、房室伤、肌伤、劳伤、经络营卫气之伤”的记载。唐·孙思邈在《备急千金要方·卷十九》中提出“一曰阴衰，二曰精清，三曰精少，四曰阴滑，五曰下湿，六曰腰（一作胸）胁苦痛，七曰膝厥痛冷不欲行，骨热，远视泪出，口干，腹中鸣。时有热，小便淋沥，茎中痛，或精自出”，认为是男子肾气亏损的七种证候。

肾虚之症，多因精亏血少、阴虚火旺为其主要病理机制，所以滋肾一法尤为重要。一般常用滋肾法有如下两种：一是滋阴补肾。虚劳大多阴精空乏，阴亏不足以敛阳，故多相火偏亢，而出现阴虚内热，虚性亢奋诸症，代表性方剂如六味地黄丸、知柏地黄味丸、大补阴丸（丹溪方）、左归丸等（景岳方）。二是养阴清热。一般临床多见骨内蒸蒸如烙，颧红面赤，手足心烦热，午夜为甚，口燥咽干等虚热、虚火之症，代表性方剂如清骨散（《证治准绳》方）、滋阴降火汤（《红炉点雪》方）、青蒿鳖甲散（吴鞠通方）、黄芪鳖甲散（罗谦甫方）等。

（韦大文）

sìshí yǎngshēng

四时养生（health preservation in the four seasons） 按照一年四季气候变化规律和特点，积极调节人体与自然环境的关系，以达到防病健身、延年益寿目的的养生方法。包括春季养生、夏季养生、秋季养生和冬季养生。

历史沿革 四时养生是《黄帝内经》在“天人相应”整体观指导下，总结先秦诸子百家养生经验后提出的。《素问·四气调神大论》曰：“阴阳四时者，万物之终始也，死生之本也，逆之则灾害生，从之则苛疾不起。”《素问·宝命全神论》曰：“天覆地载，万物悉备，莫贵于人。人以天地之气生，四时之法成。”

对于四时养生，《黄帝内经》提出“春夏养阳，秋冬养阴”的著名论断。清·张志聪《黄帝内经素问集注》云：“春夏之时，阳盛于外而虚于内；秋冬之时，阴盛于外而虚于内。故圣人春夏养阳，秋冬养阴，以从其根，而培养之。”张氏认为春夏阳盛于外而虚于内，故当养其内虚之阳；秋冬阴盛于外而虚于内，故当养其内虚之阴。俗语“春捂秋冻”在张志聪的阐发下也见端倪。明·李时珍《本草纲目·四时用药例》提出用药大法，“春月宜加辛温之药……以顺春升之气”“夏月宜加辛热之药……以顺夏浮之气”“秋月宜加酸温之药……以顺秋降之气”“冬月宜加苦寒之药……以顺冬沉之气，所谓顺时气以养天和也”。

主要内容 天地以阴阳二气造化万物，人以阴阳二气长养百骸。寒来暑往的季节更替，昼夜晨暮的时序推移，本是天地阴阳二气的相互转化。人的正气必须倚仗天地之气的滋养，人的生活也必须遵循天地之气的变化。“天人相应，顺应自然”是四时养生的理论基础。《黄帝内经》集四时养生理论之大成，明确了“法则天地，象似日月，辨列星辰，逆从阴阳，分别四时”的养生指导思想，总结出春养生、夏养长、秋养收、冬养藏的四时养生规律。

四季气候更替是自然变化的明显规律。随着春温、夏热、秋凉、冬寒四时变迁，万物出现生、长、化、收、藏的相应改变，人也是如此。故《灵枢经·顺气一日分为四时》曰：“春生、夏长、秋收、冬藏，是气之常也，人亦应之。”与这种变化相应，《素问·四气调神大论》提出了四时不同的养生方法，即春令“发陈”，天地俱生，万物以荣。人应夜卧早起，舒畅气机，以使志生；夏令“蕃秀”，大地气交，万物华实。人应夜卧早起，使志无怒，使气得泄；秋令“容平”，天气以急，地气以明。人应早卧早起，使志安宁，收敛神气；冬令“闭藏”，水冰地坼。人应早卧晚起，无扰阳气，使志若伏若匿。反四时之道而行，会影响五脏应时当旺之气，使正气低下，适应自然环境的能力减弱，从而招致疾病。

应用价值 这种“顺时摄养”的原则，就是顺应四时阴阳消长节律进行养生，从而使人体生理活动与自然界变化周期同步，保持机体内外环境的协调统一。

（晏婷婷 王旭东）

sìshí tiáoshè

四时调摄（regulation in the four seasons） 根据一年四季的气候变化规律，适时进行调节养护的相应措施。又称四季调摄。

《素问·宝命全形论》中说：“人以天地之气生，四时之法成。”即人与自然界息息相关，人与自然界是一个动态变化的整体，自然界的运动变化影响着人体的生理、病理状态。这就要求人们必须适应自然的变化规律，否则就会引发多种疾病。《素问·四气调神论》曰：“阴阳四时者，万物之终始也，死生之本也，逆之则灾害生，从之则苛疾不起，是谓道也。”因此不同季节的调养方法也不尽一样，必须“和于阴阳，调于四时”，这样才能体健且不易生病。

由于一年四季气候变化不同，人体对其适应也不相同。人体要在四季不同的气候条件下健康地生活，就必须根据四季的变化规律，调整自己的生活，所以四时调摄在养生中是非常重要的一环。一年四季，在时间变化上，从冬至至夏至，白昼渐长，黑夜渐短；而夏至至冬至，黑夜渐长，白昼渐短。在气候变化上，则有春温、夏热、秋凉、冬寒的变迁。由此，人体也表现为春夏阳气渐长，秋冬阴气渐旺，即阳气春生、夏长、秋收、冬藏的变化。春夏季人体气血趋向体表，皮肤充盈润泽，毛孔开张多汗，脉象浮大；秋冬季皮肤致密，毛孔闭塞，少汗多尿，脉象沉小。季节变化也影响着疾病的发生和发展。四季均与脏腑相关，如春应肝、夏应心、长夏应脾、秋应肺、冬应肾。当其季节，常令主脏受病，故乘春则肝先受之，故春病多在肝，余同。所以，四时调摄，起居作息也应当做与之相应的应对，以使人能够在环境变化的条件下保持健康。

为了适应四时的气候变化，要求人们形成一套与四时相一致的养生原则。根据四时寒热变化调摄人气虚实。春温而人气多实，宜凉宣；秋凉而人气偏虚，宜温补；炎夏人气较虚，宜补气生津；寒冬人气充实，宜固精、填精。根据四时气候特点调摄五脏。归纳四时调摄原则主要为春时宜疏肝凉宣，夏时宜泻心补气，长夏时宜健脾燥湿，秋时宜润肺温补，冬时宜温肾填精。

（晏婷婷　王旭东）

chūnjì yǎngshēng

春季养生（health preservation in spring）　春季通过各种方法颐养生命、增强体质、预防疾病，达到延年益寿目的的医事活动。

理论基础　春三月是指立春、雨水、惊蛰、春分、清明、谷雨六个节气。这时大地复苏，万物生机勃勃，一派欣欣向荣。古人把春天视为一个生长的过程，表示“阳”的生发积累过程。春天主生机之气，所以春天需要养“生”。

《黄帝内经》在其顺应四时自然变化进行脏腑调养的理论中，对于春季养生尤为重视，因为春季养生是四时养生之首，开端一定要搞好，否则会影响全年的生命活动。因此，春季养生极为重要。《素问·四气调神大论》曰：“春三月，此谓发陈，天地俱生，万物以荣，夜卧早起，广步于庭，被发缓形，以使志生，生而勿杀，予而勿夺，赏而勿罚，此春气之应，养生之道也。”这可认为是《黄帝内经》对春季养生提出的总则，它指出在春令季节，人们应从精神调摄、生活起居、运动健身等诸多方面，以“生”为中心对人体进行调养，否则就会“伤肝，夏为寒变，奉长者少”。《素问·四气调神大论》又曰：“逆春气，则少阳不生，肝气内变。”

基本方法　春三月，是自然界推陈出新、生命萌发的季节。人们在养生中要从调养精神、起居有常、调节饮食、劳作有度几个方面入手。

调养精神　以畅升降之机。养生以调神为第一要义，神明则形安。春季是发陈的季节，人体阳气潜藏一冬，至春日发泄，始无抑郁之患。春属木，与肝相应，春气主升，肝主疏泄，喜条达而恶抑郁。《素问·六节藏象论》曰：“肝者，罢极之本，魂之居也……通于春气。”因此，春令之养生贵在调畅情志，养升发之阳气，应顺应春季“生”的特性，保持心情舒畅才能使机体与外界环境保持相应与平衡，以达阴平阳秘、身轻体健。

起居有常　以绝外邪之患。初春之际，极易出现乍暖乍寒的情况，依《黄帝内经》“春夏养阳”之旨，生活起居及作息安排上应以“去寒就温”为原则。在衣着方面总的要求是一方面要宽松舒展，另一方面又要柔软保暖，并且还要做到衣服不可顿减。在作息上，《素问·四气调神大论》提倡“夜卧早起”。在居住方面，应注意保持室内温暖和空气流通。

调节饮食　谨和五味，以使骨正筋柔。《素问·脏气法时论》中曰：“肝主春……肝苦急，急食甘以缓之”“肝色青，宜食甘，粳米、牛肉、枣、葵皆甘。”意思是说肝旺于春，肝为风木之脏，喜调达而恶抑郁，故宜食辛味之物以散之，如粳米、牛肉、枣、葵等，辛性发散，能开腠理而通津液，从而调畅气机。从五行上看，肝属木，甘味属土，木能克土，春月肝木旺盛易乘脾土，故食甘味能培护脾土以防肝乘。在此基础上，后世对顺应自然季节变化特点以养生的方法进行了继承和发展，并形成了许多饮食保健养生方法。

劳作有度　以促气血之流。春季天气转暖，万物复苏，人体各脏腑器官的功能也相应地开始恢复生机。春天的运动应采取有助于阳气升发、强健各脏腑功能的方式，如散步、郊游、放风筝，打太极拳、八段锦、易筋经等，不仅能舒张筋骨，畅通血脉，增强机体免疫力，有利于身体健康，而且能使人精神振奋，心旷神怡，有益于心智发展。

注意事项 顺应春季“生”的特性养生对于人的健康具有重要意义。其一，人体在经过夏长、秋收、冬藏三个季节后，体能元气已积蓄很多，只有顺应春生特性进行推陈出新、畅发生机，才能保证一年的良好精神状态。其二，春季养生最主要是精神情志的调摄。中医认为肝为罢极之本，主人体气机的条畅。若肝阴不足，肝阳不用，则可致脏腑功能失调而精无神、气不振，未老先衰，诸病由生，使人疲乏困倦、头痛、耳聋、头目眩晕等。因此，春季对肝脏及阳气的保养对于人体的健康与延缓衰老至关重要。

（王旭东　晏婷婷）

xiàjì yǎngshēng

夏季养生（health preservation in summer） 夏季通过各种方法颐养生命、增强体质、预防疾病，达到延年益寿目的的医事活动。

理论基础 立夏系二十四节气之一。按中国习惯，夏季从立夏开始，经小满、芒种、夏至、小暑、大暑至立秋前一天为止。《素问·四气调神大论》曰：“夏三月，此谓蕃秀，天地气交，万物华实，夜卧早起，无厌于日，使志无怒，使华英成秀，使气得泄，若所爱在外，此夏气之应，养长之道也。”此季，天气下降，地气上腾，天地阴阳之气相交，植物开花结实，长势旺盛，在五行中属火，与人体的心脏和小肠关系密切。因此，人体要顺应夏季气候的特点，阳盛于外，着眼一个“长”字。只有这样才能使人体的正气旺盛，有利于身体的成长壮实，同时也可以减少夏季的多发性疾病。暑天炎热，在人体则阳气趋于外，腠理疏松，汗出较多，气随津散，每易伤阳耗津。加之长夏雨多湿重，易困阻脾阳。故夏天人之生理有阳气在外、阴气内伏的相应变化。明·汪绮石在《理虚元鉴》中指出“夏防暑热，又防因暑取凉。长夏防湿”。此实为夏季养生之要则。

基本方法 夏季是天地万物繁茂秀美的时令。人们在养生中要从调理起居、情志、饮食、运动几个方面入手。夏季要“晚卧早起，无厌于日”。要根据太阳的起落而作息。晚睡早起，最好在中午适当增加午睡，使身体得到缓冲。在情志上要保持精神愉快，切忌发怒，以使人体气机宣畅。这才是顺乎正阳，调养“长气”之道。正如元·邱处机《摄生消息论·夏季摄生消息》说：“檐下、过廊、弄堂、破窗，皆不可纳凉。此等所在虽凉，贼风中人最暴。惟宜虚堂、净室、水亭、木阴洁净空敞之处，自然清凉。更宜调息静心，常如冰雪在心，炎热亦于吾心稍减；不可以热为热，更生热矣……不得于星月下露卧，兼便睡着使人扇风取凉，一时虽快，风入腠理，其患最深。贪凉兼汗身当风而卧，多风痹。”

夏季人在劳动或吃饭时，难免出汗。这时应顺其自然，让汗出透，不可马上脱衣纳凉或用凉水冲洗，或开风扇、空调败汗，冷气追迫气血，最容易伤身。夏季可增加一些室外运动，如打球、游泳、跑步、登山，多与大自然交融，使意志活泼，心情愉快，热爱大自然之美，就像含苞欲放之植物使其成华秀，以适应夏季的时令特点。但要注意的是，不可过度劳累，以避免被暑邪所伤。同时也要避免在烈日下暴晒，以防中暑。

农历六月，古称长夏。长夏之季，脾气最弱。为了养脾，饮食应多清淡少油腻，宜多食健脾化湿之物，如绿豆、冬瓜、山药、扁豆汤、薏苡仁等。炎夏高温，营养随汗液外泄，能量体力消耗大，但人的食欲下降，容易造成营养供应不足。所以夏季应特别注意食补，特别是水和蛋白质的摄入。夏时心火当令，心火过旺克肺金，所以有“夏不食心”之说。唐·孙思邈《备急千金要方》言：“夏七十二日，省苦增辛，以养肺气。”苦味食品可助心气而制肺气，不宜多食。《素问·肝脏法时论》中指出“心主夏，心苦缓，夏食酸以收之”，酸味食品可以多食。

注意事项 夏季是阳气最盛的季节，气候炎热而生机旺盛。夏季养生中人们应当注意冷饮莫多食用。过量冷饮会刺激胃肠蠕动，缩短食物在胃肠内的停留时间，影响人体对食物营养的吸收。

外出当防晒。夏季外出应尽量避开“骄阳似火”的晌午，确需外出时，要打遮阳伞或戴遮阳帽、太阳镜等，有条件者可在暴露部位涂抹防晒霜。烈日下劳作时，要定时休息。

高温别贪凉。外出归来时，勿立即以冷水冲洗出汗的身体，以免全身毛孔突然闭合，使热量留于体内不得散发；勿卧于砖地、水磨石地，防止引发关节炎、坐骨神经痛等；勿将空调温度开得过低，使室内外温差过大，导致进出时人体难以适应；勿长时间让风扇直吹身体，以免人体调节失衡而致病。

（晏婷婷　王旭东）

qiūjì yǎngshēng

秋季养生（health preservation in autumn） 秋季通过各种方法颐养生命、增强体质、预防疾病，达到延年益寿目的的医事活动。

理论基础 秋季是收获的季节，自然界万物成熟结果。秋季从立秋开始，经过处暑、白露、秋分、寒露、霜降到立冬前一天为止。《素问·四气调神大论》说："秋三月，此谓容平，天气以急，地气以明，早卧早起，与鸡俱兴，使志安宁，以缓秋刑，收敛神气，使秋气平，无外其志，使肺气清，此秋气之应，养收之道也。"人体顺应秋季的气候特点，各种生命活动也都有所收敛。秋季在"五行"中属金，与人体肺和大肠关系密切。秋季养生重在一个"收"字。秋季燥邪、寒邪最易伤肺，所以秋季养生，重在养肺。秋季气候由夏季的湿润转为干燥，燥为秋天的主气，燥气伤人致病称为燥邪。秋季养生重点之一就是预防燥邪伤人。

基本方法 秋季，自然界阳气渐收，阴气渐长。若不注意养生保健，容易患病或旧病复发，所以古人称秋季为"多事之秋"。秋季养生应注意从以下六个方面调节。

调节情绪 一般而言，秋天里人的情绪不太稳定，易于烦躁或悲愁伤感。因此，秋季养生以调达情志、培养乐观情绪、保持心理平衡为首要。在阳光明媚的天气里，宜外出观赏风景，让喜悦溢于言表，可使忧郁愁烦顿消，令人心旷神怡，给生活增添无穷乐趣。

调养起居 秋季昼热夜凉温差较大，应随时增减衣服，以防止秋凉感冒。为了提高人体在冬天的御寒能力，呼吸道抵抗力较弱而患有气管炎的人们，应特别进行秋季锻炼，保证机体从夏热到秋凉顺利地"接轨"，以提高人体对气候变化的适应性与抗寒能力。另外，秋季早睡早起有利于收敛神气，使肺不受秋燥的损害，以保持充沛的活力。

调节饮食 秋季饮食宜"少辛增酸"，防燥护阴。辛味养肺，少食辛味可防肺气太盛，增酸可以养肝，适当多食石榴、葡萄、杨桃、柠檬、山楂、菠萝等酸味水果，可防肺气过盛对呼吸系统的伤害。秋季的饮食原则是少食辛燥之物，多食柔润之品，可适当食用梨、荸荠、藕、麦冬等以润肺。其中特别推荐梨作为润肺佳品。

调护运动 秋季天高气爽，气候干燥，故要多呼吸新鲜空气，在清凉的晨风中散步、跑步，这不但是在进行"空气浴"，还接受了耐寒训练，使身体能适应寒冷的刺激，为度过即将到来的寒冬做充分的准备。

调节湿度 秋季空气中的湿度小，风力一大，汗液蒸发得很快，易使人皮肤干裂，毛发也易脱落。故必须注意保持室内一定的湿度，并适当补充体内的水分。

中药调护 根据秋季的特点，可适当服用一些维生素类制剂。另外，还可服用宣肺化痰、滋阴益气的中药进行保健，如西洋参、沙参、麦冬、百合、杏仁、川贝、胖大海等。

注意事项 金秋时节，秋风送爽，是人们感觉最舒适的季节。但是秋天阳气由升浮逐渐趋于沉降，生理功能趋于平静，阳气逐渐衰退，气候逐渐转凉，是易发病的时令。因此，为了适应秋季气候变化特点、祛病延年，人们还应注意防暑降温、补充水分迎初秋；养阴防燥、润肺益胃度中秋；重视锻炼、防邪损伤送晚秋。

（晏婷婷 王旭东）

dōngjì yǎngshēng

冬季养生（health preservation in winter） 冬季通过各种方法颐养生命、增强体质、预防疾病，达到延年益寿目的的医事活动。

理论基础 《黄帝内经》在其顺应四时自然变化进行脏腑养护的理论中，对于冬季养生尤为重视，认为肾为先天之本，肾精是生命的物质基础，人体生、长、壮、老、已的生命活动过程皆取决于肾中精气的盛衰，养生的关键在于对人体肾脏及肾精气的保养，而肾脏"通于冬气"。因此，冬季养生极其重要。《素问·六节藏象论》曰："肾者主蛰，封藏之本，精之处也，通于冬气。"因此，冬令之养生贵在于养藏、固精、益肾。《素问·四气调神大论》中说："冬三月，此为闭藏，水冰地坼，无扰乎阳，早卧晚起，必待日光，使志若伏若匿，若有私意，若已有得，去寒就温，无泄皮肤，使气亟夺，此冬气之应，养藏之道也。"这可认为是《黄帝内经》对冬季养生提出的总则，它指出在冬令季节，人体与万物一样，要顺应冬季的气候特点，各种生命活动都要有所潜藏，否则就会损精伤肾，故"逆冬气，则少阴不藏，肾气独沉"。

基本方法 冬三月，草木凋零，昆虫蛰伏，是自然界万物闭藏的季节。人们应从精神调摄、生活起居、饮食调养、药物调治、运动健身等诸多方面，以"藏"为中心对人体进行养护。

静心养神 冬季是闭藏的季节，人体阳气潜藏于内，阴精固守充盛，在精神情志方面应顺应冬季"藏"的特性，保持安宁平静。

去寒就温 严冬之际，寒邪易侵袭人体并伤害人体的阳气，

因此，人们在生活起居及作息安排上应以“去寒就温”为原则。在衣着上，应以温暖舒适为佳，若衣着过于单薄则易感受寒邪，但也不宜过于厚重，否则易致腠理开泄而导致寒邪侵入。

节制房事　冬令“养藏之道”中，保养肾精尤为重要。肾精是五脏六腑之本，是生命之根。如果在冬季应保养肾精之时依然精液频泄、不知节制，则必然会耗损肾精，损伤肾脏，导致身体虚弱、未老先衰以及病邪入侵致病。反之，若房室有节，就能保持体内精气充足，精神气血有余，肾精巩固，保持健康长寿。

适度运动　《素问·移精变气论》有云：“往古人居禽兽之间，动作以避寒。”在冬季进行运动有利于人体健康，这既能舒张筋骨、畅通血脉，又能增热抗寒。但冬季运动应适度，不宜太剧烈以致大汗出，因为出汗则导致阳气发泄，屡屡被寒气迫夺则导致寒气入侵而致病；过汗还可致精随液出，阴精耗散。

顺时摄食　《黄帝内经》根据冬季的季节特点与内在脏腑气血阴阳的密切关系指导人们选择冬季适宜的食物。肾旺于冬，肾为水脏，喜润而恶燥，故宜食辛味之物以润之，如黄黍、鸡肉、桃、葱等，辛性发散，能开腠理而通津液，从而滋养肾水。从五行上看，肾属水，辛味属金，金能生水，故食辛味能滋育肾水。肾主闭藏，若欲固肾精补肾气，则宜食苦味之物，如麦、羊肉、杏、薤等，因五味之中苦能坚阴，故可补之。

加强进补　冬季是万物收藏的季节，人体的新陈代谢在冬季较缓慢，此时摄入的营养物质能最大限度地被贮藏于人体内。因此，冬季是四季中进补的最佳季节。《黄帝内经》认为，冬季属肾，主封藏，此时人体阳气偏虚蛰伏于内，阴寒偏盛于外，且寒为阴邪，易伤人之肾阳，故冬季饮食养生宜温补助阳、补肾益精。由于冬季天寒地冻，人类活动量减少，腠理闭固，阳气外泄较少，多潜伏于体内，使人体内阳气相对过盛，阴精相对不足，加之人们闭户塞牖，围炉向火，更易消耗阴精，因此冬季养生还应保养阴精，饮食上也应注意益肾养阴。总之，冬季进补既当助阳，又应注意护阴，以期保持人体的阴阳平衡。

注意事项　顺应冬季“藏”的特性养生对于人的健康尤其具有特殊的意义。其一，人体在经过春生、夏长、秋收三个季节的劳作后，体能元气已消耗很多，而冬季对于人体则正是一个休养和补充的佳季。只有顺应冬藏特性进行养精蓄锐、蕴足精力，才能为来年的生机奠定坚实的基础。其二，冬季养生最主要是肾脏精气的养护。中医认为肾为先天之本，主藏五脏六腑之精，是生命的物质基础。若肾藏守不足、精气虚弱，则不仅使人疲乏困倦、腰痛无力、脑不聪敏、头目眩晕等，还可致脏腑失充而精无神、气不振，未老先衰，诸病由生。因此，冬季对肾脏及肾精气的保养对于人体的健康与延缓衰老至关重要，必须特别重视冬季养生在四季养生中的重要性。

（晏婷婷　王旭东）

xiānchūn yǎngyáng

先春养阳（benefit yang in early spring）

春季早期修习的气功功法。此功法可却风邪之侵，是四季颐养益身功之一。四季颐养益身功是根据四季阴阳特征，在每季的开始时期以意念及导引方法补养身心的气功术。先春养阳功法是根据《黄帝内经》“春夏养阳”理论而创制的养生功法。

“先春养阳”出自清·陈士铎《石室秘录》，其曰：“先春养阳法，每日闭目冥心而坐，心注定肝中，咽津七口，送下丹田；起立，双手自抱两胁，微摇者三，如打恭状；起立俟气定再坐，如前法，咽津七口，送下丹田，永无风证之侵。一月行六次可也，多多更妙。”取自然盘坐势或正坐势，闭目，意守丹田，全身放松，存想内视肝部，漱咽 7 次，津液送下丹田；再取正立势或分足平肩站势，双手自胸前交叉抱住两胁，前后摇动 3 次；复如前坐下，漱咽 7 次，送下丹田。久习本法，能强健身体，永无风疾之侵。

此功法强调闭目冥心，深咽津液，意守肝部，同时主张抱胁摇动，是动与静的有机结合，是较为实用的动静气功功法。整个春天均可采用此功法锻炼。意守肝部，是此功法的最关键之处。叩齿咽津时要意守肝部，抱胁摇动时也要意守肝部。注意力要集中，不回忆往事，勿牵挂眼前事务，把一切念头都暂时放开，全部意念都集中至胸胁肝部。咽津时，要做到汩然有声，用意念送至腹部丹田。咽津的同时结合叩齿，不但能使口中津液增多，还能健齿益肾。古人将咽津与叩齿结合的养生方法称作炼精，认为是健身长生的重要手段。坚持此功法锻炼，不仅有顺时防病的作用，还有治病的效用。对春令风邪偏胜，侵袭人体导致的发热恶寒、头身重困、关节疼痛、四肢酸楚、头项强痛、头面浮肿、皮肤瘙痒病症，以及头目眩晕、肢体麻木等肝的病变，都有较好的治疗作用。

（晏婷婷　王旭东）

xiānxià yǎngyīn

先夏养阴（nourish yin in early summer）　夏季早期修习的气功功法。此功法可消暑气之侵，是四季颐养益身功之一。先夏养阴出自清·陈士铎《石室秘录》，其曰："先夏养阴法，每日闭目冥心而坐，心注定心中，咽津十四口，送下心中，永无暑气之侵。"取自然盘坐势或正坐势，闭目，全身放松，心神安静；存想内视心部，漱液咽津 14 口，送下心中。此法能养阴益心，久习永无暑气之侵。

"先夏养阴"命名，突出了一个"先"字，意即夏季早期即当采用此法锻炼，以防御暑热的侵袭。事实上，整个夏天均可采用。此法强调闭目冥心，深咽津液，意守心和，是静以制动的静功锻炼方法。闭目，即两眼微闭，微露一线之光；冥心，即心情专一，不为外事所动。初练者在闭目冥心时，往往会出现心中散乱，支持不定，或心中昏沉，容易瞌睡。尤其是炎夏季节，腠理开泄，阳气浮动，心中液伤耗，尤易出现昏昏欲睡现象。欲克服这一现象，首先要"不劳神，不苦形"，做到神清气和，心地寂然。要保证有足够的睡眠时间，还要避免过饱或过饥练功，采取两眼轻闭，微露一线，目观鼻准的办法，对防止静坐过程中出现昏睡有较好的作用。"心注定心中"，即意守心部，这是此功法的关键之处。意守心中，存养心神，就会使心安神舒，阴阳静躁自适，如果常行之，还能使五脏安和，荣享高寿。此功法专为养生而设，故原书称采用此功法锻炼，"永无暑气之侵"。其实，该法对身热、多汗、心烦、口渴喜饮等伤暑症有防治作用。

（晏婷婷　王旭东）

xiānqiū yǎngyīn

先秋养阴（nourish yin in early autumn）　秋季早期修习的气功功法。此功法可无燥热之疾，是四季颐养益身功之一。先秋养阴出自清·陈士铎《石室秘录》，其曰："先秋养阴法，每日闭目冥心而坐，心注肺中，咽津送下丹田者十二口，以双手攀足心者三次，候气定，再如前咽津送下丹田者七口而后止，永无燥热之疾。"取自然盘坐势或正坐势，闭目，全身放松，心神入静，存想内视肺部，漱液咽津 12 口，送下丹田处；双手攀摩脚心涌泉穴 3~5 分钟，平心定气，自然呼吸；复如前咽津送下丹田，共 7 口，静坐片刻收功。此法能养阴润沛，久习，永无燥热之疾。

此功法强调闭目冥心，深咽津液，意守肺部，整个秋天均可采用此功法锻炼。常咽多咽唾液对健身的益处很多。吞咽津液，其方法十分简单，随时随地均可为之。此法不失为一种有效而简单的祛除秋燥的养生功。若每天抽几分钟时间，认真为之，持之以恒，必受良益。正如原作者在书中所说，坚持练此功，"永无燥热之疾"。

（晏婷婷　王旭东）

xiāndōng yǎngyáng

先冬养阳（benefit yang in early winter）　冬季早期修习的气功功法。此功法可除伤寒之证，是四季颐养益身功之一。先冬养阳出自清·陈士铎《石室秘录》，其曰："先冬养阳法，每日五更坐起，心注定两肾，口中候有津水，送下丹田者三口，不必漱津，以手擦足心，火热而后已，再送津三口至丹田，再睡，永无伤寒之证。而长生之法，亦在其中矣。"取自然盘坐势或伸脚坐势，每日五更时，坐定，闭目，全身放松，心神入静，存想内视两肾处；舌抵上腭，待口中津满后咽下，送入丹田，如此咽津 3 次；以手摩擦两足心令热，再送津 3 口至丹田，复睡。此法能养阳益肾，久习，永无伤寒之疾。

"先冬养阳"突出了一个"先"字，意即冬季早期即采用此法锻炼，以适应冬令御寒的需要。事实上，整个冬季，均可采用。此法强调闭目冥心，深咽津液，意守肾部，同时配合擦足心，是动与静的有机结合，是实用的动静气功功法。意守肾部，是此功法的关键所在。叩齿咽津要守肾中，擦足心时也要意守肾部，这样才能收到良好的养生祛病作用。此功法简便易行，也可结合现代的保健按摩、足疗、太极拳、五禽戏、八段锦等健身运动来进行。

（晏婷婷　王旭东）

chūn-xià yǎngyáng

春夏养阳（benefit yang in spring and summer）　春夏两季养生应以保养阳气为主要目标，是顺应四时阴阳变动而采取不同保健方法的养生原则。春夏之时，自然界阳气升发，养生者宜顺时而养，须护养体内阳气，使之保持充沛。此时，凡有耗损阳气及阻碍阳气畅达的情况皆应避免。

此观点首见于《素问·四气调神大论》，曰："夫四时阴阳者，万物之根本也。所以圣人春夏养阳，秋冬养阴，以从其根，故与万物沉浮于生长之门。逆其根，则伐其本，坏其真矣。"揭示了人与天地四时相应，唯有顺应外界四时气机变动，采取适宜的养生方法，才能保持人体健康的道理。

具体到对“春夏养阳，秋冬养阴”原则的理解以及在指导养生的实际运用上，历代医家有不同见解，例如王冰解释为应制四气养生，马莳解释为应顺四气养生，张介宾解释为应补四气养生，张志聪解释为应补四时阴阳内虚养生。大多数医家认同“春夏季养生当以温养人体阳气为主，秋冬季养生则以培补人体阴分为要”的观点。

春生夏长，秋收冬藏，为自然界变化的普遍规律。春夏之季，阳气活动旺盛，万物生机盎然，气候温热，机体腠理开泄，汗出多，阳气消耗亦多，加之乘凉饮冷，更易损伤阳气，这是春夏养阳的道理所在。

《素问·四气调神大论》中明确提出四时适宜的起居作息模式，其中春为少阳，要适当增加觉醒和活动的时间，助神气外散以应春生之势；而夏为太阳，较春时应加大活动量以应夏长之势，即“春三月，此谓发陈，夜卧早起，广步于庭”“夏三月，此谓蕃秀，夜卧早起，无厌于日”。饮食上则强调春夏之际应稍食温热之品如姜、葱、蒜等，既可敌胃中之虚冷，又可补外越之阳气，还可用温热之药烹调食物以温素体不足之阳。在临床处方用药时，春夏季节尽量勿伤人体阳气，尤胃之阳气，避免应用大量苦寒之品，或可稍加桂枝、升麻、薄荷等药物以养生长之气，可获良效。“冬病夏治”如老年性慢性支气管炎采取夏月三伏天背俞贴敷疗法，配合内服培补脾肾之剂，亦取“春夏养阳”之意，此多为素禀阳虚之体，其病每于春夏稍愈，秋冬加剧，治疗则必须于盛夏阳旺之时，即予以培补，至秋冬才可能减轻症状或减少复发。

（晏婷婷　王旭东）

qiū-dōng yǎngyīn

秋冬养阴（nourish yin in autumn and winter）　秋冬两季养生应以保养阴精为主要目标，是顺应四时阴阳变动而采取不同保健方法的养生原则。秋冬之时，万物敛藏，养生者宜顺时而养，须护藏阴精，使精气内聚，以润养五脏。凡有损失阴精的情况皆应避免。此法首见于《素问·四气调神大论》，其曰：“夫四时阴阳者，万物之根本也。所以圣人春夏养阳，秋冬养阴，以从其根，故与万物沉浮于生长之门。逆其根，则伐其本，坏其真矣。”具体参见春夏养阳。

春生夏长，秋收冬藏，为自然界变化的普遍规律。秋冬气候肃杀，阴气当令，肌表致密，阳气内敛而致偏盛，更加之秋冬季节人们喜食辛辣温热之品，每易耗阴助阳，故秋冬应时时注意保全阴分，此谓秋冬养阴之理。《素问·六节藏象论》又云：“肾者主蛰，封藏之本……为阴中之少阴，通于冬气。”肾属水在卦为“坎”，两阴爻在外而阳爻在内，为阳热内敛、外部空虚之象。以自然而论，冬季地表极寒，地下反温，井中之水反不若地表之寒。对人体而言，秋冬季节，阳气又逐渐潜藏于体内，熏灼阴液，造成体内阴液相对不足，此时若不注重阴血的培育，就会造成阴阳平衡失调，发生疾病，所以素体阴虚之人到秋冬季节易患秋燥，治疗此证，适当加用滋阴补血之品，可有事半功倍之效。《伤寒论·辨脉法》中也提出了相似观点，即“十一月之时，阳气在里，胃中烦热，以阴气内弱，不能胜热，故欲裸其身”。

《素问·四气调神大论》明确提出了四时适宜的起居作息模式，秋冬为阴长阳消之时，以阴气收藏为主，秋冬季养生则要顺应阴气主静、主藏之势。其中秋季为少阴，与春夏日相比要适当减少醒觉与活动时间，助神气内敛以应秋收之势，即如“秋三月……早卧早起，与鸡俱兴，使志安宁，以缓秋刑，收敛神气，使秋气平，无外其志”；而冬为太阴，阴气盛大，故人宜在秋季基础上再度增加睡眠时间，减少醒觉与活动时间，注意力更多指向内部以应冬藏之势，即如“冬三月，此谓闭藏，水冰地坼，无扰乎阳，早卧晚起，必待日光，使志若伏若匿，若有私意，若已有得，去寒就温，无泄皮肤，使气亟夺”。在平人养生的膳食与补益药物选用中也同样应当遵循上述原则。李东垣在《药类法象》中提出“以苦寒味厚沉降之黄连、大黄、生地、芒硝应冬季肾水之沉藏”，即秋冬宜服用收降滋阴的食物和药物。

（晏婷婷　王旭东）

xiàbìng dōngyǎng

夏病冬养（recuperate summer disorders in winter）　在冬季采用有效措施以防治夏季多发疾病的养生方法。所谓夏病，是指在盛夏炎热季节容易发病或病情易加重的疾病。夏病的概念具有相对性，它根据患者体质的变化而具有个体差异性。“夏病冬养”是中医因时制宜养生原则的具体运用。对于阴虚阳亢体质的人，在秋冬时采用养阴的方法，可得天时之助，以改善和增强阳亢体质，减轻春夏发病的概率与程度。

夏病冬养源于《黄帝内经》中“春夏养阳，秋冬养阴”的理论。中医认为，人的体质各有不同，有人“能春夏不能秋冬”，有人“能秋冬不能春夏”（语出《灵枢经》，“能”通“耐”）。这两种体质的患者要采用“冬病夏治，夏病冬治”方可以获得较佳的疗效。

传统中医学认为，人与自然是和谐统一的整体，即天人合一。之所以夏病冬养，是因为夏天会加重的疾病多为阴虚阳亢的病，那么就应在冬天加紧养阴。阴气盛的秋冬是阴长阳消的阶段，阴虚之人顺应这个趋势养阴，夏天时症状就会减轻。无论是秋冬养阴还是夏病冬养，均巧妙地运用了天时之利，自然事半功倍。

夏病冬养的方法很多，常用的有膳食调理、药膳调理、中药汤剂、药酒膏方，还包括针灸耳针、穴位敷贴、温水浴、温泉浴、中药薰浴等外治法，但都必须根据每个人不同情况来辨证施治。立冬后，阳气敛藏，人体气血运行不畅，皮肤相对干燥，毛孔因寒气收引，可能会引起局部闭塞，这个时候最适合夏病冬养。夏病冬养并不是单纯的冬季进服补药或滋补食品，而是针对阴虚体质的人在夏季易于发作或加重的疾病，在冬季进行反季节调养的方法，达到预防疾病的目的。

（王旭东　晏婷婷）

dōngbìng xiàyǎng

冬病夏养（recuperate winter disorders in summer）　在夏季采用有效措施以防治冬季好发疾病的养生方法。所谓冬病，就是指一些好发于冬季或在冬天加重的病变，中医认为这属于阳气不足，也就是自身热量（能量）不够，产热不足，寒从内生。“冬病夏养”是中医因时制宜养生原则的具体运用。对于虚寒性体质的人，在春夏时采用养阳的方法，可得天时之助，以改善和增强阳虚体质，减轻秋冬发病的概率与程度。

冬病夏养源于《黄帝内经》中“春夏养阳，秋冬养阴”的理论。中医认为，人的体质各有不同，有人“能春夏不能秋冬”，有人“能秋冬不能春夏”（语出《灵枢经》，“能”通“耐”）。这两种体质的患者要采用“冬病夏治，夏病冬治”方可以获得较佳的疗效。

中医学认为冬病的发作或加重，主要原因在于寒邪为患或阳气亏损。隆冬季节，风寒肆虐，或侵及血脉，导致血行不畅；或伤及脏腑阳气，导致脏腑功能失调。而在夏季三伏时令，阳气强盛，明寒之气顿消，这就是《黄帝内经》所说的“春夏养阳”的道理。在此季节治疗冬病，其一可以乘伏天阳气旺盛之势，祛除体内沉痼之寒邪宿疾；其二可以有助于亏损阳气之培补；其三可以更好地发挥中药的药效，达到预防冬病的发作或彻底铲除病根从而治愈疾病的目的。冬病夏治的方法很多，主要包括膳食调理、药膳选用、中药汤剂、袋泡药茶、穴位敷贴等。

当然，并非所有冬病都适合夏治，而是由寒气引发的疾病最适合在夏季治疗，这些患者主要是一些寒气重、体虚的人。同时更应注意夏季的季节特点，从饮食、药物及起居方面考虑以下几点：①慎用辛燥之品，以防伤阴。夏季气候炎热，易伤阴液，而辛温香燥之品容易导致燥热内盛，暗耗阴液津精，应慎用肉桂、花椒、大茴香、小茴香、新鲜桂圆或荔枝、狗肉、羊肉等。②忌大量服用寒凉之品。夏日炎热，往往易贪凉饮冷，若大量进食寒凉之品，则易致中阳受损，脾胃虚弱，甚至损及一身之阳气，轻则泄泻腹痛、恶心呕吐，重则造成阳虚宿疾。③慎食大量肥甘滋腻之品。夏季易生暑湿，湿热之邪易侵袭人体，若服用大量肥甘之品则导致内外湿热之邪合击人体。④忌过量运动，以免汗出过多，导致气阴两伤。

（王旭东　晏婷婷）

xià fáng shǔrè

夏防暑热（prevent the pathogenic summer-heat in summer）

在夏季要防止暑热之邪损伤人体正气。暑为夏季的主气，为火热之气所化，独发于夏季，易耗气伤津，致人虚损。明·汪绮石在《理虚之鉴》里指出“夏防暑热，又防因暑取冻，长夏防湿”，清楚地提出夏季养生的基本原则，即在盛夏防暑邪，在长夏防湿邪，同时又要注意保护人体阳气，防止因避暑而过分贪凉，从而伤害了体内的阳气。

中医认为，暑为阳邪，其性升散，容易耗气伤津，这是它的病理特点。暑邪侵入人体，常见腠理开而多汗，汗出过多导致体液减少，此为伤津的关键。津伤后，即见口渴引饮、唇干口燥、大便干结、尿黄、心烦闷乱等症。如果不及时救治，开泄太过，则伤津可以进一步发展，超过生理代谢的限度必然将耗伤元气。此时可出现身倦乏力、短气懒言等一系列阳气外越的症状，甚至猝然昏倒、不省人事，而导致死亡。由此观之，夏季防暑不可等闲视之。

夏季，一防“外火”，即自然界高热的气温。预防的措施是尽量避免烈日的直接照射，外出或工作时戴好遮阳帽，必要时可在皮肤上涂上一层防晒霜；同时要保持室内环境卫生，注意通风降温，以防“外火”内侵。二防“内火”，即机体阴阳平衡失调而出现的内热症，一是生理上的，二是心理上的。预防的措施：①多饮水，以清热降火来调节体温，改善血液循环，辅助营养的吸收，以防止天热时因脱水引起电解质紊乱，而发生中暑。②适量多食诸如苦瓜、苦菜、黄瓜、百合、菊花、苦荞麦之类的苦味食物，多喝一些苦味饮料，不仅能清心除烦、抗炎消暑，而且能消除疲乏、增进食欲。同时要少食辛辣、油炸油腻之品。③常保持心情舒畅和乐观的情绪，不急不躁、抑怒息火，可达到“心静自然凉”的目的，以防内火自生。

（王旭东　晏婷婷）

chángxià fángshī

长夏防湿（prevent the pathogenic dampness in late summer）　夏末秋初（长夏）时期要防止湿邪侵害人体。中医四时养生原则的具体运用。湿为长夏之主气，湿性重浊、黏滞，易损伤人体阳气，因此长夏是要防止湿邪侵袭人体。长夏，是中医的独有概念，通常指夏季的最后一月。明·汪绮石在《理虚之鉴》里指出“夏防暑热，又防因暑取冻，长夏防湿”，明确提出夏季养生的基本原则，即在盛夏防暑邪，在长夏防湿邪，同时又要注意保护人体阳气，防止因避暑而过分贪凉，从而伤害了体内的阳气。

在中国不少地方，尤其是南方，夏季炎热又多雨。空气中湿度非常大，加之或因外伤暴露，或因汗出沾衣，或因涉水淋雨，或因居处潮湿，以至感受湿邪而发病者最多。《黄帝内经》认为，湿为阴邪，好伤人体阳气。因其性重浊黏滞，故易阻遏气机，病多缠绵难愈。长夏时节由于天气闷热，阴雨连绵，空气潮湿，衣物和食品都容易返潮，甚至发霉、长毛，人也会感到不适。若穿着返潮的衣物，容易感冒或诱发关节疼痛；食用了霉烂变质的食品，会引起肠胃炎，甚至导致中毒，所以在长夏一定要重视防止湿邪的侵袭。

长夏防湿，主要应做到以下几点：①居住环境避免潮湿。湿的形成往往与地的湿气上蒸有关。因此，在长夏季节，居室一定要避免潮湿，应尽可能做到空气流通，清爽、干燥。②饮食清淡，易于消化。中医学认为，湿为阴邪，易伤阳气。因为人体后天之本——脾脏喜燥而恶湿，所以，长夏季节湿邪最易伤害人体脾脏，一旦脾阳为湿邪所遏，则可导致脾气不能正常运化，气机不畅。因此，长夏季节最好少食油腻食物，多食清淡易于消化的食物，饮食也不应过凉，因为寒凉饮食伤脾的阳气，造成脾阳不适。③避免外感湿邪。由于长夏阴雨连绵，人们极易感受外来湿邪的侵袭。因此，长夏一定要避免湿邪侵袭，做到外出带伞、及时避雨。若涉水淋雨，回家后要立即服用姜糖水。有头重、身热不扬等症状者，可服藿香正气水等感冒药。

（王旭东　晏婷婷）

wǔzàng yìng wǔshí

五脏应五时（the five zang-organs matches the five seasons）　五脏（肝、心、脾、肺、肾）的功能活动在五时（春、夏、长夏、秋、冬）呈现出节律性的相对旺盛和衰弱的变化，是中医天人相应思想在生理学上的具体表现。

《素问·金匮真言论》记载“五脏应四时，各有收受”，人体脏腑的这种节律又称“五脏主时”节律。“五脏与五时”的关系在《黄帝内经》中有着明确的阐述。《素问·六节藏象论》云：“心者，生之本，神之处也……为阳中之太阳，通于夏气。肺者，气之本，魄之处也……为阳中之太阴，通于秋气。肾者，主蛰，封藏之本，精之处也……为阴中之少阴，通于冬气。肝者，罢极之本，魂之居也……为阳中之少阳，通于春气。”另外，《灵枢经·顺气一日分为四时》的“脾为牝脏，其色黄，其时长夏”，补充了脾气的应时。这些都明确指出中医的五脏是与五季相应的时间调控系统。“肾应冬”，指出肾气封藏功能与冬令闭藏之气相应。“肺应秋”，指出肺气肃降功能与秋令内敛之气相应。“心应夏”，指出心气温养功能与夏令炎热之气相应。“肝应春”，指出肝气疏泄功能与春令升发之气相应。“脾应长夏”，指出脾气运化功能与长夏化生之气相应。

人体的五脏是应自然界四时阴阳消长而变化的时间自稳调节系统。“五脏应五时”的理论提示人们在养生上要顺应不同季节而有所侧重，即春天要注意养肝、夏天要注意养心、长夏要注意养脾、秋天要注意养肺、冬天要注意养肾，这样才能促进身心的健康。

（王旭东　晏婷婷）

gān zhǔ chūn

肝主春（the liver matches spring）　肝的功能特点对应于春天的生发之气，肝气在春季相对旺盛。这是中医对天地自然与人体脏腑生理相互影响的具体描述之一。春气的特点为“生发”，故肝气推动气血津液升发相对较强，而藏血的功能在春季相对较弱，其本质内涵在于应春气之“生”。

理论基础　“肝主春”出自《素问·脏气法时论》，其曰：

“肝主春，足厥阴少阳主治，其日甲乙。”此以五行学说归纳脏腑与季节时日的关系及治法。《素问·六节藏象论》：“肝者，罢极之本，魂之居也……此为阳中之少阳，通于春气。”指出肝与春天的气候相应。

“肝主春”的理论是源于“五脏应四时，各有收受”的天人相应观。这一观点认为，人生活在自然界中，人体五脏的阴阳属性及气机升降潜藏的调节与四时之气的阴阳消长相互通应，通过长期的临床实践、理论思辨最后用阴阳五行学说参以建构而形成的。肝是机体应时而变，在春季起主要调节作用的时间调节系统。在当旺的春季，并不是肝脏的所有功能都增强，而是与肝木升发特性相一致的功能，即肝的疏泄功能增强，尤其是肝阳之气的升发作用尤为明显，并且处于主导地位，发挥着对自身肝系统及其他四脏重要的调控作用。而在其他季节则处于从属地位，协助或抑制其他四脏以维持机体应时而变的调节稳态。肝的藏血功能在春季相对较弱。由于肝主疏泄与肝藏血的功能不能顺应春季的时序变化，从而出现春季多发疾病。

基本方法 《素问·脏气法时论》说：“肝主春……肝苦急，急食甘以缓之……肝欲散，急食辛以散之，用辛补之，酸泻之。”立春时节，在饮食调养方面要考虑春季阳气初生，应该食用些辛甘发散之品，而不宜食用酸收之味。“违其性故苦，遂其性故欲。欲者，是本脏之神所好也，即补也。苦者是本脏之神所恶也，即泻也”。在五脏与五味的关系中，酸味入肝，具收敛之性，不利于阳气的生发和肝气的疏泄，因此应当有目的地选择一些柔肝养肝、疏肝理气的草药和食品。草药可选用枸杞子、郁金、丹参、延胡索等。食品则应该选择辛温发散的大枣、豆豉、葱、香菜、花生等。灵活地进行配方选膳可以达到很好的养生保健效果。

初春之际，极易出现乍暖乍寒的情况，依《黄帝内经》“春夏养阳”之旨，生活起居及作息安排上应以“去寒就温”为原则。在衣着方面总的要求，一方面要宽松舒展，另一方面又要柔软保暖，并且还要做到衣服不可顿减。在作息上，《素问·四气调神大论》提倡“夜卧早起”。

注意事项 春气主升，肝主疏泄，喜条达而恶抑郁。春令之养生贵在于调畅情志，养升发之阳气，应顺应春季“生”的特性，保持心情舒畅才能使机体与外界环境相应与平衡，以达阴平阳秘、身轻体健。

（王旭东 晏婷婷）

xīn zhǔ xià

心主夏（the heart matches summer） 心的功能特点对应于夏季的长养之气，心气在夏季相对旺盛。这是中医对天地自然与人体脏腑生理相互影响的具体描述之一。夏日节气的特点是“盛长”，故心气主血脉的功能在夏季相对加强，而藏神的功能在夏季相对较弱。即心气推动气血津液外达的作用相对较强，而藏神功能相对较弱。其本质内涵在于应夏气之“长”。

理论基础 “心主夏”出自《素问·脏气法时论》，其曰：“心主夏，手少阴太阳主治，其日丙丁。”此以五行学说归纳脏腑与季节时日的关系及治法。《素问·六节藏象论》：“心者，生之本，神之处也，其华在面，其充在血脉，为阳中之太阳，通于夏气。”

“心主夏”的理论是源于“五脏应四时，各有收受”的天人相应观。这一观点认为，人生活在自然界中，人体五脏的阴阳属性及气机升降潜藏的调节与四时之气的阴阳消长相互通应，通过长期的临床实践、理论思辨最后用阴阳五行学说参以建构而形成的。心与夏季在五行中同属火，心为阳中之太阳，与夏季气候炎热的特点相通应。心脏的生理调节功能与夏天的气候长养特点相似，并且夏天的炎热气候又易伤心，即“暑易伤心神”。于是形成了“心主夏”的理论。心是机体应时而变在夏季发挥主要作用的时间调节系统。心在当旺的夏季，其主血脉的功能加强，然夏季炎热，血行四周，奉养心神的血减少，故而心藏神的功能减弱。这种调控功能处于支配地位，发挥着心阳温煦、长养的主时功能及调控其他四脏适应夏季的炎热气候。而在其他季节则处于从属地位，协助或抑制其他四脏以维持机体应时而变的调节稳态。

基本方法 在夏季当令之时，心对外界感应性增高，为了适应环境变化对自身和其他四脏进行的适应性调节活动，心阳要不断充盛，发挥积极主动的调节作用，以保持生命旺盛的活力。人们在养生中要从调理起居、情志、饮食、运动几个方面入手。夏季要“晚卧早起，无厌于日”。要根据太阳的起落而作息。晚睡早起，最好在中午适当增加午睡，使身体得到缓冲。夏季神气调养要做到神清气和，快乐欢畅，胸怀宽阔，使心神得养。夏季的饮食要多辛温，少苦寒，节冷饮。唐·孙思邈《备急千金要方》说：“夏日宜省苦增辛，以养肺气。”心属火，火克金，所以食辛味，提升肺气。多食辛味食物以养肺气，以免心火过旺，所以常有“冬吃萝卜，夏吃姜”的说法。在中国一些南方地区，不少人有食辣椒的习惯，这是因为食辣可以促使人体排汗，在闷热的环境里增添凉爽舒适感。俗话说：“冬练三九，夏练三伏。”这说明夏天的运动锻炼对健康起着重要作用。夏季是阳气最旺的时节，运动养生要顺应夏季阳盛于外的特点，注意保护阳气，适度运动、动静相宜，动以养形，静以养神，动静合一，形神共养。

注意事项 夏季当令，烈日酷暑，汗液外泄，汗为心之液，心气最易耗伤，故中医认为“暑易伤气，暑易入心”。在炎热的夏天，尤其要更重视精神的调养，因为神气充足则人体的功能旺盛而协调，神气涣散则人体的一切功能遭到破坏。夏季锻炼时间应选择在清晨或傍晚天气凉爽时进行，尽量避免紫外线最强的时间锻炼，活动场地宜选择空气新鲜的地方。夏季锻炼应注意运动量不宜过大，强度不宜过高，频率不宜过快。

（王旭东　晏婷婷）

pí zhǔ zhǎngxià

脾主长夏（the spleen matches late summer）

脾的功能特点对应于长夏的生化之气，脾气在长夏相对旺盛。这是中医对天地自然与人体脏腑生理相互影响的具体描述之一。长夏又称季夏，指夏季的最后一个月，即农历六月。脾主长夏指脾气由主升清向主统血转化的过渡阶段，即是人体阴阳之气、上升下降之力转化的平台期。其本质内涵在于应长夏之“化”。

理论基础 《素问·脏气法时论》曰：“脾主长夏，足太阴阳明主治，其日戊己。”《素问·五常政大论》曰：“备化之纪，其藏脾，其应长夏。”《灵枢经·五音五味》曰：“足太阴，脏脾，色黄，味甘，时季夏。”古人以孟、仲、季称谓次序前后，季夏实为夏季的最后一个月，季夏也就是长夏。

长夏位居春夏秋冬四时之中央，按五行归类也位于五行时序之中央。长夏的气候特征是主湿，湿在五行属土，故土对应于长夏。从夏秋之交来看，确实是湿气弥漫的特殊季节。天阳下迫，地气上蒸，湿为热蒸，则蕴酿生化。故春生夏长，秋收冬藏，皆以长夏之化为中心。四时若无长夏为之化，则草木虽繁茂而果实不成，秋既无收，冬亦无藏。脾通于长夏，是机体在长夏季节起主要调节作用的自稳时间调节系统。长夏季节湿盛，而脾虚胃强的功能状态处于支配地位，脾发挥着对自身脾胃系统及其他四脏重要的调控作用。而脾又不独主于长夏之时，它可在其他四时生化滋养四脏，即在其他季节脾胃功能处于从属地位，协助或抑制其他四脏，以维持机体应时而变的调节稳态。

基本方法 长夏多发消化系统疾病，是由于脾与其他四脏因时而变的适应性调节功能紊乱所造成。因此，在养生与预防方面，人们要着眼于“顺四时而适寒暑”的根本原则。具体而言，就是应该顺应长夏季节的生化、炎热潮湿特点以保护脾胃的纳运、升降功能，从而使机体健康无病。饮食调养方面，强调长夏忌甘甜类食物，少饮酒，以免助湿，应采用“淡补”的原则；多食能够清热祛湿、健脾和中的食物，如冬瓜、薏米、芡实等食物；平时多喝水，尽量少食用容易上火的食物；由于脾虚，无论肉类或蔬菜、水果都要注意新鲜，顺应脾弱胃强的生理现象而调节饮食养生等。起居调养方面，由于处在夏秋之交，气温多变，稍有大意，就容易诱发感冒，此时不宜进行过激过量的运动，保存机体的能量，以散步、太极拳等活动为主。情志调养方面，由于脾胃的不和影响了肝的疏泄功能，此时应条达肝气，注意调畅气机，修身养性。

注意事项 长夏的气候特点是多湿，这个季节多雨潮湿，水气上升，空气中湿度最大，加之或因外感雾露，或因体汗沾衣，或因涉水淋雨，或因居处潮湿，以至感受湿邪而发病者最多。长夏防湿的关键在于要保养人体阳气。只有阳气充足，湿邪才不易侵犯人体。同时，还应改善居住环境，避免潮湿；选用便于消化的清淡饮食；避免外感湿邪。

（王旭东　晏婷婷）

fèi zhǔ qiū

肺主秋（the lung matches autumn）

肺的功能特点对应于秋季的肃杀之气，肺气在秋季相对旺盛。这是中医对天地自然与人体脏腑生理相互影响的具体描述之一。肺气肃降功能在秋季加强，而宣发功能在秋季相对减弱。即肺气下降内敛的气血津液相对较多，而向外输布的气血津液相对较少。其本质内涵在于应秋气之“收”。

理论基础 “肺主秋”出自《素问·脏气法时论》，其曰：“肺主秋，手太阴阳明主治，其日庚辛。”此以五行学说归纳了脏腑与季节时日的关系及治法。《素问·六节藏象论》曰：“肺者，气之本，魄之处也，其华在毛，其充在皮，为阳中之太阴，通于秋气。”指出肺与秋天的气候相通应。

“肺主秋”的理论是源于“五脏应四时，各有收受”的天人相应观。这一观点认为，人生活在自然界中，人体五脏的阴阳属性及气机升降潜藏的调节与四时之气的阴阳消长相互通应，通过长期的临床实践、理论思辨最后用阴阳五行学说参以建构而形成的。肺是机体应时而变在秋季起主要调节作用的时间调节系统。肺在当旺的秋季，其肃降功能增强，并且处于支配地位，发挥着对自身肺系统及其他四脏重要的调控作用。而在其他季节则处于从属地位，协助或抑制其他四脏以维持机体应时而变的调节稳态。而肺在秋季宣发卫气津液护卫肌表能力相对低下，表现为机体免疫力降低，易发呼吸系统疾病。

基本方法 肺气盛于秋，肺气太盛易克肝木。秋季饮食宜“少辛增酸”，要坚持以防燥护阴、滋阴润肺为基本原则，适当多食用石榴、葡萄、杨桃、柠檬、山楂、菠萝等酸味水果，可防肺气过盛对呼吸系统的伤害。秋季的饮食原则是少食辛燥之物，多食柔润之品，可适当食用梨、荸荠、藕、麦冬等以润肺。其中特别推荐梨作为润肺佳品。中医一直把梨作为生津、润燥、清热、化痰的良药。秋天要早睡早起，顺应自然天地之气在秋收敛的规律，让自己的身心平和、从容。气血就符合内收而渐渐储藏的规律。秋季养生还要注意精神调摄。深秋时节万象萧条，草木衰败，一片肃杀景象。自然界的气候环境对于人的心理会有较大影响，人们会出现悲秋之情，郁闷积怨。为了调摄精神，应主动参加一些娱乐活动，以愉悦心情，抵消秋季带给人精神上的不利因素。

注意事项 秋季万物生机逐渐回归收敛，机体气机运行亦随季节阴长阳消变化而呈下降内敛趋势。肺旺于秋，并非肺的所有功能都在秋季增强，而是在当令之季，其肃降功能相对增强，这是肺气应时而变适应性调节的结果。一方面，肺气通过治节作用，调控宣发和肃降的相对运行强度。在秋季，相应地增加肃降功能的力度，使机体气血运行内趋于里，卫气运行、津液代谢亦相对内敛，减少从皮肤的排泄量，保证了机体适应冷燥气候所需的温度和津血。另一方面，由于肺宣发卫气津血到皮毛作用相对较弱，因而相对卫表不固，易发生呼吸系统疾病。

（王旭东　晏婷婷）

shèn zhǔ dōng

肾主冬（the kidney matches winter） 肾的功能特点对应于冬季的封藏之气，肾气在冬季相对旺盛。这是中医对天地自然与人体脏腑生理相互影响的具体描述之一。肾气闭藏功能在冬季加强，而肾主气化水液功能在冬季相对减弱。即肾阴渐长且盛于外，肾阳则渐消且蛰伏于内。其本质内涵在于应冬气之“藏”。

理论基础 “肾主冬”出自《素问·脏气法时论》，其曰：“肾主冬，足少阴太阳主治，其日壬癸。”此以五行学说归纳了脏腑与季节时日的关系及治法。《素问·六节藏象论》曰：“肾者，主蛰，封藏之本，精之处也，其华在发，其充在骨，为阴中之少阴，通于冬气。”指出肾与冬天的气候相通应。

“肾主冬”的理论是源于“五脏应四时，各有收受”的天人相应观。这一观点认为，人生活在自然界中，人体五脏的阴阳属性及气机升降潜藏的调节与四时之气的阴阳消长相互通应，通过长期的临床实践、理论思辨最后用阴阳五行学说参以建构而形成的。肾是机体应时而变在冬季起主要调节作用的时间调节系统，肾精、肾气、肾阴、肾阳构成肾脏调控的不同方面。就肾的功能而言，肾在当旺的冬季，肾封藏精气、主纳气功能加强，并处于支配地位，发挥着对自身肾系统及其他四脏重要的调控作用；在其他季节则处于从属地位，协助或抑制其他四脏以维持机体应时而变的调节稳态，而肾主气化水液功能在冬季减弱。就肾中阴阳消长而言，冬季其肾阴渐长且盛于外，机体宁静、滋润、制约阳热的作用增强；肾阳则渐消，蛰伏于内，机体温煦、兴奋、运动、化气的功能都相对低下，表现为机体生殖功能下降、体温下降、小便量多，易发生生殖泌尿系统疾病。

基本方法 饮食调养方面，冬季宜多食的食物有羊肉、狗肉、鹅肉、鸭肉、萝卜、核桃、栗子、白薯等。同时，还要遵循“少食咸，多食苦”的原则。冬季饮食切忌黏硬、生冷食物，因为此类食物易使脾胃之阳气受损。起居调养方面，要早卧晚起，保证睡眠的时间长度，减少运动量，保存机体的阳气。情志调养方面，除了重视保持精神上的安静以外，在神藏于内时还要学会及时调节不良情绪。由于肾的封藏影响了肝的疏泄，此时应条达肝气，注意调畅气机，修身养性。

注意事项 冬季养生的基本原则是“藏”。由于人体阳气闭藏后，新陈代谢相应就较低，因而要依靠生命的原动力——“肾”

来发挥作用，以保证生命活动适应自然界变化。冬季时节，肾脏功能正常，则可调节机体适应严冬的变化，否则，就会使新陈代谢失调而产生疾病。因此，冬季养生很重要的一点是“养肾防寒”。顺应冬气的藏伏、潜降特点以保护肾中的精气，则机体会健康无病。

（王旭东　晏婷婷）

fángshì yǎngshēng

房事养生（sexual activities in health preservation）　根据人体的生理特点和生命的规律，采取健康的性行为，以防病保健、提高生活质量、达到健康长寿目的的养生方法。古多称*房中术*，现又称性保健、房事保健等。性行为是人类的一种本能，是人类生活的重要内容之一。房事养生涉及性医学、优生学及养生学等多个方面，是中医养生学的重要内容之一。

历史沿革　随着人类文明的诞生，性医学就已萌芽。中国古代对房事保健的研究有着悠久的历史，是古代人研究性生活的宝贵经验总结。在殷周之际，“殷王遣采女从（彭祖）受房中之术，行之有效”（东晋·葛洪《抱朴子·极言五》），人们已经开始研究和探讨男女的性生活问题。古人认为，房中术是一种能使人保健益寿的养生术，尤其在一些神仙家和方士中间广为流行。后受儒家思想的影响，只在宫廷官僚和一些士大夫中间流传。房事养生是中国封建社会遗留下来的文化遗产，它与当时的一夫多妻制、娼妓制度和男尊女卑的思想有关。在日本丹波康赖《医心方》中已出现“房中之术”一词，后世简称为“房中术”，内容多偏重在性行为方面，近代以来则多以此指整个中国古代性学，还有房事之学、房纬之学等称谓。

影响　房事养生是以房中术为主体内容，包括房中养生思想、房中养生技巧、房中养生卫生、房中养生方药、房中养生防病等方面。房中术源于巫觋，伴随道教的发展而发展。起于秦汉，盛于魏晋，隐于唐宋，滥于明清。至今保存下来的房事养生的著作十分丰富，多为道教所收录。关于房中术的经典有《玄女经》《素女经》《彭祖经》《洞玄子》《玉房秘诀》《玉房指要》《容成经》。南朝·梁·陶弘景所著《养性延命录·御女损益》是现存比较详尽的系统房中术著作，唐·孙思邈在《备急千金要方·房中补益》中有专论房室生活，记载了很多宝贵的房中知识。

房事养生在《汉书·艺文志》中，被定位为医学的四个分支之一（医经、经方、房中、神仙），将收集到的有关著作均列在“房中”的标题下，这种分类方法被历代养生家所延用，是中医养生学理论体系的重要内容与方法。房中的理论与方法，被广泛应用于养生保健及临床治疗。

意义　普及性保健知识，做好性教育是一件十分重要的事情，有利于成人建立健康的、文明的、科学的生活方式，促进人的身心健康，避免不必要的烦恼及多种性功能障碍的疾患；有助于增进个人和家庭的幸福和社会的稳定，增强夫妻感情，协调夫妻关系，建立起健康和谐的生活；有利于青少年的健康成长，可以正确引导青少年的青春期性道德和性知识教育，培养高尚的道德情操，防止犯罪发生。此外，还有利于人口素质地提高，社会的进步与发展。

（樊　旭）

fángzhōngshù

房中术（coition medicine）　古代方士房中节欲、养生保气之性的养生术。又称合房有术、九九之法、八浅二深、九法、十节、十势、交接术、合气之术、三十法等。男女合气之性技巧之术，是男女双修的阴阳丹法。房中术涉及性医学、优生学及养生学多方面，是道教养生学的重要内容之一。包括性生理心理、房事卫生、性保健及性生活禁忌等内容。房中术有着悠久的历史，是古代人研究性生活的经验总结。

历史沿革　房中术起源于上古生殖崇拜和巫觋之术，其后为道教袭用。西汉时期房中术多散在方仙道与黄老道中人，如西汉马王堆帛书《杂疗方》《十问》《养生方》《天下至道谈》记载房中之法甚详，已有“七损八益”之说；《武威医简》亦载房术疗病之法，至《汉书·艺文志》收房中八家，方中八家具为方仙道与黄老道。故秦汉之方仙道与黄老道是道教的前身，是房中术的起源，并为后世延用。

东汉时期黄老道盛行，其中房中图多托名黄帝、素女，如汉·张衡在《同声歌》中云：“衣解金粉御，列图陈枕张，素女为我师，仪态盈万方。众夫所希见，天老教轩黄。”东汉·魏伯阳《周易参同契》，多以夫妇交媾为喻论作丹。实际顺帝时本无内丹之名、外丹初具雏形，只有房中之术已广行于世。东汉末张角太平道所奉《太平清领书》中亦有“兴国广嗣之术”。“广嗣”即“种子”术，开后世道教房中之先风。

魏晋以来，五斗米道盛行于江南，如东晋葛洪、王谢望族等均为房中大家。《抱朴子》论房中之事凡十处，其言曰：“房中不可独致长生，可为外丹、服食、导引行气之辅。”《抱朴子》中还有“阴丹”之说，故后世房中术又名“阴丹”。晋代道教经典《黄庭经》又多次提到“节欲葆精”，与时男女合气术有关。

北魏道士寇谦之“清整道教”，南朝道士陆修静亦改革天师道，齐梁时道士陶弘景隐于茅山，开以符录清修为事之“茅山道”宗脉。后汉至南北朝，为道教房中鼎盛之期，流派众多，均以房中为必修之法，遍及朝野。《答周处士书》中有“优游俯仰，极素女之经文，升降盈虚，尽轩皇之图艺”。其间虽经常与佛道相争，却渊源不断。后世房中诸派，皆源于此。

唐代房中书流传甚广，如《素女经》《玉房秘诀》《玉房指要》《洞玄子》《天地阴阳交欢大乐赋》等，其中术语与魏晋房中书相合。中唐以后，诸帝多饵药石以致早夭，故外丹之法渐趋式微，内丹之学初露端倪。后世言内丹者皆宗钟离权、吕洞宾，故“钟吕道”实开内丹派之先河，受以佛教清修之法影响，房中之术不敢公开授受，转为隐秘。晚唐之房中，合于内丹，多用隐语，难分先后。然内丹与房中理法合一，内丹家不得已，既不得公然行之，也断不可绝。

进入北宋后房中记载见于张君房撰《云笈七签》，后世称为“小道藏”。论中所及“黍米之珠”，即内丹家所谓“金丹”，由房中交媾逆行采运而得。明清以后，房中术改节欲保精之要，而为纵欲贪淫之技。虽流传甚广而其术亦滥，故被讥为旁门左道也。明代《正统道藏》修撰之时，房中之术删削甚多，今本《道藏》之房中术之内容已寥寥无几。

综上所述，房中术源于巫觋，伴随道教的发展而发展。起于东汉，盛于魏晋，隐于唐宋，滥于明清。其间法度主旨数改；先专于合气，次合于内丹，再流为采战。宗脉延绵，薪传未绝。但其也有易旨之处，今之为观，应整理扬弃。

基本内容 房中术本质上是一种在道教企图成仙思想指导下的性行为艺术，是经过历代道侣的实践探索，总结的性行为形式和技巧，是道教炼养术。包括性行为形式和技巧、性生理心理及性生活禁忌等内容。

性行为形式和技巧方面，有九九之法、八浅二深、九法、十节、十势、三十法等众多方法。这些方法的应用，能够有效提高性生活的乐趣，增进双方的性爱的和谐程度。

性生理心理方面，实质是对性心理和性行为的自我调控，是能自主控制性行为过程的能力。反映女性的有五征、五音、五欲、八动、十已。反映男性的有三诣、四至等。荷兰学者高罗佩在《中国古代房内考》中以“五征”为例，认为与现代美国性学家阿尔弗雷德·查尔斯·金赛（Alfred Charles Kinsey）于1953年出版的《女性性行为》中的“性反应与性高潮的生理”相关部分在细节上完全一致，从而显示出中国古代房中术发展之早和中国古代性学家的观察力。孙思邈充分吸纳魏晋以来房中炼养术的精华，把房中采气、房中存思和房中导引作为道教房中术最主要的炼养技巧。

性生活禁忌方面，传统房中术从养生的角度提出了很多房事禁忌，除少数内容事涉神秘不足凭信外，大部分符合科学卫生之道，见房中所忌。

应用价值 房中术在保持和谐性生活、性科学方面确有些可鉴之处。房中术所提倡的节欲有度、房事禁忌等性理论，依然是指导现代性生活的科学原则，而且房中术所记载的诸多关于性功能障碍的治疗方法和优生保胎术及调节男女性生活质量方面的内容，对现代性医学的临床仍有一定的参考价值。

（樊　旭）

fángzhōng fāngyào

房中方药（aphrodisiac） 通过服食方药辅助房事的房中养生方法。又称春药、媚药、私闺秘方等。方药包括单味药和成方，剂型有汤剂，也有丸剂、散剂等。属传统房中术范畴，是中医性学性保健方法之一。

房中方药古已有之，是一种古老的服食养生方法，兴起于战国时期，认为久服可以祛病延年，后用于房中，以壮阳助欲。马王堆出土医书中的《养生方》《杂疗方》所载治疗阳痿的方药，既有内服方，也有外用方，既有汤剂，也有丸剂、散剂。说明当时房事助药已很普遍。后来这类药方称为春药、媚药。唐代的春药方更加滋繁，在孙思邈《备急千金要方》中均有记载。在房中养生理论及服食理论指导下，选择壮阳助欲的方药，以圆满完成性生活。《备急千金要方·杂补》所收壮阳药使用频率最高的为肉苁蓉、蛇床子、菟丝子、巴戟天、远志；滋阴涩精药配伍最多的为地黄、枸杞子、山茱萸、薯蓣、五味子；矿石药最常用的为钟乳，动物药除麋角外有鹿茸等。收入《备急千金要方·杂补》的助阳方有琥珀散、苁蓉散、秃鸡散、天雄散、石硫黄散、杜仲散、白马苓丸等。《备急千金要方·养性》篇中的服食方还有钟乳散、西岳真人灵飞散方，《千金翼方》的服饵方、食疗方如地黄酒酥、茯苓方等。

（樊 旭）

fángzhōng suǒjì

房中所忌（sexual behaviors harmful） 在房中养生理论指导下提出的房事禁忌。又称欲有所忌、欲有所避等。传统房中术的内容除少数内容事涉神秘而不足凭信外，大部分符合科学卫生之道，实质就是在某些特殊情况下要禁止房事。若犯禁忌，则可损害健康，引起很多疾病。属传统房中术范畴，是中医性学性保健方法之一。

理论基础 早在《礼记·月令》记载的仲冬之月，当“谨房事，必重闭，省妇事，毋得淫”。房中禁忌属于性行为学和性医学的范畴，是伴随房中理论与技术发展完善的。远在黄帝时代，古人就认识到人类的性行为不仅仅是生殖行为的需要，还研究如何借助性行为来保全真气以养生。随着独具特色的东方文化的发展，房中术以达到延年益寿目的的养生文化便作为人类文化进化的一部分，在其形成和发展过程中，深受古代哲学和文化思想的影响。同时，作为性哲学的一部分，房中禁忌对世世代代中国人的性观念有着根深蒂固的影响。

基本内容 根据中医养生学及房事养生理论，性交要结合男女双方的特殊生理时期、生活习惯、情志变化、疾病，自然界某些异常变化及不良环境等情况，否则可损害健康，引起很多疾病。禁忌内容包括如下四个方面。

一是男女双方的特殊生理时期、情志变化、疾病状态等不宜房事。唐·孙思邈《备急千金要方·房中补益》曰：“妇人月事未绝，而与交合，令人成病，得白驳也。”《千金翼方》也强调“女子月血新产者，皆不可合阴阳”。故女子经期或新产后要禁绝房事。《备急千金要方·房中补益》又曰：“面失血色，及远行疲乏来入房，为五劳虚损，少子。”《千金翼方》也指出“凡新沐远行及疲，饱食醉酒，大喜大悲，皆不可合阴阳”。故情绪不佳、劳累疲惫、饱食醉酒，均不宜房事。《备急千金要方·劳复》曰：“病新瘥未满百日，气力未平复，而以房室者，略无不死。有士盖正者，疾愈后六十日，已能行射猎，以房室则吐涎而死。及热病房室，名为阴阳易之病，皆难治，多死。”故病后体虚，切忌房事。凡热病、大病或久病后，身体尚未完全康复，气力虚弱，不可勉力行房。《千金翼方》还指出“男女热病未瘥或热病新瘥，皆不可合阴阳，交接者必死”。

二是自然界某些异常变化的情况下，禁止房事。《备急千金要方·房中补益》曰：“交合者当避丙丁日，及弦望晦朔，大风大雨大雾大寒大暑，雷电霹雳，天地晦冥，日月薄蚀，虹霓地动。若御女则损人神，不吉”。《千金翼方》还提出“四时节变，不可交合阴阳，夫妻昼合，亦不祥”。故房事活动要避开恶劣的气象因素。

三是不良环境等情况下，禁止房事。性生活是男女情性之极的交流，是幽雅之事，应当选择合适、洁净、宜人的场所，避开“日月星辰火光之下、神庙佛寺之中、井灶圊厕之侧、冢墓尸柩之旁”。故房事活动要避开不良的环境因素。

四是注意七损八益。《玉房秘诀》记载男女交合有七损八益，“七损者，一损绝气，二损溢精，三损杂脉，四损气泄，五损厥伤，六损百闭，七损血竭；八益者，一益固精，二益安气，三益利藏，四益强骨，五益调脉，六益蓄血，七益益液，八益导体”。科学研究表明，经常有性生活的夫妻通常比很少有性生活的夫妻身体健康，精神更为焕发；一次性生活的运动量比很多次的健身舞蹈还多且更有效；经常过性生活的夫妻会更为自信、更为乐观，能够积极面对生活的压力，舒缓工作的劳累，延缓衰老。

（樊 旭）

héqíng yuèxìng

和情悦性（harmony between emotion and sex） 行房前男女双方要避免七情过动、交合之际则要情洽意动的房中养生方法。属传统房中术范畴，是中医性学性保健方法之一。

《周易》中就指出“天地感而万物化生”，宇宙间万千庶物，无一不是天地之气交相感应而化育长生。人类也是如此，“二气感应以相与”，男女阴阳感应而两相亲和。《管子》曰：“凡人之生也，天出其精，地出其形，合此以为人。”作为自然产物的人，男女相悦、婚育延嗣是一种本能。《汉书·艺文志·房中》曰：“性情之极，至道之际。”男女和情悦性是提高性生活的关键。陶弘景、孙思邈等名家都曾反复告诫世人，凡“大喜怒，皆不可行房事”“人有所怒，血气未定，因以交合，令人发痈疽”。明·龚廷贤在《寿世保元》中说：“恐惧中入房，阴阳偏虚，自汗盗汗，积劳成疾。”因此，适逢情志过动之时不可即合阴阳，须待情绪平息、神闲气定之后方可合房。

行房之前如果情志过急，有狂喜、暴怒、大惊、悲泣等情感发生，在心旌动荡、脏腑气机未定之时，勉强行房交合，易导致阴阳失和、脏腑内伤而致疾病。因此，七情过动时不宜即合阴阳，必须待情绪安定平稳后，方可同房。《玉房指要》认为“男欲接而女不乐，女欲接而男不欲，二心不和，精气不感”，是房中交合大忌；倘若一方不悦而强行同房，“率上暴下”，不仅有悖房中养生宗旨，而且容易导致伤损络脉，或造成性心理障碍。

在行房之前，男女双方应先交流激发情感，相互爱抚，倾诉衷肠，待到双方“情意合同，俱有悦心”，阴阳互感，“男欲求女”“女欲求男”，才能使性生活和谐美满，有益身心健康。和情悦性方法不仅合乎科学，而且强调尊重女性情感愿望，这在封建社会是具有进步意义的。

（樊　旭）

shùnyìng shílìng

顺应时令（sexual activities based on seasonal factors）　人应当顺应自然界的变化来调整合房时机的房中养生方法。又称合房有时。中医学天人相应理论的具体体现，属传统房中术范畴，是中医性学性保健方法之一。

秦汉以前中国自然科学中有关天文气象、地理、物候等方面的研究成就，为中医学理论体系，特别是天人相应理论的建立奠定了坚实的基础。《黄帝内经》在广泛吸收先秦及秦汉时期的成就，最终建构了系统的天人相应论。《灵枢经・刺节真邪》指出，人“与天地相应，与四时相副，人参天地”。《灵枢经・岁露论》强调“人与天地相参也，与日月相应也”。此后医家、养生家将理论广泛应用到养生保健、治疗等诸多方面，由此而形成了中医特色的天人相应的养生观、治疗观等。

房事活动首先要顺应四时、节气等自然因素的变化，其次要避开恶劣的气象因素，再次要避开不良环境因素的影响。唐・孙思邈《备急千金要方・养性》提出“四时节变，不可交合阴阳，夫妻昼合，亦不祥”。宋代医籍《医新方・房内》指出“天地有开阖，阴阳有施化。人法阴阳，随四时，今欲不交接，神气不宣布，阴阳闭隔，何以自补练气”。意思是说，天地有开阖，阴阳有变化，人效法阴阳，适应四季的转变。

房事活动宜选择非节气、气候温和湿润，周围环境舒适怡人，万物化生的时机，如“春甲寅乙卯、夏丙午丁未、秋庚申辛酉、冬壬子癸亥，与上见月宿日，合者尤益佳”。《备急千金要方・房中补益》曰：“交合者，当避丙丁日，及弦望晦朔，大风大雨大雾大寒大暑，雷电霹雳，天地晦冥，日月薄蚀，虹霓地动。”如果犯此禁忌，便会生出“损男百倍，令女得病”。此外，房事活动还应避开“日月星辰火光之下、神庙佛寺之中、井灶圊厕之侧、冢墓尸柩之旁”。

虽然尚难完全被现代科学所证实，但其中的一些思想与时间生物学、医学气象学等新兴学科的某些思想同出一辙。此外，房事活动还要注意交合的时机，适宜的时机和气候环境对于性生活的和谐美好及受孕，具有重要的意义。

（樊　旭）

fángzhōng shènshí

房中慎食（dietary factors in sexual activities）　谨慎选择对房事健康有影响食物的房中养生方法。属传统房中术范畴，是中医性学性保健方法之一。

理论基础　早在《神农本草经》中就有多种补肾壮阳药物的记载，指出常吃雄蚕蛾、羊肉、狗肉等食物有补肾壮阳、固精延年的功效。唐・孙思邈《备急千金要方》认为，那些不顾身体而靠药石“倍力行房”者，轻者未老先衰，甚者“精髓枯竭，惟向死近”，告诫“极须慎之”。可见，服用助阳药定要慎重，以此助欲为欢实不足取。

基本方法　房事活动是人生一种精神和肉体上的享受，既是欢乐又是消耗的活动，所以古人在饮食劳倦方面对性事的影响也进行了一番研究、探讨，并且总结出经验。古人好酒，而房事又最忌讳饮酒，诚如《素问・上古天真论》所说：“醉以入房，以欲竭其精……故半百而衰也。”酒后房事最伤身体，长期酗酒，还可以导致阳痿等功能性疾病。酒为辛热之品，热能伤阴，且能引起性欲亢奋，“酒乱性”，往往使人纵情施泻而不能自制，易导致“男子精液衰少，阳痿不举，女子则月事衰微”。酒后受孕有可能使胎儿发生某些先天性疾病。饱饭后，谷气未消，房事会影响脾胃消化与吸收，不但伤脾，而且伤肾。中医历来重视药食同源，食疗对于补肾壮阳、益精养身、延年确实是行之有效。在药物应用方面也要勿滥壮阳，以免戕害身体纵欲过度，往往是阳痿、早泄等性功能障碍的原因之一。本应“猛省起来，远色断欲”，但一些人反而相信壮阳之剂，妄服“春药”图一时之快，这无疑是抱薪救火。药物性味各有偏胜，用以治病旨在调整人体阴阳。纵欲伤精，并非单凭药力所能奏效。壮阳之品多峻烈辛燥，服之过多会愈助其阳，使欲火煽动，煎熬真阴，亏虚更甚，并形成恶性循环。过度疲劳和远行跋涉后，肢体困顿，筋骨软弱，亦应忌房事。因为肝主筋，肾主骨，如果不忌房事，会损及肝肾，使筋骨不能及时得到滋润。所以古人主张，劳苦之后，至少应“过一餐二餐”或“酣眠一觉”后，方可“赴温柔之乡”。

注意事项 现代医学研究表明，人体内锌缺乏，会引起精子数量减少，畸形精子数量增加，以及性功能和生殖功能减退，甚至不育，动物内脏、瘦肉、牡蛎、牛奶、豆类、马铃薯、红糖中含锌丰富。维生素 A 和维生素 E 都有延缓衰老和延缓性功能衰退的作用，且对精子生成和提高精子的活动均具有良好的效果。禽蛋、乳制品、鱼、蟹、贝类、韭菜、芹菜、胡萝卜、南瓜、甜薯、干辣椒、番茄中含有维生素 A，谷胚、蛋黄、豆类、芝麻、花生、植物油、麦胚、麦片中含有维生素 E。维生素 C 对性功能的维持也有积极的作用。含维生素 C 丰富的食物有鲜枣、山楂、猕猴桃及各种蔬菜、水果等。此外，以下食品都有较好的强精壮阳的作用，可选择食用，如鲍鱼、章鱼、文蛤、牡蛎、海蛤、海螺、海扇等贝类含丰富的氨基酸，是有效的强精食品，滑溜的水产品也具有强精效果如鳗鱼、鳝鱼、泥鳅等。

（樊　旭）

yù bùkě jué

欲不可绝（sexual desire should be satisfied moderately） 人类不能没有正常性生活的房中养生理念。属传统房中术范畴，是中医性学性保健方法之一。

历史沿革 性的要求和满足，是人类的生理本能，规律而适度的性生活有利于健康。《孟子》曰：“食色，性也。”《礼记》曰：“饮食男女，人之大欲存焉。”意思是说，性生活是人的本能，它跟吃饭一样是人不可缺少的最大欲望。应该说，性行为是人类的一种本能，是人类生活的重要内容之一，故有人把性生活、物质生活和精神生活一起列为人类的三大生活。男女居室，人之大伦。孤阴不长，独阳不生，人道不可废。“一阴一阳之谓道，偏阴偏阳之谓疾”。成年之男女，若长期没有性生活，对身体也是不利的。马王堆汉墓医书《合阴阳》中说，房室生活“能发闭通塞”，使“中府受输而盈”，也就是使全身气血通畅，五脏六腑均可受到补益。《素女经》在备述夫妇性事以养生的道理时说：“能知其道，乐而且强，寿即增延，色如华英……交接之道，故有形状，男致不衰，女除百病，心意娱乐气力强。然不知行者，渐以衰损。欲知其道，在于定气、安心、和志。三气皆至，神明统归，不寒不热，不饥不饱，平身定体，性必舒迟，浅内徐动，出入欲稀，女极快意，男盛不衰，以此为节。”《素女经》认为男女交合就如同天地间阴阳开阖，具有保持人体阴阳平衡的重要作用，人应该效法天地阴阳互相接济，才能保持阴阳平衡，即“天地有开阖，阴阳有施化，人法阴阳随四时。今欲不交接，神气不宣布，阴阳闭隔，何以自补”。由此可见，正常适度的性生活是保持人体健康的重要方面。人类如果没有性生活，就会影响健康，产生许多疾病。这一点古代医家早有足够的认识，东晋·葛洪在《抱朴子内篇》中指出：“人不可以阴阳不交，坐致疾患。”南朝·梁·陶弘景亦在《养性延命录》中写道：“阴阳不交伤人。”唐·孙思邈说得更加明确：“男不可无女，女不可无男，无女则意动，意动则神劳，神劳则损寿。”《洞玄子》书中亦说：“人之所上，莫过房欲，法无象地，规阴矩阳。悟真理者，则养性延龄，慢其真者则伤神夭寿。”孙思邈明确指出，“房中之术，非教务于淫佚，苟求快意，务存节欲，以广养生也。非苟欲强身力幸女色以纵情，意在补益以遣疾也。此中之微致旨。”继之，他又说：“所以善摄生者，凡觉阳事辄盛，必谨而抑之，不可纵心竭意以自贼也。”以上这些论述都说明凡健康的成人，都必须有正常的房事生活，如果坚持禁欲主义使阴阳不交，反而会导致疾病，甚至还会损伤年寿。健全协调的性生活对成人来说，是保持性器官正常生理活动、促进男女双方身心健康所必需的。

基本内容 房事是人类正常的生理、心理之需。隔绝阴阳，禁绝房事，既违反自然之性，亦有悖人情之常。因此，中国古代养生家均忌禁欲，以顺养生之道。缺乏正常的两性生活，容易导致阴阳失调、气机郁闭、五脏失和等各种病理变化，从而容易产生多种疾病。但同时也要防止另外一个极端，那就是纵欲，不论是正常的房事还是手淫，只要频繁射精都会损耗精气，都是伤身殒命的。性交是一种体力活，而且，通过房事养生从而达到保持健康身体、良好体型的要求，无疑可以改善性生活。此外，通过养精能够提高体能水平，这也对性生活有很大帮助。健康的性爱可以增强夫妻感情，缓解紧张、郁闷等不良心境，鼓舞人们乐观向上，保持健康的心理状态。有调查统计表明，有正常性爱者比禁欲独身者平均寿命要长。在人心情愉悦的时候进行性生活，对男女双方都是最有效的减少精神压力的途径。

应用价值 性生活可以使肾上腺均衡分泌，使免疫系统能保持在较好的状态。正常的性生活可以调协体内的各种生理功能，促进性激素的正常分泌，有利于防止衰老。实践证明，独处、独身主义不符合生理性规律。中国研究人员在1987年对广西巴马县的长寿老人调查结果表明，长寿老人的和谐、稳定的夫妻生活都比较长。

（樊 旭）

yù bùkě qiáng

欲不可强（forced sexual activities is harmful） 不可以在身体、环境等条件不允许情况下行房事的房中养生方法。属传统房中术范畴，是中医性学性保健方法之一。

《黄帝内经》对于勉强行房的危害有相当多的论述。《素问·上古天真论》曾提出“食饮有节，起居有常，不妄作劳”，其中即包含节制房事。《素问·痿论》指出“入房太甚，宗筋弛纵，发为筋痿，及为白淫”，也说明强力行房对于人体的危害性。《素女经》云：“淫佚于女，自用不节，数交失度竭其精气，用力强泻，精尽不出，百病并生。”东汉·张仲景也明确指出了“房室勿令竭乏”的房事养生观。其后的历代医家对于强力行房对人体健康的危害也多有论述，如东晋·葛洪《抱朴子内篇》云：“若纵情恣欲，不能节宣，则伐人命。”唐·孙思邈认为“恣意情欲，则命同朝霞也”。元·李鹏飞《三元参赞延寿书》认为节欲才能养精，养精才能全神。肆意淫乐，沉迷不起，贪图声色则恰如“破骨之斧锯”“流浪于生死之海”，最终弄得“目盲耳聋肌肉消瘦，形同枯槁，命如朝露”。这些都说明了勉强行房对人体健康的巨大危害。

欲不可强，专指不可强力入房，强力入房则精耗，精耗则肾伤，肾伤则髓气内枯，腰痛不能俯仰，超越体质条件而勉强行房，叫作自不量力。才不逮，强思之；力不胜，强举之，伤也，甚矣，强之一字，真伐生伐寿之本。快乐有节度的性生活，是中国古代医家长期生活实践与医疗实践中摸索总结出来的房事养生理论，尽管其中有个别差强人意之处，但总的原则思路仍合乎科学道理和客观实际。特别是以下几个观点，仍有现实指导意义：①指出在性交前，男女双方须保持良好的情绪和心理状态，先互相爱抚温存，嬉戏娱乐，融洽感情。②指出女方性冲动缓慢，男方要善于等待，并主动激发女方性欲，如女方无性要求时，男方不得强行交合。③指出性生活时，男方不要急速粗暴，以免损伤女方身心健康。④指出性生活要及时结束，不可贪欢恋战，逞一时之快，疲劳过度而损害身体。现代许多性学专家也十分强调性交前性唤起的重要性，男女性心理、性功能的差异性，以及夫妻间性生活互相调适的重要性，虽然认识角度和表述不完全相同，但其用意是一致的。因此，人们在性生活实践中，可古今参照，互为补充。

（樊 旭）

yù bùkě zǎo

欲不可早（premature sexual intercourse is unsuitable） 房事生活不可过早，必须在一定的年龄、一定生理基础上才能进行的房中养生方法。属传统房中术范畴，是中医性学性保健方法之一。

在婚龄方面，古人通过长期的实践，逐渐认识到早婚的危害，最早提出婚龄问题的是孔子，他说：“男子三十而娶，女子二十而嫁。”《礼记》将其收入书中。这种说法与现代科学的论证基本相符。《黄帝内经》则从男女的生理发育上加以论证，后世医家多依而遵之。男女未成年即婚配而交合，将会损耗阴精，妨碍自身的生长发育，还会严重损害健康，甚至使人短命早亡。南齐·褚澄《褚氏遗书》中就有“精未通而御女以通其精，则五体有不满之处，异日有难状之疾”的说法。元·李鹏飞在其所著《三元延寿参赞书·欲不可早》中写道：“男破阳太早，则伤其精气；女破阴太早，则伤其血脉。”清·汪昂在《勿药元诠·色欲伤》中说：“男子二八而天癸至，女子二七而天癸至，交合太早，斫丧天元，乃夭之由。”清·瞿灏《通俗编》云：“瓜字破之为二八，言其二八十六岁耳！”破瓜女子称碧玉女，又称未笄女，指未成年之少女。陆游有《无题》诗云：“碧玉当年未破瓜，学成歌舞入侯家，如今憔悴蓬窗里，飞上青天妒落花。”诗中抨击了封建统治阶级摧残少女的罪恶。以上所言，充分说明了反对早婚、提倡晚婚与健康长寿的关系。

中国古代养生家历来主张“欲不可早”，提出晚婚的主张。结合现代医学的观点，女性婚育的最佳时期是21~28岁，男性婚育的最佳时期是24~32岁。

（樊 旭）

yù bùkě zòng

欲不可纵（acolasia is harmful）

不可过度行房事的房中养生方

法。属传统房中术范畴，是中医性学性保健方法之一。

早在《礼记》就有“不可纵欲”的记载。《黄庭经》亦曰：“长生至慎房中急，何为死作令神泣?”这方面历代养生家论述颇多。汉代枚乘《七发》云：“明眸皓齿，命曰伐性之斧，如戏猛兽之爪牙。”至于如何把握房事的度，历代房中养生家及医家都有论述，《素女经》指出“人年二十者，四日一泄；年三十者，八日一泄；年四十者，十六日一泄；年五十者，二十日一泄；年六十者即毕，闭精勿复更泄也，若体力犹壮者，一月一泄”。当然这只是一种参考说法，每人要视自己具体身体状况而定。《洞玄子》书中亦说：“人之所上，莫过房欲，法无象地，规阴矩阳。悟真理者，则养性延龄，慢其真者则伤神夭寿”。唐代孙思邈明确指出，“房中之术，非教务于淫佚，苟求快意，务存节欲，以广养生也。非苟欲强身力幸女色以纵情，意在补益以遣疾也。此中之微致旨”。继之，他又说：“所以善摄生者，凡觉阳事辄盛，必谨而抑之，不可纵心竭意以自贼也。”

房事养生非常重视入房禁忌，强调“欲有所忌”“欲有所避”。这也就是说在某些情况下，如情绪不稳、女性经期、患病期间和自然界剧烈变化（雷雨等），都不宜行房，以免损害健康，带来不良后果。

（樊　旭）

jiéyù bǎojīng

节欲保精（abstinence to maintain essence）　节制欲望，爱惜精气的房中养生方法。又称节欲葆精、固精等。属传统房中术范畴，是中医性学性保健方法之一。

理论基础　节欲保精源于春秋时期著名思想家、哲学家、中国养生学的祖师——老子。老子对于人体生命之学的研究是从对婴儿的实验性观察开始的，从而探究出养生长寿之根蒂。老子房中养生的基本观点是节欲保精，“含德之厚，比于赤子。毒虫不螫，猛兽不据，攫鸟不搏。骨弱筋柔而握固，未知牝牡之合而朘作，精之至也。终日号而不嗄，和之至也。知和曰常，知常曰明，益生曰祥，心使气曰强。物壮则老，谓之不道，不道早已。”老子在这种实验性的观察中发现，婴儿虽然骨骼脆弱，筋肉柔嫩，可小拳头却握得很紧；他不知道性事活动，可生殖器却常常勃起，这是由于他精气充沛的缘故。婴儿为什么精气充沛而具有极强的生命力呢？老子在继续观察中发现，婴儿终日号哭而嗓子不嘶哑，这是由于他极度平和无欲，因而精气不耗的缘故。婴儿无知无欲，无畏无惧，他所含元精最充足，所以生命力极强，不知道毒虫会咬、猛兽会抓他，鸟会搏击他。善养生者，当使所含元精深厚的程度，能比得初生婴儿。老子认为，能做到平和无欲，就是懂得了生命的法则；懂得了生命的法则，则智慧聪明；贪图性欲，则自招灾殃；性欲耗费精气，则消精亡阳。中医中医理论认为，肾中精气的盛衰直接影响人的寿夭，故惜精、养精、固精是养生防衰之关键。因此，节欲保精也成为房事养生的基本准则。欲不可禁，也不可纵。精气持满，精充则神旺，神旺则寿增。

基本方法　节欲保精是抗衰防老的重要一环，也有益于优生，保证生下的孩子健康、聪明。如果房事不节、劳倦内伤，是致病的重要原因。因为失精过度，或不懂方法，违反禁忌，必然耗伤精气，正气虚损，致使百病丛生。房事不节可直接、间接引起某些疾病，致使疾病反复发作，加重病情。临床常见的冠心病、高血压性心脏病、风湿性心脏病、肺结核、慢性肝炎、慢性肾炎等，经治疗症状基本消失后，常因房事不节或遗精频繁，而使病情反复发作甚至加重。现代医学研究认为，精液中含有大量的前列腺素、蛋白质、锌等重要物质。过频的房事生活会丢失大量与机体有关的重要元素，促使身体多种器官系统发生病理变化而加速衰老。另外，精子和性激素是睾丸产生的，失精过度，可使垂体前叶功能降低，同时加重睾丸的负担，并可因“反馈作用”抑制垂体前叶的分泌，导致睾丸萎缩，从而加速衰老的进程。这充分说明“纵欲催人老，房劳促短命”的传统观点是很科学的。

注意事项　性生活（尤其在高潮期）可以减轻外伤引起的疼痛、关节痛、腰痛和头痛，性兴奋和性高潮时释放的内啡呔能提高忍受疼痛的能力。但是纵欲则常精败阳衰，故古人十分讲究夫妇性事时动而少泻，精以养生以壮阳的方术，并认为动而不泄或少泄，常使气力有余，意爱更重。此虽与世俗所认为以泄精为乐的做法有矛盾，但其所观察到的泄精与不泄精之间生理心理的盛衰对比，是颇发人深思的。

（樊　旭）

jīngluò yǎngshēng

经络养生（health preservation by meridians and collaterals）在中医学理论的指导下，应用针刺、艾灸、刮痧、拔罐、推拿按摩、导引等方法，调理人体的经络系统，使气血通畅，脏腑功能协调，机体处于阴阳平衡状态，从而达到强壮身体、益寿延年目的的养生方法。经络是经络系统的简称，包括经脉、络脉、经筋与皮部。

经络概念的产生，源于“脉”，影响于“气血”。《说文解字》中的“血理分斜行体者”为脉的雏形。经、络的名词出现较晚，首见于《汉书·艺文志》，“医经者，原人血脉、经络、骨髓、阴阳、表里，以起百病之本”。《黄帝内经》的出现奠定经络理论体系。《灵枢经·脉度》曰：“经脉为里，支而横者为络，络之别者为孙。”《灵枢经·本脏》曰：“经脉者，所以行血气而营阴阳，濡筋骨，利关节者也。”《灵枢经·海论》曰：“夫十二经脉者，内属于腑脏，外络于肢节。”

经络系统具有重要的养生保健意义。《灵枢经·经脉》认为“经脉者，所以能决死生，处百病，调虚实，不可不通”。《灵枢经·经别》曰：“夫十二经脉者，人之所以生，病之所以成。人之所以治，病之所以起；学之所始，工之所止也。”经络具有调节气血周流上下内外而营养全身的作用。《灵枢经·营卫生会》也说：“人受气于谷，谷入于胃，以传于肺，五脏六腑，皆以受气，其清者为营，浊者为卫，营在脉中，卫在脉外，营周不休，五十而复大会。”明·张介宾《类经》七卷第三中也有“经脉者，脏腑之枝叶；脏腑者，经脉之根本”的论述，强调经络与脏腑之间具有密切的联系。经络是脏腑的主要通道，通过经络将人体脏腑、形体诸窍构成一个完整的有机体，并且通过经络将营养物质运送到全身，使人体的功能活动保持相对的稳定。

经络不通畅，脏腑就失去正常联络，功能不能正常发挥，气血运行不畅，阴阳失和，则影响健康。故《素问·灵兰秘典论》则说：“使道闭塞而不通，形乃大伤。”《素问·生气通天论》中的“气血以流，腠理以密……长有天命”，强调经络通畅、气血运行流畅对人体健康长寿的重要性。

现代临床上，通过经络理论，广泛应用针灸、推拿按摩、气功来治病，在延缓衰老、改善亚健康状态以及治疗等方面的临床报道相当多。

（樊　旭）

tiáo xūshí

调虚实（regulate the deficient and the excessive）　在经络养生理论的指导下，应用针刺、艾灸、刮痧、拔罐、推拿按摩、导引等方法，作用于经络系统，以调补气血虚实，达到脏腑功能协调、机体处于阴阳平衡状态目的的医学养生理论。

经脉是气血运行的主干，它们内溉脏腑，外濡腠理，循环往复，如环无端。经别则协助经脉将气血渗灌到脏腑、五官九窍。络脉、经筋、皮部则将气血分流到肌肉、骨骼、皮肤。奇经八脉对气血运行起着溢蓄和调节作用，从而使得气血周流上下内外而营养全身。

经脉“内属于腑脏，外络于肢节”。经络内行气血，沟通形体与脏腑。其内含气血的多少直接反映所联系脏腑或形体官窍的功能活动与病理状态。《灵枢经·营卫生会》曰：“人受气于谷，谷入于胃，以传于肺，五脏六腑，皆以受气，其清者为营，浊者为卫，营在脉中，卫在脉外，营周不休，五十而复大会。”此论述强调经络与脏腑之间具有密切的联系，通过经络将营养物质运送到全身，使人体的功能活动保持相对的稳定。故“经脉者，所以行血气而营阴阳，濡筋骨，利关节者也”。

经络在生理状态下，沟通联系人体内外、上下、前后左右，使之成为一个有机的整体。在病理状态下，经络将成为传导病变的信息通路，反映脏腑气血的虚实状态。经络的虚实状态可以广泛应用到疾病的诊断与治疗。

（樊　旭）

tōng jīngluò

通经络（dredge the meridians and collatierals）　在经络养生理论的指导下，应用针刺、艾灸、刮痧、拔罐、推拿按摩、导引等方法，作用于经络系统，以通调气血运行，达到脏腑功能协调、机体处于阴阳平衡状态目的的医学养生理论。

《灵枢经·经脉》曰：“经脉者，所以能决死生，处百病，调虚实，不可不通。”经络不通畅，气血就不能通达脏腑，脏腑功能失调，阴阳失和，则影响健康。故《医论三十篇》强调“人之经络不通，则转输不捷”。《素问·生气通天论》中的“气血以流，腠理以密……长有天命”，强调经络通畅、气血运行流畅对人体健康长寿的重要性。

通调经络主要通过刺激经络或经络上的腧穴，疏通气血，使气血畅达至人体的四肢百骸。《灵枢经·九针十二原》中指出“欲以微针，通其经脉，调其血气”，针刺前的“催气”“候气”，刺后的“得气”，都是在调整经络气血。如果机体某一局部的气血运行不利，针刺即可激发经气，促其通达。所以，针刺的作用首先在于“疏通”，人体“通则实，实则健”。经络通畅无阻，机体各部分才能密切联系，共同完成新陈代谢活动，人体才能健康无病而长生。中医历来重视经络通调，《素问·调经论》曰：“以通其经，神气乃平。”清·唐大烈《吴医汇讲》曰：“用针通其外，由外及内，以和气血；用药通其里，由内及外，以和气血。其理一而已矣。”东汉·张仲景《金匮要略》亦曰：“四肢才觉重滞，即导引、吐纳、针灸、膏摩，勿令九窍闭塞。”

（樊　旭）

lǐ zàngfǔ

理脏腑（regulate viscera）　在经络养生理论的指导下，应用针刺、艾灸、刮痧、拔罐、推拿按摩、导引等方法，作用于经络系统，以通调脏腑功能，达到机体阴阳平衡状态的医学养生理论。五脏气血调和、阴阳平衡是调理脏腑的最佳状态。

经络与脏腑之间具有密切的联系。经络系统是脏腑与身体官窍相联系的物质保障，《灵枢经·海论》云：“内属于腑脏，外络于肢节。”脏腑产生的水谷精微通过经络系统运送到全身，如《灵枢经·营卫生会》曰：“人受气于谷，谷入于胃……其清者为营，浊者为卫，营在脉中，卫在脉外，营周不休，五十而复大会。”通过经络将脏腑产生的营养物质运送到全身，使人体的功能活动保持相对的稳定。

经络气血通畅，沟通于形体脏腑的功能就增强。《素问·示从容论》中的“经气不为使，真脏坏决”，指出经络不通畅，会导致生命危险。《素问·调经论》中的“五脏之道，皆出于经隧，以行血气，血气不和，百病乃变化而生”，强调了经络系统气血不和与五脏病症的关联性。

经络与脏腑是统一的整体，共同反映人体的生理功能。经络系统功能是脏腑生理功能的一部分，可直接反映脏腑的功能活动，并为临床诊断提供着依据。

（樊　旭）

zhēncì

针刺（acupuncture）　在中医学理论的指导下，应用毫针刺激身体的特定部位，运用针刺手法激发经络气血，以通经气、和脏腑，使人体新陈代谢功能旺盛起来，达到强壮身体、益寿延年目的的养生方法。古称砭刺，又称针法。

针刺是由砭石刺病发展而来。《说文解字》：“砭，以石刺病也。”晋代郭璞认为“可以为砥（砭）针，治痈肿者”。后来古人把此法用于保养身体。《素问·刺法篇》有“是故刺法有全神养真之旨也，亦法有修真之道，非治疾也”的论述，说明古人在2000多年前就已经认识到，应用针刺的方法以达到养生康复的目的。

针刺养生方法重在强壮身体，增进机体正气水平，提高身体抗病能力，是调理机体“未病”及“欲病”（亚健康）状态的重要方法。《灵枢经·本脏》曰：“经脉者，所以行血气而营阴阳，濡筋骨，利关节者也。”即运用针刺手法，刺激经络或腧穴，调节气血运行状态，提高机体新陈代谢能力，达到滋养阴阳，濡养筋骨、关节的作用。针刺养生方法还可对“欲病”状态进行调摄，使机体正气旺盛，祛邪于外，预防疾病的发生。针刺养生方法重在恢复脏腑、阴阳、经络及气血的失衡状态，纠正机体的偏盛偏衰，提高疾病恢复的能力，调摄机体“已病”状态的重要养生方法之一。

针刺养生方法可通过针刺经络单穴或多穴来完成养生的目的，也可以与服气导引、运动调摄、饮食调摄、情志调摄等方法有机配合，以达到更好的作用。

（樊　旭）

háozhēnfǎ

毫针法（technique of filiform needle acupuncture）　以毫针防治疾病的针刺方法。又称毫针刺法。临床上应用最广泛的针刺技术。

据史书考证，三皇五帝时期，伏羲发明了针灸，之后便开始在中国广为流传。史书《帝王世纪》载“伏羲尝百草而制九针”。马王堆三号汉墓出土的帛书中，有关于用砭石刺破脓肿放血排脓的记载，名之曰“启脉”，是最早的关于刺法的记载。再根据中国各地历史文物来考证，针刺手法的起源应该在石器时代。《黄帝内经》中有关于针刺手法的专题论述。20世纪70年代初，在山东省微山县西城山出土的东汉画像石中，有四块上半身为人、下半身为鸟的神物浮雕，面对着鱼贯而来的人群。据考古工作者考证，这四幅图像是带有浓厚神话色彩的针灸行医图。半人半鸟的神物形象，来源于原始时代的图腾崇拜，扁鹊的称号正是由这种图腾崇拜而来。从《史记·扁鹊仓公列传》等书记载扁鹊针灸治病的史实及画像石上的半人半鸟针灸行图来看，人们对于扁鹊的医疗技术，尤其是针灸疗法是敬若神明的。这也说明，在春秋战国时代，针刺疗法已经相当成熟。《黄帝内经》正是继承了这个时期的针刺技术，并且创立了针刺手法的理论基础。

《灵枢经·官能》曰：“用针之法，必有法则。”毫针法的原则为平衡阴阳、辨别虚实、通调经络、治神调气。基本方法包括持针法、进针法，针刺角度、方向、深度，行针手法，治神、守神、得气、留针以及出针等。

毫针法适应于经脉病、脏腑病、热病、疟疾、六经病证、急症等。《黄帝内经》中提到的疾病名称达200余种，均能通过针刺予以治疗，因此针灸适应证十分广泛，包括内、外、妇、儿、五官等科的许多疾病。

注意事项：①脏器禁刺。《素问·诊要经终论》曰："凡刺胸腹者，必避五脏。"②危重证候慎刺。《灵枢经·五禁》曰："形肉已夺，是一夺也；大夺血之后，是二夺也；大汗出之后，是三夺也；大泄之后，是四夺也；新产及大血之后，是五夺也。此皆不可泻。"③气散脉乱禁刺。《素问·刺禁论》曰："无刺大醉，令人气乱。无刺大怒，令人气逆。无刺大劳人，无刺新饱人，无刺大饥人，无刺大渴人，无刺大惊人。"④根据病情的虚实以区别针刺的深浅、进行补泻。寒证者宜深刺，久留针；热证者宜浅刺，疾出，并可刺出血。《灵枢经·始终》曰："脉实者，深刺之，以泄其气；脉虚者，浅刺之，使精气无得出。"

（樊　旭）

ěrxué yāwán

耳穴压丸（auricular-plaster）根据中医脏腑经络学说，结合现代医学解剖知识，以辨证施治的观点，选取耳部有关穴位，用质硬而光滑的植物种子或具有一定形状和质地的药物及制品粘贴在耳郭表面的穴位上，并施加一定的压力，以刺激经络，推动气血运行，调节人体脏腑、气血、阴阳，以达到防治疾病为目的诊疗方法。又称压豆。

耳穴压丸是在耳针疗法的基础上替代耳穴针刺或埋针的简易治疗法。在马王堆三号汉墓出土的帛书中就有"耳脉"的记载。《黄帝内经》中有关于望耳诊病的记载，"耳焦枯如受尘垢者，病在骨""耳间青脉起者，掣痛"。《黄帝内经》中也有通过对耳郭的刺激来防治疾病的记载，如《灵枢经·厥病》中的"耳聋无闻，取耳中"。唐·孙思邈《备急千金要方》中即有用耳穴治病的方法，"耳中穴，在耳门孔上横梁是，针灸之，治马黄、黄疸、寒暑疫毒等病"。宋金元时期，出现了关于耳经脉的专著。明·杨继洲《针灸大成》曰："耳尖耳穴，在耳尖上，卷耳取尖上是穴，治眼生翳膜，用小艾炷五壮。"明·张介宾的《类经图翼》中有"阳维治耳聋雷鸣"的记载。后世医家在古代用耳穴治疗疾病的启发下，进一步发展用耳穴治疗头痛、牙痛、眼病、臂痛、哮喘、癫痫、不寐等多种疾病，临床均取得良好的效果。耳穴在国外也颇受重视，1957年法国医学博士诺吉尔（P. Nogier）发表了《耳针治疗点图》，并提出呈"倒置胚胎"分布的耳穴分布图和名称定位描述的设想。此后，诺吉尔的设想传入中国，对中国医务工作者和耳穴研究者有很大启发，使耳穴探测方法进一步发展，广泛开展耳穴的诊治实践和研究工作。

基本方法是将已备好的药籽，铺满载药板上的小坑中，再用与载药板同样大小的胶布贴在载药板上，用小刀按刻线切割胶布，使胶布呈5mm×5mm大小的小块，备用。将已选好的耳部刺激部位用75%的乙醇棉球擦拭干净。用镊子夹取一小块备好的药籽胶布，对准选定的穴位直接贴压，贴好后，用手指由轻到重按压，使患者感到酸、麻、胀、痛为原则，按压穴位1~2分钟，必要时双耳贴压。嘱患者自己每日按压4~5次，3~5天换药籽1次，5~10次为1个疗程。具体情况，根据医嘱。

有以下情况者不宜使用：①外耳患严重炎症，如耳郭湿疹、疮疡、冻疮破溃。②患有严重的器质性疾病。③有习惯性流产的孕妇。

（樊　旭）

pífūzhēn liáofǎ

皮肤针疗法（dermal needle therapy）用特制的针具，沿经络或穴位叩打皮肤，借以激发经气，调节经络脏腑功能而起到养生康复作用的方法。皮肤针是多枚针集束固定，用以浅刺皮肤的针具，又称箸针、梅花针、七星针、丛针、罗汉针。

皮肤针疗法是由古代"半刺""浮刺""毛刺""扬刺"等针法发展而来。《灵枢经·官针》曰："半刺者，浅内而疾发针，无针伤肉，如拔毛状""浮刺者，傍入而浮之，以治肌急而寒者也""毛刺者，刺浮痹于皮肤也""扬刺者，正内一，傍内四，而浮之，以治寒气之博大者也。"以上刺法均属浅刺法。因病邪浅居皮肤，用此法达到祛邪而不伤正的目的。皮肤针因其被广泛地应用，后世医家根据其针具针只数目多少的不同，又分别称为梅花针（五支针）、七星针（七支针）、罗汉针（十八支针）等。究其采用多支的原因，主要是针对病变范围较大而设，同时可加强刺激量，发挥祛邪通络、调和气血、鼓舞正气的作用。

临床操作时，选用适宜针具

和刺激部位予以消毒后，手持针柄以腕力进行弹叩或使用滚筒来回滚动，先轻后重，用力均匀，由上而下，自内向外，直至皮肤潮红充血或有微量出血为止。每日或间日1次，7~15次为1个疗程。叩刺的部位，循经叩刺，即循着经脉进行叩刺的方法；穴位叩刺，即在穴位上进行叩刺的方法；局部叩刺，即在患部进行叩刺的方法。

皮肤针的使用范围很广，根据叩刺的轻重不同，作用也有差异。轻叩至皮肤潮红，可起到补气活血的作用，适用于虚证、久病和体质虚弱者；中等强度叩刺至皮肤明显潮红或少量红点，是平补平泻的方法，可起到调节经络气血的作用，使用于养生保健；重叩至皮肤微出血，是泻法，具有清热解毒、活血化瘀的作用，适用于实证、新病、体质强壮者。

注意事项：施术前应认真检查针具，选择针尖无钩毛，针面平齐，针柄牢固的皮肤针。叩刺时动作要轻灵，垂直无偏斜，以免造成患者疼痛。针具及针刺局部皮肤必须严格消毒、无菌操作。叩刺后皮肤如有出血，需用消毒干棉球擦拭干净，保持清洁，以防感染。局部如有溃疡或者损伤者不宜使用此法，急性传染性疾病和有凝血功能障碍者也不宜使用此法。

（樊　旭）

ěrzhēn liáofǎ

耳针疗法（auricular therapy）

针刺耳轮特定穴位，用来防治疾病的治疗方法。祖国医学针灸疗法的一部分。

最早关于耳穴的记载见于长沙马王堆汉墓医籍简帛《足臂十一脉灸经》和《阴阳十一脉灸经》，其中载有与上肢、眼、颊、咽喉相联系的“耳脉”。《黄帝内经》中关于耳的描述诸多，首次提出耳穴诊治疾病的原理，且有对耳穴的描述和应用耳郭治病的记载。晋代葛洪的肘后方中就有以葱刺耳以救卒中恶死的记载。唐·孙思邈的《备急千金要方》中有关于耳中穴与阳维穴的具体记载，曰：“耳中穴，在耳门孔上横梁是，针灸之，治马黄、黄疸、寒暑疫毒病等”“耳风聋雷鸣，艾灸耳后阳维五十壮。”明·杨继洲在《针灸大成》中记载艾灸“耳尖”穴可以治疗眼生翳膜。清·张振鋆的《厘正按摩要术》中有“耳主珠属肾，耳轮属脾，耳上轮属心，耳皮肉属肺，耳背玉楼属肝”的论述，并绘制了耳背穴位图，也是世界上首次印、载的耳穴图。有文献记载，在清朝时，山西运城有一位孙姓医生专门用耳针治病，很受群众欢迎。由此可以看出，耳针在中国已有长期的历史和丰富的经验，并且受到人们的广泛欢迎。

在耳部找到痛点后即可用针法进行治疗。针刺可用单刺（仅针一痛点）、多刺、电针、皮内埋针（针后用胶布将毫针固定于耳壳上）、耳环针（将毫针针柄弯曲成耳环状，便于做皮内埋针）和耳温针（在毫针柄上加艾灸）。其中以毫针法为常用。操作方法：选刺激点，局部消毒，取0.5~1.0寸的不锈钢针（毫针）捻刺在刺激点上，一般深度以耳郭厚薄而定，不穿透为准。一般留针20~50分钟，急性病证每10~15分钟行针1次，隔日施针1次，3~5次为1个疗程。

耳针治疗各种疼痛，急性者效果最好，包括各种手术后疼痛、扭伤、骨折，各种炎症引起的疼痛，以及各种神经痛；治疗月经不调、甲状腺肿大、急性阑尾炎、扁桃体炎、耳鸣、耳聋、牙痛、癫痫等。

急性病使用强刺激手法，慢性病弱刺激，以针刺时有剧烈、麻木感为度；体弱者防晕针、休克；因耳薄，固定不良，需以15~30度角沿皮刺入；做好解释安慰工作，勿使其精神紧张，体弱者卧床针之；儿童施针，家长合作，最好使用电探仪寻找刺激点；施针中禁止睡觉，以提高临床效果。

（樊　旭）

àijiǔ

艾灸（moxa-wool moxibustion）

利用艾叶等易燃材料或药物，点燃后在穴位上或患处进行烧灼或熏熨，借其温热性刺激和药物的药理作用，以达到温通气血、颐养脏腑、扶正祛邪、益寿延年目的的养生方法。又称灸法。

理论基础　艾灸是中医传统疗法，已有2000多年的历史。起源可上溯至战国时期，最初可能与火的发明有着密切的关系，所以古代人对艾灸有直接称为“火”“攻”。关于灸的文献记载，最早见于《左传》，鲁成公十年（公元前581年），晋侯有疾，医缓至曰：“疾不可为也，在肓之上，膏之下，攻之不可，达之不及。”据晋朝杜预的注解，“攻”是指灸，“达”是指针刺。《孟子·离娄篇》有“七年之病，求三年之艾”的说法。由此可见，艾灸在当时是一种通行的医疗方法。艾灸的最早中医书籍，要算《黄帝内经》。《素问·异法方宜论》曰：“北方者，天地所闭藏之域也，其地高陵居，风寒冰冽，其民乐野处而乳食，脏寒生满病，其治宜灸焫。故灸焫者，亦从北方来。”中国艾灸的发源地可能来自北方，而后渐渐传入中原，遍及全国。《灵枢经·官能》曰：“针所不为，灸之所宜。”说明艾灸可以弥补针刺的不足。以后的医学文献，如《针灸甲乙经》《肘后备急方》《备急千金要方》《外台秘要》《备急灸法》《神灸经纶》等，对艾灸都有所发展。艾灸多以陈艾作为灸火材料。南朝·梁·陶弘景《名医别录》曰：“艾，味苦，微温，无毒，主灸百病。”有温经通络、升阳举陷、行气活血、祛寒逐湿、消肿散结、回阳救逆等作用。艾灸因其治疗范围广、疗效肯定、操作简便，在临床上的应用日渐兴旺。

基本方法 艾灸从形式上可分为艾炷灸、艾条灸、温针灸、温灸器灸四种；从方法上分，又可分为着肤灸、隔物灸、悬起灸、实按灸四种。灸法养生时，则多以艾条灸、艾炷灸、艾灸器灸为常见，可采用着肤灸、隔物灸和悬起灸三种方法。具体步骤，根据受术者的体质情况及所需的养生要求选好腧穴，将点燃的艾条或艾炷对准穴位，使腧穴部位感到有温和的热力，并向下窜投，以感觉温热舒适，并能耐受为度。

艾灸的施术时间可在3~5分钟，最长到10~15分钟为宜。一般来说，保健养生灸时间宜短；病后康复，施灸时间可增长。春、夏二季，施灸时间宜短，秋、冬宜长；四肢、胸背施灸时间宜短，腹、腰背部位宜长。老年人、妇女、儿童施灸时间宜短，青壮年则时间可增长。

艾灸养生施灸的刺激量，传统方法多以艾炷的大小和施灸壮数的多少来计算。艾炷是用艾绒捏成的圆锥形的用量单位，分大、中、小三种。大炷如蚕豆大小，中炷如黄豆大小，小炷如麦粒大小。每燃烧一个艾炷为一壮。实际应用时，可据体质强弱而选择。体质强者，宜用大炷；体质弱者，宜用小炷。

应用范围 艾灸的应用范围十分广泛，它既可治疗经络、肢体的病证，又可以治疗脏腑的病证；既可以治疗多种慢性病证，又可以治疗一些急症、重症；既可以治疗多种虚寒病证，也可以治疗某些实热证。艾灸可应用于临床上绝大多数病证的治疗及辅助治疗，尤其对风寒湿痹、寒痰喘咳、肩凝，以及脏腑虚寒、元阳虚损引起的各种病证应用较多，疗效较好；还可应用于慢性肝炎、恶性肿瘤、艾滋病等，对于改善症状、减轻放化疗副作用及病理性指标有一定的作用。

注意事项 患者体位要舒适，便于医师操作。一般空腹、过饱、极度疲劳时不宜施灸。着肤灸宜采取卧位，注意防止晕灸的发生。施灸的顺序，一般是先灸上部，后灸下部；先灸背、腰部，后灸腹部；先灸头部，后灸四肢。有颜面部、心区、体表大血管部和关节肌腱部，不可用瘢痕灸。妇女妊娠期、腰骶部和小腹部禁用瘢痕灸，其他灸法也不宜灸量过重。对昏迷、肢体麻木不仁和感觉迟钝的患者，勿灸过量，以避免烧伤。灸后起疱，小者可自行吸收，大者可用消毒针穿破，放出液体，敷以消毒纱布，用胶布固定即可。施灸过程中，室内宜保持良好的通风。严防艾火烧坏衣服、床单等。施灸完毕，必须将艾火彻底熄灭，以防火灾。

（樊　旭）

zháofūjiǔ

着肤灸（direct moxibustion）

艾炷直接放在穴位皮肤上施灸的灸法。又称直接灸、明灸。根据灸量的大小及机体反应的不同，可分为化脓灸和非化脓灸两种。着肤灸起源可上溯至远古，最初是古人面对恶劣的环境，防治疾病的能力也差，就迫切需要运用各种治疗方法来与疾病进行斗争，最早可能采用树枝、紫草、兽皮等，后来才逐渐选用“艾”为主要灸疗。最早的记载可见《庄子·盗阳》中的“丘所谓无病自灸也”。

《孟子·离娄》也曾有“今人欲王者，犹七年之病，求三年之艾也”的记载。化脓灸最早见于《针灸甲乙经》，在晋唐时最为流行，当时医家认为化脓灸与疾病的疗效直接相关，如唐·陈延之的《小品方》中就有“灸得脓坏，风寒乃出；不坏，则病不除也”的记载。在古代常以阳燧映日所点燃艾炷，称为明火，以此火点艾炷施灸称为明灸。因把艾炷直接放在腧穴所在皮肤表面点燃施灸，故又称为着肤灸、着肉灸，如唐·孙思邈《备急千金要方》载“炷令平正着肉，火势乃至病所也”。又宋·陈自明《外科精要》的灸高竹真背疽病案，先施隔蒜灸无效，“乃着肉灸良久”。

操作方法是要先选择适宜体位与点准穴位再进行施灸，在穴位皮肤上涂少许大蒜汁，立即将艾炷黏附在穴位上，并用香火点燃。待艾炷自然燃尽，用镊子出去艾灰，另换一炷依法再灸。每换一炷需涂蒜汁一次。如此反复，灸满规定的壮数，一般每穴灸5~9壮。这是化脓灸的做法，关键在于务必使其化脓形成灸疮，这与疗效有着密切关系。而非化脓灸则是先将施灸部位涂以少量凡士林，然后将艾炷放在穴位上，并将之点燃，不等艾火烧到皮肤，当患者感到灼痛时，即用镊子将艾炷挟去或压灭，更换艾炷再灸，灸满规定的壮数为止，一般每穴灸3~7壮，以局部皮肤出现轻度红晕为度。

化脓灸使人难以接受，故临床上应用并不广泛，但对于一些疑难病又有其优点；非化脓灸临床上多用来治疗哮喘、眩晕、急慢性腹泻、肱骨外上髁炎、急性乳腺炎、皮肤疣、虚寒性疾患等病症。

（樊　旭）

géwùjiǔ

隔物灸（sandwiched moxibustion）　将艾炷与穴位皮肤之间衬隔物品的灸法。又称间接灸、间隔灸。隔物灸的种类很多，包括隔姜灸、隔盐灸、隔蒜灸、隔附子饼灸。

理论基础　隔物灸起源可上溯至晋代，最初的形成可能与人类文明的进步、医疗条件的改善有关。在医疗实践中，隔物灸在养生防病及临床治疗方面的价值逐渐被发现，遂演变为一种独特的养生方法。晋代时已有相关的记载，如葛洪在《肘后备急方》中主张用食盐填平脐窝，上置大艾炷施灸，用以治疗霍乱等急症。例如治卒霍乱诸急方“以盐纳脐中，上灸二七壮”；隔蒜灸的方法也首载于此书，但隔蒜灸一名，则最早见于宋·陈自明的《外科精要》。古人主要用于治疗痈疽，宋·陈言在《三因极一病证方论》卷十四中有较详细的论述，痈疽初觉“肿痛，先以湿纸复其上，其纸先干处即是结痈头也……大蒜切成片，安其处上，用大艾炷灸其三壮，即换一蒜，痛者灸至不痛，不痛者灸至痛时方住。”隔物灸法因其取材方便、操作简单、疗效显著且无损害性，被后世历代医家所重视，著名的包括王焘、张景岳、孙思邈等人。现已逐渐成为一种颇具影响力的养生术，被临床医师所重视。

基本方法　①隔姜灸：切取厚约0.3cm生姜1片。在中心处用针穿刺数孔，上置艾炷放在穴位上，用火点燃施灸。若患者感觉灼热不可忍受时，可将姜片向上提起，稍待片刻，重新放下再灸。艾炷燃尽后另换一炷依前法再灸，直至局部皮肤潮红为止。一般每穴灸5~7壮。②隔盐灸：用于脐窝部施灸。用干燥纯净的食盐末适量，将脐窝填平，上置艾炷，用火点燃施灸。若患者感到灼痛时即用镊子挟去残炷，另换一炷再灸，灸满规定的壮数为止。③隔蒜灸：用独头蒜，或较大蒜瓣横切成0.3cm厚的蒜片，中心处用针穿刺数孔，上置于穴位或患处皮肤上，再将艾炷置于蒜瓣之上，用火点燃施灸。当患者感到灼痛时，另换一炷再灸，每灸4~5壮可换一新蒜片。④隔附子饼灸：将生附子研成碎末，用黄酒调和制饼，直径1~2cm，厚0.3~0.5cm，中心处用针穿刺数孔。上置艾炷放于穴位上，或患处点燃施灸。当患者感到灼痛时另换一炷再灸，一般每穴灸5~10壮。

应用范围　隔姜灸具有温胃止呕、散寒止痛之功，对风寒咳嗽、腹痛、泄泻、风寒湿痹、痛经、面神经麻痹以及养生保健均有很好的作用，尤宜于寒证或阳虚体质者。隔盐灸具有回阳、救逆、固脱之功，可用于治疗急性腹痛、泄泻、痢疾、风湿痹证及阳气虚脱证，古代常用于强身健体。隔蒜灸具有清热解毒、杀菌杀虫之功，多用于未溃破的化脓性肿块，如乳痈、疖肿和瘰疬、牛皮癣、神经性皮炎、关节炎、手术后瘢痕等。隔附子饼灸有温肾益火的作用，多用来治疗各种阳虚病证及日常保健。

（樊　旭）

wēnzhēnjiǔ

温针灸（warm needle moxibustion）　用艾绒等方法加热刺入体内的针柄，是针刺与艾灸相结合的灸法。又称针柄灸。温针灸起源可上溯至东汉时期。温针之名首见于东汉·张仲景《伤寒论》，但其方法不详。此法兴盛于明代，高武的《针灸聚英》及杨继洲的《针灸大成》均有载述，“其法，针穴上，以香白芷针作圆饼，套针上，以艾灸之，多以取效……此法行于山野贫贱之人，经络受风寒者，或有效”。此法有一举两得之妙，既达留针之目的，又加热于针柄，借针体而传入体内。近代已不用药饼承艾，但在方法上有一定改进，包括传统的温针灸、隔姜温针灸、麝艾温针灸、电热艾针灸等，同时也扩大了临床应用范围。

温针灸的主要刺激区为体穴、阿是穴。要温针时，应选略粗之长柄针，一般在28号以下最好，长短适度，刺在肌肉丰厚处。在针刺得气后，将针留在适当的深度，针跟与表皮相距二三分为宜。然后将硬纸片剪成方寸块，中钻一孔，从针柄上套入，以保护穴位周围的皮肤，防止落下的火团烧伤，在留针的过程中，将艾绒搓团捻裹于针柄上，或取约2cm长的艾条一段，套在针柄之上，无论艾团、艾条段，均应距离皮肤2~3cm，再从其下端用线香点燃施灸。施灸中如果不热，可将艾炷放的靠下些，过热觉痛时可将艾炷向上提一些，以觉温热而不灼痛为度。待燃尽后，除去灰烬，将针取出。每次如用艾团可灸3~4壮，艾条段则只需1~2壮。其艾绒燃烧的热力，可通过针体将热力传入体内，使其发挥针与灸的作用，达到保健与治疗的目的。

此法具有温通经脉、行气活血的作用，适用寒胜湿重，经络壅滞之证，如关节痹痛、肌肤不仁以及冠心病、高脂血症、痛风、胃脘痛等。应用此法应注意：医师要在平时多练习缠绕艾炷的手法；温针灸的艾炷要光滑紧实，切忌松散，以防脱落；温针灸要防止艾火脱落，烧伤皮肤或衣物，灸时嘱患者不要移动体位，并在施灸的下方垫一纸片，以防艾火掉落烫伤皮肤；在施灸过程中，若万一不慎灼伤皮肤，致皮肤起透明发亮的水疱，要注意防止感染；此法方便易行，但必须小心防止折针，因烧过多次之针，最易从针跟部折断。

（樊　旭）

fútiānjiǔ

伏天灸（moxibustion in dog days）　在盛夏三伏天进行的灸法。伏天灸是中国传统医学中集时间疗法、天人相应、冬病夏治等理论于一身的一种特色的传统养生术。

理论基础　伏天灸是天灸疗法中的一种，而天灸是中医学传统灸法中非火热灸的一种。最早记载可追溯到《五十二病方》，其记载了用芥子泥敷于百会穴使局部发疱以治疗毒蛇咬伤的方法。最早的文字记载见于南朝·梁·宗懔《荆楚岁时记》，“八月十四日，民以朱水点额头，名为天灸”。唐·孙思邈的《备急千金要方》首次提出“用旱莲草椎碎，置手掌上一夫，当两筋中（间使穴）以古文钱压之，系之以故帛，未久即起小泡，谓之天灸，尚能愈症”。宋·王执中《针灸资生经》记载有“乡居人用旱莲草锤碎，置于手掌上一夫，当两筋中，以古文钱压之，系之以故帛，未久即起水疱，谓之天灸。尚能愈虐”。明·李时珍《本草纲目·卷十七》毛茛条记载为“仙人截虐，采药贴寸口，一夜作泡如火燎，故呼为天灸、自灸”。而三伏天灸疗法溯源于清·张璐《张氏医通》，“冷哮灸肺俞、膏肓、天突，有应有不应，夏日三伏中用白芥子涂法，往往获效”。晚晴外治名医吴师机在《理瀹骈文》中对天灸的论述最为详尽。

伏天灸作为天灸疗法的一种，因其选在每年的三伏天进行治疗，所以称为伏天灸。伏天灸是利用三伏天气候发热，在人体特定穴位上贴敷以辛温、逐痰、走窜、通经等中药，利用药物阳气的疏通，使人体之阳得天阳之助，达到温阳利气，驱散内伏寒邪，使人体功能正常，从而增加机体的抗病能力。之所以选择三伏天进行天灸疗法，则是根据中医学“天人相应”和“冬病夏治”的理论。

基本方法　操作时，用白芥子、细辛等药物制粉末，用时调糊膏饼状。每年夏季7~9月三伏天进行穴位敷贴。常用敷贴主穴用天突、大椎、肾俞或肺俞穴；配穴用膻中、关元、定喘等穴。成人每周贴治2次，每次4~6小时；儿童每周贴治1次，每次20分钟~2小时。连续贴治3个月为1个疗程，一般应坚持贴治3年。

应用范围　伏天灸可用于呼吸系统疾病如哮喘、慢性支气管炎、肺气肿等，五官疾病如过敏性鼻炎、慢性鼻炎中耳炎、慢性鼻窦炎、慢性咽喉炎，消化系统疾病如胃痛胃胀、消化性溃疡，颈肩腰腿痛如颈椎病、肩周炎、肾虚腰痛、膝关节炎等，各种虚寒性妇科疾病如月经不调、盆腔炎、卵巢功能衰退、附件炎等，以及各种体虚、免疫力低下等引起的各类疾病。

注意事项　伏天灸前后不能出大汗；药膏中含有麝香等药物，孕妇禁贴药；肺结核、支气管扩张、急性咽喉炎及感冒发热的患者也不适宜贴药；贴药时间因人而异，避免灼伤；贴药过后注意保护，避免感染；皮肤敏感者，忌食鱼虾等。

（樊　旭）

shénquē jiǔ

神阙灸（shenque moxibustion）

在人体神阙穴处进行施灸以养生防病的灸法。又称气舍灸、命蒂灸、下丹田灸。神阙穴首见于《黄帝内经》，《素问·气穴论》云：“脐一穴。”但“神阙”二字最早见于晋·皇甫谧的《针灸甲乙经》，曰：“脐中，神阙穴也，一名气舍，禁不可刺，刺之令人恶疡溃矢出者，死不治。”又有“水肿大脐平，灸脐中，腹无理无治”“肠中常鸣，时上冲心，灸脐中”“绝子，灸脐中，令有子”等记载，主张用神阙灸法治疗水肿、肠鸣、不孕症。唐·孙思邈《千金翼方》中有“凡霍乱灸之或虽未即差……内盐脐中灸二七壮，并主胀满”，指出灸神阙穴可治霍乱。元代刊本《西方子明堂灸经》中的“主泄利不止，小儿奶利不绝，灸百壮，小儿五至七壮……久冷伤惫”，认为灸神阙穴可治小儿奶利不绝、泄泻、水肿、臌胀等证。宋·王执中《针灸资生经》中有“脐中等主小腹臌气痛”“脐病绕脐痛，冲胸不得息，灸脐中”“神阙治泄利不止”“脐中主肠中常鸣”“主小儿脱肛，或脐中随年”，认为神阙穴可主治小儿脱肛、脐疝、泄泻不止。

神阙穴灸法众多，常用的有隔盐灸、隔姜灸、隔药灸、药物帖敷灸、温灸贴等。灸时用隔物灸，令患者仰卧屈膝，暴露脐部，取纯净干燥之细食盐适量，可炒至温热，纳入脐中（神阙穴），使与脐平。若患者脐部凹陷不明显者，可预先在脐部周围放置一湿面圈，再填入食盐。然后上置艾炷施灸，至患者稍感烫热，即更换艾炷。一般灸 3~5 壮，患者感到温热舒适为度，每日 1 次，5~7 次为 1 个疗程。但对急性病证者可多灸，不拘壮数。

神阙为任脉之要穴，具有补阳益气、温肾健脾的作用。宋·窦材《扁鹊心书》指出“依法熏蒸，则荣卫调和，安魂定魄，寒暑不侵，身体开健，其中有神妙也……凡用此灸，百病顿除，益气延年”。隔盐灸神阙穴具有回阳、救逆、固脱、温中散寒之功，多用于急性腹痛、吐泻、痢疾、痛经、淋证、中风脱证、四肢厥冷等症。凡大汗淋漓、四肢厥逆之亡阳证，可不计壮数，连续施灸，直至症状缓解为止。《备急千金要方·霍乱第六》云：“霍乱已死有暖气者，灸承筋……七壮，起死人，又以盐纳脐中灸二七壮。”《古今录验》云：“热结小便不通利，取盐填满脐中，作大炷灸，令热为度。”

施灸时要求患者保持原有体位，呼吸匀称。有灼热感时，告知医师，及时处理，以免烫伤。在使用隔盐灸时，由于盐受火烫易爆起，注意防止烫伤皮肤和衣物。万一脐部灼伤，可涂以甲紫，并且用消毒敷料覆盖固定，以免感染。

（樊　旭）

mìngmén jiǔ

命门灸（mingmen moxibustion）　在人体命门穴处施灸以养生防病的灸法。命门之说最早见于《黄帝内经》。《灵枢经·根结》说：“太阳根于至阴，结于命门。命门者，目也。”此处是指目内眦的睛明穴而言。古籍中对命门的记载，大多是作为人体的重要脏器来认识，最早始于《难经·三十六难》，“肾两者，非皆肾也，其左者为肾，右者为命门”。命门，为精道所出，是人之生命之门，喻该穴处关乎生命，故名命门。命门穴在后正中线上，位于第二腰椎棘突下凹陷中。《针灸甲乙经》认为“头痛如破，身热如火，汗不出，瘛疭，寒热汗不出，恶寒里急，腰腹相引痛，命门主之”。唐·孙思邈《备急千金要方》有“命门主瘛疭里急腰腹相引”的记载。《黄帝明堂灸经》载有“命门主身热如火，头痛如破，寒热疟，腰腹相引痛”。《玉龙赋》中有“老者多便，命门兼肾俞而着艾”的记载。清·吴谦《医宗金鉴》曰：“命门主治老人肾虚腰痛，及久痔脱肛，肠风下血等证。”明·张介宾《类经图翼》曰：“遗精不禁者，灸命门五壮立效”“命门主肾虚腰痛，赤白带下，男子精泄耳鸣，手足冷痹挛疝，惊恐头眩，头痛如破，身热如火，骨蒸汗不出，痎疟瘛疭，里急腹痛。”由此可以看出，古代医家对命门穴的临床应用已经有非常丰富的临床经验。

命门灸可采用艾炷灸、艾条灸、温针灸、温灸器灸等方法。命门灸可用于日常养生保健，也可用于疾病的治疗，如治疗阳痿、遗精、早泄、白浊、肾虚、虚损、乏力、完谷不化、泄泻、水肿、遗尿、尿频、疝气、腰痛、痔疮、下肢痿痹、消渴、脱证、口㖞、失眠、月经不调、痛经、赤白带下、皮肤瘙痒、食物不清等病证。

（樊　旭）

guānyuán jiǔ

关元灸（guanyuan moxibustion）　在人体关元穴处施灸以养生防病的灸法。关元穴在腹下部，脐下三等分寸，即脐与曲骨穴连线的五分之上三与下二之交点处（曲骨上二寸），即《灵枢经·寒热病》所谓的“脐下三寸”。关元穴，在《黄帝内经》中有“下纪”“三结交”之称，并且在《素问·气穴论》中就有“背与心相控而痛，所治……下纪者关元也”；《会元针灸学》中有“关元者，膀胱下口之关窍，关乎元气。《黄帝内经》曰：‘卫气出于下焦’而行于表，元阴元阳之交关，故名关元”；清·程知述《医经理解》认为关元穴为“男子藏精，女子蓄血之处。是人生之关要，真元之所存也”；《经穴释义汇解》进一步发展，并认为是“元阴元阳交关之处，穴属元气之关隘，故名关元”。由此，可以看出关元穴与人体之元气密切相关。元气是人体最根本、最原始、源于先天而根于肾的气，是人体生命活动的原动力。而关元穴为真元之根、元气之关隘。宋·窦材《扁鹊心书》中指出“人于无病时，常灸关元、气海、命门、中脘，虽未得长生，亦可得百余岁矣”。说明古代养生家在艾灸关元穴进行养生方面，已经有非常丰富的临床经验。

关元灸从形式上可分为艾炷灸、艾条灸、温针灸三种；从方法上，又可以分为着肤灸、隔物灸和悬起灸三种。关元灸多采用艾条灸，艾灸时间多在3~5分钟，最长到10~15分钟为宜。春、夏二季施灸时间宜短，秋、冬宜长。老年人、妇女、儿童施灸时间宜短，青壮年时间可略长。

人于无病时，常灸关元穴可达到养生保健、延年益寿的作用。同时，关元穴可治疗多种病证，如《灵枢经·寒热病》"身有所伤，血出多及中风寒，若有所堕坠，四肢懈怠不收，名曰体惰，取其小腹下三结交"；《针灸甲乙经》谓其能治疗"奔豚寒气入小腹，时欲呕，伤中溺血，小便数，背脐痛引阴，腹中窘急欲凑，后泄不止"等症；唐·孙思邈《备急千金要方》中用于"主断续产道冷、石淋、脐下三十六疾、小得小便、久痢、奔豚、霍乱、癫病等"；《扁鹊心书·住世之法》认为，"夫人之真元乃一身之主宰，真气壮则人强，真气虚则人病，真气脱则人死。保命之法，灼艾第一"。实际应用关元灸时应注意根据体质的强弱进行施灸。

（樊　旭）

qìhǎi jiǔ

气海灸（qihai moxibustion）　在人体气海穴处进行施灸以养生防病的灸法。气海，别名脖映、下肓（晋·皇甫谧《针灸甲乙经》），又有称丹田者（宋·许叔微《普济本事方》"气海一穴，道家名曰丹田"）。因与胸中气海相对，又有下气海之名（明·张介宾《类经图翼》）。之所以称气海者，北宋·王惟一《铜人腧穴针灸图经》认为"气海者，是男子生气之海也"；宋·王执中《针灸资生经》指出"《难经疏》以为元气之海，则气海者，盖人之元气所生也"。气海穴是任脉气所发，位于正中线，脐下一寸五分。人体五脏及膏、肓有十二个原穴，气海为肓之原。《灵枢经·九针十二原》有"五脏有疾，当取十二原"，故气海穴应是治疗内脏疾病的重要原穴。凡元气不足、脏腑虚寒之症，灸气海穴有特殊功效。

临床上常用有气海温和灸、气海隔姜灸和气海隔附子灸。①气海温和灸：将艾卷点燃后，靠近气海穴熏烤，艾卷距穴位约3cm，如局部有温热舒适感觉，就固定不动，每次灸10~15分钟，以灸至局部稍有红晕为度，隔日施灸1次，每月灸10次。②气海隔姜灸：取仰卧位。将鲜生姜一块，切片如0.3~0.5cm厚，用细针穿刺数孔，放于气海穴处，然后置艾炷点燃灸之，每次施灸3~10壮，艾炷如黄豆或枣核大，每日或隔日施灸1次，10~15次为1个灸程。每月施灸10~15次。③气海隔附子灸：取附子切片0.4cm厚，水浸透后中间针数孔，放在气海穴上，于附片上置黄豆大或枣核大艾炷施灸，以局部有温热舒适感或潮红为度。每次灸3~5壮，隔日1次，每月10次。

凡身体虚衰、阴阳两虚、营卫不调、下元虚惫、陈寒痼冷、体弱羸瘦、四肢逆冷、脾胃虚弱、精血亏虚、五劳七伤、诸般虚损等，一切虚弱衰迟病证皆可用气海灸。

灸时，按体质强弱，制作艾炷的大小，勿太过或不及；初灸时，艾炷燃烧的不可太尽，被灸者以热为度，即可去掉，慢慢增加艾炷燃烧之程度，以皮肤出现红晕为好。灸后，查其皮肤起疱否。若有疱明显者，用消毒针抽出液体，无菌包扎，过数日再换敷料，以防感染。

（樊　旭）

tuīná

推拿（massage）　在中医基础理论的指导下，通过手法作用于人体体表一定部位或穴位，或配合某些特定的肢体活动，调整机体的生理、病理状况，以达到疏通经络、活血祛瘀、调和营卫、平衡阴阳的作用，从而达到预防疾病、养生保健目的的养生方法。按，谓抑按皮肉；跷，谓捷举手足。又称按摩、按跷、跷摩、挢引、案扤等。

历史沿革　推拿其名称的由来大致经历了三个发展时期。汉代以前有关推拿的名称众多，如按摩、跷摩、挢引、案扤等；汉以后至明初，这一时期基本统一称为按摩；明代由于南方小儿推拿的兴起，按摩的名称逐渐被推拿所替代，出版了《小儿推拿方脉活婴秘旨全书》《小儿推拿秘诀》等著作。清·张振鋆的《厘正按摩要术》对此作了清楚的解释，曰："推拿者，按摩之异名也。按摩一法，北人常用之，名谓按摩；南人专以治小儿，名曰推拿。"有关推拿的最早文字记载，可追溯到殷墟的甲骨卜辞中的"拊""疛""摩""搔"等记载。

主要内容　根据手法的动作形态，推拿手法可归纳成为摆动类、摩擦类、振动类、挤压点、叩击类和运动关节类六类，每类各由数种手法组成，均可以作为重要的养生保健手法。推拿养生的方法很多，在古典医籍中，记载非常丰富。总体上可分为自我推拿养生、他人辅助推拿养生两大类。自我推拿养生尤为普遍，具有简便易行、行之有效的特点。推拿主要是通过对身体局部刺激，促进整体新陈代谢，调整人体各部分功能的协调统一，保持机体阴阳相对平衡，以增强机体的自然抗病能力，达到舒筋活血，健身、防病的效果，具有疏通经络、行气活血，健脾和胃、益气生血，调和营卫、平衡阴阳的作用。

应用价值 实施推拿养生手法后，可加快血液循环，刺激皮肤浅层的毛细血管扩张，达到“通而养”；使肌肉放松，关节灵活，达到“松而养”的原则。推拿养生施术后，除感到被推拿部分具有温暖舒适的感觉外，也给全身带来一种轻松、愉快、舒适与灵活感，使人精神振奋，消除疲劳，久久行之，对保证身体健康具有重要作用。推拿是人类生产劳动和生活实践的产物，是人类在漫长的历史长河中与自然环境做抗争，并在生产劳动中，为适应生存需要逐渐认识手法防治疾病和伤痛的经验总结。

由于推拿养生法简便易行，平稳可靠，一直受到历代养生家的重视，并将其作为益寿延年、行之有效的方法，积累、整理、流传下来，成为深受广大群众喜爱的养生健身方法。

（樊　旭）

zhǐyā tuīná

指压推拿（finger-pressing massage）

以手指在患者身体的一定部位或适当的穴位上，运用掐、按、点、压等手法防治疾病的推拿方法。又称指压疗法、指压法。

理论基础 在湖南长沙马王堆出土的西汉文物简帛医书《五十二病方》中就有指压推拿的相关论述，东晋·葛洪的《肘后救卒方》介绍了推拿手法就有指压。明·龚廷贤《寿世保元》卷十“着艾火，痛不可忍，预先以手指紧罩其穴处，更以铁物压之，即止”，提到了指压的具体应用。至现代，因其具有操作简便、易懂易学、见效快、疗效好的特点，符合“简便廉验”的原则，便于人们掌握使用，因而在民间广为流传，深受人们的欢迎。经过科学研究和医疗实践，使其适应范围不断扩大，疗效越来越好，并逐渐受到医学界的关注与重视。

基本方法 一般情况下，指压推拿时都用拇指按压穴位，只有在治疗面部和腹部疾病时才用其他手指，或以掌代指。①拇指法：先将手臂自然地弯曲，再将拇指充分伸直，然后将拇指的指腹（或指尖）压在穴位上，渐渐加重压力。②其他手指法：用其他手指的指腹或稍上的部位，轻轻地置于穴位上按压。③手指重叠法：先将一手拇指弯曲并置于穴位上，再将另一手拇指按于其上进行按压。④手掌法：即用手掌代替手指按压的方法。⑤代指法：有时用手指或手掌按压效果不好或力度不够，抑或按压面积太小，而需用其他物品来代替手指或手掌治疗。

应用范围 指压推拿适用范围甚广，既是治疗感冒、头痛、牙痛、腰背痛、胃脘痛、鼻炎、突然昏倒、中暑昏迷、小儿惊风、中风、膝关节痛、腰腿痛、咽喉肿痛、胆绞痛、肋间神经痛等诸多疾病的简便易行、疗效颇佳的医疗方法，也是非出血性危重患者急救、止痛的一种手段，还可用以美容、美体。

注意事项 ①选准穴位：患者取坐位或卧位，暴露出局部皮肤，选准穴位，一次只宜选用1~3个穴位，不宜太多。②手法和时间要适度：指压时间一般不宜过长，压法和补法，每1个部位不超过半分钟；掐法和泻法，以1.5分钟为宜。手法要求虚轻实重，时间宜虚短实长。③施术时要精力集中。④修整指甲：术者指甲要注意修整圆滑，指甲不宜过长，也不宜过短。过长，则容易刺伤皮肤；过短，又会影响治疗效果。⑤慎用者：凡高热、急性传染病以及皮肤病的患者，应慎用此法。

（樊　旭）

pāijī liáofǎ

拍击疗法（patting-striking manipulation）

用双手或器械（木棒等）在人体体表进行拍打或叩击以防治疾病的推拿方法。又称拍击法。随着推拿的盛行，推拿养生保健也不断的发展，手法也多样化。在东晋·葛洪《肘后救卒方》、唐·孙思邈《备急千金要方·养性》、明·高濂《遵生八笺·延年却病笺》、明·江瓘《名医类案》、明·曹士珩《保生秘要》、清·陈士铎《石室秘录·摩治法》等书中均有拍击法记载。

基本方法：①击法，用拳背、掌根、掌侧小鱼际、指尖、足跟或用桑枝棒叩击体表一定部位的方法。根据作用的不同，分为拳击法，掌击法、侧击法、指尖击法、足跟击法、棒击法等不同的方法。例如，拳击法是手握空拳，腕关节伸直，用拳背平击保健部位的方法，其腕关节要挺直，不能屈伸，运用肘关节的屈伸之力带动前臂发力，是整个拳背平稳而有节奏地击打保健部位，不能用掌指关节部着力；掌击法是用掌根部施力于体表进行击打的方法，术者手指自然松开、微屈，腕略背伸，借用上臂的力量，以掌根部进行有节奏的击打；指尖击法是用中指或数指指端于施治部位着力叩击的方法，术者手指半屈，指端垂直，将力集于指端，以腕关节的自然屈伸带动指端在施治部位着力叩击，可单手也可双手交替叩击，动作轻巧、灵活、自如，着力均匀，并根据被施术者的胖瘦决定施力的大小。②拍法，用虚掌拍打体表一定部位的方法。术者以双手或者单手五指自然并拢，掌指关节微屈成虚掌，用腕关节自然摆动作起落，有节奏地拍击保健部位。

此手法运用范围广泛，如颈腰椎病变引起的肢体酸痛、麻木、坐骨神经痛、腰臀部软组织劳损、下肢酸麻、风湿痹症、半身不遂、肌肉萎缩、头痛、失眠、胸闷、心悸等。拳击法是整个拳背平稳而有节奏地击打保健部位，不能用掌指关节部着力，侧击法时着力要均匀，要先轻后重，先慢后快，收法时则逐渐变轻、变慢。对初次接受拍击法者，应先使用拍法、捶法、击法等，以后根据情况再逐渐改用棒击法。

（樊　旭）

gāomó

膏摩（ointment rubbing）　将中药膏剂涂于体表的治疗部位上，再施以推拿按摩手法，以发挥推拿按摩和药物的综合治疗作用的方法。

膏摩在中国的发展源远流长，在许多史书中都有记载。最早记载膏摩的文献，当推帛书《五十二病方》，其中有春秋战国时期推拿医学的成就，也有药摩或膏摩的记载，主要用以治疗皮肤瘙痒和冻疮等皮肤病，外用药以动物油膏剂为主。华佗发明膏摩用于腹部外科手术后的康复，在后世医著中仍保存有“疗百病”的华佗虎骨膏、疗伤寒的多种膏摩。膏摩名称则最早见于东汉・张仲景《金匮要略・脏腑经络先后病脉证第一》，用膏摩治疗“四肢才觉重滞”之论，认为“若人能养慎，不令邪风干忤经络”，并提出“导引、吐纳、针灸、膏摩”可“勿令九窍闭塞”。后在武威出土的汉代医药简牍以及西晋・王叔和《脉经》、东晋・葛洪《肘后备急方》、隋・巢元方《诸病源候论》、唐・孙思邈《备急千金要方》和《千金翼方》、唐・王焘《外台秘要》、宋代《太平圣惠方》和《圣济总录》、明代《普济方》、明・王肯堂《证治准绳》、清・赵学敏《串雅内外编》、清・吴师机《理瀹骈文》等历代医著以及推拿专著中均有记载。直至20世纪80年代，膏摩这一古老的治疗方法才渐为人们所重视。王光清编著的《中国膏药学》（1981年）在“风湿病膏药”项下收载了古代方书中的几首摩风膏方，根据命名主药的原则重新进行命名。俞大方主编的全国高等中医院校五版教材《推拿学》（1985年）以及俞大方等合著的《中医推拿学》（1985年）也分别介绍了膏摩方，膏摩法可预防临床各科疾病，并取得了显著的疗效，得到了人们的普遍认可。

传统膏摩多将中药捣碎，用酒或醋浸泡后，再合猪脂熬炼，去滓成膏，现代则多用凡士林等为赋形剂。应用时取病痛局部，头顶、脐或辨证选穴，以手蘸膏摩之，每日1～2次，每穴100～300次，或摩至皮肤表面无余膏即可。一般多用擦法、摩法、平推法和按揉法。膏摩所用处方的组成，以活血化瘀、温经散寒、健筋壮骨等药物为主。

膏摩的适用范围很广泛，不但用于治疗疾病，而还可用于预防疾病，起到保健作用，治疗风湿痹痛、中风偏瘫、口眼㖞斜、痛风、骨损肿痛、伤筋、闭经、便秘、夜啼、惊风、目暗赤痛、喉中息肉等症。膏摩操作时，一方面膏摩方中多含有毒性药物，不可入口；另一方面施用膏摩时，应注意防止损伤皮肤。

（樊　旭）

niējǐ

捏脊（spinal pinching）　通过捏、按、夹脊背部各穴以达到养生保健的小儿推拿方法。又称捏积法。东晋・葛洪《肘后备急方・治卒腹痛方》有“拈取其脊骨皮，深取痛引之，从龟尾至顶乃止，未愈更为之”的描述，是见诸文献的最早记录。唐・王焘所著《外台秘要》中也有多处对于捏脊手法的记载。明清时期是按摩术迅速发展的一个鼎盛时期，特别是明朝时期设立按摩专科，为其发展创造了得天独厚的条件，此时按摩术以推拿名义在儿科领域也取得较大突破。其中小儿捏脊因其操作方便、疗效好、见效快，在小儿疾病的治疗上运用广泛。捏脊被医学工作者运用于临床，并加以研究，也逐渐深入到百姓心中，成为人们养生保健常用的方法。

捏脊操作时，患者一般取俯卧位，脊背平伸，腰背肌放松。小儿捏脊时，大一些的儿童可伏卧床上，暴露脊背。婴幼儿可伏在家长的大腿上，固定其下肢，使膝不乱动。一般来说，先捏后颈部，次捏背部，再捏胸部，末捏四肢。基本捏脊方向，依经络循行“阴升阳降”之原则。①捏背颈椎：自颈椎捏起，经第一胸椎至尾骨，分两段捏完。②捏左、右肩膀筋：先左后右。③捏膀胱经的腧穴：自大杼至腰部，即距督脉左右各1.5寸处。④背部捏脊顺序：以膀胱经为中心，由里向外斜捏，从肩膀筋以下至腰部捏5～7条斜线，间距以肋骨为准。切勿做地毯式全面捏脊。

捏脊临床应用范围较广，在小儿推拿中尤为常用。一般认为，捏脊偏于补益，具有调和阴阳、健脾和胃、增强人体抗病能力的作用，常用于治疗小儿疳积、消化不良、腹泻呕吐、体弱多病等症，也可治疗成人消化道疾患、月经不调、痛经、失眠等症。操作前应在捏脊部位涂抹捏脊膏或乳液等，以减少摩擦的阻力，使皮肤光滑。对老年人或儿童之捏脊，切勿太用力，以免引起淋巴回流障碍或损伤经脉，造成不良后果。捏脊后应喝一杯温开水或洁净生水（指像饮水机中经过处理可生饮的水），切忌冰水、热水，以利新陈代谢。

（樊 旭）

róufǎ

揉法（kneading manipulation）

指、掌、掌根、小鱼际、四指近侧指间关节背侧突起、前臂尺侧肌群肌腹或肘尖为着力点，在治疗部位带动受术皮肤一起做轻柔缓和的回旋动作，使皮下组织层之间产生内摩擦的推拿方法。在南北朝时期，推拿已有了国际性交流，梁大通元年，印度僧人达摩来到中国，把当时天竺的按摩手法传到中国，使推拿在原有的基础上增加了擦、搓、抖和揉等手法，丰富了推拿手法的内容。后来揉法被医家和人们普遍的运用，养生保健经常使用此法。

理论基础 经络理论是揉法的主要理论基础，通过轻柔缓和的回旋动作作用于十二经络、十二经筋、十二皮部，疏通经络，调和气血，改善脏腑功能，平衡阴阳。

基本方法 揉法，根据着力部位的不同，可以分为中指揉法、拇指揉法、掌揉法、掌根揉法、小鱼际揉法、膊揉法、肘揉法、拳揉法等。常用的揉法：①掌揉法，以大小鱼际或掌根部着力，手腕放松，以腕关节连同前臂做小幅度的同旋活动。压力轻柔，揉动频率一般每分钟120～150次。②指揉法，以拇指或中指面或食指、中指、无名指指面着力按在穴位上，或一定部位上，做轻柔环转活动。③揉捏法，为揉和捏的综合动作。操作时四指指腹和拇指或掌根着力，拇指外展，其余四指并拢，紧贴于皮肤上做环转的揉捏动作，边揉捏做螺旋形向前推进。④揉摩法，为揉法与摩法结合，常用掌揉摩，揉结合摩可加大作用范围，摩加揉法可增加力度。多用于腹胸部。

应用范围 揉法轻柔缓和，适用于全身各部，具有宽胸理气、消积导滞、活血化瘀、消肿止痛、软坚散结等作用，故常治疗脘腹疼痛、胸胁痛、便秘、泄泻等胃肠疾病，以及颈、腰部和四肢关节的软组织损伤或因外伤引起的血肿、疼痛等。

注意事项 揉法是以压强刺激和内摩擦共同作用、应用广泛的推拿手法，要求动作轻柔灵活，其刺激强度与揉动频率和正压力有关，即揉动速度越快，产生内摩擦力越大，正压力越大，压强就越大，牵动的部位就越深。因此临床应用中，根据施术部位面积的大小、疾病的深浅选用相适应的揉法来治疗。同时，揉法特别注重“吸定”，操作要稳，“肉动皮不动”即皮下组织运动。这一点非常重要，在肌肉或骨骼隆凸部位用揉法如揉大椎，稍有不慎则会造成表皮损伤，给患者增加痛苦，影响其他手法的操作。所以揉法要求轻柔缓和，轻而不浮、重而不滞，用力不可生硬或用蛮力，动作要自然。

（樊 旭）

cuōfǎ

搓法（twisting manipulation）

用双手掌面着力，对称地挟住或托抱住患者肢体的一定部位，双手交替或同时相对用力作相反方向的来回快速搓揉，并同时做上下往返移动的推拿方法。南北朝时期，推拿已有了国际性交流，梁大通元年，印度僧人达摩来到中国，把当时天竺的按摩手法传到中国，使推拿在原有的基础上增加了擦、搓、抖和揉等手法，丰富了推拿手法的内容。明·曹士珩《保生秘要》是以自我导引、自我推拿为主的养生丛书，书中介绍的手法就有搓法。清·张振鋆《厘正按摩要术·立法》曰：“搓以转之，谓两手相合而交转以相搓也，或两指合搓，或两手合搓，各极运动之妙，是从摩法生出者。”清·吴谦《医宗金鉴·正骨心法要诀》曰：“以手轻轻搓揉，令其骨合舒筋。”

搓法操作时，术者双手掌面挟住肢体要施术的部位，两手相对用力，做相反方向的快速搓揉，并循序上下往返移动，搓动时双手用力要对称，不可过大，以能搓动肢体为度，搓揉动作要快，但移动要慢，整体动作应灵活连贯。还有一种脚搓法，用足掌或足心在要施术的部位进行往返搓揉，患者仰卧位或俯卧位，医师脚掌或掌心置于所施术部位有节奏的往返搓动，搓动时用力要均匀和缓，使患者既有沉重的压迫感又有明显的发热感和轻松舒适感。按正反面来分，有正搓和反搓之分。正搓也叫正面搓法，只能用于躯干正面，不能用于头部和四肢，操作者两臂伸开，掌心空虚，挟持或托抱躯干正面。最好用干毛巾使劲搓躯干，这样才能达到保健作用。反搓也叫反面搓法，只能用于背部，不能用于头部和四肢，操作者两臂伸开，用干毛巾使劲上至颈部以下，下到臀部以上来回搓，直到感觉背部很热为止。

搓法是较为温和的一种手法，是一种辅助手法，也常配合作为推拿治疗的结束手法使用，具有舒筋活血、调和气血、放松肌肉、解除疲劳、温经祛寒、理气祛瘀等作用，运用范围广泛，可用于治疗腰背胸胁疼痛、四肢麻木酸胀、肌肉拉伤肿痛、风湿痹痛、坐骨神经痛、感冒、闭经等病症。搓动时双手动作幅度要均等，用力要对称。搓揉时频率可快，但在体表移动要缓慢。双手挟持肢体时力量要适中。挟持过重，搓不动；挟持过轻，搓不到。

（樊　旭）

guāshā liáofǎ

刮痧疗法（scrapping therapy）

以中医基础理论为指导，运用刮痧器具在体表一定部位进行反复刮动，形成痧痕，从而防护疾病的养生保健方法。简称刮痧，又称挑草子。

历史沿革 马王堆汉墓出土的帛书《五十二病方》中即有记载，书中介绍了用砭石直接在体表刮拭或热熨，使皮肤潮红，甚或出现红紫斑块，以治疗疾病。这种以砭石治病的方法即为刮痧的萌芽。最早的刮痧治病的记录见于《扁鹊传》。唐代，人们就已经运用苎麻来刮治疾病。宋元之际，民间比较广泛地流传用汤匙、铜钱蘸水或油刮背部，拥有治疗腹痛等症的方法和经验，而且这些经验已引起了医学家们的注意。例如，元·危亦林的《世医得效方》较早地对痧证作了明确记述，“心腹绞痛，冷汗出，胀闷欲绝，俗谓搅肠痧”。明·张介宾在《景岳全书》中引用新安王《指迷方》瘴疟论，将刮痧称为“挑草子”。明代有关痧症的记述更加丰富起来，如赵宜真《仙传外科集验方》。至清代，刮痧疗法大为盛行，如清人王庭记述其家乡的情况说：“无何，则吾乡挑痧之法盛行矣。先是乡人有粪秽感痧，例用钱物蘸油而刮，及此多用挑。然行之大都妇人，以故为名医者不道。”在此基础上，古代医家对痧症的研究终于在清代取得了突破性进展，其主要标志就是出现了第一部痧症研究的专著——郭志邃撰于康熙初期的《痧胀玉衡》，该书对痧症的病源、流行、表现、分类与刮痧方法、工具以及综合治疗等方面都做了较为详细的论述，此后，刮痧的工具和方法得以不断改进，在民间广为流传，成为治疗疾病的有效方法之一。

中华人民共和国成立后，刮痧引起了许多医家的关注和重视，逐步发展成为一门独特的临床保健治疗方法。20世纪60年代，中国中医人士对刮痧疗法进行了继承及整理工作。中国台湾预防医学专家吕季儒教授在20世纪80年代，创造性提出“经络刮痧法”，以防治疾病，延年益寿。

理论基础 经络理论是刮痧的主要理论基础，通过对十二皮部的良性刺激以达到疏通经络、行气活血、调整脏腑的功能。尽管古代医家对痧证病名、症状、病机等方面有不同观点，然对其治疗方法、作用机制的认识基本一致。例如，明·虞抟《医学正传》谓：“刮、放诸法，皆能使腠理开通，血气舒畅而愈。”明·丁凤《医方集宜》云：“北方刺青脉以出气血，南方括胸背手足以行气血，俱为散之义也。”明·王肯堂《肯堂医论》曰：“痧胀由于十二经络清浊不分，流溢于奇经，致奇经脉现，则为病也，乃邪气滞于经络，每见刮刺，开通经络，而效尤捷也。”《景岳全书》则曰：“今东南人有刮痧之法，以治心腹急痛，盖使寒随血聚，则邪达于外而脏气始安，此亦出血之意也。”可以看出，古代医家认为刮痧法的作用机制主要是开腠理、行气血、通经络、散邪毒，这与现代研究指出刮痧可改善微循环、调节免疫和加强新陈代谢等功能基本吻合。

基本方法 可分为直接刮法和间接刮法。直接刮法是在施术部位涂上刮痧介质后，用刮痧器具直接在患者体表的特定部位进行刮拭至皮下出现痧痕。患者要取坐位或俯伏位，术者用热毛巾擦洗欲刮部位的皮肤，均匀地涂上刮痧介质后，持刮痧器具，进行反复刮拭，以出现紫红色痧痕为止。间接刮法是刮痧器具不直接接触患者皮肤进行刮拭至局部皮肤发红为止。患者要取坐位或俯伏位，先在患者将要刮拭的部位上放一层薄布，然后再用刮痧器具在布上刮拭至局部皮肤发红。

刮痧的手法有平刮、竖刮、斜刮和角刮4种，要求用力均匀，一般采用腕力，同时根据患者的病情和反应调整刮拭的力量。一般而言，在相应皮部经络线、穴位进行刮拭时，轻刮为补，重刮为泻。

应用范围 纵观刮痧疗法的发展过程，已由原来粗浅、直观、单一的经验疗法，上升到有中医理论系统指导、有完整手法和改良工具、适应病种广泛的自然疗法之一。在理论上，由经验刮痧发展成为中医针灸经络理论指导，循经走穴，内证外治的辨证刮痧；在实践中，扩大了刮痧疗法的应用范围，由原来的治疗痧病发展到内、外、妇、儿等科近400种病证，并涉及消除疲劳、减肥、养颜养容等养生保健领域。

注意事项 ①补充水分和盐分。例如，《痧胀玉衡》载有“用井水河水各一半同服；用食盐一撮白汤一碗冷服”。补充水液，促进血液循环，有利于扶正祛邪，增强治疗效果。②禁热酒与热汤。“痧忌热汤与热酒，粥汤米食诸物”。因痧为热毒，应引用清凉饮料，避免以热济热，加重病情。③忌骤食与过饱。“痧症略松，胸中觉饿，设或骤进饮食，即复痧胀，立可变重，是必忍耐一二日为则，用可万全”。④应避风，注意保暖，以防刮痧时皮肤局部汗孔开泄，风邪袭入。

（樊　旭）

báguàn liáofǎ

拔罐疗法（cupping therapy）

以罐为工具，利用燃烧、抽吸、蒸汽等方法造成罐内负压，使罐吸附于腧穴或体表的一定部位，以产生良性刺激，达到调整机体功能、防护疾病目的的保健方法。又称角法、针角、水角、吸法、火罐、煮竹筒法、吸筒疗法、拔罐。

历史沿革 现存最早的文字记载见于湖南长沙马王堆汉墓出土的古医书《五十二病方》中。其以角治疗痔疾的记载，“牡痔居窍（肛门）旁，大者如枣，小者如枣核方，以小角角之，如熟二斗米顷，而张角，系以小绳，剖以刀”。由于古人采用动物的角作为治疗工具，所以称为“角法”。汉代多以陶制罐具为主，这与汉代陶土烧制技术成熟有着密切关系。东晋·葛洪的《肘后备急方》中用角法以治痈肿，“姚方，若发肿至坚，而有根者，名曰石痈。当上灸百壮，石子当碎出，不出者，可益壮；痈疽、瘤、石痈、结筋、瘰疬，皆不可就针角。针角者，少有不及祸者也”。唐代，医学有了长足的发展，唐太医署设医、针、按摩、咒禁四科，又将医科分为体疗（内科）、疮肿（外科）、少小（儿科）、耳目口齿（五官科）、角法（拔罐疗法）五科。宋·唐慎微在《证类本草》中有“治发背，头未成疮及诸热肿痛，以竹筒角之”的记载。明·陈实功《外科正宗》中的煮拔筒、元·沙图穆苏《瑞竹堂经验方》中的竹筒吸毒法、《济急仙方》中的“角法”等都对拔罐疗法有了很大的丰富和发展。

中华人民共和国成立以来，党和国家重视传统医药的发展，对民间疗法进行广泛的发掘、整理、研究和提高，使拔罐疗法得到不断改进，临床应用也从单一的外科，发展应用于内、外、妇、儿、骨伤、皮肤、五官等学科。拔罐疗法经数千年的发展，并不断完善，发展为中医辨证、循经选穴配方的有效治疗方法，不再只是针、灸、药、按摩等方法的辅助手段，不断被人们认识和发展，其以简、便、廉、验、速、副作用小等优点，成为单独治疗疾病的有效方法之一。

理论基础 经络学说是拔火罐的主要理论基础，经络有“行气血，营阴阳，濡筋骨，利关节”的作用，如经络不通则经气不畅，经血滞行，可出现皮、肉、筋、脉及关节失养而萎缩、不利，或血脉不荣、六腑不运等。拔罐产生真空负压的吸拔作用，通过作用在经络穴位上，可将毛孔吸开并使皮肤充血，使体内的邪气从皮肤毛孔中吸出体外。拔火罐的温热作用，可以引导营卫之气始行输布，鼓动经脉气血，濡养脏腑组织器官，温煦皮毛，同时使虚衰的脏腑功能得以振奋，畅通经络，调整机体的阴阳平衡，使气血得以调整，从而达到养生保健的目的。另外，不同罐法还有不同的作用，如走罐具有与按摩疗法、保健刮痧疗法相似的效应。

基本方法 操作时患者宜采取躺卧姿势，切不可乱动以免罐由身体上坠落。最常用的拔罐方法是闪火法，即用止血钳或镊子等夹住95%乙醇棉球，一手握住罐体，罐口朝下，将棉球点燃后立即伸入罐内摇晃数圈随即退出，速将罐扣于应拔部位。拔罐常用的几种罐法有闪罐法、留罐法、走罐法、排罐法、针罐法等，起罐时一手握住罐体腰底部稍倾斜，另一手的拇指或食指按压罐口边缘的皮肤，使罐口与皮肤之间产生空隙，空气进入罐内，即可将罐取下。

应用范围 拔罐疗法常用于临床100多种疾病，如呼吸系统的急性及慢性支气管炎、哮喘、肺水肿、肺炎、胸膜炎等，消化系统胃痛、消化不良、胃酸过多等，循环系统的高血压、心律不齐、心脏供血不足等，运动系统的颈椎关节痛、肩关节痛、肘关节痛、背痛、腰椎痛、骶椎痛、膝痛、踝部痛、足跟痛等。

注意事项 拔罐时要选择适当体位和肌肉丰满的部位，要根据所拔部位的面积大小而选择大小适宜的罐。操作时必须迅速，才能使罐拔紧，吸附有力。用火罐时应注意勿灼伤或烫伤皮肤。若烫伤或留罐时间太长而皮肤起水疱时，小的勿须处理，仅敷以消毒纱布，防止擦破即可；水疱较大时，用消毒针将水放出，涂以甲紫药水，或用消毒纱布包敷，以防感染。皮肤有过敏、溃疡、水肿及大血管分布部位，不宜拔罐；高热抽搐者，以及孕妇的腹部、腰骶部位，亦不宜拔罐；身体虚弱者不适合拔火罐；有肺部基础病的患者，如慢性阻塞性肺疾病、肺结核、肺脓肿、支气管扩张等，不适用拔火罐。肺部有炎症时，经常会伴随肺泡的损伤或肺部有体液潴留，如果用拔火罐进行治疗，会使胸腔内压力发生急剧变化，导致肺表面肺大泡破裂，从而发生自发性气胸。拔火罐后不宜洗澡，拔火罐时间过长会导致皮肤感染。

（樊　旭）

tiáobǔ yǎngshēng

调补养生（health preservation by tonifying and regulating）　借助药物对人体的影响，以调理气血、补益脏腑、平衡阴阳，从而纠正体质偏颇、改善疾病状态，实现延缓衰老、益寿延年目的的养生方法。

历史沿革　利用药物防病养生源起于《山海经》，其中描述了50余种既可供食用、又具有药物作用的植物，如“文茎，其实如枣，可以已聋”“有草焉……服之，可以不夭”等。虽然当时对食物和药物的区分尚不明确，但利用服食之物防衰治病的思想已初露端倪。《神农本草经》将所载药物分为上、中、下三品，其中上品药“主养命，以应天，无毒，多服久服不伤人”，能够“轻身益气不老延年”，明确指出了某些药物具有滋补、强身、延年的养生作用，为调补养生法的应用奠定了理论基础。魏晋南北朝时期，人们追求长寿不老的愿望更加迫切，受到道家方士之术的影响，炼丹服饵一度成为药物养生的主导。自唐以后，药物养生的理念渐渐趋于理性、客观。孙思邈指出“药能恬神养性，以资四气”，并创立了诸如茯苓酥、黄精方等养生方药。宋·陈直在其《养老奉亲书》中不仅载有摄养方药，同时也指出养老者“且宜审详”，应当根据具体情况，选用“温平、顺气、补虚、中和之药”，明确了服食药饵以养生的原则和方法，为调补养生提供了较为系统的理论体系。后世李东垣、龚廷贤、李时珍、徐灵胎等医家及养生家在此基础上继承发展，所述养生理论各抒己见，所载养生方药也各有侧重，丰富了调补养生的具体内容。利用药物的调补养生法逐渐成为诸多养生方法中重要的组成部分。

理论基础　“药养”虽然与“药治”的目的和应用方式不尽相同，但其应用的方法和遵循的原则却大体相近，都是以中医药的传统理论为依托。医家及养生家认为人存在于自然之中，生活于社会之内，难免受到外界环境的影响，耗损脏腑的气血阴阳，破坏体内阴阳的平衡，使得脏腑功能失常，气血运行紊乱。明·张介宾《景岳全书》记载“观天年篇曰：人生百岁，五脏皆虚……神气去而形犹存，此正阳常不足之结局也”，指出五脏虚损、阴阳失衡、气血不调是疾病产生的原因，也是衰老发生的根由。中医传统理论认为药物能够治病的原理在于其在性能、功效上存在一定的偏性，利用这样的偏性，相应地纠正人体气血阴阳的偏颇，纠偏救弊，维持人体阴阳的平衡、气血的和调，保持人体处于健康状态。诚如《黄帝内经》所言：“谨察阴阳所在而调之，以平为期。”正确合理的调补养生有防病抗衰、延年益寿的作用。

基本方法　有病者应用调补养生法可以改善疾病状态，辅助治病药物发挥相应作用，或促进病后的恢复，有强身抗病作用；无病者应用调补养生法能够纠正其体质的偏颇状态，或减轻虚弱表现，有防病抗衰之效。在选择和应用药物时以中医传统理论的“辨证施药”为指导原则，辨清用药者的体质状态，根据药物性能功效，选择恰当的方药，这是调补养生最根本的要求。在此基础上，历代养生家普遍认为养生用药当以平和为贵，以扶持为主，能够药食两用者为最佳选择。此外，肾为先天之本，脾为后天之本，养生家在诸脏腑之中尤为重视调补脾肾两脏，调理脾气、填补肾精是调补养生中不容忽视的重要法则。调补养生应用方药的形式多样，汤、丸、散、膏、丹或者与食物共同加工成药膳等均可。常选用的药物如人参、茯苓、当归、桑葚、黄精、麦冬、山楂、陈皮、郁金等，常用的方剂有参苓白术散、补中益气汤、六味地黄丸、金匮肾气丸、十全大补丸等。现代研究认为，这些方药在影响人体代谢功能、内分泌功能、免疫能力以及中枢神经系统的调节等方面具有一定促进和增强作用，从而发挥防病强身、延缓衰老的作用。

应用价值　药物偏性于需要者为养，于无需要者为毒。虽然某些药物在传统中医药理论中确有“轻身不老”之效，但应用时仍要遵循辨证用药、按虚受补等原则，适度适量应用调补药物以养生。此外，尽管中国传统观念多崇尚补虚以防病抗老、益寿延年，然而在疾病的产生以及衰老的进程中，脏腑气血的虚损、阴阳的失调，也会导致气滞、血瘀、痰浊等病理产物的产生，同时这些病理产物的存在又会加重虚弱和失调状态，因此调补养生非独重“补”，也讲求“调”。不宜呆补蛮补，酌情辅以具有理气、活血、化痰等祛邪作用的药物，调理气血运行，使补而不壅滞。另外，所用药物不宜选择药性峻猛之品，但求缓补平调以扶培正气，使其渐复。

（姜德友）

xū zé bǔzhī

虚则补之（treating deficiency syndrome with tonifying methods） 针对体质虚弱者而提出采用补益方药进行养生的原则。《素问·三部九候论》最早提出“必先度其形之肥瘦，以调其气之虚实，实则泻之，虚则补之”。将“虚则补之”作为中医辨证施治的原则之一，用来指导虚弱病证的治疗。历代医家及养生家秉承《黄帝内经》中的这一养生理念，将“虚则补之”作为养生的指导原则之一，广泛用于摄生保养之中。例如，金元时期名医刘完素认为对于气血阴阳不足、脏腑功能减退的中老年人，尤当重视调补之法，提出“餐精华……宜延年之药，以全其真”的药、食补养原则。

由于中医养生学理论的形成与发展植根于中医理论体系，因此传统养生学也强调“辨证施养”的养生原则。其中对于体质虚弱者，主张利用调补养生之法，合理应用方药或药膳，借助药物、食物的补益保养之力，纠正人体气血阴阳亏虚之象，从而恢复阴阳平衡、脏腑和调，以获益寿延年之效，诚如《中藏经》所言：“其本虚者，得补益之情必长其年。”

中医认为早衰多由精血亏耗所致，亦为虚损之象，因此历代医家、养生家也多以“虚则补之”为依据，应用补虚药、食以抗衰防老。例如，唐代著名长寿医家孙思邈重视“秘固以颐养”，习用黄精、地黄、天冬、茯苓等填精补虚之品为药、为食，以享补肾益精、延龄益寿之妙。现代研究表明，虚证表现多与机体生长发育、新陈代谢所需的某些物质基础不足，腺体、器官功能减退，神经、内分泌功能紊乱等病理机制有关，而补虚药多有补充各种营养物质、改善内脏功能、调节免疫功能、抗衰老等作用，恰与中医传统养生思想中的“虚则补之”理论不谋而合。

（姜德友）

xū bù shòubǔ

虚不受补（deficiency failing to receive invigorating therapy） 进补之后，虚弱征象未见缓解，甚至加重，或更增诸如食欲减退、胸闷胃胀、头晕目眩、口舌生疮等不适症状的现象。历代医家及养生学家对“虚不受补”这一临床现象早有关注，并屡有提及，但鲜有系统论述。清代陈士铎在《本草新编》中最早提出该概念，认为“愈补愈虚者，乃虚不受补，非虚不可补也，故补之法亦宜变”。阐明虚者多因正气无力布化气血而兼具实邪，呆补、蛮补易助邪气滋长，是出现“虚不受补”的重要原因。

中医理论认为脾胃为运化、转输药与食物的首要环节。素有体虚者，常累及脾胃，以致其运化功能不利，若加之妄用补药，药力难行，容易壅滞气机，而加重脾虚；脾胃愈虚，饮食难进，则体虚愈重。诚如清·吴鞠通在《医医病书》中所述的“虚不受补之症有三：一者湿热盘居中焦，二者肝木横穿土位，三者前医误用呆腻闭塞胃气、苦寒伤残胃阳等弊”，指出脾胃运化不利或胃气虚弱，以致药食不受，壅塞气机，而成“虚不受补”之象。

鉴于传统的“尚补”观念以及人们滥用补药的不良养生方式经久不衰，历代养生学家在肯定中医传统养生原则“虚则补之”的同时，亦强调实际中当补而补不当或不当补而妄补都会适得其反，而使进补后每每出现徒增虚损甚或变证百出的“虚不受补”之象。因此，常以此说提示世人补虚药食当用之得法，补而有度。运用补虚药食时应首先虑及脾胃功能，以健运脾气为先，选用平补不滞之品，如资生丸、香砂养胃丸等补而不滞、运中有补的药物。待脾胃功能恢复，再施用其他补虚药物为宜。

（姜德友）

àn xū shòubǔ

按虚受补（tonify as required） 根据脏腑、气血、阴阳等不同的虚证表现，选择合适的补虚药物，有目的地进补的养生原则。又称辨证施补。中医辨证论治理论在养生学中的具体体现，是“虚则补之”原则在调补养生中的具体应用。

《黄帝内经》奠定了中医学辨证论治的理论体系，同时也为食疗、药饵的调补养生提供了理论基础。历代医家及养生家在此基础上，针对虚证的防治养生，论述颇为丰富，形成了“按虚受补”的养生原则，主张虚者的补养应辨别五脏六腑、气血阴阳虚象的不同而区别应用。《难经·十四难》中论及“损其肺者，益其气；损其心者，调其营卫；损其脾者，调其饮食，适其寒温；损其肝者，缓其中；损其肾者，益其精”，指出虚证有五脏六腑之异；明·张介宾《景岳全书》指出虽同为虚证，但也有气血阴阳之别，应当“知宜知避”。明·李梴《医学入门》中也指出借助药物补养者，应当量体而用，并强调“有病贪补，而不依证用药，反增痰火”，则不能达到祛病延年的目的。“补法”作为中医八法之一，不论用于治病，抑或用于养生，辨别虚损的具体情况斟酌运用，按虚受补，至今仍是重要的指导原则。

中医理论认为“精气夺则虚”（《素问·通评虚实论》），即正气损伤是虚弱之象产生的原因。而正气损伤每以五脏六腑为目、阴阳气血为纲而有相应不同表现，调补养生旨在利用药物膳食的偏性，“以偏纠偏”，矫正人体体质、阴阳气血、疾病状态的偏性，未雨绸缪、防微杜渐，以防止疾病的发生或进展，而达到养生延年的目的。因此医家及养生学家主张结合药物在寒热温凉的偏性、补益气血阴阳的倾向以及对五脏六腑的侧重等方面的特征，根据虚证的具体表现，有针对性地选择恰当的药物，从而更为准确地纠正相应的虚损症状。

清·韦协梦《医论三十篇》中有“病在于此，而药补于彼”，则如南辕北辙、缘木求鱼，补难有效。“按虚受补”作为针对虚证者的养生原则，提示养生者，见有虚证，应当辨阴阳，别五脏，有的放矢，不可盲目乱补。例如，阴虚有热者误用温热药物，则如火上浇油；若阳虚有寒者妄用寒凉药物，则如雪上加霜。诚如古语所言：“药能中病，大黄圣剂；药不中病，人参亦鸩毒。”因此，调补养生中应根据药与食物性能功效，结合受补者体质状态，遵循“按虚受补”的养生原则，用之得法，从而恢复人体阴阳平衡，使正气充盛，脏腑协调，是养生的根本目标，也是有效途径。

（姜德友）

bǔyáng

补阳（tonifying yang） 针对阳虚体质或阳虚证者的调补方法。又称壮阳、温阳、助阳等。中医养生学中的补阳法源于中医理论指导下的阳虚病证的治法，体现了《黄帝内经》中“寒者热之”的治则治法，符合中医养生学中“虚则补之”“按虚受补”的总原则，可归属于体质养生的范畴。

中医理论认为，人体的阳气如同天上的太阳，有温煦万物、供给能量的作用。一旦阳气不足，机体便失去能量供应，失于温养，就会表现为怕冷、手足不温、精神不振、倦怠乏力、大便稀溏、小便清长等虚寒征象。补阳法就是借助某些具有温热偏性的药、食，补充人体虚损不足的阳气，鼓舞阳气循行周身，从而纠正人体阳虚阴盛的体质偏颇，同时使阳气充足振奋，恢复其原有的温煦、气化等职能，使人体气血、经络、脏腑功能得以正常发挥。

补阳法并非专指补肾阳。由于脏腑百骸皆需要阳气的温养，因此五脏六腑都可能在各自生理功能特点的基础上表现出相应的阳虚症状，如心阳不足、脾肾阳虚等。采用补阳法调补养生时，应根据症状表现定位的不同而具体分析，选用相应的具有针对性的补阳药食。此外，补阳药食多为温热性质，若体质平和、无阳虚者应用，反而容易使体质出现偏颇，产生疾患；若阴虚内热者应用，则“两热相加”，多有“火上浇油”之嫌。因此应用补阳法调补养生时，应当遵循“辨证施补”的原则，辨清体质状态的寒热虚实，合理运用。

（姜德友）

bǔqì

补气（tonifying qi） 针对气虚体质或气虚证者的调补方法。又称益气。《周易·系辞》中提到“天地氤氲，万物化醇”，指出气是构成人体的基本物质，是维持生命活动的根本和动力。因此，中医理论常以气的运动变化来说明人体的生命现象，诚如宋代《圣济总录》所言：“万物壮老，由气盛衰。”人体强弱寿夭与气的盛衰息息相关。人的形体有赖气之充养而强壮不衰，“形以气充，气耗形病，神依气立，气纳神存”（《素问病机气宜保命集·原道》）。因此，历代医家及养生家十分关注气在养生中的作用，如明代万全曾说的“善养生者，必先养气，能养气者，可以长生”，指出维持气的充盈旺盛能达到防病延年的目的。

气虚者除有整体气虚表现之外，尚有因失于气机推动而导致各个脏腑功能减退的表现，诸如脾气虚、肺气虚、心气虚、肾气虚等。中医理论认为，脾是后天之本，是将饮食化生为气血的重要脏器，培补脾气受到历代医家及养生学家的重视，因而也称补气为健脾、补脾或补中等。肺司呼吸，主一身之气，对气的生成和布散有调节作用。因此，调补养生中补气法的应用以补益肺、脾两脏之气，特别是补益脾气为首要原则，同时应视具体症状之不同而进行针对性的补益。

调补养生应辨虚论补，唯有虚者适宜应用补法，且当有的放矢，有针对性地应用，不可盲目信奉补法。多用滥用补品，也会反受其害。补气类药物多有壅滞气机的弊端，应用时要注意与理气类药物同用。

（姜德友）

bǔxuè

补血（replenishing blood） 针对血虚体质或血虚证者的调补方法。又称养血。传统养生理论视气血为人体生命活动重要的物质基础。《灵枢・寿夭刚柔》中的“血气经络胜形则寿，不胜形则夭”，认为气血是维持人体形神不衰的根本，其盛衰与否是人体衰老与否的标志，因此历代医家及养生家将维护气血充盈作为养生益寿的重要内容之一。《黄帝内经》指出“血气虚，脉不通，真邪相攻，乱而相引，故中寿而尽也”，意在说明气血充盈是维系生命的基本条件，因此提出“血气者，人之神，不可不谨养”。明代名医龚廷贤在《寿世保元・血气论》也认为“人生之初，具此阴阳，亦具此血气，所以得全生命者，气与血也。血气者，乃人身之根本耳”，可见欲养生者不可不言气血。

调补养生中，补血法主要通过服食补血类方药实现。中医理论认为血虚对心、肝两脏生理功能的影响最为显著，应用时依据不同脏腑血虚表现的不同恰当地选择方药。《灵枢・决气》中记载“中焦受气取汁，变化而赤，是谓血”，指出中焦脾胃是生血之源，气血充盈有赖于脾气健运。因此，诸多养生家对血虚者进行补血的同时，也十分关注对其脾胃的顾护，使得气血化生泉源不竭。此外，气血不相离，“血不独生，赖气以生之”，因此补血之余亦当辅以补气，使气旺以助血的化生，正如《温病条辨》中所述：“血虚者，补其气而血自生。”

维持气充血足可有延缓衰老的之效，然而不可一味蛮补、呆补，补血类药物多为黏腻之品，滥用、过用有阻碍脾胃运化的弊端，即便应用时也要注意与理气法配合。

（姜德友）

bǔyīn

补阴（tonifying yin） 针对阴虚体质或阴虚证者的调补方法。又称滋阴、养阴、益阴等。中医理论认为，阴阳是万事万物运动的普遍规律，而疾病和衰老的产生与发展也以阴阳失调为其根本。《国医指南》指出“凡人乃阴精阳气合而成之者也。病之起也，亦不外乎阴阳二字，和则生，不和则病”。可见当有阴虚倾向的现象出现时，也是人体疾病的产生之时。中医养生学中的补阴法源于中医理论指导下的阴虚病证的治法，是对《黄帝内经》中“燥者濡之”“热者寒之”的基本治则治法的体现，符合中医养生学中“虚则补之”“按虚受补”的总原则。

阴液对人体五脏六腑、四肢百骸起着濡养、滋润的作用。阴液充沛，则脏腑得以充养，皮肤得以润泽。反之，则脏腑不能正常发挥其生理功能，并有咽干舌燥、口鼻干燥、目干目涩、皮肤干燥、大便燥结等表现。此外，“阴虚则阳盛”，阴虚不能制约阳气，打破阴阳原有的平衡，使得阳相对亢盛而出现“阴虚则热”，见有面颊潮红、五心烦热、潮热盗汗并以午后为甚、心烦失眠、舌红少苔等虚热表现。药与食物禀受天地自然之气而有性能功效的阴阳偏胜，服用后必然会影响人体阴阳的矛盾运动。

对于有阴虚表现的人，可以利用药与食物阴阳属性的偏性，选取一些性偏寒凉、滋腻味重，有助滋生阴液，补充人体亏缺的阴津，并有凉补、滋养、濡润作用的药与食物，从而纠正人体阴虚的偏向，这便是中医养生学补阴法的原理。

需要注意的是，全身脏腑组织均受阴液的濡润滋养，因此阴虚者除有上述整体表现之外，尚有不同脏腑失于濡养而导致的相应脏腑功能失调的表现，如肺阴不足、心阴亏虚、肝肾阴虚等。采用补阴法调补养生时，应视具体症状之不同而选取有针对性的补阴药食。此外，补阴药食多有寒凉偏性，若体质平和、无阴虚表现者应用，反而容易使体质出现偏颇，而生疾患；若阳虚内寒者应用，则易增添寒凉趋势。且补阴药食多为滋腻之品，容易阻碍脾胃的正常生理功能，从而使得食物不能有效地消化吸收而化生“痰湿”等病理产物，对人体造成不良影响。因此，应用补阴法服用补阴药与食物时，应当遵循“辨证施补”的原则，辨清体质状态的寒热虚实，合理运用。

（姜德友）

bǔshèn tiánjīng

补肾填精（invigorating kidney for consolidating semen） 针对肾精亏虚、早衰者的调补方法。又称益肾填精、补肾固精、固肾守精等。传统中医理论中所谓“精”源自先天，禀受于父母，藏在肾中，作为维持生命活动最基本的精微物质，既为脏腑发挥各自的生理功能提供物质基础，也是化生生命、调控生殖及生长发育的本源物质。《素问・上古天真论》中以牙齿、骨骼、头发的生长状况等作为肾中精气盛衰的标志性表现，对肾精随着生命进程从充盛到衰退的过程做了详尽论述，认为肾精维系着人类生、长、壮、老、已的整个生命过程，可见保持肾精充足对人类防病增寿、延缓衰老有着重要意义。

明·张介宾《类经》中也提出“善养生者，必宝其精，精盈则气盛，气盛则神全，神全则身健，身健则病少，神气坚强，老而益壮，皆本乎精也”。历代医家及养生家十分重视维护肾精的充盈不竭，视固护肾精为益寿防衰的养生之道。尽管诸多医家及养生家补肾的具体方法各有侧重，但其防病却疾、延缓衰老的宗旨却如出一辙。

补肾填精法为传统的延缓衰老的养生方法之一，通过服用具有补益肾精作用的药物和食物，填补肾精，改善由于肾精不足所出现的腰腿酸软无力、须发早白、发脱齿摇、记忆力减退等早老体衰表现。历代方书及养生专著中所载延年益寿的方药也多通过补益肾中精气而获效，如“长春不老仙丹”“八仙长寿丸”“龟龄集”等都是久负盛名的益寿方药；从中筛选出某些补肾的药物，如杜仲、巴戟天、熟地黄、枸杞子等，常作为补肾填精的药膳，对改善老年肾虚、骨质疏松、早衰等方面有一定作用。立足于中医理论中肾虚是衰老的根本原因的传统认识，结合现代医学研究，人们发现补肾固精的医方多有调节丘脑-垂体-性腺轴和丘脑-垂体-甲状腺和/或肾上腺轴功能的作用，有助于改善老年人体质，从而起到延年益寿之效。

需要指出的是，尽管传统养生理论认为肾精亏虚与衰老关系密切，但其绝不是早衰的唯一原因，其他尚有气血失和及其他脏腑失调等多方面因素。因此补肾填精法不是延缓衰老的唯一方法，也非人人适用。应用此法应当辨证施补，并结合中医脏腑相关的理论，必要时与其他的调补养生法联合运用，方能发挥最佳的养生效果。

（姜德友）

bǔyì wǔzàng

补益五脏（tonifying five zang viscera） 针对久病、体虚、衰老，见有五脏虚损表现者的调补方法。中医理论中五脏是对肝、心、脾、肺、肾的合称，通过与六腑配合，掌管人体整体的功能活动，调控精神意识，是主宰人体生命活动的基础。《黄帝内经》中首次提出“藏象”这一概念，即脏腑功能活动的外在征象，并且指出“五脏坚固”，则血脉、肌肉、皮肤等组织结构“不失其常”，气、血、津液等物质功能“各如其常”，故能长久，而若“五脏皆不坚”，则“中寿而尽”，认为维持五脏功能不衰是养生延年的核心。其后中医脏象理论日臻丰满完善，对传统中医养生理论也产生了莫大影响，养生学家将之前对精、气、神的关注，渐渐转向以保养五脏为核心的养生理念之上。南朝·梁·陶弘景的《养性延名录》以五味补五脏、五脏应四时为依据，描述四季分别服食相应酸、苦、甘、辛、咸五味的药食，能“助五脏，益气血，辟诸病”。清·尤乘《寿世青编》从调情志、节饮食、保精气等角度，分述如何养护五脏以增寿延龄。保养五脏的养生原则被越来越多的医家及养生学家所关注，也成为调摄保养的重要养生方法之一。

应用补益五脏法仍需遵循“按虚受补”的调补原则，根据脏腑的生理功能以及病理表现，判断相应虚衰的脏腑以及其气血阴阳的虚损情况，辨证施补。若针对虚弱脏腑直接补益，属于直接补法。根据中医五行生克理论，尚有“虚则补其母”的间接补法，即通过补益虚损脏腑的相生之脏而间接发挥补虚脏的作用，如培土以生金（补脾以益肺）、滋水以涵木（滋肾以养肝）等。此外，五脏之间彼此协调相关，一荣俱荣，一损俱损。当脏腑虚损较重，甚或多脏皆虚时，其补法也有兼补与并补之分。兼补即以补益主要虚损之脏为主，同时兼顾其他虚脏；并补则针对多脏并虚，有诸脏同补之意。

补益五脏法多用于素体虚弱、病后体虚及年迈衰老者的调养之中。应用时当辨清虚损的真假虚实，恰当的、有针对性的补益。此外，诸脏之中，尤其应当顾及脾胃功能的强弱，防止虚不受补等不良情况发生。

（姜德友）

bǔqìyào

补气药（qi-tonifying herbs and prescriptions） 调补养生中针对气虚证、气陷证或脾肺气虚体质者应用的具有补益脏腑之气作用的方药。又称益气药。中医传统养生理论十分重视气在人体养生防衰、防病治病中的地位，历代医书中不乏大量关于补气类方药的记载，如五代时期的《日华子本草》称黄芪有“助气壮筋骨”的作用；明代《普济方》有服“神仙饵茯苓延年不老方”能“百日颜色异，肌肤光泽，延年不老”之说；宋·陈直《寿亲养老新书》中也载有用来养老延年的“茯苓煎”等。

补气类方药在调补养生中至关重要。此类方药能够补益脾气、肺气，加强脏腑功能，增强机体抗病能力，从而消除或改善气虚的症状。另外，“气为血之帅”，气有统摄血液之作用，通过补气可以收到生津、生血的效果。调补养生应用此类药物时，应结合药物各自功效特点，针对气虚的脏腑以及相应病证的不同表现选择适合的方药，常用的补气类药物如人参、党参、黄芪、白术等。从药物归经来看，人参、党参、太子参、黄芪皆入脾、肺两经，可补益脾肺之气，其中人参亦为大补元气之药物；西洋参入心、肺、肾经，可用于阴虚火旺及热病气阴两伤之证；白术、白扁豆、大枣皆入脾、胃两经，治疗脾胃气虚之食少便溏、倦怠乏力效果颇佳，尤其大枣一味，尚可治疗血虚萎黄及妇女脏躁等症，在养生药食中应用范围极广；山药入脾、肺、肾经，可以“益肾气，健脾胃，止泻痢，化痰涎，润皮毛”，现代研究表明山药具有补益、助消化、脱敏及降血糖等多重功效；甘草、饴糖、蜂蜜亦是补气之佳品，广泛应用于方剂、药膳及食疗之中。常用的补气方剂如四君子汤、补中益气汤、生脉饮、人参蛤蚧散等在调补养生中亦十分重要。四君子汤有补气健脾的作用，清·程国彭在《医学心悟》中指出“气用四君子汤，凡一切补气药皆从此出也”，可见补益脾气是补气类方药的主要特征。此外，补益肺气也是此类方剂的主要适用范围之一。现代药理研究表明，多数补气类方药具有补气生血、增强免疫力的作用，部分还可以抗氧化、延缓衰老，在调节机体代谢、提高机体适应性方面效果更为显著，可用于治疗高血压、贫血、免疫疾病、消化疾病等。

需要注意的是，虚证往往不独为气虚所致，在应用补气药时应当注意根据兼证与补血药、补阳药、补阴药等配伍使用；另外，补气药性多壅滞，使用时应适当配伍理气药。

（姜德友）

bǔxuèyào

补血药（blood-tonifying herbs and prescriptions） 调补养生中，针对血虚证体质者，应用的具有滋补生血作用以治疗血虚病证的方药。又称养血药。《灵枢·天年》曰：“血气虚，脉不通，真邪相攻，乱而相引，故中寿而尽也。”并提出了面部色泽皖白、脉充盈不足等血虚证的临床表现。血能营养滋润全身，为全身各脏腑组织的功能活动提供营养，“血盛则形盛，血衰则形衰”。血液也是神智活动的物质基础。善养生者善补血。古今养生方药中，收载了许多补血类方药，因其能够补血之虚损，而使面色荣润、精神矍铄，有一定养颜、抗衰老的作用，受到了养生家的关注。

补血类方药在调补养生中至关重要。此类方药多性质甘温或甘平，质地滋润，能补肝养心或益脾，而以滋生血液为主，有的还兼能滋养肝肾。另外，“血为气之母”，血能养气，亦能载气。血盛则气旺，血衰则气少。通过补血亦可起到生气生津的效果。

补血首先是指补肝养血，因为肝是藏血的器官。同时，脾胃之气为生血之源；肾藏精，精可以化生为血；心主血的运行，心又藏神，也与血虚证有关。补血的中药较多，其功能应用各有特点，主要用于血虚证。补血处方常用当归、熟地黄、何首乌、阿胶、白芍等为主药。明·韩懋《韩氏医通·药性裁成章》称“血药不容舍当归”，当归作为补血要药在诸多补血类养生方药中有重要应用。常用的补血方剂如四物汤、当归补血汤、归脾汤等在调补养生中也有广泛应用。现代药理研究表明，多数补血类方药在治疗神经、内分泌、代谢、免疫、心血管、消化、血液、呼吸等系统各类疾病及抗衰老、延年益寿等方面都有一定疗效，尤其在调节机体免疫功能、调节机体代谢、提高机体适应性方面效果更为显著。

虚证往往不独为血虚所致，在应用补血药时应当注意根据兼证与补气药、补阳药、补阴药等配伍使用。另外，补血药多滋腻黏滞，妨碍运化，故凡湿滞脾胃、脘腹胀满、食少便溏者应慎用；必要时应适当配伍健脾消食药，以助运化。

（姜德友）

bǔyīnyào

补阴药（yin-tonifying herbs and prescriptions） 调补养生中，针对阴虚证或阴虚体质者，应用的以滋养阴液、纠正阴虚的病理偏向为主要功效，治疗阴虚证的方药。又称滋阴药、育阴药、养阴药或益阴药。

理论基础 《素问·五常政大论》曰：“阴精所奉，其人寿。”保养阴精，维护阴液充足，五脏六腑、四肢百骸得以濡润充养，自然得以健康长寿。历代养生家在调补养阴方面多有关注，创立记载了补阴类养生方药，如明·倪朱谟《本草汇言》中概括生地黄为“补肾要药，益阴上品”；女贞子补肝肾之阴，《神农本草经》称“久服肥健，轻身不老”；刘禹锡在其诗词中描述枸杞子“上品功能甘露味，还知一勺可延龄”，大赞枸杞子味道甘美，又有轻身不老、益寿延年之效。又如明·龚廷贤《寿世保元》中记载的用于改善阴虚形瘦体弱、筋骨痿弱无力的八仙长寿丸，宋代《圣济总录》中收录的常服能“补填丹田，活血驻颜，长生不老”的二精丸等，也都是以补阴为主要作用的养生方。历代养生家对补阴类方药的记载以及应用经验，为补阴以养生提供了大量值得借鉴的内容。

作用特点 此类方药性质大多甘寒质润，可补阴润燥，有滋液之功效，历代医家多以“甘寒养阴”概括其性用。中医学认为阴虚证当以补阴法治之，补阴法的使用原则在《黄帝内经》一书中已明确提出。《素问·至真要大论》的“损者益之”“劳者温之”，《素问·调经论》的“阳虚则外寒，阴虚则内热”，此乃补阴法之立论依据。

适应范围 五脏六腑都可有阴虚表现，其中肺阴虚、胃阴虚、肝阴虚及肾阴虚较为常见。补阴药各有其专，如沙参、百合、玉竹可养肺、胃之阴，石斛、黄精可滋肾阴，枸杞子、墨旱莲、女贞子滋补肝肾等，应用时需根据阴虚的不同证候进行选择。补阴类方剂常用熟地黄、麦冬、沙参、阿胶、龟甲等为主药组方，代表方如六味地黄丸、大补阴丸、炙甘草汤、一贯煎、百合固金汤等。现代研究认为，这种调节作用与物质代谢及能量贮存等有密切关系。大多数补阴药具有降血糖、降血脂、抗疲劳、调节免疫等作用，有些还有抗肿瘤、保肝、促进精子生成及卵泡发育、抗辐射等作用。

使用注意 补阴类方药适合阴虚体质或在多种慢性疾病过程中见有阴虚表现者的调补，能使其失调的功能恢复至生理平衡状态，以达到“阴平阳秘”。此类药物多有寒凉偏性，若体质平和、无阴虚表现者应用，反而容易使体质出现偏颇，而生疾患；若阳虚内寒者应用，则易增添寒凉趋势。另外，补阴药食多为滋腻之品，容易阻碍脾胃的正常生理功能，从而使得食物不能有效的消化吸收而化生“痰湿”等病理产物，对人体造成不良影响。因此，服用补阴药与食物时，应当遵循“辨证施补”的原则，辨清体质状态的寒热虚实，合理运用。

（姜德友）

bǔyángyào

补阳药（yang-tonifying herbs and prescriptions）

调补养生中，针对阳虚证及阳虚体质者，应用的具有温补阳气作用的方药。又称壮阳药、温阳药、助阳药等。明·张介宾《类经图翼·大宝论》曰：“天之大宝，只此一丸红日。人之大宝，只此一息真阳。”历代医家及养生家将护阳养阳视为增强体质、抗病防衰的重要内容之一，特别是对温壮肾阳尤为重视。明·赵献可《医贯》有“欲世之养身者、治病者，得以命门为君主，而加意于火之一字”的论述，认为养生、治病以保养肾阳为要。历代养生著作中收录了诸多补阳类方药，如《卫生篇》《仁寿录》《年希尧集验良方》等，依据壮肾阳与养生益寿的关系，创立了炉火龟寿集、蟠桃祝寿丹、延龄益寿还阳丹、乌发种子方等抗衰老方，宋·陈直《养老奉亲书》中记载了用于脏腑阳气虚损的雀儿粥、改善肾虚骨弱所致的腰腿无力的羊肾苁蓉羹等。这些都为补阳类方药在调补养生中的应用提供了思路和方法。

肾阳为一身阳气的根本，肾阳充足，则能温煦其他脏腑，进而改善整体的阳虚表现。因此，补阳类方药多以温补肾阳为主，常用的药物如鹿茸、杜仲、菟丝子、肉苁蓉、巴戟天等，补阳养生方诸如金匮肾气丸、斑龙丸、巴戟丸等也被诸多养生著作作为温补元阳的常用方，认为“老人虚人常服，延年益寿”（明·虞抟《医学正传》）。需要指出的是，补阳类药物虽以温补肾阳为主，但阳虚尚有脏腑之别，如心阳不足、脾阳亏虚等，应用补阳类方药应以明确虚损脏腑，辨清标本虚实、轻重缓急，或分五脏而补，或数脏同补为基本补益方法。

（姜德友）

bǔshèn tiánjīngyào

补肾填精药（herbs and prescriptions of tonifying kidney essence）

调补养生中，针对肾精亏虚、早衰者，用以改善和预防因肾精亏虚引起的生长发育迟缓、生殖功能减退以及发白齿摇等早衰表现的方药。又称益肾填精药、补肾固精药、固肾守精药等。

历代养生家均视肾精为维持人体强壮不衰的基本物质，将保肾护精作为养生抗衰老的基本措施。清·陈修园在其《医医偶录》中提到“葆精之道，首宜寡欲，次宜服药”。高濂慨叹“今人天真散失，幻体空虚，不思补髓填精，斡旋造化，长年将无日矣”，认为精髓渐竭而不思填补则难以长寿，并且提出“食药者可以长年”。本草、医方以及养生方中，收载了许多补肾填精类方药，因其能够填补耗损的肾精，而有一定抗衰老的作用，受到了追求延年不衰者的钟爱。

《黄帝内经》中指出了填补肾精类方药的特点，“精不足者，补之以味”。“味”是传统中医理论对药物性能的一种描述。这里主要指针对精髓亏虚者，要应用填补肾精的方药补充，而这类药物多味酸甘咸，富有营养的动植物药物，如紫河车、龟甲一类血肉有情之品。现代研究也证实，填补肾精、调补肾气的方药在恢复和增强机体免疫功能、内分泌功能以及减轻自由基对机体损伤等方面，具有多环节、多层次、多途径的调节作用，通过补肾培元，调动机体代偿潜力，维持内环境的稳定，从而获收延年益寿之效。

历代方书及养生专著中所载延年益寿的方药多通过补益肾中精气而获效，如长春不老仙丹、八仙长寿丸、龟龄集等都是久负盛名的益寿方药，其中筛选出某些补肾的药物，如杜仲、肉苁蓉、巴戟天、熟地黄、枸杞子、何首乌、山茱萸等，也常作为补肾填精的药物，对改善老年肾虚、骨质疏松、早衰等方面发挥一定改善作用。

（姜德友）

bǔyì wǔzàngyào

补益五脏药（herbs and prescriptions of tonifying five zang-organs） 调补养生中，针对五脏虚损者，用于改善久病、体虚、衰老者五脏功能虚弱表现的方药。随着《黄帝内经》初步建立“藏象”理论体系之后，历代医家及养生家对保养五脏以摄生防衰越加关注，不仅在调节情志、节制饮食、节劳节欲等方面注意养护五脏，也利用中药的性能、功效、特征，补益五脏，纠正五脏的虚弱状态，以得享延年之效。南朝·梁·陶弘景在《养性延命录》中记述了药食养生的重要性，提出“古人治病之方，和以醴泉，润以元气，药不辛不苦，甘甜多味，常能服之，津流五脏，系在心肺，终身无患”，认为味甘柔和的药与食物可以滋养五脏，有防病延命的作用。唐·孙思邈的《千金翼方》中单立补养五脏之方，收录了诸如五补汤、补肝汤、温脾汤等方药，以求诸药能“内发五脏”而获养生之效。明·高濂《遵生八笺》中除记载了气功调养五脏之法外，还例举了应四时而养五脏的方药。

历代方书中辑录了诸多补益五脏的方药。明·孙一奎《赤水玄珠》中记载的针对五脏虚损的补益方药颇为经典，曰：“损其肺者益其气，四君子加黄芪、麦冬、五味子、山药之类；损其心者益其营卫，八珍汤加枸杞子、酸枣仁、石斛、柏子仁；损其脾者调其饮食，适其寒温，二陈汤或加白术、益智、白芍、砂仁、人参；损其肝者缓其中，四物汤倍加白芍、甘草、枸杞子、山茱萸；损其肾者，熟地黄、牛膝、人参、五味子、菟丝子、苁蓉之类。此补五脏虚损之大概也。”至于五脏补益的先后主次，各养生家各有主张，如明·汪绮石在《理虚元鉴》中主张补虚当以肺、脾、肾三脏为先为重；明·万全《养生四要》称“肾为元气之根，脾胃为谷气之主……二者当相交养也”，将调养脾、肾视为养生要旨；明·王文禄《医先》则认为调养五脏当以心、脾为主。因此在补养五脏类方药具体应用时应当斟酌具体情况理性选择。

补益五脏类方药有峻补、平补之分。峻补类，宜用于病势急迫而虚极将亡之证，如气血暴脱、阴阳衰竭等，量大力宏，有急救危急之力；缓补类，宜用于慢性虚损性表现者，平调缓补。利用药物补益五脏、调补养生时，多用缓补类药物，量小平和，适合长期服用。

（姜德友）

ējiāo

阿胶（Asini Corii Colla） 马科动物驴的去毛之皮经熬制、浓缩而制成的固体胶。重要的补血滋阴药物。首载于《神农本草经》，又称傅致胶（《神农本草经》）、盆覆胶（《本草经集注》）、驴皮胶（《备急千金要方·食治》）等。

性味归经：味甘，性平。归肝、肺、肾经。

养生功效：阿胶有补血、止血、滋阴、润燥等功能。①养血调经：可用于血虚导致的萎黄、眩晕、心悸及妇女月经不调等症。其补血作用显著，疗效优于铁剂。可与熟地黄、当归、黄芪等补益气血的药物同用。②滋阴润燥：主要用于肺燥咳嗽，热病伤阴，心烦不眠，或虚风内动，手足抽动等症。

阿胶的主要成分是胶原蛋白，水解后可形成多种氨基酸及20多种微量元素，此外还含有硫酸皮肤素和透明质酸等糖胺多糖，因此可作为人体必需氨基酸和微量元素的重要补充来源，从而具有营养机体、加速生长发育、延缓衰老、抗疲劳等功效。其补血止血的机制可能与其中所含丰富的蛋白质、氨基酸和微量元素有关，并同时可改善造血的微环境，提高血红蛋白和红细胞的增长速度。阿胶的药理作用还包括减轻化疗的毒副作用，提高机体免疫功能，维护机体微生态平衡，促进钙的吸收，防治进行性肌营养不良等。

应用：阿胶的常用剂量为3~9g，将阿胶块用开水或黄酒烊化，可单服或兑入药汁中服用。养生食疗多用阿胶膏，用开水冲化饮用，或用温开水送服；亦可加入核桃肉、黑芝麻、桂圆肉、枸杞子、红枣、杏仁等，还可将阿胶制成糖浆、粥、蜜等服用。

禁忌：阿胶滋补作用强，宜在饭前空腹服。其性质滋腻，对于脾胃虚弱、呕吐泄泻、腹胀、胃口不佳、大便溏薄，以及咳嗽痰多、舌苔厚腻者不宜服用。感冒发热、食积停滞、呕吐腹泻时，应暂停服用。此外，极少数人可能出现变态反应，因此过敏体质者慎用。阿胶的保存当置于阴凉干燥处，密闭防潮。其变质现象包括软化粘连、变色发臭、霉变、碎裂等，凡此不宜使用。

（张苇航）

bājǐtiān

巴戟天（Morinda Officinalis Radix） 茜草科植物巴戟天的根。常用的补阳药物。首载于《神农本草经》，又称巴戟（《本草图经》）、巴吉天、巴戟肉（《药材学》）等。

性味归经：味辛、甘，性微温。归肝、肾经。

养生功效：巴戟天有补肾助阳、强筋健骨、祛风除湿的功效。①补肾温阳健骨：巴戟天性甘温，主入肾经，且体润质柔，温而不燥，补而不滞，可温暖下焦，用于年老、体虚者因肾阳亏虚导致的腰膝酸软冷痛、骨痿无力、阳痿遗精早泄、少腹冷痛、小便频数或失禁，妇女子宫虚冷不孕、阴冷阴痛、带下清稀等症。可与肉苁蓉、补骨脂、牛膝、菟丝子等补肾助阳药物同用。②祛风除湿：巴戟天辛温能散，善于祛除寒湿，多用于下肢寒冷痹痛及风湿脚气等症。

巴戟天含多种蒽醌类、黄酮类、环烯醚萜及低聚糖类成分。现代药理研究发现，巴戟天有调节免疫功能、调节甲状腺功能、增强性腺功能、抗衰老、抗疲劳、抗抑郁、保护脑损伤、增强记忆、抗肿瘤、促进骨生长及促进造血等作用，构成其补肾壮阳的药理学基础。

应用：巴戟天煎汤内服的常用剂量为 3～10g，或入丸、散，或熬膏服用。用于防治风湿痹痛时，多浸酒饮用。

禁忌：巴戟天性辛温，阴虚火旺见遗精烦渴、口苦咽干、小便不利、大便燥结等症以及内有湿热者均忌服。

（张苇航）

báizhú

白术（Atractylodis Macrocephalae Rhizoma） 菊科植物白术的根茎。常用的健脾益气药物。《神农本草经》称为术，《本草经集注》始有白术之名。又称山蓟（《尔雅》）、山芥（《吴普本草》）、山姜（《广雅》）、山连（《名医别录》）、山精（《神农药经》）、乞力伽（《南方草木状》）、冬白术（《得配本草》）。浙江於潜一带所产者品质最佳，特称於术。

性味归经：味苦、甘，性温。归脾、胃经。

养生功效：白术有健脾、燥湿、利水、止汗、安胎等功效。①健脾益气：主要用于脾胃虚弱、湿邪内阻导致的食少腹胀、便溏泄泻、倦怠少气、妇女带下等症。其效专入脾胃，可配人参、茯苓等加强益气健脾之功，或配莲子、白扁豆等加强祛湿功效。②燥湿利水：可用于素体痰湿较盛者，见眩晕、水肿、小便不利、风湿疼痛等症。③固表止汗：用来防止表虚自汗易于感冒者，可与黄芪、防风、浮小麦等同用。④安胎：用于妇女妊娠胎动不安，可配当归、白芍、川芎等养血药物。内热者，加用黄芩；腰酸者，加续断、杜仲、桑寄生等。

白术含挥发油、多糖和多种氨基酸、矿物质等。其中挥发油中的白术内酯有较强的调节胃肠功能、促进消化和营养物质吸收、抑制肿瘤和抗炎等作用。白术多糖有提高机体免疫力、缓解脑缺血后遗症及抗衰老等作用。白术中氨基酸种类多，含量高，可增强机体营养，促进物质代谢。白术还有调节免疫、抑制子宫平滑肌收缩、降血糖、促进造血功能、调节自主神经系统、镇痛、利尿等作用。

应用：白术是常用的健脾温补药物，一般煎汤内服，常用剂量为 6～12g。或可熬膏及入丸、散用。燥湿利水宜用生白术，益气健脾宜用炒白术。用麸皮炒黄后的焦白术，燥性较小，功效更偏补脾。

禁忌：白术功效专于健脾，且有燥湿作用，但性偏温燥，易于伤阴，故体质阴虚火旺、津少口渴者忌服。白术又有壅滞中气之弊，气滞胀闷者不宜服用。使用时宜配合砂仁、陈皮、枳壳、生姜等疏利之品。

（张苇航）

biējiǎ

鳖甲（Trionycis Carapax） 鳖科动物中华鳖或山瑞鳖的背甲。常用的滋阴药物。首载于《神农本草经》。又称上甲（《证治要诀》）、鳖壳（《医林纂要》）、甲鱼壳（南京中医学院《中药学》）、团鱼盖（《药材学》）等。鳖甲煎熬成的胶块称鳖甲胶。

性味归经：味咸，性微寒。归肝、肾经。

养生功效：鳖甲有滋阴清热、平肝息风、软坚散结的功效。

①滋补肾阴：鳖甲善于滋阴退热，用于阴虚体质或温病恢复期的骨蒸潮热、唇红面赤、肌肉消瘦、盗汗、脉细数等症，可与青蒿、地骨皮等同用。鳖甲还可通过滋阴来摄纳浮阳、平肝息风，用于阴液损伤导致的手足蠕动、头目晕眩，常与龟甲、阿胶、白芍、牡蛎等同用。②散结疏肝：鳖甲可破郁通肝，软坚散结，可以用于疟疾后腹内结块，即肝脾大，以及妇女血瘀经闭兼气郁症状者，可与三棱、莪术、香附、桃仁、红花等破瘀活血之药配合。鳖甲胶功效以补肾滋阴为主，可以用于年高久病、肾阴亏虚之人进补使用。

鳖甲中主要含骨胶原、碳酸钙、磷酸钙、多糖及多种氨基酸、矿物质及维生素 D 等。现代药理研究证明鳖甲有防止肝、肺等脏器纤维化，抑制肿瘤，增强免疫，降血脂，抗疲劳，预防辐射损伤，提高血红蛋白含量，增加骨密度等多方面作用，可作为常用的滋补营养药物使用。

应用：鳖甲以内服为主，常用剂量为 9～24g。煎汤时宜先煎或久煎。用于养生多熬膏服用，或入丸、散。滋阴潜阳宜用生品，软坚散结多用醋炙或砂炙。鳖甲外用能消疮肿，敛溃疡，止牙痛，治烧烫伤，一般烧灰后研末外掺或调敷。鳖甲胶一般用量 3～10g，烊化冲服。

禁忌：鳖甲性偏寒，故脾胃虚寒、食少便溏者及孕妇慎服。阴虚无热者亦不宜服用。

（张苇航）

dāngguī

当归（Angelicae Sinensis Radix） 伞形科植物当归的根。最常用的补血药物。首载于《神农本草经》，别称干归，又称马尾当归（《本草经集注》）、秦归、马尾归（《本草纲目》）等。根据入药部位，全根习称全当归，根头习称归头，主根习称归身，支根习称归尾。

性味归经：味甘、辛，性温。归肝、心、脾经。

养生功效：当归有补血活血、调经止痛、润肠通便等功效。①补血活血：当归是传统医学中最重要的补血药之一，功专补血和血，补而不滞，可用于血虚血瘀诸证，如面色萎黄、头晕目眩、心悸失眠、肌肤麻木、乏力健忘等症。多以当归为主药，配合熟地黄、白芍、阿胶、龙眼肉及人参、白术、甘草等药，共奏养血益气之功。有用当归与大剂量黄芪配伍，治疗劳倦内伤、血虚气弱，名当归补血汤，取益气以生血之效。②调经止痛：当归为妇科要药，尤擅调理冲、任、带三脉，因此是妇科调经理血止痛最常用的药物，前人称为“血中圣药”“妇科专药”。凡血虚血滞所致的女性月经不调、痛经、闭经、经行腹痛、产后瘀滞腹痛均可使用，多配伍熟地黄、白芍、川芎等。瘀滞明显者可加香附、桃仁、红花等活血化瘀药。除妇科疾患外，当归还可用于血壅不通所致的各类疼痛，如头痛、筋骨酸痛、跌仆伤痛、风湿痹痛、疮痈疼痛等。③润肠通便：当归富含油脂，炮制而成的油当归更有养血滋阴、润肠通便的功效，用于年老体弱、血虚肠燥引起的便秘，可与麻仁、蜂蜜、何首乌、肉苁蓉等同用。

现代研究发现，当归含有挥发油（苯酞类及其二聚体）、有机酸类、多糖类、黄酮类及多种氨基酸和微量元素，对机体的造血系统、循环系统、神经系统、免疫系统等均具有调节和促进作用。主要药理作用包括造血、抗凝血、抗氧化与抗衰老、防止心律失常、抗辐射、抗肿瘤、保肝、镇痛、调节平滑肌、防缺血以保护脏器等，与其功效相一致。

应用：在使用当归时，应根据不同目的选择不同药用部位及炮制方法，如补血用当归身，祛瘀用当归尾，和血用全当归，偏重活血通经用酒制当归，有滑肠之虞者可用炒当归或土炒当归，止血用当归炭。内服煎汤的常用剂量在 6～12g；或入丸、散；或浸酒、熬膏服用。当归亦是制作药膳及进补的重要原料，可炖肉、炖鸡或煮粥，有扶正养血、增强营养的作用。张仲景方中即有当归生姜羊肉汤，用于缓解妇女产后血虚内寒所致的腹中绞痛，亦可用于所有人群的中寒腹痛、虚劳乏力、手足冰冷等症。

禁忌：当归补血力强，又行血活血，因此热盛有出血倾向者忌服，兼有风寒表证者忌服，湿盛中满、饮食不化及大便溏泄者慎服。

（张苇航）

dǎngshēn

党参（Codonopsis Radix） 桔梗科草本植物党参的根。扶正补气的常用药物。又称上党人参（《本草逢原》）、黄参、防党参（《本草镜》）、狮头参（《本草纲目拾遗》）、中灵草（《青海药材》）。

性味归经：味甘，性平。归肺、脾经。

养生功效：党参甘平和缓，是补中益气的常用药物。①补中健脾：用于脾胃气虚导致的食少便溏、倦怠乏力、困倦体虚等症，常配合茯苓、白术、甘草、山药等健脾益气药物同用。②补肺益气：用于肺气虚弱导致的语言无力、咳喘少气、自汗畏风、易患感冒等症，可配合黄芪、五味子补气敛肺。③益气生津养血：用于气津两亏所致的烦渴自汗，以及气血两虚所致的面色萎黄、头晕心悸、脉微细弱等症，多配合黄芪、白术、茯苓甘草等健脾补气药和当归、熟地黄、川芎、白芍等养血药同用，以达到益气生血的作用。

现代药理研究证明，党参含有多糖、多种氨基酸和微量元素，是其作为补益药的物质基础。党参能增加机体的红细胞和血红蛋白，增强造血功能，故有明确的补血作用，对白细胞和血小板减少也有一定疗效。党参可增强网状内皮系统功能，影响环磷酸腺苷的含量，从而提高免疫力。党参还有促强壮、抗疲劳、抗高温、降血压、调节胃肠功能等多种作用，可用于防治冠心病、高血脂症，调节血压，缓解化疗所致的造血功能障碍，预防急性高山反应等。

应用：党参功效类似人参而力逊，但性味平和，不燥不腻，用于日常保健养生较为适合，气虚血亏者尤宜服用。用于生津养血宜生用，用于补脾益肺宜炙用。一般每日服 3~10g，明显虚弱者可加至 15~30g。用于煎汤或入膏滋药，亦可与茯苓、山药、大枣、粳米等共入粥、饭和菜肴。

禁忌：作为补益药物，体内有实邪、气滞中满者忌服。邪实正虚者，不宜单独使用，可配合祛邪药物同用。

（张苇航）

dōngchóng xiàcǎo

冬虫夏草（Cordyceps） 麦角菌科真菌冬虫夏草菌的子座及其寄主蝙蝠蛾科昆虫蝙蝠蛾等幼虫体（菌核）的复合体。补益肺肾的代表药物。冬季菌丝侵入蛰居于土中的幼虫体内，至幼虫全身长满菌丝而死；春夏季由幼虫尸体头部生出此菌的子实体，即成冬虫夏草。冬虫夏草入药首载于清·吴仪洛的《本草从新》，又称夏草冬虫（《黔囊》）、虫草（《本草问答》）、冬虫草（甘肃习称）。

性味归经：味甘，性平。归肺、肾经。

养生功效：冬虫夏草主要具有保肺益肾的功效。①补肺固表：主要用于肺虚不固导致的咳喘、久嗽痰血、畏寒自汗等症，可单味服用，亦可配合人参、胡桃肉等同用。②补肾益精：用于肾精不足所致的羸弱无力、阳痿遗精、腰膝酸痛等症，可配巴戟天、淫羊藿等同用。

现代实验研究证明，冬虫夏草中所含的有效成分主要包括虫草素、核苷类、虫草多糖、虫草酸和甾醇、脂肪酸和氨基酸等。冬虫夏草具有较为明确的免疫调节和抗肿瘤作用，与其所含的虫草多糖类和甾醇类相关。此外，冬虫夏草还有抗氧化、抗疲劳、抗衰老、降血糖、降血脂、防止肺纤维化、保护肾脏、改善心肌缺血等多种药理作用。

应用：冬虫夏草主入肺、肾二经，效能平补阴阳，适用于病后虚损、肺肾两伤，并认为有抗肿瘤作用。其养生作用得到高度重视。传统服用方法为煎汤内服，每次 3~9g；或入丸、散。用于养生调补者，多以虫草数根，单味炖服，或研粉吞服，或与鸡、鸭、猪肉等炖汤服用。冬虫夏草为珍贵药材，以川藏地区、青海、云南等高山草甸地带所产为正宗。每根虫草重量在 0.2~0.7g。在生物学上，虫草属种类约有 500 余种，市场上有亚香棒虫草、凉山虫草、新疆虫草等多种冬虫夏草混淆品，以及人工养殖虫草（又称蛹虫草、北虫草、虫草花），疗效与冬虫夏草有一定差别；更有用淀粉等假造的伪品，及用明矾浸泡或灌注重金属以增加分量的劣质品出现。养生进补时一定要谨慎选用，亦不应将其养生及治疗效用无限扩大。

禁忌：冬虫夏草性味平和，无明显禁忌。但因其为补益之剂，有表邪者当慎用。

（张苇航）

fúlíng

茯苓（Poria） 多孔菌科真菌茯苓的菌核。常用的健脾利湿药物。茯苓在传统医学中的应用历史悠久，《五十二病方》中即有记载，写作“服令”，《神农本草经》又称茯菟，列为上品，称“久服安魂养神，不饥延年”，又称松腴（《记事珠》）、松薯、松苓（《广西中药志》）等。茯苓菌核去皮后的白色部分称白茯苓或云苓，为最常用者；皮后菌核的淡红色部分称赤茯苓；菌核中抱有松根者的白色部分称为茯神；茯苓的外皮为茯苓皮；传统炮制中还有用朱砂细粉拌茯苓者，称为朱茯苓或辰茯苓，用于宁心安神，今已少用。

性味归经：味甘、淡，性平。归心、脾、肺、肾经。

养生功效：茯苓在中药学中属利水渗湿类药物，却具有良好的健脾益气、宁心安神等养生功效，在道家的传统养生中更是重要的服食药物。①健脾渗湿，益气和中：脾气虚弱，定会导致运化不利，湿邪中阻，因此脾虚往往挟湿。茯苓功效既能健脾益气，又能化湿利水，用于脾虚生湿所致的小便不利、食少脘闷、便溏泄泻、咳嗽痰多、惊悸眩晕、带下淋浊等症。常配合党参、白术、甘草同用；痰饮水肿较明显者，可加用猪苓、泽泻、陈皮、半夏等加强利水化湿作用。②养心安神：可用于心神不安、心悸失眠等症，常与人参、远志、酸枣仁等配伍。一般认为茯神的养心安神功效较茯苓更佳。

茯苓的化学成分主要为茯苓多糖和三萜类化合物，还含有蛋白质、脂肪酸、树胶、甾醇及多种微量元素等，具有利尿、免疫调节、保肝、抗肿瘤、抗氧化、抗炎及抗病毒、抗衰老、改善记忆等多种药理作用。其中茯苓多糖是调节免疫功能、抑制肿瘤和保肝等作用的物质基础，而三萜类化合物是发挥利尿、镇静及抗氧化等功能的主要成分。

应用：茯苓药性缓和，利而不峻，补而不滞，斡旋中焦，推动运化，有标本兼治之功，可与阴阳补泻各类药物联合使用，尤适宜脾胃不和、水湿不化诸症。用于健脾宁心时一般使用白茯苓；养心安神可选用茯神；湿邪有化热倾向时，宜用赤茯苓渗湿泄热；水肿明显，可加用茯苓皮利水消肿。茯苓煎汤内服的常用剂量为10~15g；或入丸、散；浸酒及制成膏剂亦可。茯苓是常用的食疗材料，可用来煮粥汤、做菜或制成各种糕点，常食可强壮体质、帮助消化。

禁忌：茯苓作为养生药物，使用范围广泛，无严格服用禁忌。唯因其有利水作用，故阴虚而无湿热、气虚下陷、虚寒滑精者，当慎服。

（张苇航）

gōuqǐzǐ

枸杞子（Lycii Furctus） 茄科植物宁夏枸杞的果实。常用的补阴药物。枸杞入药始载于《神农本草经》，不过药用部位为其根皮，即地骨皮。枸杞子入药的记载见于《名医别录》，又称苟起子（《本草经集注》）、枸杞红实（《宝庆本草折衷》）、甜菜子（《救荒本草》）、西枸杞（《本草纲目》）等。

性味归经：味甘，性平。归肝、肾经。

养生功效：枸杞子有养肝、滋肾、益精、明目的功效。①补益肝肾，养血明目：枸杞子为补精血、益肝肾的要药，善疗肝肾亏虚之证，见头晕目眩、萎黄乏力、眼目昏糊、腰膝酸软、阳痿遗精等。对于血虚之证，可用枸杞子一味长服；若虚阳上扰，可加桑叶、菊花等平肝潜阳；若肝肾阴虚，目失所养，导致两眼干涩疼痛、羞明流泪、视物不清，常与熟地黄、山茱萸、菊花等同用；若肝阴不足，失于柔润，见胁肋隐痛、咽干口燥、舌红少津，可与沙参、麦冬、当归、川楝子同用，以增强滋阴养血作用；若肝肾两亏，筋骨失养，多与杜仲、续断、桑寄生同用，以肝肾、强筋骨。②滋阴生津补虚：枸杞子药性甘润，不仅能补肝肾阴血，亦善补肺之津气。可用于阴虚久嗽，常与贝母、麦冬、百部、知母配伍；亦可用于肺肾阴虚所致消渴，可单味蒸熟嚼服，或合生地黄、黄芪、山药、天花粉等共奏滋阴生津止渴之功。

枸杞子所含营养丰富，包括糖类、多种氨基酸、微量元素、维生素、脂肪酸、醇类，以及超氧化物歧化酶、生物碱类等活性成分，其中枸杞多糖被认为是主要的有效成分之一。现代研究证明，枸杞子有调节免疫、抗衰老、降血脂、降血糖、降血压、护肝、抗疲劳、抗辐射、保护生殖系统、防止骨质疏松、抗肿瘤等多种药理作用，在各类人群的养生保健中都能发挥重要作用。

应用：枸杞子善滋肝、肾之阴津精血，性味平和，为常用的平补之药，在养生方面的应用尤为广泛。凡年老、体虚、久病致肝肾阴血不足者，皆为适合，且可长期服用。内服煎汤剂量一般在6~12g，亦多熬膏、浸酒服用，或入丸、散。日常养生可用水冲泡代茶饮，或蒸熟嚼食。

禁忌：枸杞子虽为养生常用之品，但性甘润偏补，脾虚便溏、中满湿滞、舌苔厚腻，及体质偏实、兼外邪实热者不宜服用。

（张苇航）

guījiǎ

龟甲（Testudinis Carapax Et Plastrum） 龟科乌龟属动物乌龟的甲壳，主要为腹甲。常用的滋阴药物。首载于《神农本草经》，称为龟甲、神屋，《本草纲目》称龟版，又称龟壳（《淮南子》）、元武版、坎版（《药材学》）等。龟甲煎熬成的胶块称龟甲胶。

性味归经：味咸、甘，性微寒。归肝、肾、心经。

养生功效：龟甲有滋阴潜阳、补肾健骨、养心安神、固经止血等功效。①滋补肾阴：用于肾阴不足、阴虚火旺导致的潮热盗汗、惊悸失眠，以及虚风内动导致的头晕目眩、手足蠕动等症。治阴虚发热证常与知母、黄柏、熟地黄配伍；治阴虚阳亢证常与鳖甲、白芍、生地黄、生牡蛎等配伍；治阴虚动风证常与阿胶、鸡子黄等配伍；治心肾不交，失眠怔忡，常与远志、菖蒲、龙骨等配伍。②益肾健骨：用于防治老年人或体弱者腰膝痿弱、耳鸣、遗精、健忘；促进小儿生长发育，治疗囟门不合、骨软行迟、齿牙迟生等，可配合牛膝、锁阳、鹿茸、当归等补肾强筋健骨药。③补血止血：用于阴虚劳热所致的吐血、衄血，以及妇女血热导致的月经过多、崩中漏下。龟甲胶滋补和止血作用较强，多用于肾虚腰痛、痿弱无力，妇女崩漏带下等。

龟甲的成分包括骨胶原、角质、蛋白质、脂肪、甾体化合物，以及多种氨基酸、维生素及微量元素等。现代药理研究发现，龟甲有提高免疫、调节甲状腺及肾上腺功能、兴奋子宫、促进骨生长、减轻神经损伤、延缓衰老等多方面作用。其中调节能量代谢、增强免疫、补血、抗衰老等作用与传统的“滋阴”功效密切相关，而健骨、促进发育、保护神经系统等作用与“补肾”功效密切相关。

应用：龟甲主入肾经，性属纯阴，为滋阴要药，除补肾养阴外，还能通任脉、强筋骨、补血止血。以内服为主，常用剂量为9~24g。煎汤时宜先煎或久煎。或可熬膏服用，或入丸、散。龟甲外用可消疮痈，烧灰存性，研末外掺或麻油调敷。龟甲胶一般用量3~9g，烊化冲服。

禁忌：龟甲性偏寒，脾胃虚寒者及孕妇忌服，阴虚无热者不宜服用。

（张苇航）

héshǒuwū

何首乌（Polygoni Multiflori Radix） 蓼科植物何首乌的块根。常用的补益肝肾精血的药物。唐朝文人李翱著《何首乌录》，称其能够“长筋益精，令人多子，能食，益气力，长肤延年”，其植物有野苗、交茎、夜合、地精、桃柳藤等别称。医药书中的记载最早见于《日华子本草》，又称赤敛（《理伤续断方》）、陈知白（《开宝本草》）、山翁、山精（《本草纲目》）、夜交藤根（《药材学》）、何相公（《中药材品种论述》）等。

性味归经：味苦、甘、涩，性微温。归肝、心、肾经。

养生功效：何首乌有养血滋阴、润肠通便、祛风解毒等功效。①益精血，补肝肾：何首乌药性温和，不燥不腻，能入肝肾而补益精血。用于肝肾精血两亏导致的血虚萎黄、头昏目眩、心悸失眠、腰膝酸软、筋骨酸痛、遗精、带下、耳鸣、须发早白等症，可配熟地黄、当归等增强养阴作用，或配枸杞子、菟丝子、牛膝、补骨脂、黑芝麻等增强补益肾精的功效。②养血祛风，润燥通便：何首乌生用有润肠通便之功，可用于津血亏虚所致的肠燥便秘；亦能养血润燥，可用于血燥生风导致的皮肤瘙痒、疮疹等症。此外，其生用还有解毒消疮作用。

现代研究证明，何首乌含有二苯乙烯类、卵磷脂、蒽醌类、黄酮类、鞣质以及微量元素等活性物质。何首乌的补肾功效与其具有抗衰老、增强免疫、降血脂、抗心肌缺血、改善脑缺血、保护神经、抗骨质疏松等药理作用密切相关。何首乌还具有降脂保肝、抗菌消炎、抗肿瘤、降血糖等作用，常与桑寄生、灵芝、丹参等药物同用，防治高血压、高脂血症及冠心病等。此外，其导致腹泻、可逆性肝损伤等毒副作用可能与何首乌中含有的大黄素等蒽醌类成分相关，使用时凡须注意。

应用：何首乌是传统医学中应用历史悠久的养生药物。医药书中多称其能填补肝肾精血、乌发驻颜、强筋健骨、益寿延年，为滋补养生的良药。何首乌生用味苦，功效偏于润肠、祛风；制后甘味更甚，滋补力增强，适用于补益精血。煎汤内服的常用剂量为3~6g，或熬膏、浸酒，或入丸、散服用。

禁忌：何首乌性补能润，因此大便溏泄及内有湿痰者慎服，亦不宜与萝卜、葱、蒜等物同食，以免降低药力。此外，研究认为何首乌中所含的有致泻作用的蒽醌衍生物有一定肝毒性，生首乌毒性比制首乌更强，因此补益时应多用制首乌，且不宜长期、大量服用，避免损伤肝脏。使用时要注意药物的品种及炮制工艺，在医师指导下服用。

（张苇航）

huángjīng

黄精（Polygonati Rhizoma） 百合科植物黄精、多花黄精和滇黄精的根茎。常用的补虚益气药物。始载于《雷公炮炙论》，又称龙衔（《广雅》）、米脯（《抱朴子》）、菟竹、重楼、救穷（《名医别录》）、萎蕤、仙人余粮（《本草图经》）、山生姜（《本草备要》）等。黄精古时是道家服食要药，被认为是“芝草之精”，《名医别录》将其列在草部之首。

性味归经：味甘，性平。归脾、肺、肾经。

养生功效：黄精具有补脾、养肺、益肾、补精的功效。①养阴润肺：用于肺虚燥咳、久嗽乏力等症，常与沙参、麦冬、贝母等配合应用。②补脾益气：主要用于脾虚引起的面色萎黄、倦怠乏力、食欲减退，常与党参、白术、茯苓等配合应用。黄精功效除补益脾气外，还能养脾胃之阴，如口干消渴者，可单用久服，或与黄芪、山药、天花粉、枸杞子等合用。③滋肾填精：可用于肾虚精亏所致的腰膝酸软、阳痿遗精、眩晕耳鸣、体虚羸瘦、眼目昏花、须发早白等老年人早衰及小儿发育迟缓诸症，常与枸杞子、菟丝子、熟地黄等配合应用。无论肾之阴虚、阳虚者皆可使用。

黄精营养成分丰富，主要含有多糖、甾体皂苷、蒽醌类化合物、生物碱、强心苷、木质素、黄酮类、维生素及多种氨基酸等化合物。研究认为，黄精多糖是其主要药效活性物质。药理研究证明，黄精具有抗衰老、降血糖、降血脂、提高和改善记忆、抗肿瘤、调节免疫、抗病毒、抗炎等广泛作用，构成其作为养生补益药物的基础。

应用：黄精自古即为养生服食要药，可补虚损、填精髓、益气血，有明显的滋补强壮作用，常用于营养不良、年老体弱或病后虚弱者的调治。煎汤内服常用剂量为 9～15g，或用鲜品 30～60g。亦多入丸、散，或熬膏、浸酒服用。黄精还可煎汤外洗、熬膏涂敷或浸酒外搽，用于体癣、疮疡及神经性皮炎等病证。黄精性味甘甜，食用爽口，可制成各类养生药膳，如煮粥饭、炖肉、做汤等。

禁忌：黄精为补益药物，质滑润，因此中寒有湿见泄泻、咳嗽痰多，或气滞明显见腹胀、痞满者不宜服用。动物实验发现，生黄精有一定毒性，因此平时养生应使用炮制或烧熟者。

（张苇航）

huángqí

黄芪（Astragali Radix） 豆科植物膜荚黄芪或内蒙黄芪的根。补中益气的代表药物。始载于《神农本草经》，原名黄耆，又称戴糁，异名有芰草、蜀脂、百本（《名医别录》）、王孙（《药性论》）、绵芪（《药品化义》）、箭芪（《医学集成》）等。

性味归经：味甘，性微温。归肺、脾经。

养生功效：黄芪是临床常用药物，具有补中益气、升阳固表、托毒敛疮、利水消肿等多种功效。①补中益气：可温运生发脾阳，补气力强，是防治气虚证的主要药物，用于体质虚弱、阳气不足，而见内伤倦怠、羸瘦乏力、精神萎靡、言语低微，以及脾虚泄泻、肺虚咳嗽等症，常与党参、白术、甘草、大枣等药配伍。黄芪可通过补益中气而升阳举陷，可用于防治中气下陷导致的内脏器官下垂，如脱肛、子宫脱垂等，多于党参、白术、升麻、柴胡配伍。黄芪具有补气生血和益气活血之效，可与当归配伍，用于气血虚弱诸证；或配合活血化瘀药，用于中风后遗症的康复。黄芪还能通过益气温阳而健运利水，脾虚水肿证多用。脾虚所致功能性低热者，可用黄芪配伍党参、甘草同用。黄芪尚用治气虚津亏所致的消渴，常与生地黄、天花粉、山药、五味子等同用。由于阳气不足导致的疮疡内陷、久不收口等外科疾患，黄芪亦是必用的药物。②固护卫阳：黄芪有补益肺气、固表敛汗之功，可用于表虚自汗证，常与浮小麦、麻黄根、牡蛎等配伍；又多用于预防表虚易于感冒，多与防风、白术同用。

现代研究发现，黄芪含有多种皂苷、黄酮、多糖，以及氨基酸、亚油酸、生物碱、胆碱等复杂成分，对免疫、神经、内分泌、心脑血管、泌尿、消化系统均有重要的调节功能，从而产生抗菌抗病毒、抗衰老、抗疲劳、耐低温、抗缺氧、强心、降血压、降血糖、利尿、保肝、抗肿瘤等多方面药理作用，是其传统疗效的物质基础。

应用：黄芪是补中益气的代表药物，无论在疾病治疗还是养生保健方面皆应用广泛。凡以气虚为根本原因导致的脾肺虚弱、中气下陷、血虚血滞出血、阴津不足、卫阳不固诸证，皆以黄芪为主药。补中益气宜用炙黄芪；益卫固表及利水消肿、托毒生肌宜用生黄芪。一般煎汤内服剂量 9～30g。若久病体衰、阳气虚弱较甚，或中风偏枯的恢复期，可用至 30～60g。或入丸、散、膏剂。黄芪亦多入养生药膳，可泡水代茶饮，或煮粥、炖汤、入菜肴食用。

禁忌：黄芪补气力强，多服可致气滞中满，因此体质偏实无虚、表实邪盛、气滞湿阻、食积停滞、痈疽初起或热毒甚者，以及阴虚阳亢、阴虚火旺等实证、热证，均不宜应用。

（张苇航）

lóngyǎnròu

龙眼肉（Longan Arillus） 无患子科龙眼的假种皮。补益心脾气血的常用药物。名称首见于《开宝本草》，《神农本草经》称龙眼、益智，又称荔枝奴（《南方草木状》）、亚荔枝（《开宝本草》）、桂圆（《药品化义》）、元眼肉（《本草再新》）、龙眼干（《泉州本草》）等。

性味归经：味甘，性温。归心、脾经。

养生功效：龙眼肉有补心脾、益气血、安心神的功效。①补益心脾气血：常用于脾气虚弱所致的痿弱无力、面色萎黄、神疲食少，妇女月经过多、崩漏、痛经，以及产后气血不足、体虚力弱等症，可与黄芪、白术、熟地黄、当归、枸杞子等益气补血药同用。②益气养血，宁心安神：用于思虑过度、劳伤心脾导致失眠健忘、惊悸怔忡等症，常与酸枣仁、远志、当归、茯苓等配伍。

龙眼肉营养丰富，含有多种糖类、脂类、核苷、多肽、多酚、黄酮、氨基酸和微量元素等。现代药理研究证明，龙眼肉有明显的抗应激、抗衰老、抗焦虑、抗肿瘤、抗菌及免疫调节等作用，与其能够增强网状内皮系统活性、提高细胞免疫、清除自由基等药理作用相关，因此具有增强体质、益智防衰、安神助眠等保健养生作用。

应用：龙眼肉善补心脾气血两虚，且无黏腻壅滞之弊，是养生滋补的佳品，妇女月经不调及产后诸症属气血不足者尤为适用。可用龙眼肉一味熬膏常服，或配合其他益气补血药物同用。煎汤内服常用剂量为9~15g，气血虚弱较严重者可加大剂量至30~60g。亦可入丸、散或浸酒服用。

禁忌：龙眼肉性味甘温而润，多服、久服恐有滞气之患，因此胃热、内有痰火以及湿滞停饮、见中满呕吐、舌苔厚腻，或有出血倾向者忌服。

（张苇航）

lùróng

鹿茸（Cervi Curnu Pantotrichum） 鹿科动物梅花鹿、马鹿等的雄鹿带有茸毛尚未骨化的幼角。常用的补阳药物。首载于《神农本草经》，又称斑龙珠（《澹寮方》）。已骨化后的角即鹿角，效类鹿茸而药力薄弱；鹿角煎熬成胶称鹿角胶；煎制鹿角胶后残存的角块称鹿角霜。

性味归经：味甘、咸，性温。归肝、肾经。

养生功效：鹿茸为传统医学中温壮元阳的药物，有壮肾阳、益精血、强筋骨、托疮毒的功效。①补肾壮阳：用于肾阳虚衰所致的神疲乏力、畏寒肢冷、阳痿滑精、尿频遗尿、男子不育、女子宫寒不孕、虚寒性崩漏带下等症，可配人参加强补气助阳之功；或加巴戟天、淫羊藿等加强补肾壮阳功效；或配阿胶、当归、熟地黄、山药、乌贼骨等加强益气补血、收束敛阴功效。②补益精血：鹿茸为血肉有情之品，善填补肾中精血，主要用于精血衰少所致的羸弱无力、神萎面黄、眩晕心悸、耳聋目暗等症，可与熟地黄、枸杞子、山茱萸等同用。③强筋健骨：用于肾之阳气、精血亏虚导致的腰膝酸软、骨弱无力，老人早衰及小儿发育迟缓等证，可与牛膝、五加皮、鸡血藤等药合用。

鹿茸除含大量蛋白质、氨基酸和无机盐外，还有多肽、多胺、多糖及鹿茸精等活性成分，对生殖、免疫、心血管、神经-内分泌系统均有明显作用，主要表现在促进性功能、增强免疫、抗疲劳、强心、抗氧化和抗衰老、抗肿瘤、促进创伤愈合等方面。

应用：鹿茸为养生进补的要药，大补肾中阳气及精血，有明显的强壮作用，并可促进生殖发育功能，预防早衰。体质虚弱，尤其是偏于年老阳虚精衰、易感疲劳及性功能衰退者更为适合。其补益力峻，服用应从小剂量开始，一般研粉吞服或冲服，每次1~2g，虚弱明显者可加至3g；或切片单味炖煮；或入丸、散；亦可浸酒饮用；不入汤剂。冬令膏方进补时，可用鹿角胶煎膏，或烊化冲服。

禁忌：鹿茸性虽柔润，无刚燥之弊，但温热性明显，因此偏实、偏热体质，见阴虚阳亢、血分有热、胃火旺盛或内有痰热诸证，以及兼有外感者均不宜服用，亦不能过量服用，有助火动血之虞。

（张苇航）

màidōng

麦冬（Ophiopogonis Radix） 百合科植物麦冬或沿阶草的块根，是常用的养阴药物。首载于《神农本草经》，又称虋冬（《尔雅》）、不死药（《吴普本草》）、禹余粮（《名医别录》）。

性味归经：味甘、微苦，性微寒。归肺、胃、心经。

养生功效：麦门冬有滋阴润肺、益胃生津、清心除烦等功效。①滋阴清热，润肺养胃：用于肺虚有热导致的干咳少痰、口干、咽喉疼痛等症，常与天冬、生地黄、沙参配伍；或用于胃热伤阴导致的津液不足、烦热消渴等症。②清心除烦：用于阴虚有热所致的烦躁、失眠。可与酸枣仁、远志、茯苓等同用。配伍人参、五味子，还可产生补敛心气的作用，用于心脏气阴不足所致的惊悸怔忡等症。③养阴润燥通便：麦门冬质柔多汁，上开肺气，下润大肠，对于体质阴虚、年老津亏、病后伤津等原因造成的肠燥便秘有清热增液、润燥滑肠的作用，可与生地黄、玄参等药同用。

现代研究证明，麦冬块根中富含多糖、皂苷、黄酮、谷甾醇等多种有效成分，具有促进体液免疫和细胞免疫、抗心肌缺血和心律失常、降血糖、清除自由基、降低血黏度、改善胃肠道功能、抗肿瘤、耐缺氧、抗疲劳等多种药理作用，因此可用于心脑血管疾病、免疫失调、高血糖、肿瘤等疾患的防治，亦可作为延缓衰老、强身健体的养生药物使用。

应用：麦冬甘寒清润，为清补之品，能滋养肺、胃、心阴，善治上中二焦阴虚有热之证。内服煎汤剂量一般为6~12g，阴虚明显者可加至15~30g；或入丸、散、膏剂；或泡水代茶饮。外用可消炎、治烫伤疼痛，以鲜品捣汁外搽。

禁忌：麦门冬性凉偏补，体质偏寒、偏实或体有寒邪、实邪，见虚寒泄泻、湿浊中阻、风寒或寒痰咳喘者均不宜服用。

（张苇航）

nǚzhēnzǐ

女贞子（Ligustri Lucidi Fructus） 木犀科植物女贞的果实。补养肝肾之阴的常用药物。首载于《神农本草经》，称女贞实；《本草正》中名为女贞子，又称冬青子（《济急仙方》）、白蜡树子（《中药形性经验鉴别法》）、鼠梓子（《广西中药志》）。

性味归经：味甘、苦，性凉。归肝、肾经。

养生功效：女贞子有补益肝肾、明目及清虚热的功效，《神农本草经》认为其"主补中，安五脏，养精神，除百疾"。①补养肝肾之阴：用于肝肾阴亏所致的眩晕耳鸣、腰膝酸软、须发早白、遗精等症，多与墨旱莲、熟地黄、当归、枸杞子、菟丝子、桑葚、何首乌等药同用；并有显著的益阴明目功能，用于肝肾不足所致的眼目昏糊、视力减退，常与枸杞子、菊花、生地黄等药配伍。②滋阴清热：用于阴血虚弱所致的骨蒸潮热、口渴盗汗，以及月经过多等有虚热动血倾向之症，可与龟甲、鳖甲、地骨皮、白薇等养阴清热药配伍。

女贞子含有三萜类、醚萜类、苯乙醇类、黄酮类化合物，以及挥发油、多糖类化合物、多种氨基酸、脂肪酸和微量元素，具有免疫调节、保肝、强心、抗炎抑菌、升高白细胞、降血糖及血脂、抗衰老、调节内分泌、抗肿瘤等多种药理作用，是养生保健的理想药物。

应用：女贞子甘苦而凉，滋润不腻，为补阴血要药。主要通过补益肝肾来滋养阴血、强健腰膝、明目，尤适用于肝肾亏虚、虚热内生之证。多为内服，煎汤剂量在6~12g；亦多入丸剂，常与墨旱莲配伍，即防治肝肾阴虚证的基础方二至丸；或浸酒、熬膏。亦可外用敷膏点眼，治疗目暗不明。一般补宜肝肾宜熟用，清退虚热宜生用。

禁忌：女贞子性凉质润，脾胃虚寒、肾阳不足、津液不足、内无虚热等证不宜使用，多用易致滑肠，泄泻者慎服。

（张苇航）

rénshēn

人参（Ginseng Radix Et Rhizoma） 五加科植物人参的根。扶正补虚的首选药物。首载于《神农本草经》。"参"本作"蓡"或"蓡"（《说文》），人参又称人衔、鬼盖（《本经》）、黄参、玉精、血参、土精（《吴普本草》）、地精（《广雅》）、金井玉阑、孩儿参（《本草纲目》）、棒锤（《辽宁主要药材》）等。

性味归经 味甘、微苦，性微温。归肺、脾、心、肾经。

养生功效 人参有大补元气、复脉固脱、补脾益肺、生津止渴、安神益智等功效。①补虚益气：可用于先天不足、后天失养、久病过劳等原因造成的体质虚弱、神疲乏力、形体羸瘦、营养不良、多汗脉弱等症。若伴肾精不足、肾气亏虚，见阳痿、尿频、眩晕、虚喘等症，可配合五味子、蛤蚧、鹿茸等补肾填精。②补肺健脾：用于肺气虚弱导致的短气喘促、举动乏力、声低懒言，以及脾气虚弱导致的倦怠乏力、食欲减退、腹胀便溏等症。③生津止渴：用于阴虚体质者或热病恢复期出现的气津两虚，见口渴、汗多、脉大无力，可配麦冬、五味子以益气敛阴生津。④宁心安神：用于神志不安、心悸怔忡、失眠健忘等属气血两亏导致者，可配合茯苓、远志、酸枣仁、龙眼肉、当归等安神补血药。

人参中的主要活性成分为多种类型的人参皂苷、多糖、脂肪酸与挥发油等。现代研究证明，人参有提高免疫力、增强记忆力、延缓衰老、改善心血管、调节内分泌及物质代谢、抗肿瘤等多种药理作用。人参对机体免疫功能、中枢神经系统和心血管系统具有双向调节作用，如增强自身免疫功能，同时也可调节免疫。人参对中枢神经系统的兴奋和抑制均有影响，可加强大脑皮质的兴奋过程，又可使抑制趋于集中，从而调节神经功能，促进学习记忆。人参皂苷对中枢神经系统有安定、镇痛作用，可清除自由基，增强神经元活力，延缓神经衰老，从而提高机体抗衰老的能力。在改善心血管功能方面，小剂量人参可兴奋心脏，而大剂量人参减弱心脏收缩力，减慢心率，还可扩张冠状动脉、脑血管和眼底血管，改善心肌缺血，增加脑血流量。人参具有兴奋神经-垂体-肾上腺皮质系统的作用，以及促性腺样作用。人参亦能影响糖、脂质和蛋白质的代谢，产生降血糖、调节血脂、促进核酸和蛋白质合成的作用，并能通过提高机体免疫功能和抗肿瘤血管生成等机制达到一定的抗肿瘤作用。

应用 人参分野山参和园参两大类。野山参珍贵稀少，有效成分含量高，主要用于大补元气，适用于极虚弱的患者。人工培育种植的人参称为园参，产量高，养生保健多用。另有将野山参幼苗移栽参地人工培育的品种，称为移山参。此外，产于朝鲜的人参习称朝鲜人参、高丽参或别直参。人参按加工炮制方法又可分为生晒参、白参、红参等，其中生晒参为鲜参晒干或烘干制成，一般用于扶正祛邪、补气安神，应用范围较广；不带红色没有经过蒸制的或经剥皮晒干的人参称为白参；浸在糖汁中晒干、烘干者称糖参，性味甘平，用于健脾益肺，适用人群广泛；经蒸熟后干燥，呈红棕或土黄色者称为红参，其温性较大，主要用于补益阳气，阳虚体质、体虚畏寒、肢冷脉微者更为适合，体质偏热或阴虚者、血压偏高者皆当慎用。

禁忌 服用人参可消除疲劳，振奋精神，增强机体抵抗力，提高对寒冷、高压、窒息、紧张、失血及一些毒物中毒的耐受性。服用方法包括水蒸、煎煮、泡服、磨粉、嚼服等，一般每天剂量以3~9g为宜，空腹服用效果较好；还可用于泡酒或炖煮食材。人参为大补之品，一般冬令进补人参为多。用于养生保健剂量不宜过大，应连续服用一段时间，切忌一次服用过多。体质偏实、偏热者均不宜使用。服用期间不宜饮浓茶，不宜与萝卜同食。若用之不当或长期大量服用，可产生烦躁失眠、头晕头痛、食少腹胀、口干鼻衄，甚至血压升高等不良反应，即现代医学所称的人参滥用综合征。

（张苇航）

ròucōngróng

肉苁蓉（Cistanches Herba）

列当科植物肉苁蓉等的肉质茎。常用的补阳药物。首载于《神农本草经》，又称肉松蓉（《吴普本草》）、纵蓉（《本草经集注》）、地精（《石药尔雅》）、马足、马芝（《宝庆本草折衷》）、苁蓉、大芸（《中药志》）、寸芸（《全国中草药汇编》）等。春季采挖后晾晒干的药材称甜大芸，质量较好；秋季采收者水分多，不易干燥，须入盐水中腌制1~3年，称咸苁蓉或盐大芸，质较次；咸苁蓉用清水浸漂淡后，再干燥使用，称为淡苁蓉；用黄酒炮制者，称为酒苁蓉。

性味归经：味甘、咸，性温。归肾、大肠经。

养生功效：肉苁蓉有补肾阳、益精血、润肠道的功效。①补肾温阳：肉苁蓉温而不热，补而不峻，暖而不燥，专补肾阳亏虚，用于男子阳痿、遗精，女子不孕、带下，以及腰膝酸软、小便频数等症，常与人参、鹿茸、补骨脂、杜仲、熟地黄等同用。②补益精血：肉苁蓉药性柔润，善补精血，并有益髓强筋健骨的作用，用于年老体虚、精血衰少导致的羸瘦乏力、腰痛脚弱、耳鸣耳聋等症，可配合巴戟天、杜仲、桑寄生等增强药效。③润肠通便：肉苁蓉质润多液，温润滑肠，适用于老年肾虚肠燥、病后津液不足、产后津血亏虚导致的便秘，常与麻仁、当归、地黄等润燥养血药物同用，大剂单用亦可。

肉苁蓉含苯乙醇苷类、环烯醚萜类、木质素类、鹅掌楸苷、甜菜碱、谷甾醇、甘露醇等多种生物活性成分，以及多种氨基酸类及多糖类化合物。现代药理研究证明，肉苁蓉具有增强生物体特异性和非特异性免疫功能，抗氧化、延缓衰老、增进记忆、调节神经和内分泌系统、促进代谢、缓泻通便，以及镇痛、消炎、镇静、助创伤愈合、保护缺血心肌、抗肿瘤、抗肝炎等多种作用。

应用：肉苁蓉虽为温补之药，但质润平和，对人体阴阳精血都有补益作用。内服煎汤常用剂量为6~10g；或入丸、散；或用肉苁蓉鲜干片泡水、浸酒、炖汤、煮粥食用；亦可与枸杞子、菟丝子、天麻、锁阳等一起制成药膳或药酒。肠燥便秘者可用肉苁蓉和火麻仁、蜂蜜等炼制成膏，每次服用1~2匙。

禁忌：肉苁蓉温润通便，因此大便滑泄者忌用，肾火偏旺导致的实热便结及阳强易举、精关不固者亦禁用。

（张苇航）

shānyào

山药（Dioscoreae Rhizoma）

薯蓣科植物薯蓣的块茎。补虚健脾的代表药物。山药在《神农本草经》中已有收载，原名薯蓣，又称山芋，后因避唐代宗李豫讳改为薯药；另外唐时已有山药之称，唐代侯宁极《药谱》中便有记载，又因避宋英宗赵曙讳，山药一名遂通行于世。又称怀山药（《饮片新参》），因古怀庆府（今河南省焦作市境内）一带所产最为道地。今江苏、安徽等地所产的山药又称为淮山药，为较常用者。

性味归经 味甘，性平。归脾、肺、肾经。

养生功效 山药为常用的药食两用之品，具有补脾、养肺、固肾、益精等功效。①健脾益气：山药性平和缓，补而不燥，善于补脾，既益脾气，又养脾阴，为脾虚证者的调治要药，用于脾虚乏力、食少便溏、妇女带下等症。可单味服用，或作为药膳原料长期使用；亦多与人参、白术、茯苓等药配伍，共奏健脾益气、利湿止泻之功。伴有食积不化、气滞不行者，可加神曲、炒谷麦芽等同用。此外，山药补气养阴而止渴，可治疗脾阴不足所致的消渴，可单服或与葛根、知母、天花粉、生地黄、黄芪等养阴生津药配伍。②补肺养阴：用于肺脏气阴两虚所致的喘咳无力、无痰或痰少而黏、短气自汗等症，多与沙参、麦冬、百合等益气养阴润肺之品同用；若见年老体弱者，肺虚及肾，肾不纳气，动则气喘，加用熟地黄、山茱萸肺肾并补，纳气归元。③益肾固精：用于肾虚遗精、小便频数者。山药除补肾外，还有固涩作用，但药力不强，须与熟地黄、山茱萸等配合，如六味地黄丸之配伍。兼见明显肾阳虚，见腰膝酸软冷痛、阳痿梦遗者，当与益智仁、乌药、龙骨等同用。

山药块根中除含淀粉外，还有丰富的皂苷、黏液质（甘露聚糖、植酸等）、胆碱、多巴胺、山药碱、糖蛋白、多酚氧化酶及多种氨基酸等生物活性物质，构成其药理作用的基础。现代研究已证明，山药具有调节或增强免疫、改善消化功能、降血糖、降血脂、延缓衰老、抗肿瘤、抗突变、促进肾脏再生修复、调节酸碱平衡等功能。常食可发挥其重要的保健作用。

应用 山药性味平和，补而不滞，上能养肺，中能补脾，下能益肾。但其药性缓弱，用于治疗疾病需配伍他药，作为养生之品尤为适宜，可充分发挥药食两用的功效。山药多为内服，生用偏于养肺益肾，炒用善于补脾止泻。煎汤的常用剂量一般为15～30g，大剂可至60～250g；或入丸、散；或研粉常服。用于消渴病日常调治可用大剂山药煎汤代茶饮。山药可与荤素各类食材搭配制成多种药膳和菜肴，如山药粥、山药汤、山药糕、炒山药等，是日常养生佳品。山药还可外用捣敷，治疗肿毒、冻疮等皮肤疾患。

禁忌 山药虽无明显服用禁忌，但毕竟为补益之品，单食多食亦可能滞气，因此湿盛中满或内有实邪、积滞者不宜多服用。山药不宜生吃。此外，山药皮和黏液中含有皂角素、植物碱等物质，会引起部分人接触过敏，因此处理山药时应避免直接接触。

（张苇航）

shíhú

石斛（Dendrobii Caulis）

兰科植物金钗石斛、环草石斛（又称美花石斛）、铁皮石斛、黄草石斛（又称束花石斛）、马鞭石斛等的茎。常用的养阴药物。其植物《山海经》中已有记载，作为药物首载于《神农本草经》，列为上品。又称林兰（《神农本草经》）、禁生、杜兰、石蓫（《名医别录》）、悬竹、千年竹（《植物名实图考》）等。其中，铁皮石斛等少数品种的嫩茎，进行特殊加工后成螺旋状或弹簧状，商品称为耳环石斛，习称枫斗；产于安徽省霍山县的美花石斛又称霍山石斛或霍斗，俗称米斛，二者均为石斛之上品。

性味归经：味甘，性微寒。归胃、肾经。

养生功效：石斛具有养胃生津、滋阴除热。①养胃生津：石斛性味甘寒，善于滋养肺胃之阴，适用于病后津伤或阴虚体质导致胃阴不足，出现口干烦渴、胃痛干呕、舌红少苔等症。多配生地黄、麦冬、沙参、天花粉等药，加强养阴生津作用。②滋阴清热：石斛性凉，能滋肾阴、除虚热，用于阴虚发热、口渴盗汗等症。③明目强腰：石斛还可通过补肾益精之功达到壮筋骨、明眼目的作用。由于肾阴亏虚导致的腰膝酸痛、萎软无力、眼目昏花皆可使用。可根据具体情况与生地黄、杜仲、牛膝等滋肾壮骨之药，或枸杞子、菊花、决明子等养阴明目之药同用。

石斛的主要有效成分为多糖及生物碱，此外还有酚类、氨基酸、挥发油等。现代药理研究证实，虽然石斛品种来源不同，但皆有增强免疫、抑制肿瘤、抗氧化、延缓衰老、降血糖及防治白内障等作用，对消化系统、心血管系统亦有一定的调节作用，是较为理想的保健养生药物。

应用：石斛为养阴要药，可滋三焦之阴，但以清胃热、养胃阴为主。清热而不过于寒凉，养阴而不偏于滋腻，效用缓和，适宜养生保健之用。石斛种类繁多，又有鲜品、干品和酒炙等不同炮制方法，应根据具体情况选用。一般热邪较盛、津亏明显者宜选用鲜石斛；胃虚挟热伤阴者宜用干石斛；偏于滋肾健骨，可选用酒炙石斛。内服煎汤常用剂量为6～12g，鲜品加倍；或入丸、散；或熬膏；或制成药膳。平时养胃滋阴多用干石斛适量，泡水代茶饮，亦可加入麦冬、枸杞子。枫斗与霍斗品质高而价昂，养生调理多用，一般不入复方汤剂，如用则须另煎。

禁忌：石斛应用范围虽广，但其性偏寒，寒湿和虚寒体质以及阴液未伤、热未化燥、脾胃虚寒者不宜服用。

（张苇航）

shúdìhuáng

熟地黄（Rehmanniae Radix Praeparata）

玄参科植物地黄的块根，经加工蒸晒而成，是最具代表性的补血药物。地黄一药始载于《神农本草经》，使用颇早，但以鲜地黄、干地黄应用为多。熟地黄的应用见于《本草图经》，《景岳全书》中又称熟地。其炮制除蒸熟晒干者（蒸熟地黄）外，亦有加黄酒蒸熟者（酒熟地黄）、加姜与酒拌炒者（姜制熟地黄）、加砂仁制者（砂仁制熟地黄）以及炒炭应用者（熟地黄炭）。

性味归经 味甘，性微温。归肝、肾经。

养生功效 熟地黄有补血滋阴、益肾填髓的功效，是应用最为广泛的补血药物，效强力专。①补血滋阴：用于血虚萎黄、眩晕心悸，以及冲任虚损、月经不调、崩漏或闭经等症。为补血主药，常与当归、白芍、川芎等配伍。②补肾填精，益肝养血：熟地黄药性滋腻沉降，下入肾经，可填补精髓，又可补益肝肾阴血，可用于年老或病后出现的肾精不足、肝肾两亏证，见羸弱乏力、头目眩晕、耳鸣耳聋、腰膝酸软、遗精阳痿、须发早白、不孕不育等表现，以及小儿发育迟缓、老人早衰等。常配伍山药、山茱萸等药物，即“六味地黄丸”中的“三补”药；或与何首乌、枸杞子、龟甲胶等益精填髓药同用。熟地黄功擅补肾，因此无论肾阴不足还是肾阳亏虚，均可应用。若见阴虚火旺、潮热盗汗、消渴便秘，可加知母、黄柏；若肾阳不足、畏寒肢冷者，多与附子、肉桂同用，即张介宾所谓“善补阳者，必于阴中求阳”之意。若肝肾不足，见头晕目眩、眼目昏糊，常与菊花、枸杞子等配伍应用。

地黄的主要化学成分包括环烯醚萜及其苷类、糖类、氨基酸及微量元素等，营养物质与活性成分丰富，但对于不同炮制方法与有效成分的研究相对较少。熟地黄的药理作用主要包括增强人体的造血功能、抑制中枢、调节免疫、增强记忆与抗衰老等，与其滋补作用相对应。

应用 熟地黄一药为蒸制之品，甘温之性明显增强，又偏于滋腻沉降，守而不走，专入下焦肝肾，补血填精力强，对于血虚、肾虚、肝肾两虚诸证皆是必需的主要药物。一般内服煎汤，剂量在9~15g。用于日常调补多入丸、散，或熬膏、浸酒服用，为进补之剂中不可或缺者。若如嫌其滋腻过度，可选用姜制或砂仁制熟地黄，以促使其运化。

禁忌 熟地黄为大补之药，其性滋腻，易助湿碍胃，因此脾胃虚弱、少食难运、湿阻胸闷、气滞痰多、腹满便溏者及体质偏实、偏湿者均不宜应用。若血虚、肝肾不足证兼有脾胃运化不良者，应配合陈皮、砂仁等理气健胃药同用，减少其滋腻碍胃之性。服用时，忌与萝卜、葱白、薤白、韭白等食物同服，以免消减药性。服用时应注意其对消化功能的影响，如有食欲减退、腹胀、恶心呕吐、舌苔厚腻等表现，即当停服。

（张苇航）

tiāndōng

天冬（Asparagi Radix） 百合科植物天门冬的块根。常用的养阴药物。首载于《神农本草经》，有“久服轻身益气，延年不饥”之说。又称虋冬（《尔雅》）、大当门根（《石药尔雅》）、天门冬。

性味归经：味甘、苦，性寒。归肺、肾经。

养生功效：天冬效能滋阴润燥、清肺降火。①养阴清热，润肺益肾：可用于肺阴不足导致的燥热咳嗽、少痰、口干、咽喉肿痛等症，常与麦冬、生地黄、沙参配伍；或用于肾阴不足、热病伤阴导致的阴虚内热、津少口渴，常与麦冬、生地黄、石斛同用。②滋阴增液，润肠通便：可用于津液不足的肠燥便秘，多配伍麦冬、生地黄、麻仁、肉苁蓉等药物。

天冬含有多种化学成分，除皂苷、多糖、多种氨基酸、谷甾醇外，还有丰富的维生素、微量元素、豆甾醇、糖醛、内酯、黄酮、蒽醌及强心苷成分，具有镇咳祛痰平喘、免疫抗炎、抗血栓形成、抗肿瘤、清除自由基、延缓衰老等多种药理作用，是养生保健的重要药物。

应用：天冬甘寒清润，主入肺、肾二经，可同时作用于上、下二焦，肺肾阴虚证尤为适宜。煎汤内服的常用剂量在6~12g；或入丸、散；又可绞汁熬膏服用。外用可拔疔毒、治湿疥，多用鲜品捣敷或绞汁外涂。

禁忌：天冬虽为补药，但性寒质润，脾胃虚弱所致寒湿泄泻者忌用，外感风寒咳嗽者不宜使用。

（张苇航）

xiānmáo

仙茅（Curculiginis Rhizoma） 石蒜科植物仙茅的根茎。温肾壮阳的常用药物。始载于《雷公炮炙论》，又称独茅根、婆罗门参（《开宝本草》）、蟠龙草（《生草药性备要》）、地棕根（《分类草药性》）、仙茅参（《中药志》）等。

性味归经：味辛，性热，有毒。归肝、肾、脾经。

养生功效：仙茅的主要功效为温肾壮阳、祛除寒湿。①温肾壮阳：用于年老、久病、体虚等因素导致的肾阳不足、命门火衰证，见阳痿遗精、小便失禁、腰膝酸软、精冷不育、宫寒不孕等，尤善于治阳痿遗精之症，常与淫羊藿、菟丝子、山茱萸等同用。②温阳散寒，祛湿止痛：用于下焦虚寒所致的腰膝脘腹冷痛拘挛、筋骨软弱、寒湿痹痛等症，可与独活、杜仲、桑寄生、续断等同用。现代临床亦用于妇女更年期综合征、高血压及其他慢性疾病见有肾阴、肾阳两虚的复杂证候者，常配伍淫羊藿、知母、黄柏、当归等，有调理阴阳的功效。

根据当前研究，仙茅主要含有酚及酚苷类、四环三萜皂苷类、木质素类、生物碱类、黄酮类、多糖类、挥发油及微量元素类等活性成分，主要具有抗骨质疏松、抗肿瘤、增强细胞免疫、抗氧化、促进性功能、延缓生殖系统衰老、保肝、抗炎等多种药理作用。因此可用于阳痿、不育、骨质增生或疏松症、老年性尿道综合征、性功能减退、慢性前列腺炎、乳腺增生、功能性子宫出血、闭经等疾病的调治。

应用：仙茅为补阳温肾的专药，可用于防治各类属肾阳不足、命门火衰的老年性疾病，以及更年期综合征或其他慢性疾病的调治。以内服为主，煎汤常用剂量为3~10g，或入丸、散，或浸酒。若治疗男子阳痿不举，可配淫羊藿、五加皮一同浸酒饮用。

禁忌：仙茅药性辛燥，易于伤阴动火，阴虚发热、虚火上炎、口干咽痛者忌服。孕妇忌服。亦不宜与牛奶同服，以免减弱药力。

（张苇航）

yínyánghuò

淫羊藿（Epimedi Folium） 小檗科植物淫羊藿、箭叶淫羊藿、巫山淫羊藿、朝鲜淫羊藿、柔毛淫羊藿等的茎、叶。常用的温肾壮阳药物。名称首见于《神农本草经》，又称刚前，常用异名还有仙灵脾（《雷公炮炙论》）、黄连祖、放杖草、弃杖草（《日华子本草》）、三枝九叶草（《本草图经》）等。

性味归经：味辛、甘，性温。归肝、肾经。

养生功效：淫羊藿具有补肾壮阳、祛风除湿、强筋健骨的功效。①补命门，助肾阳：是防治肾阳不足的常用药物，尤其适宜用于阳痿、遗精、不育、尿频等症，补肾壮阳力强，常与鹿茸、仙茅、山茱萸、肉苁蓉等药配伍应用。②祛寒湿，止痹痛：可祛寒除湿止痛，可用于肾阳不足所致的腰膝酸软冷痛、下肢痿弱不仁、风寒湿引起的肢体、关节疼痛等症。现代临床亦与知母、黄柏、当归等药配合，以调理肾中阴阳，多用于妇女更年期综合征。

淫羊藿的主要化学成分有淫羊藿总黄酮、淫羊藿苷和淫羊藿多糖，还有生物碱、木脂素类、蒽醌类、花青素、植物甾醇、萜类化合物、绿原酸和必须脂肪酸、微量元素等营养成分和生物活性成分，研究认为黄酮类化合物是主要的生物活性物质。现代研究证明，淫羊藿对人体生殖系统、心血管系统、免疫系统及骨组织皆有明显作用，可调节免疫、增强性功能、抗骨质疏松、延缓衰老、改善记忆力、降血脂、降血压、抑制肿瘤等，适合中老年人的养生保健。

应用：淫羊藿功专温补肾阳，多用于肾阳虚衰所致的性功能减退、筋骨萎软疼痛麻木、风寒湿痹等证。内服煎汤常用剂量为6~10g，阳虚明显者可用至15g；或浸酒、熬膏；或入丸、散。若要充分发挥壮阳、通络之功，单味或配合巴戟天、仙茅、锁阳、肉苁蓉等药浸酒饮用效果更佳。

禁忌：淫羊藿性温热，故素体阴虚、相火易动导致虚阳易举、梦遗不止、便赤口干、强阳不痿等症者，忌服。

（张苇航）

gāofāng

膏方（herbal paste） 以其剂型为名，属于中医学丸、散、膏、丹、酒、露、汤、锭八种剂型之一。又称膏剂。“膏”的含义较广，若指代形态，以凝而不固称膏；若指代物品，以油脂为膏；若指代口味，以甘姜滑腴为膏；若指代内容，以为物之精粹；若指代作用，以滋养膏润为长。

膏剂有外敷和内服两种，外敷膏剂是中医外治法中常用药物剂型，称为膏贴。除用于皮肤、疮疡等疾病以外，还在内科和妇科等病症中使用。内服膏剂，经过历代医家改进，作为调补之佳品，民间称之为膏滋药。现代所说膏方多指内服膏剂。其因具有滋养补益的作用，作为滋补药的一种制剂形式，广泛地使用于内、外、妇、儿等疾病的患者，以及大病后体质虚弱的患者。根据中医基础理论，膏方是具有良好营养滋补身体、预防和治疗综合作用的成药制剂之一。在大型复方的基础上，膏方的处方和制作都需要根据患者的不同体质和不同临床表现，药液经浓煎后，掺入某些辅料，如阿胶、黄酒、糖等，而制成的一种稠厚状半流质或冻状剂型。膏方和汤剂的处方一样，处方中的药物应该尽可能地选用道地药材，因为道地药材品质有保证，疗效优良，是经过成百上千年的使用、培育而形成的。膏方的制作过程需要严格的操作，只有经过精细加工，才能成为上品膏方。

历史沿革 膏方历史十分悠久，起源于汉代之前。《黄帝内经》中就有关于膏剂的记载，如“马膏”，主要供患者外部使用。东汉·张仲景的《金匮要略》记载有大乌头膏和猪膏发煎。其中，猪膏发煎是内服用膏剂的最早记载之一。唐·孙思邈的《备急千金要方》中个别“煎”剂尤具特色，大概已与现代膏方制剂大体相一致。另外，唐·王焘的《外台秘要》也有“煎方六首”的记载。

宋代“膏”在文献上的记载逐渐代替“煎”，虽然其制作基本上沿袭了唐代的模式，但是用途却日趋广泛，如南宋时候洪遵《洪氏集验方》所收载的琼玉膏，一直沿用至今。同时，膏方中应用动物类药物的习惯也流传了下来，这就是“草木无情，血肉有情”，动物药比草本植物的补益作用更大。另外，有一些膏方兼有治病和滋养的作用，如《圣济总录》栝蒌根膏。

明代的膏方更趋于完善和成熟，表现为两个方面，一是膏方的命名正规，二是制作规范。“膏”是专指滋补类方剂名称，“煎”是指水煎剂的名称。在明代，膏方的数量增加迅速，有力地证明了膏方的临床运用广泛，为广大人民所喜闻乐见和接受，并广为各类方书记载。膏方的组成简单。流传至今的明代膏方的代表，有洪基《摄生总要》的“龟鹿二仙膏”、龚廷贤的《寿世保元》“茯苓膏”，以及张景岳的“两仪膏”等。

清代的膏方不仅在民间广泛流传，而且在宫廷中亦得到广泛的使用，如《慈禧光绪医方选议》有内服膏滋方近 30 首。晚清时膏方的药物组成趋于复杂化，如张聿青所著的《膏方》，其中膏方用药往往已达二三十味之多。清朝的膏方收膏常选加阿胶、鹿角胶等，并强调辨证而施，此对后世医家影响较大。

近现代的膏方在上海流行，在江浙及广东一带亦广受青睐。

制膏原则 膏方一般由二三十味中药组成，属于大方、复方范畴。另外，膏方的服用时间较长。因此，制作膏方应注重针对性，即是指应该针对患者的疾病性质和体质类型，经过辨证论治，再配方制膏，达到一人一方，量体用药。只有这样才能达到增强体质、祛病延年的目的。另外，膏方中多数含有补益气血阴阳的药物，其性黏腻难化。所以，若不顾实际情况，一味地应用纯补峻补的药物，每每会妨碍气血，使血脉不畅，不利于气机的“升降出入”。所以膏方的处方，要求以辨证论治为基础，讲究配伍用药。

重视脉案书写，注重辨证立法论治 膏方的脉案，虽然具有其写作特色，但是古今时代的不同，所以应该贴近当今时代的脉搏。膏方脉案，应理法方药详备，书写工整，既有人文和艺术韵味，又能体现中医擅长于疾病调养的特色。膏方是滋补强壮的补益方药，更是治疗慢性疾病的优选剂型。医者应该从患者错综复杂的症状中，分析出病因、病机和病位，借此衡量正邪之关系，探求病源，从而确定方药。只有这样，才能探寻源流，固本清源。中医的理、法、方、药特色，应该在膏方的脉案中得到充分的体现。另外，正确、科学和贴切地书写脉案，这样才能保证治疗的有序和准确。切忌将辨证论治的科学性还原为“头痛医头，脚痛医脚”的经验医学。

注重体质差异，必须量体用药 人体体质的虚弱或偏颇，是病邪得以侵袭、疾病得以产生的主要原因，而体质每因年龄、生活境遇、先天禀赋、性别、后天调养等不同而各有差异。所以选方用药因人而异，如老年人脏气衰退、气血运行迟缓，膏方中多佐行气活血之品。妇女以肝为先天，易于肝气郁滞，故宜辅以疏肝解郁之药。小儿为纯阳之体，不能过早服用补品，如果确实需要，多以甘淡之品调养，如四君子、六味地黄等。中年人负担堪重，又多七情劳逸所伤，治疗时多需补泻兼施。除此以外，又有诸多个体差异，均需详细分析，根据具体情况，制订不同的治疗计划。这正是中医治疗策略的深刻体现，在人类年幼的时候，助其成长；在年壮的时候，助其精力旺盛，应对工作；在年老的时候，延缓衰老。

调畅气血阴阳，务必以平为期 中医的治疗本质是利用药物的偏胜之性，借此纠正人体阴阳气血的偏颇之质，达到“阴平阳秘，精神乃治”的目的，这是中医养生和治病的基本思想，也是制订膏方的主要原则。人的生命具有生、长、壮、老、已的过程，中老年人脏气渐衰，脾胃的运化功能下降，常会呈现出虚实夹杂病理状态。如果医者对此不加辨析，误投补益药物，这就是“补其有余，实其所实”的误治。所以膏方的用药，既要考虑“形不足者，温之以气”和“精不足者，补之以味”的补益原则，又应根据病者的证候，针对瘀血、痰饮、水湿等病理产物，适当地加以行

气、活血、渗湿之品，“疏其血气，令其条达”，而取得阴阳平衡的结果。

斡旋脾胃升降，以“喜”为补 清代著名医家叶天士曾指出“食物自适者即胃喜为补”，这成为临床药物治疗疾病和食物调养体质的重要法则之一。这样的原则，同样适合于膏方的制订。在正常情况下，口服膏方后，如果胃中舒服，消化吸收顺畅，就很容易达到补益的目的。所以制订膏方，应该佐以运脾健胃之品，可以采取檀香拌炒麦芽，醒脾开胃；或用桔梗、枳壳，升降协调；或配伍陈皮、山楂、神曲，消食化积。尤其是苍术一味，气味辛香，为运脾、祛湿的重要药物，将其加入众多滋腻补品中，则能消除补药黏腻之性，以资脾运之功。另外，中医习惯在服用膏方进补之前，服用“开路药”，其目的是先用汤剂祛除外邪，消除宿滞，运脾健胃，调整患者服用膏方前的身体情况。这也是医者处处照顾脾胃的运化功能的体现。

着意通补相兼，处方动静结合 用膏方进补期间，既不能单纯呆补，又不宜孟浪攻伐。膏方的处方常取法于通补兼施、动静相合、并行不悖。民间常以阿胶制膏进补，所以时有腹胀、便溏等不良反应发生，多因其不符合“通补相兼，动静结合”的原则。补品为“静药”，必须配合辛香走窜之“动药”，动静结合，才能补而不滞。临床可针对中老年人常见的心脑血管病，如高血压、高血脂、冠心病、脑梗死、糖尿病等，辨证选用“动药”。例如，取附子温寒解凝，振奋心阳；取大黄、决明子通腑排毒，降低血脂；取葛根、丹参活血化瘀，净化血液等，与补药相配，相使相成，而起到固本清源之效。

膏方之制订，遵循辨证论治法度，具备理、法、方、药之程序，不仅养生，更能治病。因膏方服用时间长，医者必须深思熟虑，立法力求平稳，不能有偏差。如果处方偶有疏忽，治疗的方向与病情不合，不仅仅浪费了药材，也延误患者的病情。这是医者与患者共同遭受的损失。所以，开具一般处方容易，而临床使用膏方较难。

主要内容 膏方的组成按照药物的性质可分为三部分，即饮片、胶类及糖类。三者的选用，需要辨证施治的指导，即是根据个人情况不同而选择不同的药材。饮片是起主要治疗作用的中药。胶类一方面供制作过程中收膏用，另一方面具有滋补作用，如阿胶之养血止血、滋阴润肺，鹿角胶可温肾助阳、生精补髓、活血散结等。糖类主要为了改善口感，另可补中缓急。按照膏方中药物的作用可分为滋补药、对症药、健脾药和辅料四部分。滋补药具有益气、补血、养阴或温阳等功能，常用的有人参、黄芪、熟地黄、麦冬、冬虫夏草、紫河车等；同时，可以配合使用理气化湿、清热、祛瘀之剂，以增强滋补的效果。对症药是针对患者当时主要病证的药物，兼顾祛病和滋补。应用于膏方的滋补药多属于黏腻呆滞之品，长久服用，容易影响脾胃的运化功能，造成闭门留寇的后果。所以，一般需要在膏方内加用陈皮、砂仁、焦山楂、炒麦芽、白术等健脾药。这样才能起到加强吸收的作用，达到补而不滞的目的。另外，膏方的辅料主要包括调味的糖类以及收膏的胶类等。辅料关系到膏方的收膏和品味环节，也需要仔细甄选。

根据膏方制作过程是否加入蜂蜜可分为清膏和蜜膏。制作膏方的中药经过煎煮浓缩后，直接收膏者为清膏，收膏时加入蜂蜜称为蜜膏（又称膏滋）。后者尤其适合于年老体弱，或有慢性病的患者。根据膏方中是否含有动物胶、胎盘或鹿鞭等动物药，又可将其分为素膏和荤膏。素膏由中草药组成，不易发霉，四季均可服用；荤膏中则含有动物胶（药），多属温补之剂，且不易久存，一般冬季服用。

养生功效 膏方的养生功效大致包括以下几方面。

补虚扶弱 凡气血不足、五脏亏损、体质虚弱，或因外科手术、产后，以及大病、重病、慢性消耗性疾病恢复期出现各种虚弱症状，均应冬令应用膏方进补。这样的膏方进补策略，能有效地促使虚弱者恢复健康，增强体质，改善生活质量。

抗衰延年 老年人气血衰退、精力不足、脏腑功能低下者，可以在冬令进补膏滋药，以抗衰延年。人到中年，由于机体各脏器功能随着年龄增长而逐渐下降，经常容易出现头晕目眩、腰酸腿软、神疲乏力、心悸失眠、记忆减退等证候。针对这些证候，进补膏方可以起到增强体质，防止早衰的作用。

纠正亚健康状态 膏方对调节阴阳平衡，纠正亚健康状态，使人体恢复到最佳状态的作用较为显著。在节奏快、压力大的环境中工作，不少年轻人因精力透支，出现头晕腰酸、疲倦乏力、头发早白等亚健康状态。针对早期出现的亚健康状态，进补膏方可使其恢复常态。

防病治病 针对患者不同病证开具的膏方，起到防病治病的

功效，尤其对处于康复期的癌症患者，由于经过化疗后，造成免疫力的低下，容易反复感冒。在冬令服食扶助人体正气的膏滋药，不仅能提高免疫功能，而且能在人体内贮存丰富的营养物质，有助于防复发、抗转移、防感冒、增强抵抗力。

应用范围 ①慢性病患者的进补：原来患有慢性病，冬令季节，可以结合其他的病证，一边施补，一边治病，这样对疾病的治疗和康复，作用更大。从临床应用膏方的情况来看，不但内科患者可以服用膏方，妇科、儿科、外科、骨伤科、五官科的患者都可以服用膏方，气血阴阳津液虚弱的患者也都可以通过服用膏方，以期达到除病强身的目的。②亚健康者的进补：现代社会中青年工作生活压力和劳动强度很大（主要表现为精神紧张、脑力透支）。同时，频繁的应酬、无度的烟酒嗜好、长期不足的睡眠时间，均可造成人体的各项正常生理功能变化，抗病能力下降，从而使机体处于亚健康状态。这就非常需要适时适度地进行全面的调理。膏方疗法是最佳的选择。③老年人的进补：老年人，由于其生理特性，人体的各种功能，都将随着年龄增长而趋向衰退。冬令进补，能够增强体质，延缓衰老。④女性的进补：对于女性来说，脾胃主全身元气，脾胃虚弱，元气不足，就容易造成女性衰老。若脾胃能吸收饮食中的营养，充分滋养全身脏器及皮肤腠理，当脾胃正常运转时，全身的营养不断得到补充，人的抗衰老能力、生命力随之增强，脸部就会红润，皮肤就会充满光泽和弹性。⑤儿童的进补：小儿根据生长需要可以适当进补，尤其是小儿反复呼吸道感染，久咳不愈，厌食、贫血等体虚的患儿宜于调补。

注意事项 ①冬令进补：膏方，又有人习惯称其为冬令膏方，顾名思义是在冬令季节里服用。因秋冬季节人体为适应外界渐冷的气候会做出相应的调整，血液在消化道为多，消化腺、消化酶分泌增多，消化功能增强，食欲旺盛，体内高热量食品需求增多，容易吸收，并把营养藏于体内；同时代谢降低，消耗减少。因此，冬季是一年四季中服用膏方进补的最好季节。②实时调补：由于膏方既有滋补身体的作用，又有治疗、预防的功效。因此，不在冬季，如处在慢性损耗性疾病的过程中或大病后、手术后、患者身体非常虚弱时，可以采用膏方调治。根据虚弱情况，进行中医辨证，在滋补的同时，配合理气、和血、调中、化浊、通腑、安神、固涩、通络等药物一起使用。

（陈一江）

bāxiān chángshòuwán

八仙长寿丸（baxian changshou pills） 补益丸剂。出自明·龚廷贤《寿世保元》。

药物组成与剂量：大怀生地黄（酒拌，入砂锅内蒸一日，黑，掐断，慢火焙干）八两，山茱萸（酒拌蒸，去核）四两，干山药四两，白茯神（去皮木筋膜）、牡丹皮（去骨）各三两，辽五味子（去梗）二两，麦门冬（水润去心）二两，益智仁（去壳，盐水炒）二两。上为细末，炼蜜为丸，如梧桐子大。空心温酒调下；或炒盐汤调服；夏、秋滚汤调服。

养生功效：补肾、敛肺、养阴。八仙长寿丸以六味地黄丸为基础，滋肾敛肺以养生。方中配麦冬清养肺阴，解热除烦；配五味子滋肾水、敛肺气；益智仁入下焦缩尿。八种药物配伍组合，奏滋肾养肺之功。

应用：主要用于治疗肺肾阴虚所致的潮热盗汗、咽干咳血、眩晕耳鸣等症，对于因咳久伤阴，或消耗性疾病（如肺结核）所致的咽干、口渴，咳喘、痰中带血等病证，属于肺肾阴虚者，疗效更佳。年高之人阴虚，可见筋骨柔弱无力，面无光泽或暗淡，食少痰多，或喘或咳，或便溺数涩，阳痿，足膝无力，肾气久虚，形体瘦弱无力，憔悴盗汗，发热口渴，虚火牙齿痛浮，耳聩及肾虚耳鸣。现代研究显示，方中主药熟地黄所含地黄多糖可显著提高实验动物T淋巴细胞活性，并能促进其白细胞介素2的分泌。

（陈一江）

bāzhēngāo

八珍糕（bazhen cake） 补益方剂。出自《北京市中药成方选集》。又称肥儿八珍糕，出自《中国医学大辞典》。另有同名方，出自《证因方论集要》卷二，可健脾养胃；出自《饲鹤亭集方》，健脾开胃，和中利湿，固本培元，补气消积；出自《中药成方配本》，可治脾胃虚弱、消化不良、小儿嗜食、羸瘦、蛔虫痞膨及病后调理及肾病忌盐者。

药物组成与剂量：潞党参三两，白术二两，陈皮一两五钱，茯苓、淮山药、建莲肉、薏仁、扁豆、芡实各六两，糯米、粳米各五升。上为细末，用白糖十两和匀，印糕，常常服之，大人脾胃虚弱者亦可服。

养生功效：培土养生。方中党参补脾胃、润肺生津、健运中气；白术健脾益气、燥湿利水、止汗、安胎；茯苓健脾补中、宁心安神、利水渗湿；山药能健脾胃、益肺肾、补虚劳、祛风湿；芡实补脾止泻、养心益肾、补中益气、滋补强壮、和胃理气、开胃进食；薏苡仁健脾开胃、补中去湿、清热排脓；扁豆能理中益气、补肾健胃；莲子健脾养胃、养心安神、益气强志、益肾补虚、强筋骨。久服可健脾开胃，进食生肌，令人气血充足。

应用：多用于老年人、小儿病后脾胃虚弱，消化不良，面色萎黄，腹胀便溏。

（陈一江）

bāzhēngāo

八珍糕（bazhen cake） 补益方剂。出自清·张秉成《成方便读》卷四。

药物组成与剂量：白术，白茯苓，淮山药，莲肉，芡实（皆放饭上蒸透，晒干，微炒），陈皮三两（焙），腊米（炒）三升。上为末，加洋糖作糕食之。（方中白术、白茯苓、淮山药、莲肉、芡实用量原缺）。

养生功效：白术、茯苓、山药、莲肉、芡实等，皆为纯甘之味，补气健脾，培土养生，一切病之久而不愈者，皆当调之以甘药，以食物之适于口者，即脾胃之所补，土旺则自能生物。另用陈皮以行其滞气，米谷以致其冲和，作而为糕，即为食料，亦为药补。

应用：多用于小儿脾胃虚弱，食少便溏，但觉形体羸瘦，不能胜苦劣之药者。

（陈一江）

bǔtiān dàzàowán

补天大造丸（butian dazao pills） 补益丸剂。出自明·龚廷贤《万病回春》卷四，另有同名方剂见于清·程国彭《医学心悟》卷三。

药物组成与剂量：紫河车一具（取男胎首生者佳，如无，得壮盛妇人产者亦好。先用米泔水将紫河车浸，洗净，不动筋膜，将竹器全盛，长流水浸一刻，以瓦盆全盛，木甑内蒸，文武火蒸极熟如糊取出），怀生地黄（酒浸）一两五钱，怀熟地黄（酒蒸）二两，麦门冬（泡，去心）一两五钱，天门冬（泡，去心）一两五钱，牛膝（去芦，酒洗）一两，枸杞子七钱，五味子七钱，当归（酒洗）一两，杜仲（去皮，酥炙）一两半，小茴香（酒炒）一两，川黄柏（去皮，酒炒）一两，白术（去芦，炒）一两，陈皮（去白）八钱，干姜（炮）二钱，侧柏叶（采向东嫩枝条，隔纸焙干）二两。上为细末，用蒸紫河车汁并河车共为末，为丸如梧桐子大，忌铁器，俱用石臼舂杵，或石磨磨之。每服一百丸，空心米汤送下，一日一次，有病者一日二次。

养生功效：滋养元气，延年益寿。方中紫河车为血肉有情之品，补养真阴；生地黄、熟地黄、天冬、麦冬、枸杞子滋养脏腑阴液；当归、牛膝养血通经；杜仲、小茴香温肾阳、强腰脊；白术、陈皮、干姜温补脾胃；黄柏、侧柏叶清内中虚热。诸药合用，重在补益真阴，以阳药鼓舞气血，使阴气化生，补养精血。

应用：具有滋养元气、延年益寿、壮阳元、滋坎水的功效，可用于虚烦之人，房事过度，五心烦热。

（陈一江）

bǔtiān dàzàowán

补天大造丸（butian dazao pills） 补益丸剂。出自清·吴世昌《奇方类编》。

药物组成与剂量：紫河车一个（头生男胎者，用米泔水洗净，再入长流水洗，以砂锅内碗盛蒸烂，石臼内杵烂，入药），炙鹿茸二两，炙虎胫骨一两（禁用），炙龟版二两，熟地四两，炒山药四两，丹皮三两，泽泻三两，白茯苓三两，山萸肉四两，天冬三两，麦冬二两，五味子三两，枸杞子四两，当归四两，菟丝子三两，破故纸（酒炒）二两，牛膝三两，杜仲（酒炒）三两，肉苁蓉三两（酒浸，去鳞甲）。

养生功效：补气壮阳，滋肾益寿。方中除了含有麦味地黄丸原方以补肺肾之阴外，还有紫河车为血肉有情之品，以有形补有形也，鹿茸补督脉，龟甲调任脉，虎骨祛风强骨，枸杞子、当归、菟丝子有强壮补益之用，而补骨脂（破故纸）、牛膝、杜仲、肉苁蓉则可滋肝肾、暖腰膝、起阴痿。

应用：多用于诸虚百损，五劳七伤。现代研究发现，补天大造丸能够改善大鼠肺纤维化的病理改变，能够治疗中风瘫痪属于元气虚弱者。

（陈一江）

bǔyìfāng

补益方（buyi decoction） 补益方剂。出自唐·王焘《外台秘要》。

药物组成与剂量：苁蓉三两，桂心三两，菟丝子（酒渍）三两，干漆（熬）三两，蛇床子三两（并捣为末），生地黄一斤（切，以上好酒一斗渍之，昼晒夜渍，酒尽则止，晒干，捣筛，以和前药）。

养生功效：温肾壮阳，补腰脚。生地黄、菟丝子均有益精血之功，而且酒渍可以减其滋腻之性；肉苁蓉、桂心入下焦肝肾，是引药下行也；蛇床子祛湿、干漆消积结，合前药则可以祛邪扶正。

应用：多用于髓满骨中，虚劳之人。

（陈一江）

bùlǎodān

不老丹（bulao pills） 补益丸剂。出自明代《普济方》。神仙不老丹别名。

药物组成与剂量：苍术一斤四两（酒浸四两，醋浸四两，盐汤浸四两，米泔水浸八两）；莲肉一斤，用猪肚一个，入莲肉煮，去肚不用；五味子四两；茯苓四两；枸杞子四两；熟地黄四两。

《普济方》另有"不老丹"，方为"莲子肉一斤，酒浸三日晒干；藕节一斤八两，去土晒干；白花苕一斤半，去皮；枸杞子半斤，生用；熟地黄四两；九节菖蒲四两，生用。上为细末，酒糊为丸，如梧桐子大。每服五十丸，空心好酒或白汤送下，每日三次。此方较前方少苍术、五味子，多藕节、九节菖蒲，药虽有所不同，但功能相近似。此方用藕节凉血，增石菖蒲则长于利人诸窍。药性更为平和也。

养生功效：健脾燥湿，滋肾养生。方中重用苍术，以四种制作法制之，则能够更好地发挥其健脾、燥湿、解郁之功；莲子益肾固精，入猪肚煮之则增加其渗湿之力；熟地黄、枸杞子填精补肾，五味子敛肺，肺肾并补，子母兼顾，金生水也。再以茯苓健脾渗湿，使诸药补而不腻，可以久服。

应用：多用于中老年人肾精不足、心脾两虚、未老先衰、精力衰减、记忆力减退、须发早白、食少纳差，或遗精、带下者服用。

（陈一江）

bùlǎodān

不老丹（bulao pills） 补益丸剂。出自明·吴旻《扶寿精方》。另有还元丹（《扶寿精方》）、延年益寿不老丹（《摄生众妙方》卷二）、延年益嗣丹（《摄生众妙方》卷十一）、延寿不老丹（《医学入门》卷七）、延年益寿丹（《饲鹤亭集方》）等异名。

药物组成与剂量：何首乌一斤（鲜者，只用竹刀刮去皮；干者，米泔水浸软刮皮。四制，忌铁，砂锅或瓦器盛酒，生脂麻蒸一次，晒干；羊肉一斤蒸一次，晒干；酒拌蒸一次，晒干；黑豆蒸一次，晒干。一方黑羊肉一斤、黑豆三合，量用水，上加竹炊笼置药，盖蒸熟透，晒干），生地黄、熟地黄（酒浸，焙干，各取末一两）各三两，天门冬、麦门冬（米泔水浸，去心，各取末一两）各四两，人参（取末五钱）一两，白茯苓（去皮，打成块，酒浸，晒干）三两，地骨皮（童便浸，晒干，各取末一两，忌铁）三两。上取首生男孩乳汁六两，白蜜十两，炼同一器中，合前末为膏，瓷器贮，勿泄气。每服一二匙，沸汤温漱，不拘时候。如首生乳难得，但凡人乳皆可。

养生功效：千益百补，延年益寿。该方以芝麻、羊肉、黑豆制何首乌，且用人乳血肉有情之品养肝肾精血，补益真阴；生熟地、天麦冬养五脏六腑阴液；地骨皮养阴透热；以人参、茯苓健脾益胃，防止阴药妨碍脾胃运化。诸药合用，可补元阴虚损。

应用：可治诸虚不足。明·张介宾《景岳全书》曰："此方为阴虚血热者宜之，诸阳虚者不可用。"

（陈一江）

bùlǎodān

不老丹（bulao pills） 补益丸剂。出自金·张从正《儒门事亲》卷十五。

药物组成与剂量：苍术四斤（米泔水浸软，竹刀子刮去皮，切作片子；一斤用椒三两，去白炒黄，去椒；一斤用盐三两炒黄，去盐；一斤用好醋一升，煮泣尽；一斤用好酒一升，煮泣尽），何首乌二斤（米泔水浸软，竹刀子刮去皮，切作片子，用瓦甑蒸。先铺黑豆三升，干枣二升，上放何首乌；上更铺枣二升，黑豆三升，用炊单复着上，用盆合定，候豆枣香熟，取出，不用枣豆），地骨皮（去粗皮）二斤。

养生功效：燥湿健脾，补肾养生。方中苍术四种制法，椒炒则有助祛湿解表，盐炒则有助利下焦湿热，醋煮则缓其雄烈之性入肝经，酒煮则又助其性之辛也。地骨皮清肺金虚热，性润不燥，肺金得清，无助湿热之虞。何首乌以黑豆、干枣同制，则能够更好地发挥补肝肾之作用。

应用：多用于治脾肾不足等虚证。

（陈一江）

shēnlíng báizhúsǎn

参苓白术散（shenling baizhu powder） 补脾方剂。出自宋代《太平惠民和剂局方》卷三。同名方《万病回春》卷三、《片玉痘疹》卷五、《婴童百问》卷二、《镐京直指》、《已任编》卷三、《种痘新书》卷四、《幼科指南》卷下、《古今医鉴》、《冯氏锦囊·痘疹》、《诚书》卷八和《医学心悟》卷六。异名参术饮、和中散。

药物组成与剂量：莲子肉（去皮）一斤，薏苡仁一斤，缩砂仁一斤，桔梗（炒令深黄色）一斤，白扁豆（姜汁浸，去皮，微炒）一斤半，白茯苓二斤，人参（去芦）二斤，甘草（炒）二斤，白术二斤，山药二斤。上为细末，每服两钱，枣汤调下。

养生功效：健脾益气，和胃渗湿，培补后天以养生。方中人参、白术、茯苓益气健脾渗湿为君。配伍山药、莲子肉助君药以健脾益气，兼能止泻；并用白扁豆、薏苡仁助白术、茯苓以健脾渗湿，均为臣药。更用砂仁醒脾和胃，行气化滞，是为佐药。桔梗宣肺利气，通调水道，又能载药上行，培土生金；炒甘草健脾和中，调和诸药，共为佐使。综观全方，补中气，渗湿浊，行气滞，使脾气健运，湿邪得去，则诸症自除。此方是在四君子汤基础上加山药、莲子、白扁豆、薏苡仁、砂仁、桔梗而成。两方均有益气健脾之功，但四君子汤以补气为主，为治脾胃气虚的基础方；参苓白术散兼有渗湿行气作用，并有保肺之效，是治疗脾虚湿盛证及体现"培土生金"治法的常用方剂。

应用：用于脾胃虚弱，食少便溏，或吐或泻，胸脘闷胀，四肢乏力，形体消瘦，面色萎黄，舌苔白、质淡红，脉细缓或虚缓，由脾虚湿盛所致。脾胃虚弱，纳运乏力，故饮食不化；水谷不化，清浊不分，故见肠鸣泄泻；湿滞中焦，气机被阻，而见胸脘痞闷；脾失健运，则气血生化不足；肢体肌肤失于濡养，故四肢无力、形体消瘦、面色萎黄；舌淡，苔白腻，脉虚缓皆为脾虚湿盛之象。

（陈一江）

shēnlíng báizhúsǎn

参苓白术散（shenling baizhu powder）

补养之剂。出自清·汪昂《医方集解》。

药物组成与剂量：人参、白术（土炒）、茯苓、甘草（炙）、山药（炒）、扁豆（炒）、薏仁（炒）、莲肉（炒，去心）、陈皮、砂仁、桔梗。上药为末，每三钱，枣汤或米饮调服。

养生功效：补脾，暖胃，保肺。人参、白术、茯苓、甘草、山药、薏仁、扁豆、莲肉，皆补脾之药。茯苓、山药、薏仁理脾而兼能渗湿。砂仁、陈皮调气行滞之品，参、术、苓、草合为四君子汤，暖胃而又能补中。陈皮、砂仁，入补药则补。桔梗苦甘入肺，能载诸药上浮，又能通天气于地道，肺和则天气下降，使气得升降而益和，且以保肺防燥，药之上僭也。《医方集解》曰："此足太阴、阳明药也。"

应用：多用于治脾胃虚弱，饮食不消，或吐或泻。

（陈一江）

chángchūn bùlǎo xiāndān

长春不老仙丹（changchun bulaoxian pills）

补益丸剂。出自明·龚廷贤《寿世保元》卷四。

药物组成与剂量：仙茅（酒浸，洗）四两，山茱萸（酒蒸，去核）二两，白何首乌（同赤首乌制）四两，川萆薢（酒洗）二两，赤何首乌（米泔浸洗，捶碎如枣核大，入黑豆同蒸三日，极黑）四两，补骨脂（酒炒）二两，黄精（酒蒸）四两，大怀生地黄（酒洗净，掐断晒干）二两，大怀熟地黄（用生地黄酒浸洗，碗盛放砂锅内，蒸一日极黑，掐断晒干）二两，巨胜子二两，怀山药二两，甘枸杞子二两，天门冬（水润，去心）二两，麦门冬（水润，去心）二两，白茯苓（去皮，人乳浸，晒三次）二两，辽五味子二两，小茴香（盐、酒炒）二两，覆盆子二两，拣参二两，嫩鹿茸（酥炙）二两，怀牛膝（去芦，酒洗）二两，柏子仁二两，青盐二两，川杜仲（去皮，酒炒）二两，当归身（酒洗）二两，川巴戟（水泡，去心）一两，菟丝子（酒洗净，入砂锅，酒煮烂，捣成饼晒干）二两，肉苁蓉（酒洗）二两，川椒（去目，微炒）一两，远志（甘草水泡，去心）二两，锁阳（炙酥）三两。上药精制，秤和一处，石臼内捣成饼，晒干，为细末，炼蜜为丸，如梧桐子大。每服三钱，空心酒送下。

养生功效：滋肾养血，温肾益寿。方中赤白何首乌、枸杞子、白茯苓、怀牛膝、当归身、菟丝子、补骨脂七味药物即古方"七宝美髯丹"。明·李时珍《本草纲目》称七宝美髯丹能乌须发，壮筋骨，固精气，续嗣延年。其基本功能则是滋肾强精。方中拣参（即人参）、生地黄、熟地黄、麦冬、天冬五味药物即"人参固本丸"，功能滋养精血、乌须黑发、延年益寿。以上二方功能均为滋精养血，也都是著名的延年益寿方药。长寿不老仙丹在七宝美髯丹、人参固本丸二方基础上加味而成，方中增加山茱萸、黄精、五味子、覆盆子、山药、巨胜子等药以加强其滋肾强精之力。方中更用鹿角、补骨脂、肉苁蓉、巴戟天、小茴香、锁阳、杜仲、川椒、菟丝子等温肾壮阳之品，从而使本方药成为阴阳双补之剂，不仅能滋肾强精，而且也能温肾助阳。方中用青盐以引诸药归肾，而加强诸药的补肾功能。方中更用川萆薢以祛风胜湿，强壮筋骨；用柏子仁、远志以养心安神。此方滋肾水，养心血，添精髓，壮筋骨，扶元阳，润肌肤，聪明耳目，宁心益智，乌须黑发，固齿牢牙，返老还童，延年益寿，壮阳种子，却病轻身。

应用：用于治诸虚百损，五劳七伤。

（陈一江）

chángchūn zhìbǎodān

长春至宝丹（changchun zhibao pills） 补益丸剂。出自清·年希尧《集验良方》。

药物组成与方剂：鹿茄茸（炙）四两，蚕蛾（炒）四两，鹿角胶（牡蛎粉炒成珠）四两，巨胜子（炒）四两，人参四两，哺退鸡蛋七个（炙黄），枸杞子（酒蒸）四两，当归（酒洗）四两，肉苁蓉（酒洗）四两，楮实子（去毛）四两，杜仲（姜汁炒）四两，牛膝（酒洗）四两，金樱子（炒）四两，巴戟（酒浸）四两，锁阳（酥炙）四两，葱子四两，韭子（炒）四两，故纸（炒）四两，熟地八两，鸽子蛋五个（蒸熟入药），何首乌一斤（九次煎蒸，去筋）。上为粗末，将鸽蛋捣烂，入药拌匀，晒干为末，蜜和后臼中杵千余下为丸，如梧桐子大。每服三钱。

养生功效：增精补髓，益寿延年。方中鹿茄茸、鹿角胶阴阳并补；明·李时珍《本草纲目》记载“雄原蚕蛾益精气，强阴道，交接不倦，亦止精。壮阳事，止泄精、尿血，暖水脏；熟地重浊味厚，能补阴，且色黄而得土之正气，故走心脾，蒸晒至黑则减寒性，而专温补肝肾；何首乌补肝肾、益精血、乌须发、强筋骨。人参、当归气血兼顾，佐以巨胜子、枸杞子、肉苁蓉、楮实子、杜仲、牛膝、金樱子、巴戟天、锁阳、葱子、韭子阴阳兼顾；鸽蛋味甘、咸，性平，具有补肝肾益精血、丰肌肤诸、助阳提神、解疮毒的作用；鸡蛋性味甘、平，归脾、胃经，可补肺养血、滋阴润燥，用于气血不足。整个方子健脾开胃，进食止泻，强筋壮骨，增精补髓，乌须黑发，明目聪耳，活血养筋，助阳种子。

应用：用于命门火衰、阳痿精冷，见身体消瘦、腰膝酸软、两目昏花、阳痿遗精、久不孕育。

（陈一江）

chángchūn guǎngsìdān

长春广嗣丹（changchun guangsi pills） 补益方剂。出自明·吴昆《医方考》卷六。又称长春广嗣丸。

药物组成与剂量：人参（去芦）一两，天门冬（去心）一两，当归（酒洗）一两，泽泻（去毛）一两，山茱萸（去核）一两，石菖蒲（炒）一两，赤石脂一两，五味子（去梗）一两，覆盆子（去萼）一两，白茯苓一两，车前子一两，广木香一两，柏子仁一两，山药（姜汁炒）二两，川巴戟（去心）二两，川椒（去目与梗，及闭口者，炒出汗）二两，川牛膝（去芦，酒洗）二两，生地黄二两，熟地黄二两，地骨皮（去木与土）二两，杜仲二两，远志（去芦，甘草汤泡，去心）三两，肉苁蓉（酒洗，去心膜，晒干）三两，枸杞子三两，菟丝子（酒洗，去土，及用酒蒸，捣饼晒干）四两。上为末，炼蜜为丸，如梧桐子大。每服三十丸，日三次。

养生功效：滋阴填精，益气壮阳。肾主藏精，而生精之原，固本于五脏六腑。人参、天冬、五味子，用之补肺；石菖蒲、柏子仁、当归、远志，用之养心；白茯苓、怀山药，用之养脾；山茱萸、熟地黄、覆盆子、杜仲、牛膝、巴戟天、肉苁蓉、枸杞子、菟丝子，用之补肝肾；车前子、泽泻，利其灼阴之邪；生地黄、地骨皮，平其五脏之火；赤石脂之涩，所以固精；木香之窜，所以利六腑；川椒之辛，所以散湿痹也。此则兼五脏六腑而调之，五脏之精实，六腑之气和，夫然后可以媾精而宜子矣。

应用：用于男妇艰嗣，男子劳损羸瘦，中年阳事不举，精神短少，未至五旬，须发早白，步履艰难；妇人下元虚冷，久不孕育者。

（陈一江）

dàtùsīzǐwán

大菟丝子丸（datusizi pills） 补益丸剂。出自宋代《太平惠民和剂局方》。又称菟丝子丸。另有大菟丝丸，出自《饲鹤亭集方》，可温固下元，升举督脉，用于肾气虚损，五劳七伤，脚膝酸痛，目眩耳鸣，心悸气短，阳痿精泻；大菟丝饼，出自《普济方》，丸剂，可治虚劳痿弱，原阳痼冷。

药物组成与剂量 菟丝子（净洗酒浸）、泽泻、鹿茸（去毛，酥炙）、石龙芮（去土）、肉桂（去粗皮）、附子（炮，去皮）各一两，石斛（去根）、熟干地黄、白茯苓（去皮）、牛膝（酒浸一宿）、续断、山茱萸、肉苁蓉（酒浸，切焙）、防风（去苗钗）、杜仲（去粗皮剉炒）、补骨脂（去毛，酒炒）、荜澄茄、沉香、巴戟（去心）、茴香（炒）各三分，桑螵蛸（酒浸）、五味子、覆盆子（去枝萼）、芎劳各半两。上药为末，以酒煮面糊，丸如梧桐子大。每服二十丸，温酒或盐汤下，空心服。如脚无力，木瓜汤下，晚食前再服。

养生功效 温肾阳，敛精血以养生。方中的主要药物是菟丝子、鹿茸、肉桂、附子、石龙芮。菟丝子味辛甘性平，具有延年益寿之功，近来研究结果也表明，菟丝子确能显著延长家蚕寿命。

附子功能回阳补火，散寒除湿；肉桂补元阳，暖脾胃，除积冷，通血脉；鹿茸壮元阳，补气血，益精髓，强筋骨。石龙芮为毛茛科一年生草本植物石龙芮的全草。石龙芮生于潮湿地区及水边，甚至生于水中，中国南北各地皆有分布，其果实亦入药，称为石龙芮子。石龙芮味苦辛性平，有毒，明·李时珍《本草纲目》称其“主风寒湿痹，心腹邪气，利关节，止烦满，久服轻身明目不老”；南朝·梁·陶弘景《名医别录》谓其“平肾胃气，补阴气不足，失精茎冷，令人皮肤光泽，有子”。此方中用之，一方面取其滋肾益精，润筋明目之力；另一方面则用以兼制肉桂、附子诸药之燥。方中更用肉苁蓉、巴戟天、补骨脂、沉香、小茴香以温肾助阳；熟地黄、五味子、覆盆子、山茱萸、桑螵蛸滋肾强精；牛膝、杜仲、续断补益肝肾，强壮筋骨；荜澄茄温暖脾肾，健胃消食；白茯苓健脾利湿，安神益智；泽泻渗湿利尿；石斛养阴生津；防风祛风胜湿。芎䓖又称川芎、山鞠穷、香果、胡䓖等，为伞形科多年生草本植物川芎的根茎，味辛性温，入肝胆二经，《神农本草经》称其“主中风入脑头痛，寒痹筋亦缓急，金疮，妇人血闭无子”。

应用 用于治肾气虚损，五劳七伤，少腹拘急，四肢酸痛，面色黧黑，唇口干燥，目暗耳鸣，心怯气短，夜梦惊恐，精神困倦，喜怒无常，悲忧不乐，饮食无味，举动乏力，心腹胀满，脚膝痿缓，小便滑数，房室不举，股内湿痒，水道涩痛，小便血出，时有遗沥，并宜服之，久服填骨髓、续绝伤、补五脏、去万病、明视听、益颜色、轻身延年、聪明耳目。

（陈一江）

ěrlóng zuǒcíwán

耳聋左慈丸（erlong zuoci pills） 补益方剂。出自清·何廉臣《重订广温热论》卷二。另有同名方剂见于《饲鹤亭集方》，又称耳鸣丸、柴磁地黄丸。

药物组成与剂量：熟地黄八两，山萸肉、淮山药各四两，丹皮、建泽泻、浙茯苓各三两，煅磁石二两，石菖蒲一两半，北五味五钱。炼蜜为丸。每服九丸，淡盐汤送下。

养生功效：滋肾聪耳以养生。方中取六味地黄丸三补三泻之意，熟地黄滋阴补肾、填精益髓，山茱萸补养肝肾，山药补益脾阴亦能固肾，三药配合，肝、脾、肾三阴并补。泽泻利湿泄肾浊，并能减熟地之滋腻；茯苓淡渗脾湿，并助山药健运，与泽泻共泄肾浊，助真阴得复其位；牡丹皮清泄虚热，并制山茱萸之温涩，三药共为三泻。五味子收敛固涩阴精，以治肝肾亏虚之病机根本；石菖蒲开窍醒神，并能化湿和胃，宁神益志；磁石入心、肝、肾经，能安神、潜阳、纳气，有聪耳明目之用。诸药合用，故有补肝肾、通耳窍之效。

应用：可补肝肾、通耳窍，应用于肝肾阴亏，虚火上炎，头眩目赤，视物昏花，口舌干燥，肾虚精亏，耳鸣耳聋。

（陈一江）

fúshòucǎohuándān

扶寿草还丹（fushou caohuan pills） 补益方剂之一。出自明·吴旻《扶寿精方》。又称草还益元丹。

药物组成与剂量：山茱萸（酒浸，取肉）一斤，破故纸（酒浸一日，焙干）半斤，当归四两，麝一钱。上为细末，炼蜜为丸，如梧桐子大。

养生功效：滋阴补阳，阴阳双补以养生。方中山茱萸用量最大，其酸涩微温，性温而不燥，补而不峻，补益肝肾，既能填精，又可助阳，为平补阴阳之要药，作为君药重在补益肝肾、收敛固涩。山茱萸的最佳蒸制工艺为蒸制 4 小时，闷润 6 小时。研究表明，山茱萸具有明显的抗氧化作用，与其所含的鞣质成分有关，山茱萸鞣质能抑制脂质过氧化，也能抑制肾上腺素和肾上腺皮质激素的分泌，促进脂肪分解。补骨脂善壮肾阳，作为臣药有阴中取阳之意；当归补血活血行气，并以麝香通经开窍，使血活气行，助阳气生发。

应用：作为中老年人延年益寿药，也可用于治疗阴阳两虚所引起的阳痿、遗精、滑精等病症。

（陈一江）

gùzhēndān

固真丹（guzhen pills） 补益方剂。出自元·许国祯《御药院方》卷六。同名方见于《医级》卷八、《鸡峰普济方》卷七、《普济方》卷二二六、《医学纲目》卷二十九、《仁斋直指·附遗》、《医方类聚》卷一五三和《杂类名方》。

药物组成与剂量：南乳香半两，代赭石（丁头者）一两，拣丁香（去叶）一两，广木香一两，没药一两，桂府滑石一两，舶上茴香一两，沉香一两，木通一两，甘草一两，朱砂（为衣）一两，莲子心三两。

养生功效：温肾阳清心火，除烦安神以养生。方中丁香温肾助阳，沉香温肾纳气，共助肾中阳气生长。代赭石与朱砂平潜肝阳，茴香与木香温通中焦，以滑石、木通利湿使无以困脾，乳香、没药活血行气，又朱砂能与莲子心清泄火热。乳香、没药辛散走行，有代赭石顾护胃气，诸药共用，能使各脏腑顺其本性，调节正常生理功能，可养真气，补不足，常服令人益精髓。

应用：用于下元衰惫，精神不振。

（陈一江）

gùzhēndān

固真丹（guzhen pills） 补益方剂。出自宋·魏岘《魏氏家藏方》卷四。

药物组成与剂量：韭子四两，舶上茴香（炒）二两，补骨脂（炒）二两，益智子二两，鹿角霜二两，白龙骨（煅，别研细如粉）二两。

养生功效：补肾助阳，固真缩尿。鹿角霜温补肾阳，韭子、茴香温补肾气，补骨脂、益智仁、龙骨敛精补益，久服可温肾益气，化生元阳。

应用：可用于肾与膀胱虚冷，真气不固，小便滑数。

（陈一江）

guīlù èrxiānjiāo

龟鹿二仙胶（guilu erxian glue） 补益方剂。出自明·王三才《医便》卷一。又称龟鹿二仙膏（《摄生秘剖》卷四）、二仙胶（《杂病源流犀烛》卷八）。

药物组成与剂量：鹿角（用新鲜麋鹿杀取角，解的不用，马鹿角不用，去角脑梢骨二寸，绝断劈开，净用）十斤，龟版（去弦，洗净，捶碎）五斤，人参十五两，枸杞子三十两。鹿角、龟版二味，袋盛，放长流水内浸三日，用铅坛一只（如无铅坛，底下放铅一大片亦可），将角并版放入坛内，用水浸高三五寸，黄蜡三两封口，放大锅内，桑柴火煮七昼夜。煮时坛内一日添热水一次，勿令沸起。锅内一昼夜添水五次，候角酥取出，洗，滤净去滓（其滓即鹿角霜、龟版霜），将清汁另放。人参、枸杞子，用铜锅加水九升，熬至药面无水，以新布绞取清汁。将渣置石臼中木槌捣细，用水四升，又熬如前，又滤又捣又熬，如此三次，以滓无味为度，将前龟、鹿汁并参、杞汁和入锅内，文火熬至滴水成珠不散，乃成胶也。候至初十日起，日晒夜露至十七日，七日夜满，采日精月华之气。如本月阴雨缺几日，下月补晒如数。放阴凉处风干。每服初起一钱五分，十日加五分，加至三钱止，空心酒化下。常服乃可。

养生功效：补气养血，填精生髓，延龄育子。方中龟、鹿为长寿动物，龟为介虫之长，得阴气最全；鹿角遇夏至即解，禀纯阳之性，且不两月长至一二十斤，生长迅速，故能峻补气血，所以其甲、其角为精华之聚，熬制成胶能补真阴精血。人参补气固真，气固则精不遗；枸杞子滋阴助阳，阴滋则火不泄。四药合用，补气养血，填精生髓。

应用：多用于治真元虚损，久不孕育。男子酒色过度，消烁真阴，妇人七情伤损血气，诸虚百损，五劳七伤；精极，梦泄遗精，瘦削少气，目视不明。脾胃虚弱者忌用。

（陈一江）

huánshǎodān

还少丹（huan shao pills） 补益方剂。出自宋·洪遵《洪氏集验方》卷一。同名方见于《仁斋直指》卷九、《扶寿精方》、《叶氏女科》卷四、《本草纲目》卷二十七、《摄生众妙方》卷二、《外科大成》卷二和《济阳纲目》卷六十四。又称还少丸（《杨氏家藏方》卷九）、滋阴大补丸（《医学正传》卷三）。

药物组成与剂量：干山药、牛膝（酒浸一宿，焙干）各一两半，山茱萸、白茯苓（去皮）、五味子、肉苁蓉（酒浸一宿，焙干）、石菖蒲、巴戟（去心）、远志（去心）、杜仲（去粗皮，用生姜汁并酒合和，涂炙令热）、楮实、舶上茴香各一两，枸杞子、熟干地黄各五钱。如身热加山栀子一两，心气不宁加麦门冬一两，少精神加五味子一两，阳弱加续断一两。上药捣罗为末，炼蜜入枣肉为丸，如梧桐子大。每服三十丸，用温酒、盐汤送下，空腹，日进三服。

养生功效：温补脾肾，养心安神。方中熟地黄、枸杞子滋阴补阳，肉苁蓉、巴戟天、茴香温肾壮阳；杜仲、牛膝补肝肾，强腰膝；山药、茯苓益脾肾，去水湿；山茱萸、五味子补肾润肺，涩精敛汗；远志、菖蒲交通心肾，安神益智；楮实健脾养肾，益气明目；大枣调和脾胃，补益气血，配合成方，具有补肾益脾之功。汪昂说："肾为先天之根本，脾为后天之根本，二本有伤，则见血气羸乏，不思饮食，发热盗汗，遗精白浊，肌体瘦弱，牙齿浮痛诸症；二本既固，则老可还少矣。"

应用：多用于治虚损劳伤，脾肾虚寒，心血不足，腰膝酸软，失眠健忘；眩晕倦怠，小便混浊，遗精阳痿，未老先衰，疲乏无力。

（陈一江）

jīnkuì shènqìwán

金匮肾气丸（jingui shenqi pills） 补肾助阳的常用方剂。出自东汉·张仲景《金匮要略》。原名肾气丸，又称八仙丸（《养老奉亲》）、补肾八味丸（《圣济总录》卷五十一）、桂附八味丸（《简明医彀》卷四）等。后改为汤剂，名肾气汤（《普济方》）、八味地黄汤（《辨证录》）、桂附地黄汤（《医宗金鉴》）等。

药物组成与剂量：干地黄八两，山药、山萸肉各四两，泽泻、茯苓、牡丹皮各三两，桂枝、附子（炮）各一两。各药为末，炼蜜为丸，如梧桐子大。每服十五丸，加至二十五丸，酒送下，一日二次。现方中多改用熟地黄。

养生功效：补肾助阳。方中附子温阳，桂枝通阳，二药相合，补肾阳之虚，助气化之复，共为君药。同时重用干地黄滋阴补肾；配伍山茱萸、山药补肝脾而益精血，共为臣药。君臣相伍，补肾填精，温肾助阳，不仅可借阴中求阳而增补阳之力，而且阳药得阴药之柔润则温而不燥，阴药得阳药之温通则滋而不腻，二者相得益彰。再以泽泻、茯苓利水渗湿，牡丹皮苦辛而寒，善入血分，三药寓泻于补，邪去而补药得力，并制诸滋阴药可能助湿碍邪之虞。诸药合用，助阳之弱以化水，滋阴之虚以生气，使肾阳振奋，气化复常。

应用：主要用于肾阳不足诸证，如腰酸脚软、肢体畏寒、下半身常有冷感、少腹拘急、小便不利或小便反多、舌质淡而胖、苔薄白不燥、尺脉沉细等。

（周岳君）

jiǔzhuǎn chángshēng shéndǐng yùyègāo

九转长生神鼎玉液膏（jiuzhuan changsheng shending yuye unguentum） 滋补强壮的常用方剂。出自明·高濂《遵生八笺》。

药物组成与剂量：白术两斤（秋冬采，去粗皮），赤术（即苍术）十六两（秋冬采，去粗皮）。二药用木石臼捣碎，入缸中，用千里水浸一日夜，山泉亦好；次入砂锅煎汁一次，收起再煎一次，绢滤滓汁，去滓，将汁用桑柴火缓缓炼之，熬成膏，磁罐盛贮，封好入土，埋一至二日出火气。三钱一次，白汤调下，或含化。

养生功效：轻身延年，悦泽颜色。方中苍术健脾平胃，燥湿化浊，升阳散郁，祛风湿；白术补脾燥湿，益气生血，和中安胎。苍术苦温辛烈，燥湿力胜，散多于补，偏于平胃燥湿；白术甘温性缓，健脾力强，补多于散，善于益气，止汗。二药伍用，一散一补，一胃一脾，则中焦得健，脾胃纳运如常，水湿得以运化，不能聚而为患，人则康复无恙，延年益寿。

应用：主要用于精亏阳衰、气血不足诸证，如食欲减退、恶心、呕吐、胸脘满闷、腹胀、肠鸣、泄泻等。

（周岳君）

jiǔfú chángshēng nàilǎofāng

久服长生耐老方（jiufu changsheng nailao decoction） 补肾益精的常用方剂。出自唐·孙思邈《千金要方》。

药物组成与剂量：远志、茯苓、细辛、木兰、菟丝子、续断、人参、石菖蒲、龙骨、当归、川芎、茯神各等份。各药为末，炼蜜为丸，如梧桐子大。每服七至十丸，日二次，夜一次。

养生功效：明目益精，长志倍力。方中远志、茯苓、石菖蒲交通心肾，安神定志；菟丝子、续断补肝肾，强腰膝，益精；人参、当归补益气血；川芎行血；茯神宁心安神；龙骨重镇安神，敛汗固精；细辛祛风散寒、行水开窍，配伍木兰开鼻窍。共奏补肾益精、养肝明目、增忆健脑、安神定志、久服耐老之功。

应用：主要用于精气不足诸证，如精髓不足、精神萎顿、健忘多梦、体乏力衰、目视不明等。

（周岳君）

lǎonúwán

老奴丸（lao nu pills） 温肾助阳的常用方剂。出自明·董宿《奇效良方》。又称苍龙丸、老龙丸（《普济方》）等。

药物组成与剂量：母丁香、紫霄花、肉苁蓉（酒浸）、菟丝子（酒浸）、蛇床子、白茯苓（去皮）、仙灵脾、八角茴香、巴戟、远志（去心）各二两，灯草二钱，胡桃肉、荜澄茄、车前子、马蔺花（酒浸）、牡蛎（火烧炒六次）、萆薢、韭子、木通（酒浸）各一两，干漆（炒去烟）三两，山茱萸（去核）、破故纸（酒浸）、桑螵蛸（酒浸）、全蝎（去毒）、龙骨一两半，熟地黄五两，当归五钱，沉香五钱，木香五钱，大蜘蛛七个（一方无桑螵蛸、当归、乳香）。上为细末，炼蜜为丸，如梧桐子大。每服三十丸，空心温酒送下。

养生功效：温肾助阳，滋肾强精，祛风除湿，疏通经脉。方中用补骨脂、胡桃肉、肉苁蓉、菟丝子、紫霄花、韭子、蛇床子、巴戟天、荜澄茄、母丁香、沉香、淫羊藿、大茴香以温肾助阳；山茱萸、熟地黄、桑螵蛸、牡蛎、龙骨以滋肾涩精；当归养血活血；白茯苓、远志益智安神；蜘蛛祛风行瘀，解毒消肿；全蝎祛风镇痉，通络解毒；灯心草、车前子、马蔺花、木通利湿祛邪；萆薢祛逐风湿。

应用：主要用于精亏阳衰诸证，如年高气衰虚耗、风湿脚疼痛、下元虚损、精虚无子及五劳七伤、腰膝酸痛、小肠疝气等。

（周岳君）

liùwèi dìhuángwán

六味地黄丸（liuwei dihuang pills） 滋阴补肾的常用方剂。出自宋·钱乙《小儿药证直诀·卷下》。原名地黄丸，异名补肾地黄丸（《集验方》）、补肝肾地黄丸（《奇效良方》）、六味丸（《校注妇人良方》）。

药物组成与剂量：熟地黄八钱，山萸肉、干山药各四钱，泽泻、牡丹皮、白茯苓（去皮）各三钱。上为末，炼蜜为丸，如梧桐子大。每服三丸，空心温水化下。

养生功效：滋阴补肾。方中重用熟地黄，味甘纯阴，主入肾经，长于滋阴补肾，填精益髓，为本方之君药。山茱萸酸温，主入肝经，滋补肝肾，秘涩精气，益肝血以生肾精；山药甘平，主入脾经，补后天以充先天，二药同为臣药。君臣相协，不仅滋阴益肾之力相得益彰，而且兼具养肝补脾之效。肾为水脏，肾元虚馁每致水浊内停，故又以泽泻利湿泄浊，并防熟地黄之滋腻恋邪；阴虚阳失所制，故以牡丹皮清泄相火，并制山茱萸之温；茯苓淡渗脾湿，既助泽泻以泄肾浊，又助山药之健运以充养后天之本。三药相合，一则渗湿浊，清虚热，平其偏胜以除由肾虚而生之病理产物；二则制约上述滋补之药的副作用，使补而不滞气，涩而不恋邪，俱为佐药。如此三味补药与三味泻药配伍，且补重于泻，寓泻于补，故补而不碍邪，泻而不伤正，共奏平补肾阴之功。

应用：主要用于肾阴亏损，头晕耳鸣，腰膝酸软，骨蒸潮热，盗汗遗精，消渴，手足心热，舌燥咽痛，牙齿动摇，足跟作痛，以及小儿囟门不合，舌红少苔，脉沉细数。

（周岳君）

Péngzǔ bǔyáng gùdì chángshēng yánshòudān

彭祖补阳固蒂长生延寿丹（pengzu buyang gudi changsheng yanshou pills） 温阳益气的常用方剂。出自明·李梴《医学入门》。

药物组成与剂量：人参、附子、胡椒各七钱，夜明砂、没药、虎骨、龙骨、蛇骨、五灵脂、白附子、朱砂、麝香各五钱，青盐、茴香各四钱，丁香、雄黄、乳香、木香各三钱。

养生功效：坚固元气，令百病不生，益气延年。方中人参大补元气；附子、小茴香、丁香、胡椒温阳散寒；青盐引诸药以入肾；白附子祛风痰；夜明砂清肝明目；五灵脂、乳香、没药行血化瘀，通络止痛；朱砂、龙骨镇惊安神，虎骨强筋壮骨，追风定痛；雄黄解毒杀虫，燥湿祛风；麝香芳香辟秽，开窍通络，因其辛香走串，所以又能帮助其他药物进入人体，从而发挥其药理效用。蛇骨入药有两种，一是黄颔蛇骨，据《本草纲目》记载，其“主治久疟劳疟”；二是蝮蛇蛇骨，《本草纲目》称其“主治赤痢”。本方中蛇骨不知取其何种功能。

应用：主要用于阳气不足诸证，如骨髓风寒暑湿、五劳七伤，及久嗽久喘、吐血寒劳、遗精白浊、阳事不举、下元极弱、精神失常、痰隔；妇人赤白带下、从无生育、子宫极冷等。

（周岳君）

qībǎo měirándān

七宝美髯丹（qibao meiran pills） 滋补肝肾的常用方剂。出自《积善堂方》。又称七珍至宝丹、乌须健阳丹（《扶寿精方》）、美髯丹（《医级》）、七宝美髯丸（《全国中药成药处方集》）、首乌补益丸（《实用中成药手册》）等。

药物组成与剂量：赤、白何首乌各一斤（米泔水浸三四日，去皮切片，用黑豆2升同蒸至豆熟，取出去豆，晒干，换豆再蒸，如此九次，晒干），赤、白茯苓各一斤（去皮，研末，以人乳拌匀晒干），牛膝八两（酒浸一日，同何首乌第七次蒸至第九次，晒干），当归八两（酒浸，晒），枸杞子八两（酒浸，晒），菟丝子八两（酒浸生芽，研烂，晒），补骨脂四两（以黑芝麻拌炒）。

养生功效：补益肝肾，乌发壮骨。方中赤、白何首乌并用，白者入气分，赤者入血分，补肝肾，益精血，乌须发，壮筋骨，重用为君药。配伍枸杞子、当归滋肾益精，补肝养血；菟丝子、补骨脂温肾强腰，壮阳固精，俱为臣药。牛膝补肝肾，坚筋骨，活血脉；赤、白茯苓合用以健脾运，渗湿浊，使补中有行，补重于泻，补而不滞，共为佐药。诸药相合，使精髓生而阴血充，元阳复而命火旺，齿发有所滋养，肾精得以固秘，不仅可愈诸虚之疾，并有延年益寿之功。

应用：主要用于肝肾不足证，见须发早白、牙齿动摇、梦遗滑精、崩漏带下、肾虚不育、腰膝酸软等。

（周岳君）

quèlǎo wūxū jiànyángdān

却老乌须健阳丹（quelao wuxu jianyang pills） 滋补肝肾的常用方剂。出自清·陈梦雷《古今图书集成·医部全录》。

药物组成与剂量：赤茯苓（牛乳拌）一斤，白茯苓（人乳拌，各浸一宿，晒干）一斤，白首乌（竹刀去皮，打碎）一斤，赤首乌（制同上）一斤，牛膝

（同何首乌用黑豆五升砂锅内蒸三次）半斤，枸杞（酒浸洗，晒干）半斤，当归（酒浸一宿）半斤，茯神半斤，菟丝子半斤（酒浸三日，晒干），破故纸五两（炒黄）。上为末，忌铁，炼蜜为丸，如弹子大。日进三丸：早一丸，空心酒送下；午后一丸，姜汤送下；临睡一丸，盐汤送下。

养生功效：颐养补益。方中赤茯苓、白茯苓健脾利湿解毒，人乳拌后兼有补益五脏、益智填精、润燥生津、滋补血虚之功；白首乌、赤首乌补肝肾、益精血；牛膝补肝肾，强筋骨，逐瘀通经，引血（药）下行；黑豆制后更增强补肝肾、益精血之力；枸杞子、当归补肝血；菟丝子补肝肾，益精髓，明目，合枸杞子加强明目之力，合补骨脂加强补肾阳之功；茯神宁心、安神、利水。诸药合用，共奏健身体、去诸风、明眼目、乌须发、益气力之功。

应用：主要用于年老阳虚者，见须发焦槁早白、牙齿松动、腰酸脚软、畏寒肢冷、舌质淡而胖、尺脉沉细等。

（周岳君）

rénshēn dìhuángwán

人参地黄丸（renshen dihuang pills） 补虚祛风的常用方剂。出自宋代《圣济总录》。同名方见于《袖珍小儿》卷七，药物组成不同。

药物组成与剂量：人参一两，巴戟天（去心）一两，肉苁蓉（酒浸一宿，切，焙）一两，白术一两，甘菊花一两，菟丝子（酒浸一宿，焙干，捣末）一两，五加皮（锉）一两，石斛（去根）一两，柏子仁（别研）一两，熟干地黄（焙）一两。上为细末，炼蜜为丸，如梧桐子大，每服三十丸，温酒送下，食前服。

养生功效：去风冷邪气，调顺脾胃，壮气明目，进美饮食。方中人参、白术健脾益气，以补后天之本。巴戟天、肉苁蓉、菟丝子、熟地黄补肾助阳益精，以补先天之本。五加皮补肝肾、强筋骨、祛风湿、舒筋活血。石斛益胃肾之阴，生津止渴。甘菊花入胃、肝二经，能除大热，止头痛晕眩，收眼泪翳膜，明目黑须，亦散湿去痺，除烦解燥。柏子仁养心安神、润肠通便。诸药合用，补脾肾、安神，又治虚风。

应用：主要用于虚风内动诸证，如因虚挟风、下经不足，或心神惊悸、手足颤动、筋脉拘急等。

（周岳君）

rénshēn gùběnwán

人参固本丸（renshen guben pills） 滋阴益气的常用方剂。出自元·沙图穆苏《瑞竹堂经验方》。又称二黄丸（《寿亲养老新书》）。

药物组成与剂量：熟地黄、生地黄、天门冬（去心）、麦门冬（去心）各一两，人参半两。上五味为细末，炼蜜为丸，如梧桐子大，每服五十丸，空心温酒盐汤送下。

养生功效：补血益气，生精固本，延年益寿。肺主气，而气根于丹田。故肺肾为子母之脏，必水能制火，而后火不刑金也。方中天冬、麦冬清肺热，熟地黄、生地黄益肾水，人参大补元气。气者，水之母也，且人参之用，无所不宜。以气药引之则补阳，以血药引之亦补阴也。《本草汇言》云："人参，补气生血，助精养神之药也。"

应用：主要用于治血虚精亏证。须发早白、颜貌衰老，或脾虚烦热、金水不足，或肺气燥热、作渴作嗽，或小便短赤、涩滞如淋、大便燥结等阴虚有火之证。

（周岳君）

shíquán dàbǔtāng

十全大补汤（shiquan dabu decoction） 大补气血的常用方剂。出自宋·吴彦夔《传信适用方》。原名十全散，又称十补汤（《易简方》）、十全饮（《太平惠民和剂局方》）、大补十全散（《医垒元戎》）、千金散（《丹溪心法附余》）、十全大补散（《证治准绳·类方》）、加味八珍汤（《罗氏会约医镜》）等。

药物组成与剂量：人参（去芦）、肉桂（去粗皮、不见火）、川芎、地黄（洗酒、蒸、焙）、茯苓、白术、甘草（炙）、黄芪、川芎、当归（洗、去芦）、白芍药，各等分。上十味，为粗末。每服三钱，加生姜三片，大枣二个擘破，水一盏半，煎至八分，去滓温服，不拘时候。

养生功效：温补气血。本方由四君子汤合四物汤再加黄芪、肉桂所组成。方中四君补气，四物补血，更与补气之黄芪和少佐温阳之肉桂组合，则补益气血之功更著。诸药配伍，补气之中有升阳之力，养血之中有温通之能，共收大补气血之功。唯药性偏温，以气血两亏而偏于虚寒者为宜。

应用：主要用于气血两虚证，如诸虚不足，五劳七伤，不进饮食；久病虚损，时发潮热，气攻骨脊，拘急疼痛，夜梦遗精，面色萎黄，脚膝无力；一切病后气不如旧，忧愁思虑伤动血气，喘嗽中满，脾肾气弱，五心烦闷；以及疮疡不敛，妇女崩漏等。

（周岳君）

shǒuwū yánshòudān

首乌延寿丹（shouwu yanshou pills） 补益肝肾、滋养精血的常用方剂。出自清·陆懋修《世补斋医书》卷八。有记载为方名从延寿引伸其义，将该方称作延年益寿丹。

药物组成与剂量：何首乌七十二两，豨莶草、菟丝子各十六两，杜仲、牛膝各八两，女贞子、霜桑叶各八两，忍冬藤、生地黄各四两，桑椹膏、金樱子膏、黑芝麻膏、旱莲草膏各一斤，酌加炼熟白蜜，捣丸。一日两次，每次三钱，温开水送下。

养生功效：平补肝肾，抗老防衰，益寿延年。方中首乌补肝肾，益精血，强筋骨，乌须发，为主药；菟丝子、杜仲、牛膝、女贞子、墨旱莲平补肝肾，强壮腰膝；生地黄、桑葚滋阴补血；黑芝麻、桑叶滋阴补血而明目；豨莶草利关节而祛风；忍冬活络而清热；金樱子补肾而涩精。诸药相配，重在补肝肾之精血，具有益阴而不寒凉、滋补而不腻滞、平补而无偏亢之优点。

应用：主要用于年高稍有劳动即疲乏者；年高用脑即觉头晕、耳鸣者；年高脉搏和血压容易波动者；年高步履乏力，多立腰膝酸软者；年高四肢筋骨不舒，似风湿而实非风湿者；年高无自觉症状，经检查动脉硬化或心律不齐、强弱不均者。

（周岳君）

shòuxīngwán

寿星丸（shouxing pills） 化痰养生的常用方剂。出自清·沈金鳌《杂病源流犀烛》。

药物组成与剂量：姜远志、人参、黄芪、白术、甘草、当归、生地、白芍、茯苓、陈皮、肉桂、胆星、琥珀、朱砂、五味子（原书无剂量）。猪心血、姜汁糊丸。

养生功效：益气养血，燥湿化痰，定惊安神。方用人参、黄芪、生地黄、当归、白芍补气养血；配以胆南星、琥珀、朱砂、远志豁痰开窍，宁心安神；人参、白术、茯苓、甘草健脾益气；陈皮理气化痰；肉桂温助脾肾以益气；五味子益肾固肺，收敛气阴。诸药合用，共奏补气养血，化痰开窍之功。

应用：主要用于气血虚损，痰迷心窍，言语如痴而多忘，如因惊而神不守舍，手足抽掣，恍惚健忘，举止失常，神情昏塞；或痰迷心窍，狂语如有所见。

（周岳君）

sīxiān xùduànwán

思仙续断丸（sixian xuduan pills） 治疗肝肾不足、风湿外侵的常用方剂。出自宋·许叔微《普济本事方》。又称续断丸（《医学纲目》）。

药物组成与剂量：思仙木（即杜仲，去皮，锉，炒令黑）五两，五加皮、防风（去叉股）、薏苡仁、羌活（洗，去土）、川续断（洗，锉，焙干）、牛膝（洗，锉，焙，酒浸一宿，再焙）各三两，萆薢四两，生干地黄五两。上为细末，用好酒三升化青盐三两，用大木瓜半斤，去皮子，以盐酒煮木瓜成膏和杵，为丸。每服五十丸，空心食前用温酒盐汤送下。

养生功效：祛风除湿，补益肝肾。方中以杜仲、牛膝为君药，补肾活血；续断、生地黄为臣药，增强君药的补肾活血之功效；薏苡仁、羌活、防风、五加皮等祛风湿、通经络，共为佐药。诸药合用，补中有通，通中有补，达到祛风除湿，补益肝肾的功效。

应用：主要用于肝肾不足，风湿外侵，脚膝不可践地，腰背疼痛，行步艰难，小便余沥。

（周岳君）

wūjī báifèngwán

乌鸡白凤丸（wuji baifeng pills） 传统的中医妇科良药，出自《中华人民共和国药典·一部》（2020年版）。由明·龚延贤《寿世保元》的乌鸡丸加减而成。

药物组成与剂量：乌鸡（去毛爪肠）640g，鹿角胶128g，醋鳖甲64g，煅牡蛎48g，桑螵蛸48g，人参128g，黄芪32g，当归144g，白芍128g，醋香附128g，天冬64g，甘草32g，地黄256g，熟地黄256g，川芎64g，银柴胡26g，丹参128g，山药128g，芡实（炒）64g，鹿角霜48g。以上粉碎成粗粉，置罐中，另加黄酒1500g，加盖封闭，隔水炖至酒尽，取出，与上述粗粉混匀，低温干燥，再粉碎成细粉，过筛，混匀炼蜜为丸。水蜜丸一次6g，小蜜丸一次9g，大蜜丸一次1丸。

养生功效：本方用纯乌鸡为原料，补血益阴，治疗崩中止带及一切虚损证。乌鸡养血生津，宁神益智为君药。熟地黄、当归、白芍养血活血，川芎、丹参活血行血，充分发挥活血养血的功效，为臣药。人参、黄芪、山药、芡实健脾益气，化湿止带；鹿角、桑螵蛸补肝肾，益精血，益肾助阳；牡蛎、生地黄、天冬、银柴胡、青蒿滋阴清热；香附疏理肝气，调经止痛，均为佐药。甘草调和诸药为使药。全方气血双补，阴阳并调，为补血养血、调经止带的名方。

应用：主要用于气血两虚，身体虚弱，食少乏力，腰腿酸软，经水不调，崩漏带下等。

（周岳君）

wǔzǐ yǎnzōngwán

五子衍宗丸（wuzi yanzong pills） 补肾方。出自明·张时彻《摄生众妙方》卷十一。该方起源于唐代，最早记载于道教的《悬解录》一书中，原名五子守仙丸。因其配料中的五种中药材的名字均有一个“子”字，故名五子。用于补肾阳，改善精液质量，治疗不育症，被誉为“古今种子第一方”。

药物组成与剂量：枸杞子、菟丝子（炒）各十八两，覆盆子八两，五味子（蒸）、车前子（盐炒）各四两，为细末，炼蜜为丸，如梧桐子大。空腹时服九十丸，睡前服五十丸，温开水或淡盐汤送下，冬月用温酒送下。

养生功效：补肾益精。本方皆为植物种仁，味厚质润，既能滋补阴血，又蕴含生生之气，性平偏温，擅于益气温阳。妙在车前子一味，泻而通之，泻有形之邪浊，涩中兼通，补而不滞。覆盆子甘酸微温，固精益肾；五味子五味皆备，而酸味最浓，补中寓涩，敛肺补肾；枸杞子填精补血见长；菟丝子温肾壮阳力强。

应用：适用于肾虚精亏而致的阳痿不育，遗精早泄，腰痛，尿后余沥。《摄生众妙方》称：“男服此药，添精补髓，疏利肾气，不问下焦虚实寒热，服之自能平秘。旧称古今第一种子方。有人世世服此药，子孙蕃衍，遂成村落之说。”

（周岳君）

yánlíng gùběndān

延龄固本丹（yanling guben pills） 滋肾养阴的基础方剂。出自明·龚延贤《万病回春》。

药物组成与剂量：天门冬（水泡，去心）二两，麦门冬（水泡，去心）二两，生地黄（酒洗）二两，熟地黄（酒蒸）二两，山药二两，牛膝（去芦，酒洗）二两，杜仲（去皮，姜酒炒）二两，巴戟（酒浸，去心）二两，五味子二两，枸杞子二两，山茱萸（酒蒸，去核）二两，白茯苓（去皮）二两，人参二两，木香二两，柏子仁二两，老川椒一两，石菖蒲一两，远志（甘草水泡，去心），泽泻一两，肉苁蓉（酒洗）四两，覆盆子一两半，车前子一两半，菟丝子（酒炒烂，捣成饼，焙干）一两半，地骨皮一两半。妇人加当归（酒洗），赤石脂（煨）各一两，上为细末，好酒打稀面糊为丸，如梧桐子大，每服八十丸，空心温酒送下。

养生功效：补益肝肾，健脾，补益虚损。方中覆盆子、枸杞子、车前子、菟丝子、五味子五味药物即五子衍宗丸，功能填精、补髓、益肾，是治疗精亏不孕的著名方剂。方中更加山茱萸、熟地黄、山药以滋肾强精；肉苁蓉、巴戟天、川椒以温肾助阳；牛膝、杜仲补益肝肾，强壮筋骨；当归养血和血；麦冬、地骨皮养阴清热；赤石脂固涩精气；人参大补元气；石菖蒲、远志、酸枣仁、柏子仁养心益智；木香理气和中，兼防诸药之腻。本方与五子衍宗丸相比，不仅有资精助阳之功，而且有补血益气、养心益智、强壮筋骨等作用。

应用：主要用于治五劳七伤，诸虚百损，颜色衰朽，形体羸瘦；中年阳事不举，精神短少；未至五旬，须发先白；并左瘫右痪，步履艰辛，脚膝疼痛，小肠疝气；妇人久无子息，下元虚冷。

（周岳君）

yánshòudān

延寿丹（yanshou pills） 出自明·高濂《遵生八笺》。

药物组成与剂量：干山药一两（去皮），人参一两（去芦），白茯苓一两（去皮），川牛膝一两（酒浸），杜仲一两（姜制去丝），龙骨一两，川续断一两（去芦），鹿茸一两，当归一两（酒浸洗），山药苗一两，北五味一两，熟地黄一两（酒浸），石菖蒲一两，楮实子一两（去瓤），破故纸一两（炒），麦门冬一两（去心），辽枸杞五钱，上为极细末，以酒糊为丸，如梧桐子大。每服五十丸或六十至七十丸，淡盐汤送下，一日两次。

养生功效：填精补髓，延年益寿。方中干山药、人参、白茯苓健脾益气；川牛膝、杜仲、川续断、补骨脂（破故纸）补益肝肾，强壮筋骨；龙骨固摄肾气，鹿茸温肾填精，当归、山药苗养血和血行血；北五味、熟地黄、麦门冬滋补肺肾；石菖蒲豁痰开窍益智；辽枸杞滋补肝阴；楮实子补肾清肝，明目。

应用：主要用于治五劳七伤，诸虚不足，阴痛气弱无力，心肾不交，精神欠爽，小便频数，腰膝疼痛，妇人赤白带下，肾气不和，不孕。

（周岳君）

yánshòudān

延寿丹（yanshou pills） 出自元·朱震亨《丹溪心法》。

药物组成与剂量：天门冬（去心）、远志（去心）、巴戟天各四两，赤石脂、车前子、石菖蒲、柏子仁、泽泻、川楝子（去目，炒）、熟地黄、生地黄、枸杞、茯苓、覆盆子各二两，牛膝（酒浸）、杜仲（炒）、菟丝子（酒浸）、苁蓉各八两，当归（酒洗）、地骨皮、人参、五味子各二两。上药为末，蜜丸梧桐大，每服 70 丸。

养生功效：补虚延寿。

（周岳君）

yánshòudān

延寿丹（yanshou pills） 出自明·万表《万氏济世良方》卷四。

异名打老儿丸。

药物组成与剂量：蒲黄、干山药、川牛膝（用黄精自然汁浸漉出，酒浸一宿，若无黄精，酒浸三日，漉出，细锉，焙干）、远志、巴戟天、续断、五味子、楮实子、杜仲、山萸肉、茯神、熟地、小茴香、肉苁蓉各等分，上为细末，酒糊丸，如梧桐子大。每服三十丸，空腹时用温酒送下，或白汤下亦可。

养生功效：滋阴补阳，强壮筋骨。

应用：主要用于治五劳五劳七伤，阳事不举，真气衰弱，精神短少，小便无度，眼目昏花，腰膝疼痛，两脚麻木，不能行走。

（周岳君）

yùshén yèguāngwán

育神夜光丸（yushen yeguang pills） 出自宋·陈直《寿亲养老新书》。又称夜光育神丸。

药物组成与剂量：熟地黄（洗，晒干，酒浸）、远志（净洗，就砧上捶碎，取皮去骨木）、牛膝（去芦）、菟丝子（净洗，晒干，以酒浸，别研如泥）、枳壳（净洗，去瓤，麸炒赤色）、地骨皮（须自取，净洗，净砧上捶打取皮）、当归（净洗，晒干，焙亦得）各等分。除地黄、菟丝子别器用酒浸，其余五味，同锉细，并入一钵内，或瓷瓮内，若每件十两，都用第一等无灰浓酒六升，同浸三宿，取出，文武火焙干，须试火令得所，不可太猛，恐伤药性，十分焙干，捣罗为末，以两手拌令十分匀，炼蜜为丸，如梧桐子大。每服三十丸，空心盐酒送下，加至四十至五十丸亦不妨。若不饮酒，盐汤亦得，但不如酒胜。

养生功效：明目去翳，养神益精，益智聪心，润颜色，调脏腑。本方中熟地黄滋肾强精，配合远志聪心益智，牛膝补益肝肾，当归养血和血，地骨皮养阴清热，菟丝子温肾壮阳，枳壳理气宽中，并防诸药补而壅滞。全方养神益精，补而不壅。

应用：常服可使目光炯然，神宇泰定，语言清晰，步履轻快，就灯永夜不倦，也用治眼昏、健忘等。

（周岳君）

zīshēngwán

资生丸（zisheng pills） 出自明·缪希雍《先醒斋医学广笔记》卷二。原书保胎资生丸之异名。

药物组成与剂量：白术三两（米泔水浸，用山黄土拌蒸九次，晒九次，去土，切片焙干），人参三两（去芦，人乳浸透，饭锅上蒸熟），白茯苓二两（去粗皮，水飞去筋膜，人乳拌，饭锅上蒸，晒干），橘红二两，山楂肉两半（蒸），神曲二两（炒），川黄连四钱（姜汁炒），白豆蔻仁八钱（微炒），泽泻二两（去毛，炒），桔梗一两（米泔浸，炒），真藿香一两（洗），甘草一两（蜜炙，去皮），白扁豆两半（炒，去壳），莲肉二两（去心），薏苡仁二两半（淘净，炒），干山药二两（炒），麦芽面二两（炒），芡实二两（净肉炒）。炼蜜为丸，每服二钱，用白开水或清米汤、橘皮汤、炒砂仁汤细嚼下。

养生功效：健运脾胃，滋养营卫。方中人参、白扁豆、山药、甘草、莲肉、薏苡仁、芡实、麦芽等药，性甘淡滋润，皆为食疗佳品，尤益脾胃。其中人参、茯苓、白术、甘草健脾补气为君；臣以山药、莲肉、芡实、薏苡仁、扁豆，既可健脾，又能渗湿止泻；麦芽、山楂、神曲消化积食，黄连清热利湿，白豆蔻、砂仁、陈皮、藿香芳香化湿和胃，桔梗载药上行，共为佐药；甘草兼为使药。诸药合用，脾胃健胎元安。

应用：可用于妇人妊娠三月，阳明脉衰，胎元不养的妊娠恶阻；亦可用于脾胃虚弱，食不运化，脘腹胀满，面黄肌瘦，大便溏泄。

（周岳君）

zīshēngwán

资生丸（zisheng pills） 出自清·王士雄《霍乱论》卷四，为《张氏医通》卷十六九味资生丸之异名。

药物组成与剂量：人参、白术各六两，茯苓三两，炙甘草一两，橘红、山楂肉、神曲各四两，川黄连、白豆蔻各三钱。共为细末，炼白蜜为丸，如弹子大。每食后细嚼一丸，温开水送下，严寒时用淡姜汤送下。

养生功效：健运脾胃，消食和中，滋养营卫。

应用：可用于老人脾胃不和，食少体弱，脘腹胀闷，或恶心呕吐，或大便泄泻。

（周岳君）

bǎiguǒjiǔ

百果酒（fruit wine） 相传为一百余种果实发酵酿制而成的养生药酒，其具体制法在历史的更迭中早已亡佚。今人所言百果酒出自清·李文炳《仙拈集》卷三记载同名药酒方。

组成：香橼 2 个，佛手 2 个，核桃肉半斤，龙眼肉半斤，莲肉半斤，橘饼半斤，柏子仁 4 两，松子 3 两，红枣 20 两，黑糖 3 斤。将上药浸入干烧酒 50 斤中。每次取酒一小杯，早晚饮服之。

养生功效：此药酒能补虚益骨，对于虚劳骨痿的患者有一定疗效。

（谢梦洲　吴玉冰）

shēn'géjiǔ

参蛤酒（shenge wine） 由人参蛤蚧汤更换剂型而成。特点在于人参蛤蚧酒制成后，能迅捷进补，功效较大，疗效较好。其方最早见于元·罗天益的《卫生宝鉴》，后世多用此方调理肺肾亏虚。

组成：由人参15g，茯苓20g，贝母20g，桑白皮15g，知母20g，杏仁24g，甘草20g，蛤蚧1对，白酒1L组成。其制法为将蛤蚧先用清水浸泡5天，逐日换水，洗去腥气，后去头、足、鳞，切成小块，与其余诸药共研粗末，纱布包缝，浸于酒中，密封瓶盖，置于阴凉处，隔日摇动，经30天后去渣过滤乃成。饮服为每日2次，早晚饭前饮用，为每次5~10ml。

养生功效：主要功用为益气清肺补肾，纳气止咳平喘。以蛤蚧为主药，入肺肾经，补肺气，益精血，定喘止嗽；人参大补元气而益肺脾；茯苓益脾渗湿；桑白皮、知母泻肺清金；贝母清热润肺而开郁化痰。同时茯苓伍桑皮可以利水消肿；甘草伍贝母，可以润肺止咳。

应用：适用于久病体虚、动则气喘、咳则少气、肾虚阳痿的慢性虚劳患者。风寒、实热、外邪引起喘嗽者忌服。

（谢梦洲 吴玉冰）

gǒuqǐjiǔ

枸杞酒（wolfberry wine） 选用宁夏特产枸杞所酿制的药酒。最早载于宋代《圣济总录》，元·忽思慧《饮膳正要》中加以完善。

组成：纯酿可将枸杞和粮食按1∶2配比酿制，也可用枸杞2L，生地黄汁3L，品质较好的酒3L配制而成药酒。

制作：可用浸泡法及发酵酿造法制得。浸泡法为选取上的成熟宁夏枸杞，晒干碾碎，露出种子，置于瓶中，合地黄汁，添入白酒，浸泡2周，去渣过滤，即可制得。发酵法选料、浸泡如同浸泡法，只是后续多加入了蒸料下曲的步骤。此药酒可口服，平日空腹服30~50ml。

养生功效：枸杞具有滋补虚弱、益精气、去冷风、壮阳道、止泪、健腰脚等功能，常饮筋骨强健，延年益寿。现代科学研究证明枸杞有效成分为枸杞多糖，主要成分为阿拉伯糖、葡萄糖、半乳粮、甘露糖、木糖和鼠李糖等。枸杞多糖具有增强机体免疫力、抗肿瘤和抗衰老作用，另外还有明显的降血脂、降血糖、耐缺氧、耐疲劳等作用。

（谢梦洲 吴玉冰）

héshǒuwū yánshòujiǔ

何首乌延寿酒（heshouwu yanshou wine） 以何首乌作为主药，再配入它药而成的药酒。最早载于宋代《开宝本草》一书，其方历经多次后世修改。

组成：现代多以何首乌20g、生地黄50g、白酒750g而成方。

制作：将何首乌和生地黄均切成薄片，放入盛白酒的容器内，密封瓶口，每日振摇1~2次，半个月后开始饮用。每次饮服10~15g，每日2次。

养生功效：主要功能是延年益寿，补益精血。现代药理研究认为何首乌具有降低胆固醇、预防动脉硬化的作用。

应用：对于肝肾不足所至的腰痛、健忘、遗精、消瘦、乏力、眩晕及须发早白等早衰症状均有较好疗效。

（谢梦洲 吴玉冰）

huántóngjiǔ

还童酒（huantong wine） 主要治疗老年人的退行性病变、腿脚不利、提高活动能力，从而达到“返老还童”效果的药酒。此药酒方载于清·陈杰《回生集》中，另有诗谣称“中山还童酒，人间处处有。善缘得遇者，便是蓬莱叟”，说明此酒的流传深远。

组成：熟地黄90g，生地黄120g，全当归120g，五加皮120g，秦艽90g，牡丹皮60g，宣木瓜60g，川萆薢60g，枸杞子60g，怀牛膝60g，苍术30g，广陈皮30g，川续断60g，麦冬90g，羌活30g，独活30g，小茴香30g，乌药30g，川桂皮15g，陈酒25kg所组成。

制作：将上药切成小片，用绢袋盛，浸于酒中，封固瓶盖，隔水加热煮4小时，稍后晾凉，再将酒坛埋入地下7天，静置退火后过滤，即可饮用。其饮服方法为先将药酒搅匀去渣，早晚各服2小盅，每次不超过30ml，微醺。

养生功效：胜湿祛风，消肿止痛，益气补虚。对风湿筋骨不利兼有面色不华等阴血不足现象者更为适宜。

（谢梦洲 吴玉冰）

língzhījiǔ

灵芝酒（Ganoderma wine） 以灵芝为主药而制成的药酒。出自《中国古代养生长寿秘法》一书。

组成：具体为灵芝100g，白酒或米酒1000ml。

制作：先将灵芝洗净切成细碎块，放置净瓶中，浸泡于酒内，后密封瓶盖，续静置7日，再澄明过滤，最终出瓶备用。具体饮服方式为每日早、晚空腹温饮各1次，每次10~20ml。

养生功效：主要功能为补脑益智，强壮身体，能健脾胃、补肝肾、益精血、安心神、悦颜容、止喘嗽。灵芝性味甘平，有补肝肾、益精血的功效，善治虚劳、咳嗽、气喘、失眠、消化不良等症。现代药理研究证明，紫灵芝含有机酸、氨基葡萄酸、多糖类、香豆精、蛋白质等多种营养成分。

应用：适用于身体虚弱、智力减退、腰膝酸软、体倦神疲、健忘失眠、消化不良、神经衰弱、咳嗽气喘及老年慢性支气管炎等症。用灵芝制成酒剂，确为延年益寿佳品，中老年人均可常服。

（谢梦洲　吴玉冰）

rénshēn gùběnjiǔ

人参固本酒（ginseng guben wine）　以人参为主，辅以各类补益药，以达到固本培元目的的药酒。出自明·罗浮山《菉竹堂集验方》。

组成：人参60g，当归60g，茯苓30g，何首乌60g，枸杞子60g，生地黄60g，熟地黄60g，麦冬60g，天冬60g，白酒6000ml。

制作：将以上所有药材捣成碎末，装入纱布袋，放进干净的坛子里，倒入白酒浸泡，加盖再放在文火上煮沸，约1小时后离火，冷却后将坛子密封。7天后开启，将药渣除去，装瓶备用。饮服方式为每次10~20ml，每日早晚2次，将酒温热空腹服用。

另有明·郑泽《墨宝斋集验方》卷上记录同名药酒方，其组成为人参20g，天冬40g，麦冬40g，怀生地40g，怀熟地40g，枸杞子40g，虎胫骨20g，龟甲20g，何首乌40g，当归10g。用好酒30斤，盛入2罐内，将药分一半，用绢小袋盛药，吊入罐内，用面封固，柴碳文武火煮2炷香为度，埋土内去火气，火气尽去出土，静置过滤备用。其功效为固精健骨，补精髓。其服法为空心饮服，每次10g为度。

养生功效：人参固本酒中，人参补气；白茯苓健脾利湿；当归补血活血；何首乌、熟地黄、枸杞子补肝肾，填精髓；生地黄、天冬、麦冬滋阴。

应用：主要用于补肝肾，填精髓，益气血。对于虚劳病患，特别是中老年因肝肾虚、气血不足而引起的腰膝酸软、体乏无力、精神萎靡、失眠健忘、食欲减退等症状者有甚效。

（谢梦洲　吴玉冰）

yánlíngjiǔ

延龄酒（yanling wine）　主要有延年益寿之功用，因有效延长寿命、减缓衰老而得名的药酒。在《中国益寿食谱》及《药酒汇编》中均有收录。

组成：大黑豆175g，枸杞子120g，龙眼肉60g，当归30g，炒白术15g，白酒3500ml。

制作：将枸杞子、龙眼肉、当归、白术捣碎，置容器中，加入白酒，另将黑豆粉碎后炒至香，趁热投入酒中，密封，浸泡10~15天后，过滤去渣，备用即成。饮服方式为口服，早、晚各1次，每次服10ml。

养生功效：主要能益阴养血、保健延龄，对于精血不足、阴血亏虚、脾虚湿困所致的头晕、心悸、睡眠不安、目视不明、食少困倦、筋骨关节不利等症，或身体虚弱、气血不足、脾失健运、面色无华者，有改善症状的疗效。

（谢梦洲　吴玉冰）

yánshòujiǔ

延寿酒（yanshou wine）　因具有延长寿命功效而得名的药酒。其方最早见于《中藏经》，今收录于《中国药膳学》一书中。

组成：黄精30g，天冬30g，松叶15g，枸杞子20g，苍术12g，白酒1000g。

制作：将黄精、天冬、苍术切成约0.8cm的小块，松叶切成半节碎末，同枸杞子一起装入瓶中。再将白酒注入瓶内，摇匀，密封，静置浸泡10~12天即可饮用。其饮服方式为早晚各服1次，每次10~20g。

养生功效：主要能滋养肺肾、补精填髓、强身益寿。

应用：主治体虚食少、乏力、脚软、眩晕、视物昏花、须发早白、风湿痹证、四肢麻木等症。无病少量服用，亦有强身益寿之功。

另需注意，延寿酒对于阴虚内热、出血者禁服，气虚多汗者慎服。

（谢梦洲　吴玉冰）

yàozhěn

药枕（medicinal pillow）　将药物装于布袋内，具有养生保健、防病治病作用的寝枕。

历史沿革　历代医学文献中关于药枕的记述，如宋代《圣济总录》卷第一百九十八“神仙服饵门”就有具有神话色彩的“神枕方”的记载，该方有当归、川芎、白芷、辛夷、杜仲、肉苁蓉、薏苡仁、秦椒、蜀椒、桂枝、干姜、防风、款冬花、人参、桔梗、白薇、白藓皮等“应二十四气”，乌头、附子、藜芦、皂荚、莽草、半夏、矾石、细辛等“应八风”。上各味，“生咀，纳枕中，毒者安下，香者安上，既满即用竹丁钉盖，四边悉用蜡封，唯上不用封，乃以绛纱三重裹之，枕及一百日，筋骨强壮，身面光泽，即去一重纱，二百日血气充实，百疾皆愈，又去一重，三百日又去一重，一年一易，其药每起时用蜡纸裹，以缯囊盛之，每用冬至为首，三年后，齿发益壮，容色还童矣。”

清·陈梦雷《古今图书集

成·医部全录》卷三百三十一“保生要录”载有“药枕方”，其方由蔓荆子、甘菊花、通草、防风、羚羊角屑、犀角（现水牛角代）、石菖蒲各八分，细辛、白芷、川芎、藁本各六钱，白术四分，黑豆五合组成。用于治头风目眩。具体做法为“剉成细末，相拌令均，以生绢囊盛之。欲其气全，次用碧罗袋盛之，如枕样，内药，直令坚实，置在盒子中，其盒形亦如枕，内药囊，令出盒子唇一寸半。晚来欲枕时，揭去盒盖，不枕即盖之，使药气不散。枕之日久，渐低，更入药以实之，或添黑豆，令如初。三五月后药气歇，则换之，勿枕。”

养生功效 药枕的养生作用，是依靠中草药特有的芳香气味和磁石的磁场作用等达到的，即所谓闻香养生、闻香疗病，这也是中药四气五味、升降沉浮等理论在外治法方面的特殊运用。人在睡眠时，头部温度会使枕内药物的有效成分缓慢地发散出来，香气聚集于枕周尺余。其气味淡而不薄，久而不弱，清而不浊，散而不走。颈枕部是人体经脉交汇之处，同时又是心跳、呼吸、循环中枢——延髓所在部位，被誉为长寿穴的“大椎穴”就在第一颈椎下面。这些都被置于药枕作用的范围之内。根据体质或病情，选择适当的药物填充，制成药枕，既能高枕无忧，又能保健除疾，养生延年。

应用价值 药枕至今仍有应用价值，如高血压患者可选用菊花枕、钩藤枕或磁疗枕；发热患者可选用竹叶枕、石膏枕；神经衰弱失眠者可选用合欢花、夜交藤枕；头痛患者可选用川芎、白芷枕；冠心病患者可选用丹参、芍药枕；哮喘咳嗽患者可选用鱼腥草、杏仁枕；目赤肿痛者可选用绿豆、蚕沙枕；慢性鼻炎患者可选用辛夷、薄荷枕；中风患者可选用菖蒲、冰片枕。儿童卧米枕，不凉不燥，有益于头部的正常发育；老年人枕漆壳空心枕，可清心明目。夏天枕竹枕、石膏枕能解暑去热。

（李其忠）

bǎihéfěnzhōu

百合粉粥（lily powder porridge）

以百合粉30g、粳米100g、冰糖30g熬制的粥。将粳米淘洗干净，放入锅内；将锅内加水适量，把冰糖捶碎，和百合粉放入锅内；将锅置武火上烧沸后，再改用文火煎煮至熟即成。

养生功效：百合粉粥具有润肺止咳、养心安神之功。百合味甘、性寒，归肺、心经，可润肺止咳、清心安神，其质地肥厚，醇甜清香，甘美爽口。百合记载于《神农本草经》《日华于本草》及《本草纲目拾遗》等书中，《神农本草经》谓其“味甘，平。主治邪气腹胀，心痛，利大、小便，补中益气”；《日华子本草》谓其“安心，定胆，益志，养五藏，治癫邪，啼泣，狂叫，惊悸，杀蛊毒气，胁痈乳痈发背及诸疮肿，并治产后血狂运”；唐·甄权《药性论》谓其“使，有小毒。主百邪鬼魅，涕泣不止，除心下急满痛，治脚气热咳逆”；元·王好古《汤液本草》谓其“主邪气腹胀心痛，利大小便，补中益气，除浮肿胪胀，痞满寒热，遍身疼痛，及乳难喉痹，止涕泪”。百合是非常理想的解秋燥、滋润肺阴的佳品；米能和中养胃，补中益气；冰糖补中益气。

应用：主要可用于有肺热咳嗽、劳嗽咯血、虚烦惊悸、失眠多梦等症的患者。

食用禁忌：风寒咳嗽、虚寒出血、脾胃不佳者忌食。

（胡方林）

bōcàizhōu

菠菜粥（spinach porridge）

以菠菜、粳米各250g、盐适量熬制的粥。将菠菜洗净，在沸水中焯一下，切段，备用；粳米洗净置锅内，加水适量，熬至粳米熟时，将菠菜放入粥中，继续熬一会儿停火，再放入盐调味即成。

养生功效：菠菜粥具有养血止血、敛阴润燥之功。菠菜又称波棱、赤根菜、波斯草、波斯菜，性味甘凉，明·李时珍《本草纲目》谓其“通血脉，开胸膈，下气调中，止渴润燥。根尤良”；唐·孟诜《食疗本草》谓其“利五脏，通胃肠热，解酒毒。服丹石人食之佳”；金·张从正《儒门事亲》谓其“老人久病，大便涩滞不通者，服菠菜自然通利也”；清·王士雄《随息居饮食谱》曰：“菠菜，开胸隔，通肠胃，润燥活血，大便涩滞及患痔疮人宜食之。”米能和中养胃，补中益气。

应用：一般人群均可食用菠菜，菠菜烹熟后软滑易消化，特别适合老、幼、病、弱者食用，糖尿病患者（尤其2型糖尿病患者）经常吃些菠菜有利于血糖保持稳定，同时菠菜还适宜高血压、便秘、痔疮、贫血、坏血病患者及皮肤粗糙、过敏者。

食用禁忌：菠菜不适宜肾炎、肾结石患者，另外脾虚便溏者不宜多食。

（胡方林）

dòumàizhōu

豆麦粥（bean wheat porridge）

以绿豆50g、糯米50g、小麦50g、白糖适量熬制的粥。出自《寿世青编》卷下。绿豆、小麦用清水浸泡半天，洗净，糯米淘洗干净。绿豆、小麦入锅，加入清水500ml，武火煮至豆熟，加入糯米，改用文火熬煮。粥将熟时，调入白糖，煮至糖溶。

养生功效：豆麦粥具有清热除烦、生津止渴之功。绿豆性味甘、凉，入心、胃经，功能清热解毒、消暑除烦、止渴健胃、利水消肿。明·李时珍《本草纲目》谓其“厚肠胃。作枕，明目，治头风头痛。除吐逆。治痘毒，利肿胀”；清·王士雄《随息居饮食谱》谓其“甘凉，煮食清胆养胃，解暑止渴，利小便，已泻痢”。小麦性味甘、寒，归心经，功能养心安神、除烦。糯米性味甘、温，归脾、胃、肺经，功能补中益气、健脾养胃、止虚汗，对食欲不佳、腹胀腹泻有一定缓解作用。

应用：豆麦粥适用于脾胃虚寒所致的反胃、食欲减退、泄泻和气虚引起的汗虚、气短无力、妊娠腹坠胀等症。

食用禁忌：饮食不住口，仍易饥饿，近似中消。糖尿病患者慎食。

（胡方林）

fúlíngfěnzhōu

茯苓粉粥（tuckahoe powder porridge） 以茯苓粉30g、粳米30g、红枣7个熬制的粥。先把粳米加适量水煮沸，后放入红枣，粥成时再加入茯苓粉搅匀，稍煮即可。

养生功效：茯苓粉粥具有健脾渗湿、调中止泄之功。茯苓粉甘、淡，平，归心、肺、脾、肾经，功能利水渗湿、健脾和胃、宁心安神。《神农本草经》谓其“主胸胁逆气，忧恚惊邪恐悸，心下结痛，寒热烦满，咳逆，口焦舌干，利小便”；南朝·梁·陶弘景《名医别录》谓其“止消渴，好睡，大腹，淋沥，膈中痰水，水肿淋结。开胸腑，调脏气，伐肾邪，长阴，益气力，保神守中”；唐·甄权《药性论》谓其“开胃，止呕逆，善安心神。主肺痿痰壅。治小儿惊痫，心腹胀满，妇人热淋”；《日华子本草》谓其“补五劳七伤，安胎，暖腰膝，开心益智，止健忘”；金·成无己《伤寒明理论》谓其“渗水缓脾”。米能和中养胃，补中益气；大枣健脾养血。

应用：适宜于因脾气不充、运化失调而引起的大便溏软、面色黄白、口中干而不欲、乏力倦怠、饮食无味等症，亦可用于小便不利、水肿胀满、痰饮咳逆、呕逆、恶阻、泄泻、遗精、淋浊、惊悸、健忘等症，尤宜于水湿内困致水肿、尿少、眩晕心悸、胃口欠佳、大便稀烂、心神不安、失眠、多梦者。

食用禁忌：肾虚多尿、虚寒滑精、气虚下陷、津伤口干者慎服。《医学启源》：“如小便利，或数服之，则损人目；如汗多人服之，损元气，夭人寿。”《本草经疏》：“病人肾虚，小水自利或不禁或虚寒精清滑，皆不得服。”《得配本草》：“气虚下陷、水涸口干俱禁用。”

（胡方林）

húluóbozhōu

胡萝卜粥（carrot porridge） 以胡萝卜30g、粳米50g熬制的粥。将胡萝卜洗净切碎，与粳米同入锅内，加清水适量，煮至米开粥稠即可。此粥味甜，易变质，需现煮现吃，不宜多煮久放。

养生功效：胡萝卜粥具有健脾和胃、下气化滞、明目、降压利尿之功。胡萝卜性味甘平，归肺、脾经，功能健脾消食、补肝明目、清热解毒、透疹、降气止咳。元·吴瑞《日用本草》谓其“宽中下气，散胃中邪滞”；明·李时珍《本草纲目》谓其“下气补中，利胸膈肠胃，安五脏，令人健食”；清·汪绂《医林纂要探源》谓其“甘补辛润，故壮阳暖下，功用似蛇床子……润肾命，壮元阳，暖下部，除寒湿”；萧步丹《岭南采药录》谓其“凡出麻痘，始终以此煎水饮，能清热解毒，鲜用及晒干用均可”；《现代实用中药》谓其“治久痢”；清·黄宫绣《本草求真》谓其“因味辛则散，味甘则和，质量则降。故能宽中下气，而使肠胃之邪与之俱去也”。米能和中养胃，补中益气。

应用：适用于高血压以及消化不良、久痢、夜盲症、小儿软骨病、小儿营养不良、麻疹、便秘、肠胃不适、饱闷气胀者。民间有“冬吃萝卜赛人参，保健养生在其中”之说。胡萝卜粥，富含维生素A，凡食欲减退或消化不良、皮肤干燥、夜盲症、高血压者，可经常食用此粥。

食用禁忌：体弱气虚、脾胃虚寒者不宜食用。

（胡方林）

jiǔcàizhōu

韭菜粥（leek porridge） 以新鲜韭菜60g、粳米50g熬制的粥。来源明·李时珍《本草纲目》。将韭菜洗净切碎，与洗净的粳米同入砂锅内，加水500g左右，同煮为菜粥。

养生功效：韭菜粥具有补肾壮阳、固精止遗、健脾暖胃之功。韭菜性味辛、温，入肝、脾、肾、胃经，有温补肾阳、固精止遗、行气活血、温中开胃之功。《本草纲目》言“韭菜粥，温中暖下”；清·赵学敏《本草纲目拾遗》言其“温中，下气，补虚，调和脏腑，令人能食，益阳，止泄白脓，腹疼痛”；《日华子本草》言其“止泄精尿血，暖腰膝除心胸痼冷，胸中痹冷，癖气及腹痛等”。米能和中养胃，补中益气。

应用：适用于脾肾阳虚所致的腹中冷痛、泄泻或便秘、虚寒久痢、噎膈反胃、阳痿、早泄、遗精、白浊、小便频数，小儿遗尿，女子白带过多、腰膝酸冷、月经痛、崩漏不止等。

食用禁忌：《本草纲目》谓其“多食则神昏目暗，酒后尤忌”。有阳亢及热性病症的人不宜食用。阴虚但内火旺盛、胃肠虚弱但体内有热、溃疡病、眼疾者应慎食；韭菜虽有壮阳益肾祛寒之功，亦能激发皮肤疮毒，患有痈疽疮肿及皮癣症、皮炎、湿毒者忌食。有扁桃腺炎、化脓性鼻炎和中耳炎的人不能食用韭菜。

（胡方林）

língshífěnzhōu

菱实粉粥（water chestnut porridge） 以菱实粉 30~60g、粳米 60g 熬制的粥。出自《本草纲目》卷二十五。先将粳米煮粥，待米煮至半熟后，调入菱粉，加红糖少许，同煮为粥。

养生功效：菱实粉粥具有益肠胃、补气血之功。菱实又名菱角，味甘、平、无毒，入胃、肠。唐·孙思邈《千金要方》谓其“味甘辛，平，无毒。安中，补五脏，不饥，轻身。一名菱。黄帝云：七月勿食生菱”；清·汪昂《本草备要》谓其“安中消暑，止渴解酒，有两角、三角、四角，老嫩之殊”；北魏·贾思勰《齐民要术》谓其“安神强志，除百病，益精气”；《食疗本草》谓其“有消渴、醒酒、通乳、利尿之功效”；明·李时珍《本草纲目》中也指出，菱角能补脾胃、强股膝、健力益气。菱粉粥有益胃肠，可解内热，老年人常食有益。米能和中养胃，补中益气。

应用：可用于年老体虚，营养不良，慢性泄泻，可解暑热，解丹毒，解伤寒积热，能止消渴。

（胡方林）

lǜdòuzhōu

绿豆粥（mung bean porridge） 以绿豆 50g、粳米 100g、白糖适量熬制的粥。出自《普济方》。绿豆用清水浸泡半天，洗净，粳米淘洗干净；绿豆入锅，加入清水 500ml，武火煮至豆熟，加入粳米，改用文火熬煮；粥将熟时，调入白糖，煮至糖溶。

养生功效：此粥解热毒，止烦渴，消水肿。绿豆味甘，性凉，入心、胃经，具有清热解毒、消暑除烦、止渴健胃、利水消肿之功效，主治暑热烦渴、湿热泄泻、水肿腹胀、疮疡肿毒、丹毒疖肿、痄腮、痘疹以及金石砒霜草木中毒者。宋代《开宝本草》记载“绿豆，甘，寒，无毒，入心、胃经，主丹毒烦热，风疹，热气奔豚，生研绞汁服，亦煮食，消肿下气，压热解毒”。此后历代本草对绿豆的药用功效多有阐发。明·李时珍《本草纲目》谓其“厚肠胃，作枕，明目，治头风头痛，除吐逆，治痘毒，利肿胀”“外科治痈疽，有内托护心散，极言其效”；清·张璐《本经逢原》谓其“明目，解附子、砒石、诸石药毒”；清·王士雄《随息居饮食谱》谓其“甘凉，煮食清胆养胃，解暑止渴，利小便，已泻痢”。米能和中养胃，补中益气。

应用：适用于夏季暑热烦渴、疮毒水肿、风痰、气逆、小便不利而腹胀满、中暑发热等症。

食用禁忌：脾胃虚寒泄泻、阳虚多寒者禁服。

（胡方林）

niúrǔzhōu

牛乳粥（milk porridge） 以鲜牛奶 250ml、粳米 60g、白糖适量熬制的粥。来源《本草纲目》。将粳米淘洗净，砂锅中加水适量，微火煮粥，煮至米汁稠黏为度；将鲜牛乳放入煮熟的稀粥中，再烧沸；放糖调匀，即可取食。

养生功效：可润燥滋阴、补虚弱、养心血、解热毒，是抗衰老、润皮肤的保健食疗佳品。牛乳性平味甘，归心、肺二经，功能补虚损，益肺胃，生津润肠。唐·孙思邈谓其“老人煮食有益”；明·李时珍《本草纲目》谓其可治反胃热哕，补益劳损，润大肠，治气痢，除疸黄，老人煮粥甚宜。朱丹溪曰：“反胃噎膈，大便燥结，宜牛、羊乳时时咽之。”清·王秉衡《重庆堂随笔》谓其“滋润补液，宜于血少无痰之证”；明·缪希雍《本草经疏》谓其“乃牛之血液所化，其味甘，其气微寒无毒。甘寒能养血脉，滋润五脏，故主补虚馁，止渴”；清·王士雄《随息居饮食谱》谓其“善治血枯便燥，反胃噎膈，老年火盛者宜之”；南朝·梁·陶弘景《名医别录》谓其“补虚羸，止渴下气”；《日华子本草》谓其“润皮肤，养心肺，解热毒”。米能和中养胃，补中益气。

应用：适宜老年人脾胃虚弱，消化不良、津液枯燥，体质羸弱，气血不足，营养不良，以及病后体虚、噎嗝之人。

食用禁忌：平素脾胃虚寒、腹胀便溏者忌食，素有痰湿积饮者忌食，《本草经疏》：“脾虚作泄者不得服。”《本草汇言》：“膈中有冷痰积饮者，忌之。”

（胡方林）

jìcàizhōu

荠菜粥（shepherd purse porridge） 以鲜荠菜90g、粳米100g熬制的粥。出自《本草纲目》。将鲜荠菜采来，挑选干净，洗净，切成2cm长，将粳米淘洗干净，放入锅内，加水适量，把切好的荠菜放入锅内，置武火上煮沸，用文火熬煮至熟。

养生功效：荠菜粥具有补虚健脾、明目止血之功。荠菜性味甘、凉，入肝、脾、肺经，有清热止血、清肝明目、利尿消肿之功。明·李时珍《本草纲目》言其“利肝和中，根、叶烧灰，治赤白痢疾效”；南朝·梁·陶弘景《名医别录》言其“主利肝气，和中”；唐·孙思邈《千金食治》言其“杀诸毒，根，主目涩痛”；北魏·崔浩《食经》言其“补心脾”。米能和中养胃，补中益气。

应用：用于妇女崩漏、尿血、吐血、咯血，热淋、肾炎水肿、小便不利、感冒发热、泌尿系结石、尿浊（乳糜尿），或妇女带下，肝热目昏、目赤、眩晕头痛、肠炎、腹泻、痢疾、胃溃疡，也用于高血压患者。

食用禁忌：荠菜可宽肠通便，故便溏者慎食，体质虚寒者不能食用荠菜。孕妇慎用。

（胡方林）

qíncàizhōu

芹菜粥（celery porridge） 以新鲜芹菜60g、粳米50～100g熬制的粥。出自明·李时珍《本草纲目》。将芹菜洗净切碎，与洗净的粳米同入砂锅内，加水600g左右，同煮为菜粥。

养生功效：芹菜粥具有固肾利尿、清热平肝之功。芹菜又称芹、旱芹、香芹、蒲芹、药芹菜、野芫荽，性凉，味甘辛，入肝、胆、心包经，功能清热利湿，平肝健胃。叶觉诠《本草推陈》谓其“治肝阳头痛，面红目赤，头重脚轻，步行飘摇等症”；《卫生通讯》谓其“清胃涤热，通利血脉，利口齿润喉，明目通鼻，醒脑健胃，润肺止咳”。米能和中养胃，补中益气。

应用：主要用于肝胃郁热、头目眩晕、肺热咳嗽、大便秘结、小便短黄、淋漓涩痛等，亦可用于高血压、糖尿病、头痛、头晕、暴热烦渴、黄疸、水肿、小便热涩不利、妇女月经不调、赤白带下、瘰疬、痄腮等病症。因此，体内热盛、食欲不佳、疲倦无力的湿热体质者可常食用。

食用禁忌：芹菜性凉质滑，故脾胃虚寒、大便溏薄者，血压偏低者不宜选用；芹菜有杀精之力，可使精子减少、活力下降，故婚育期男子不宜多食。

（胡方林）

yāzhīzhōu

鸭汁粥（duck sauce porridge） 以青头雄鸭1只、大米适量、葱白3茎熬制的粥。将雄鸭去毛杂，洗净，切细，放入锅中，加清水煮至极烂，而后与大米、葱白煮为稀粥服食，或将青鸭煮取浓汁，加大米、葱白煮粥服食，每日1次，7天为1个疗程，连续1～2个疗程。

养生功效：鸭汁粥具有滋养胃阴、利水消肿之功。鸭肉，又称鹜肉、家凫肉，为鸭科动物家鸭的肉，全国各地均有饲养。鸭肉性味甘、咸、微寒，入脾、胃、肺、肾经，有滋阴养胃、利水消肿之功。明·李时珍《本草纲目》言其“补虚除客热，利脏腑及水道，疗小儿惊痫。解丹毒，止热痢”；南朝·梁·陶弘景《名医别录》言其“补虚除热，和脏腑，利水道”；清·王士雄《随息居饮食谱》言其“滋五脏之阴，清虚劳之热，补血行水，养胃生津，止嗽息惊”。现代营养分析表明，鸭肉富含蛋白质、脂肪、少量碳水化合物、钙、磷、铁及维生素等，既是美味佳肴，又是补养珍品。米能和中养胃，补中益气。葱白能发表通阳、解毒杀虫。合用具有滋养胃阴、利水消肿之功。

应用：适用于阴虚所致的劳热骨蒸、潮热盗汗、遗精早泄、咳嗽或见咯血、咽干口渴、月经量少或闭经、各种水肿、腹水等。鸭是水禽类，尤适用于体内有热、上火者食用，特别是一些低热、虚弱、食少、大便干燥和水肿者，食鸭肉最为适宜。

食用禁忌：鸭肉甘寒，大便溏薄、体质虚弱、四肢逆冷者不宜食用。

（胡方林）

yángzhīzhōu

羊脂粥（sheep fat porridge） 以羊脂20g、粳米50g、葱白3茎、生姜3片熬制的粥。出自《寿世青编》卷八。将羊脂洗净，放入锅中，后与大米、葱白、生姜煮为稀粥服食。

养生功效：羊脂粥具有补肾养血、温中润燥之功。羊脂甘温，归心、脾、肾经，功能补肾养血、祛风化毒、温中止痢、润燥止痛。唐·孙思邈《千金要方》谓其“止下痢、脱肛，去风毒，妇人产后腹中绞痛”；明·李时珍《本草纲目》谓其“主皴风瘘痹，辟瘟气，止劳痢，梮肌肤，杀虫，治疥癣。入膏药，透肌肉经络。勿风热毒气”；清·王士雄《随息居饮食谱》谓其“润燥，补胃耐饥，御风寒，利产，舒筋”；清·张璐《本经逢原》谓其“生主下痢脱肛，取润以导之，补中寓泻也”。

米能和中养胃、补中益气。葱白能发表通阳、解毒杀虫。合用具有补肾养血、温中润燥之功。

应用：用于半身不遂、中风、休息久痢者。

食用禁忌：《随息居饮食谱》谓其“多食滞湿酿痰，外感不清，痰火内盛者均忌”。

（胡方林）

yóucàizhōu

油菜粥（cole porridge） 以大米30g、油菜叶5片熬制的粥。大米洗净加水煮至米熟烂，油菜叶洗净，剁碎，油菜放入粥中，再煮5分钟。

养生功效：具有活血化瘀、解毒消肿、宽肠通便、强身健体之功。油菜又称油白菜、苦菜，性凉味甘，归肝、脾、肺经，功能活血化瘀、解毒消肿、宽肠通便、强身健体。明·李时珍《本草纲目》言其“治痈疽，豌豆疮，散血消肿”；清·赵学敏《本草纲目拾遗》言其“破血，产妇煮食之”；《日华子本草》言其“治产后血风及淤血”；唐代《新修本草》言其“主治风游丹肿，乳痈”。米能和中养胃、补中益气。

应用：可用于手足疖肿、乳痈、习惯性便秘、老年人缺钙等病症。一般人均可食用，特别适宜患口腔溃疡、口角湿白、牙龈出血、牙齿松动、瘀血腹痛、癌症患者。女子以血为用，产后气血亏虚，瘀血停着，常食“油菜粥：调中下气”（《本草纲目》），可有效地防治产后腹痛、恶露不净、乳腺炎等。

（胡方林）

dāngguī shēngjiāng yángròutāng

当归生姜羊肉汤（danggui shengjiang yangrou decoction） 出自东汉·张仲景《金匮要略》上卷。又称小羊肉汤（《千金要方》卷三）、当归汤（《圣济总录》卷九十四）、羊肉汤（《景岳全书》卷六十一）。原书处方、用量为当归三两，生姜五两，羊肉一斤。具体制作方法为将以上药加水800ml，煮取300ml，分二次温服。

养生功效：温中养血，祛寒止痛。

应用：用于寒疝，虚劳，产后血虚有寒，腹痛，胁痛，喜温喜按，腹中拘急，苔白，脉沉弦而涩。

食用禁忌：阴虚阳亢、内热火旺者不宜服用。

（李其忠）

huíxiāngtāng

茴香汤（fennel soup） 出自元·忽思慧《饮膳正要》卷第二“诸般汤煎”。原书处方、用量为茴香（一斤，炒），川楝子（半斤），陈皮（半斤，去白），甘草（四两，炒），盐（半斤，炒）。制作方法为“上件为细末，相和匀。每日空心白汤点服”。

养生功效：暖肝散寒，行气止痛。

应用：多用于治元藏虚弱，脐腹冷痛。

（李其忠）

júpíxǐngchéngtāng

橘皮醒酲汤（jupi xingcheng decoction） 出自元·忽思慧《饮膳正要》卷第二“诸般汤煎”。原书处方、用量为香橙皮（一斤，去白），陈橘皮（一斤，去白），檀香（四两），葛花（半斤），绿豆花（半斤），人参（二两，去芦），白豆蔻仁（二两），盐（六两，炒）。制作方法为“上件为细末。每日空心白汤点服”。

养生功效：醒脾和胃，理气宽中，解酒毒。

应用：多用于治呕噫吞酸。原书记载其还能治“酒醉不解”。

（李其忠）

lìzhīgāo

荔枝膏（litch cream） 出自明代《普济方》卷二九一。原书处方、用量为荔枝肉一两，轻粉半钱，麝香半钱，川芎半钱，白豆蔻半钱，砂仁半钱，朱砂一钱，龙骨一钱，血竭一钱，乳香一钱，全蝎五个。具体制作方法为“将荔枝肉擂碎，以软米饮和为膏”。《普济方》用荔枝膏局部外贴治瘰疬，“看疮大小摊贴。如有三至五个者，止去贴为头者，妙”。

在《饮膳正要》卷第二“诸般汤煎”中也有该方记载，其组方、功效不同，其载：“乌梅（半斤，取肉），桂（一十两，去皮，锉），沙糖（二十六两），麝香（半钱，研），生姜汁（五两），熟蜜（一十四两）。”原书方中并无荔枝一味，恐为遗漏。所载具体制作方法为“用水一斗五升，熬至一半，滤去滓，下沙糖、生姜汁，再熬去滓，澄定少时，入麝香搅匀，澄清如常，任意服。”原书记载荔枝膏的功效为“生津止渴，去烦”。

（李其忠）

niúsuǐ gāozi

牛髓膏子（ox spinal cord cream） 出自元·忽思慧《饮膳正要》卷第二“诸般汤煎”。原书处方、用量为黄精膏（五两），地黄膏（三两），天门冬膏（一两），牛骨头内取油（二两）。具体的制作及服用方法为“将黄精膏、地黄膏、天门冬膏与牛骨油一同不住手用银匙搅，令冷定和匀成膏。每日空心温酒调一匙头。”

养生功效：原书载其功效为“补精髓，壮筋骨，和血气，延年益寿”。

应用：多用于身体虚弱、腰腿酸软等气血不足之人。

（李其忠）

shānyàotāng

山药汤（shanyao decoction）出自元·忽思慧《饮膳正要》卷第二“诸般汤煎”。原书处方、用量为山药（一斤、煮熟），粟米（半升，炒，为面），杏仁（二斤，炒令过熟，去皮、尖，切如米）。服用方法为“每日空心白汤调二钱，入酥油少许，山药任意”。

养生功效：原书载其功效为“补虚益气，温中润肺”。

应用：多用于脾胃怯弱，不喜饮食之人。

（李其忠）

sìhétāng

四和汤（sihe decoction）出自元·忽思慧《饮膳正要》卷第二“诸般汤煎”。原书处方、用量为白面（一斤，炒），芝麻（一斤，炒），茴香（二两，炒），盐（一两，炒）。具体的制作及服用方法为“上件，并为末。每日空心白汤点服”。

养生功效：祛寒止痛，调和脾胃。

应用：原书载其用于治疗“腹内冷痛，脾胃不和”。

（李其忠）

yùndòng yǎngshēng

运动养生（health preservation by sports）以身体运动的方式，达到增强体质、延年益寿的养生方法。传统的运动养生，经过历代养生家的不断总结和补充，逐渐形成了运动肢体、自我按摩以练形，呼吸吐纳、调整鼻息以练气，宁静思想、排除杂念以练意等保健方法。

历史沿革 古人很早就认识到宇宙生物界，特别是人类的生命活动具有运动的特征，在中医阴阳理论中提出阴阳动态平衡是维持生命万物健康的基础，因而积极提倡运动保健。早在春秋战国时期，就有运动养生的记载，如《庄子·刻意》云：“吐故纳新，熊经鸟申，为寿而已矣。此道引之士，养形之人，彭祖寿考者之所好也。”说明当时用导引等方法运动形体来养生的人，已经为数不少了。《吕氏春秋》中更明确指明了运动养生的意义：“流水不腐，户枢不蠹，动也。形气亦然，形不动则精不流，精不流则气郁。”说明运动的益处，并从形、气的关系上，明确指出了不运动的危害。

《黄帝内经》更是重视运动养生，提倡“形劳而不倦”，反对“久坐”“久卧”，并指明“久坐伤肉”“久卧伤气”，强调应“和于术数”。所谓“术数”，据唐·王冰注：“术数者，保生之大伦”，即指各种养生之道，也包括各种锻炼身体的方法。东汉三国时期，名医华佗创编了“五禽戏”，模仿虎、鹿、熊、猿、鸟五种动物的动作进行运动锻炼，“五禽戏”的出现，使运动养生发展到一个崭新的阶段，为以后其他运动养生开启了广阔的前景。到了晋唐时期，主张运动的养生家多了起来，晋·张华《博物志》中所载青年道士封君达养性法的第一条便是“体欲常少劳，无过度”。南北朝时期，梁·陶弘景所辑《养性延命录》中说：“人欲小劳，但莫至疲及强所不能堪胜耳。人食毕，当行步踌躇，有所修为快也。故流水不腐，户枢不蠹，以其劳动数故也。”唐·孙思邈亦很重视运动养生，在《保生铭》中提出“人若劳于形，百病不能成”，其本人也坚持走步运动，认为“四时气候和畅之日，量其时节寒温，出门行三里，二里及三百、二百步为佳”。至宋代，对运动保健养生法的研究又前进了一步，如蒲虔贯著《保生要录》，专列“调肢体”一门，主张用导引动形体。明代著名养生学家冷谦著《修龄要旨》、王蔡传撰《修真秘要》，均提倡用导引来锻炼身体。清代的教育家颜习斋提出“养生莫善于习动”“一身动则一身强”的观点。以上说明，“动则不衰”是中华民族运动养生、健身的传统观点，运动可以使人健全体魄、防病防老、延长寿命。

基本内容 运动养生是众多中医养生方法的一项重要内容，中医运动养生理论的显著特点是注重天人相应，强调阴阳平衡、形神统一、动静结合，牢固树立了保健和预防的养生思想。就运动养生而言，天人相应、整体恒动、形神相因等中国传统观念奠定了其理论基础。运动养生的指导原则是形神俱养，动静结合。

中医将精气神称为“三宝”，与人体生命息息相关。运动养生抓住了这三点，调意识以养神，以意领气，调呼吸以练气，以气行推动血运，周流全身；以气导形，通过形体、筋骨关节的运动，使周身筋脉畅通，营养整个机体。这样，则形神兼备，百脉流畅，内外相合，脏腑协调，机体达到阴阳平衡的状态，从而增进机体健康，以保持旺盛的生命力。

传统运动养生方法中，都是以中医的阴阳、脏腑、气血、经络等理论为基础，以养精、练气、调神为运动的基本要点，通过形体动作来进行锻炼，用阴阳理论指导运动的虚、实、动、静；用整体观念说明运动健身中形神、气血、表里的协调统一。所以，运动健身的每一招式，都是与中医理论密切相关的。

传统运动养生的练功要领就是意守、调息、动形的统一。在这三方面中，最关键的是意守，只有精神专注，才能宁神静息，呼吸均匀，气血运行顺畅。这三者的关系为以意领气，以气动形。这样，在锻炼过程中，内炼精气神，外炼筋骨，使整个机体得到全面锻炼。

随着时代的发展，运动养生不仅仅是包括了古老的传统功法，很多现代流行的体育运动像慢跑、游泳等也具有很好的养生健身效果。

千百年来，人们在养生实践中总结出许多宝贵的经验，使运动养生不断地得到充实和发展，形成了融导引、气功、武术、医理为一体的具有中华民族特色的养生方法。源于导引气功的功法有五禽戏、易筋经、八段锦等；源于武术的功法如太极拳、太极剑、木兰拳等。然而，无论哪种功法，运用到养生方面，都要讲求调息、意守、动形，都是以畅通气血经络、活动筋骨、调和脏腑为目的。因此，融汇诸家特长是中医运动养生的一大特点。

应用价值 中医学认为，经常适度地进行体育锻炼，可促进气血津液的运行和保持经络通畅，改善人体的功能，从而有益于健康，有助于保持旺盛的精力和稳定的情绪。这同现代医学的认识是完全一致的。现代医学认为“生命在于运动”，运动可以提高身体新陈代谢，使各器官充满活力，推迟向衰老变化的过程。

现代研究表明，经常参加适度的运动锻炼，对身体健康会有很多益处，尤其是对心血管系统，更是极为有益。适度运动可以增强心脏的活力和肺脏呼吸功能，促进血液循环，改善大脑营养状况；有利于促进新陈代谢，改善脏器的生理功能，提高机体的免疫功能及内分泌功能，以保持旺盛的精力和良好的精神状态，从而使人体的生命力更加旺盛；有利于增加膈肌和腹肌的力量，促进胃肠蠕动和消化吸收；还可增强肌肉关节的活力，使人动作灵活轻巧，反应敏捷、迅速；运动不仅养身，而且养心。人的右脑的信息容量、记忆容量和形象思维能力都大大超过左脑，运动锻炼可以使右脑得到充分的锻炼，提高人的记忆力和抽象思维能力。体育锻炼可以使神经系统的兴奋和抑制过程更加集中，对外刺激的反应更加迅速、准确，还可以提高人的视觉和听觉、神经传导速度、神经过程的均衡性和灵活性，促进神经系统功能的增强。另外，运动还有助于情感和情绪的调节，有助于坚强意志品质的形成，有助于人际关系的改善，有助于消除心理障碍等。

（储全根　唐　巍）

sànbù yǎngshēng

散步养生（health preservation by walking） 以散步为运动形式的养生方法。散步最早源自魏晋南北朝时期人们服用五石散后的药物反应，五石散据说由紫石英、白石英、赤石英、钟乳石、硫磺等矿物配制而成，具有较强毒性，服下后身体发热，药性发作时必须行走散发，因此有行散、行药的说法。五石散后逐渐退出历史舞台，但行散的方式还是保留下来，并演化为今天所说的散步。在现实社会中，散步是最简单、最经济、最有效、最适合人类防治疾病、健身养生的好方法，也是最为人们熟知的运动方式。

散步有利于强健腿足，减轻疼痛，缓解疲劳，防止关节肌肉发生僵硬萎缩，保持人体筋骨柔韧灵活。而足部的气血通畅，又关系到全身气血的通畅。正如清·何梦瑶《医碥》所说：“两脚之气既阻滞不行，则周身之气血亦不宣通。”散步可使五脏六腑更好地受到气血的濡养。若食后散步，能健脾消食，延年益寿。清·曹庭栋《老老恒言》说：“饭后食物停胃，必缓行数百步，散其气以输于脾，则磨胃而易腐化。”睡前散步的益处，则因为“善行则身劳，劳则思息”。

散步方法可分为拍打散步、倒走散步、听曲散步、摩腹散步等多种方式，也可以因个人喜好、习惯分为食后散步、睡前散步等，或为清晨散步、春日散步等形式。例如，拍打散步，是传统的一种健身方法，在散步时，利用两臂的摆动，手臂拍打肩、胸、腹、腰等各部位，有舒筋活络、缓解紧张、消除疲劳之效。倒走散步则改变了人体步行方向和习惯，有利于锻炼人体的感觉器官。听曲散步是一种减压的方式，也有助于消化。摩腹散步则是一边慢走，一边逆时针按摩腹部。清晨散步可选择早晨起床后，或在庭院之中，或在林荫道等空气清新、四周宁静之地散步。在春季的清晨进行散步是适应时令的最好养生法，因为春天是万物争荣的季节，人亦应随春生之势而动。还可以选择睡前散步，《紫岩隐书》曰：“每夜欲睡时，绕室行千步，始就枕。”

散步是一项最常见的体育和养生运动，既安全又易行。散步配合医疗体操、内功、足浴等，效果更为理想。倒走散步时一般脚尖先着地，后过渡到脚跟，注意要防止跌倒。秋冬季节清晨散步时要注意气候变化，适当增减衣服。雾霾天气不适宜外出散步。饭后不宜马上散步。饭后匆忙走动，人体内的血液就会更多地分布于躯干、四肢等活动部位，使胃肠道血液供应量相应减少，消化酶的分泌也随之减少。

（储全根　唐　巍）

mànpǎo yǎngshēng

慢跑养生（health preservation by jogging）　缓步跑或跑步速度可以自由掌握、完成一段相对较长的距离，以达到锻炼和养生目的的方法。慢跑是最古老的运动方式之一。古人认为，人有四根，"鼻根，苗之根；乳根，宗气之根；耳根，神机之根；脚根，精气之根"，说明人的健康长寿始于足部；《黄帝内经》也有"夜卧早起，广步于庭"的记载；《五言真经》有云："竹从叶上枯，人从脚上老，天天千步走，药铺不用找。"

中医主张"动以养形"，通过慢跑，调整呼吸运动、肢体运动等，达到筋骨舒展、气血通畅的目的。传统养生学认为，人体的双足上分布着近 70 个穴位，尤其是足底"涌泉穴"，可以升清降浊、益智养生。适量的慢跑运动，可以活动筋骨、调节气息、畅达经络、疏通气血、调和脏腑、增强体质而使人健康长寿。慢跑并不完全着力于肌肉和力量的增加，而是心神和形体通过运动都得到调整和摄养，有着通利经脉、活血祛瘀、化痰祛湿、排毒通便等功效。

慢跑前先做准备活动，如徒手体操、太极拳或先走一段再逐步过渡到慢跑，其速度应依体力而定，宜慢不宜快，以自然的步伐轻松地向前行进，以循序渐进、持之以恒为原则。慢跑时最好用鼻呼吸，做到深、长、细、缓，呼吸频率与步伐协调，一般是两步一吸、两步一呼或三步一吸、三步一呼。

慢跑是一种最简单易行的养生方法，符合各年龄段人群的生理特点，特别是对体质较弱的老年人、肥胖症患者，是一种较为适合的锻炼方式，效果相对较好。高血压、心脏病、潜在心血管疾病的患者，宜在进行定量的心脏负荷承受能力测定或心电监护下，进行适当的慢跑锻炼。

（储全根　唐　巍）

yóuyǒng yǎngshēng

游泳养生（health preservation by swimming）　在水上靠人体自力漂浮，借自身肢体的动作在水中运动，以达到锻炼和养生目的的方法。游泳，古多称为"游水""泅水"。战国时代，游泳还成为一种风俗。《论语》有"浴乎沂，风乎舞雩，咏而归"的记载。《庄子·秋水篇》曰："水行不避蛟龙者，渔父之勇也。"春秋时著名军事家管仲、孙武等，都曾将游泳列入军事训练项目。《吴越春秋》载："吴王赐子青属镂之剑，乃盛以鸱儿之皮，投之江中。子青因随流扬波，依潮往来。前潮水者子青，后潮水者文种也。"

《诗经》云："就其深矣，方之舟之，就其浅矣，泳之游之。"又，"溯游从之"。泳，是潜水；游，是浮水；溯游，是逆水而游。《淮南子》云："游者以足蹶，以手排。"游泳以训练方法划分，可以分为持续训练法、间歇训练法、重复训练法和短冲训练法等；如以能量代谢来划分，又可以分为有氧训练方法和无氧训练方法等；按基本动作，分为蝶泳、仰泳、蛙泳、自由泳四种泳式。

游泳养生不但有助于保持身体阴阳动态的平衡，而且有助于气血的运行，延缓和阻止身体器官的衰老、保持和增强生理功能以及促进心理健康。

游泳是一项有氧运动，也是唯一一项从头至脚都能得到锻炼的运动。长期从事游泳锻炼，不仅能有效地防治感冒、颈椎疾病、肩肘疾病、关节疾病、呼吸道疾病及心肺疾病。

选择水质好的泳池、野外游泳点，游泳前后记得冲洗干净。下水前要充分活动，把身体活动开；游泳时间一般在饭后 1 小时后，保证体力及食物适度消化，但不能在空腹饥饿状态下去游泳，容易导致体力不支及肌肉痉挛等；并且游泳时间不要过长，在 1 小时以内比较合适，长时间泡在水里容易导致身体不适。如果野外游泳，注意水温，注意下水前进行热身，也注意游泳地点的安全问题，不可鲁莽地直接跳入水中，导致身体过度反应，也防止被水底部尖锐物品划伤，禁忌在天气恶劣的情况下下野外游泳。中老年人在游泳时，除保持一定的距离外，还必须注意适当的负荷强度。

（储全根　唐　巍）

dēngshān yǎngshēng

登山养生（health preservation by climbing）　徒手或使用专门装备，从低海拔地形向高海拔山峰进行不同高度和难度的攀登，以达到锻炼和养生目的的方法。自古以来登山就是人们主要的户外活动。最初的登山运动可能与上古时"射礼"有关。当时人们为了安排好冬季生活，秋收之后还要上山采些野生食物或药材，或狩猎。在中国，民间还流传着许多登山的传统习俗，如人们利用九月九日重阳节登高来进行养生和健身活动。许多文人墨客也非常热爱登山，以尽情享受“会当凌绝顶，一览众山小”之壮观。

登高望远，可以开阔视野，怡悦情志，能很好地避免忧郁情绪的产生。“登山则情满于山，观海则意溢于海”。东晋女诗人谢道韫《泰山吟》有云：“峨峨东岳高，秀极冲青天。岩中间虚宇，寂寞幽以玄。非工复非匠，云构发自然。气象尔何物？遂令我屡迁。逝将宅斯宇，可以尽天年。”此诗借登山观景，说明了优美的自然环境，登顶的快乐、兴奋和自豪对人的身心健康的重要性。此外，登山亦是运动健身的极好方式，它可活动筋骨，强身健体。

登山运动是上下坡和上下阶梯运动，与平地行走不同，身体的支撑面会随地形不同而改变，这就要求人体动态地调整身体重心，使其落在支撑面内，故平衡调节机制不断处于紧张状态。科学的锻炼可使感觉器官和神经系统得到良性刺激，减缓感受器和神经系统的灵敏度退化，确保反射弧的通畅，改善和提高平衡能力。同时，对心血管系统和呼吸系统也有很强的锻炼作用，相应地增强人体的体力和耐力。以登山为运动形式的中等强度的有氧运动，能有效地降低血压，降低高血压其他相关危险因素。

登山运动是一项以下肢运动为主的全身有氧运动，简单易行，比较适合各年龄段进行锻炼，亦为一种养生之道。可根据不同人群的身体素质，选择不同的难度进行锻炼。

登山时一般要集体行动，慎重选择登山地点，要向附近居民了解清楚当地的地理环境和天气变化的情况，选择一条安全的登山路线。备好运动鞋、绳索、干粮和水。在夏季，一定要带足水，补充足够的水分，防止发生虚脱、中暑。最好随身携带急救药品，如云南白药、止血绷带等，用于摔伤、碰伤、扭伤时。登山时间最好为早晨或上午，午后应该下山返回驻地。不要擅自改变登山路线和时间。背包不要手提，要背在双肩，以便于双手抓攀，还可以用结实的长棍作手杖，帮助攀登。

（储全根　唐　巍）

dònggōng

动功（dynamic qigong）

在进行气功锻炼中，以肢体运动为外在表现，将意念活动、各种调整呼吸的方法与肢体运动结合起来的方法。相对静功而言，特点是内含松静，外示运动，外动内静，动中求静，以调身导引为主。要求在心息调和的前提下，进行柔和而有节奏的肢体运动。

历史沿革　动功作为气功的一种练功方法，其源流基本和气功相同。气功锻炼强调三调，即调身、调心、调息。动功也不例外，但侧重点不同，动功更注重调身的锻炼，并主要体现在肢体运动上。古人认为“流水不腐，户枢不蠹，动也；形气亦然，形不动则精不流，精不流则气郁”“动摇则谷气得消，血脉流通，病不得生”。足见古人对动功的重视，历代相传的众多的动功功法，也可说明这一点。肢体运动的形式很多，但规律、原理基本相同。隋·巢元方《诸病源候论》中的“养生导引方”，《太清导引养生经》所载诸法，宋·张君房辑录的《古仙导引按摩法》，均说明动功基本规律是上下、左右、内外、前后的对称运动。清·尤乘《寿世青编》卷上有“十二段动功”节。

理论基础　动功以中医气血、阴阳和经络脏腑理论为基础，借助于四肢和躯体的有节律动作或击打特定穴位和部位，而达到疏通经络、调畅气血的效果。中医认为通过精神意念和运动导引可以调整体内气血运行和活动肌肉筋骨，从而达到气血流畅、皮毛润泽、筋骨强壮的健身养生效果。

基本方法　动功可分为按摩拍打和导引运动两类方法。

按摩拍打　通过自己用简单的按摩手法对身体的某一部位进行按摩活动，以达到保健康复的目的，或通过拍打经络来疏通经络，调和脏腑。

导引运动　以肢体导引运动为主的功法，一般所说的动功即指此而言。尤其以清·尤乘《寿世青编》卷上“十二段动功”为代表，十二段动功是以导引结合按摩的一种锻炼功法，古圣相传，祛病延年，明白浅易，尽人可行。具体练法如下。

叩齿　齿为筋骨之余，常宜叩击，使筋骨活动，心神清爽，每次叩击36次。

咽津　将舌舐上腭，久则津生满口，咽之，汩然有声，使灌溉五脏，降火滋阴，咽数以多为妙。

浴面　将两手自相摩热，覆面擦之，如浴面之状，可使须发不白，颜如童矣。

鸣天鼓　将两手掩两耳窍，先以第二指压中指弹脑后骨上，左右各24次，去头脑疾。

运膏肓　膏肓穴在背上第四椎下脊两旁各3寸，药力所不到。将两肩扭转27次，治一身诸疾。

托天　以两手握拳，以鼻取气运至泥丸，即向天托起，随放左右膝上，每行3次，去胸腹中邪气。

左右开弓　此功要闭气，将左手伸直，右手作攀弓状，以两目看右手，左右各 3 次，泻三焦火，可以去臂腋风邪积气。

摩丹田　将左手托肾囊，右手摩丹田，36 次，然后左右手转换如前法，暖肾补精。

擦内肾　闭气，将两手搓热，向背后擦肾俞及近脊命门穴，左右各 36 次。

擦涌泉　用左手把住左脚，以右手擦左脚心，左右交换，各 36 次。

摩夹脊穴　此穴在背脊之下，肛门之上，统会一身之气血，运之大有益，并可疗痔。

洒腿　足不运则气血不和，行走不能爽快，须将左足立定，右足提起，共 7 次，左右交换如前。

应用范围　动功的外在表现是运动，运动必须用力，动中求静，锻炼筋骨，健运气血。动功锻炼粗看似仅对某个局部的活动，其实通过局部的锻炼，增强了全身的功能。从运动的观点看，局部运动又是在全身整体活动的基础上进行的，局部的活动同样可以影响到全身的功能变化。所以动功主要研究领域偏向于对运动、循环、神经、内分泌、免疫、呼吸、消化系统等局部功能和人体整体生理功能的影响和调节，具有积极的生理意义。例如，动功能加强骨骼、肌肉的生理功效，可使肌纤维变粗，骨骼肌群发达，肌肉酶系统活力提高，腺苷三磷酸增多，有助于改善和提高肌肉的收缩功能。动功还能够使骨骼、关节活动加强，血液循环加快，物质代谢改善，对防止骨骼细胞老化，保护关节面的光滑有一定的效果。由于动功锻炼是动与静、点与面的结合，所以具有生理影响心理及心理影响生理的双向互动、身心并调作用。实践也证明，习练动功对于改善身体功能，提高抵抗力，特别对于亚健康改善有着显著效果。

注意事项　动功中要注意肢体运动形式，肢体运动的要领，可用“松、圆、柔、和、正、匀”来概括。①松：即放松舒展。做动功时要精神放松，全身肌肉放松，各个关节放松，在进行肢体运动时，要同时体会运动着的肢体放松。②圆：即运动圆活。动功的每一个动作，实际上是圆运动，切忌直线伸展或曲折运动，尤其是关节、肌肉的每个动作，都要做弧形的圆活屈伸。③柔：即柔软有力。每个大的关节运动，要像蛇行那样，既柔软，又有一定的力度。肘、臂、腿等也一样，腕、指、脊、颈的活动，要轻柔大方。④和：即轻盈灵活。动作宜轻，有虚有实，上虚下实，对某些动作不可死搬硬练，可取其中的一招一式加以灵活运用。⑤正：即端正稳定。姿势要端正，躯体要保持腰脊中正，以腰为枢轴，引动上肢、下肢及躯体，这样动功的招式就显得稳定。⑥匀：即均匀对称。要求肢体运动的速度要缓，要匀，有一种优美的节奏感。所谓对称，是指动作的协调性和平衡性，不管平行运动还是旋转运动，都要注意肢体的对称和平衡。动功也要注重调整呼吸和意念。

在练功时，一般要求呼吸柔和、自然、通顺，切忌憋气，并要气息相随，每一呼吸所相伴的动作，应开阖相应，升降相合；而且要求大脑安静，动作与意念相结合。因此，练功时要凝神聚气，思想内收，双目内视，意守丹田，神与体合。若心散意乱，气不内聚，那么肢体运动是很难发动的。

（唐　巍）

jìnggōng

静功（static qigong）　以站、坐、卧等外表上静的姿势配合意念活动和各种呼吸方法的练功方法。其中，意念活动包括如何修德练性，或如何意守、如何导气等。相对于动功而言，静功特点是外静内动、静中有动，如内养功、坐禅等，主要表现为肢体不运动的功法，为气功及武术的常用功法。

历史沿革　静功最先来源于道家，老子《道德经》云：“致虚极，守静笃。万物并作，吾以观复。夫物芸芸，各复归其根。归根曰静，静曰复命。复命曰常，知常曰明。不知常，妄作凶。”静功有它的玄机妙用，道家真正的静功之学，由身静之后，进一步培养心静，又以心静修习意境。丹书里有说：“身不动曰炼精，心不动曰炼炁，意不动曰炼神。”将炼精、炼炁（气）、炼神贯穿其内，达到如此境界，才是静功修炼的真正目的。清·冯楚瞻《冯氏锦囊秘录》中提到“《内经》曰：阴气者，静则神藏，躁则消亡。故内养工夫所重，无非一静字也。调息一法，贯彻三教，大之可以入道，小用亦可养生，息调则心定，真气往来，自能夺天地之造化，息息归根，命之蒂也。故迦文垂教，以视鼻端，自数出入息，为止观初门”。明·曹士珩《保生秘要》中也提到“所以《素问》首卷论曰：恬惔无为，敛神内守。盖以静功调养真气”。

理论基础　静功以中医气血、阴阳和经络、脏腑理论为基础，静功修炼表现外静内动，是静中有动，是在大脑相对安静的状态下，主动利用定向的意念活动，来调节自身机体的生理功能，从而起到平衡阴阳、疏通经络、培育真气的作用；在练习静功时，大脑的功能状态不完全是抑制过程，而是一个高度有序化的激活状态。这种状态下，可使人体各层次的功能趋向一个新的水平。

基本方法 静功的修炼主要是内在的精、炁、神三宝，因此外在的姿势动作并不重要，只求能够做到头脊正直，舒适自然，即是最大的原则。修炼要点：①姿势。坐式、站式、卧式都可以作为练气的功式。从中选择适合于自己的姿势，如站桩式，或平坐式，或盘坐式，作为主要练静功的姿势，其他姿势作为辅助姿势，有机会就顺势进行锻炼。②呼吸。练气以逆腹式呼吸为主。开始从自然呼吸、顺腹式呼吸练起，等呼吸练顺了以后就可以过渡到逆腹式呼吸。呼吸锻炼的要求是深、长、匀、细。从有意识的锻炼到“莫忘莫助”。③意念。静功练气的意念，主要采用意守下丹田的方法，即“凝神气穴”，使丹田之气充实，周天开通，然后根据练气要求，有意识地在体内导气运行。

静功的练法步骤：①摆好姿势，全身放松，排除杂念。首先意想自己身体内之浊气，随呼气从全身毛孔、口、鼻排出，共3口。再叩齿36遍，搅舌咽津3口，意想天地之清气随咽津而下至丹田，充养全身。②调匀呼吸，排除杂念，意守下丹田，塞兑返听下丹田，两目微闭内视下丹田。要求自然，活泼，勿忘勿助，不可闭息或死守。③练养相兼。有条件者最好培养子、午时练静功的习惯，其他时间以养气为主。当然，一次练功中，也要注意练与养相结合。例如，练功中运用逆腹式呼吸，意守下丹田，已达到入静状态，身体轻松，呼吸柔绵匀细。④气生丹田，周天运转。经过一段时间的锻炼，丹田气足，便觉丹田有气的压迫感、温热感或气团移动感等异常而舒适的感觉。锻炼日久丹田气感越来越足。在练功静定的时候，丹田发热，并觉一股暖流从丹田向尾骨处冲击（有时会阴穴先跳动，有种周身软绵舒适的感觉）。此时要以真意领气，使其沿督脉向夹脊穴、玉枕穴运行，再至百会，后经任脉，下至丹田。其原则是“气不动我意守之，气将动我意先动”。此时用意念配合呼吸使真气在任督两脉循经运行。吸气使气顺督脉升入上丹田，呼气使气下归丹田，为一小周天。久而久之，丹田气生，意不外驰，自然循任督两脉周天运行，此时已不用着力于呼吸、意念的导引，周天自然转动。⑤一次功夫练毕要认真收功，将意念慢慢移开意守之部位，引气归于下丹田，周身放松，慢慢睁开眼睛，行自我按摩导引之功。自我按摩导引的方法是搓手、浴面、疏发。再引行十二经，上肢三阴经从胸搓至手，三阳经从手搓至肩、头侧、下胸腹；下肢三阳经，从腰臀搓至足；三阴经从足搓至腹。各搓摩导引7次，然后自由活动一下，静功即可结束。

应用范围 静功可应用于治疗和保健两方面。练习静功时，不仅能主观感受到那些极其舒适的心理效应，身体上也会出现许多客观的变化，产生良好的生理效应。这些变化表现在全身各个系统。例如，在人安静状态下，可以见到心率减慢，血压多降低，周身微循环改善，对脑血流量有双向调节作用，呼吸逐渐变得柔和、细缓、均匀、深长，呼吸频率变慢，肺活量增大，使氧气的更新率提高，毛细血管通透性增强，气体交换增加。入静后，胃肠活动增强，消化吸收能力提高，肠鸣作响，排气增多，胆汁分泌量增加。对于提高人体的免疫功能尤为突出。总之，在人安静状态下，各系统的指标都可相应地出现有益的改变。

注意事项 练习静功，应当注意下列的十项要点：①要有信心。坚定气功能治病保健的信念。②要有恒心。坚持久练，不可因为中途疗效不显著而停止。③要能忍耐腰酸腿麻，专心致志地练下去。④要随时随地，在生活中，在工作中，都利用机会，练习吐纳呼吸。把练功与生活、工作打成一片，结合起来。⑤要体会方法是否适合自己的需要，要知道“损益”“取舍”，在练功当中，自觉某种方法于己有益，则勤练习；如果发现于己有损，则放弃不练。⑥要善于辨证各种“动触”的现象，凡是气脉流注，周遍全身，所产生的热、凉、麻、酸等，都是练功过程的必然现象，而这些现象象征着气脉的运行，必须把这一切看作事理的当然，而平淡视之，绝对不可故意去追求它，也不可认为是什么好现象，或者当作坏现象，更不可自生恐怖、畏惧的心理。⑦要在上坐的开始，先把姿势调整好，要全身放松，不要紧张。⑧要如法调息，使呼吸吐纳合度。⑨要集中注意力，不可开小差。在练气的时候，要“神与气合”，有似水乳交融。⑩要在下坐之后，自行导引按摩。擦面、摩头、拔耳、熨眼、叩齿、搓掌、摇肩、扭腰、伸腿、舒足。

除此之外，练静功与环境有

很大的关系，因为四周的环境，一切事物的存在，能够决定人们的意识，自然界的接触能够影响人的气脉。环境清静，于入静练功是有帮助的。所以古代练功的人，讲究“法、财、侣、地”，选择环境幽静的地方，是一个重要条件。

（储全根　唐　巍）

wàigōng

外功（external qigong）　锻炼筋、骨、皮的气功练功方法。在武术中，外功指习武者经过专门的系统训练，使身体筋骨、表皮部分具有比常人更为强大的抗击力和抗磕碰的能力，达到筋骨健壮的效果。“内练一口气，外练筋骨皮”，乃内外功之总括。若内功为武术之体，则外功为武术之用。

历史沿革　外功作为气功的一种练功方法，是中华民族文化瑰宝中华武术中的珍贵遗产之一，其源流基本和硬气功相同。中国武术的发展历史证明，硬气功是中国劳动人民在不断的军事斗争和生产实践中所创建的强筋壮骨、防身制敌的卓有成效的练功方法，古以“功夫”称之。气功锻炼强调三调，即调身、调心、调息。外功更注重调身（筋、骨、皮）的锻炼，并主要体现在专练刚劲上，如铁臂膊等。以易筋经论，“揉”为内功，“打”为外功；就太极拳而言，太极之“形”为外功，太极之“功”为内功。内功重在积精累气，使气在丹田、任督间流行，亦称道功；而外功则由丹田积精累气而运达四肢全身筋骨皮。涵灵禅师说：“习外功者，劈、击、点、刺，念念皆在制人，是重于攻。攻者非但能够杀人，亦能够自杀，所以称为死机。习内功者，运气充体，如筑壁垒，念念在于自保，任他来攻，纵有硬功和兵器，亦不能毁其得逞，终必知难而退，所以称为生机。”故人们通常认为，外功者，乃制人有余，自卫则不足，外功修炼也要以内功为基础。

自古至今，武林界各拳种、各门派均保留着高深的硬气功绝技。各派硬气功的修炼方法或简或异，千姿百态，千变万化，但功效相当，而且都不外乎呼吸、导引、拍打、发声、发力等。既要练习抵御攻击能力，还需练习一定攻击能力。然而长期以来基于武林界的保守陋习和特定的历史原因，中华武术发展到今天，硬气功只限于在极少数武林高人及其得意弟子中传承，多数被尊奉为“镇山法宝”“看家功夫”，是以世人已多难窥其真貌。例如，在中华武术的硬气功宝库中，少林金刚硬气功就是一枝秘传多年的实用武技奇葩，其历史久远，具体创造时期已不可详考，千百年来一直秘传于少林寺内部部分武僧高功弟子，直至近代方随寺僧流散而流传于民间武林。少林金刚硬气功是在传统少林内功基础上有机结合硬功技艺而逐渐发展起来的一种内劲外崩，以武术实战技击为主旨的独具特色的硬气功，实为“内练精气神，外练筋骨皮”的经典功法体系。少林金刚硬气功功法特点为：阴阳之劲，合为一体；静中求动，动而生力；以意领气，气力相合。就功法锻炼而言，少林金刚硬气功重乎气、意、力有机结合的锻炼，其中以气为基础，以意为统帅，以力为强化，而坚决摒弃凭蛮力练就的所谓“功夫”（如外练硬功类），因而多为高明的武家所取用，武林中称誉其为“少林武术最高深的硬气功。”

理论基础　外功基于中医阴阳、气血和脏腑经络理论，通过特殊的呼吸吐纳方法和对肌肉筋骨进行劈、击、点、刺、抗击打等招式的专门的系统训练，达到疏通经络、调畅气血、强筋壮骨、健身养生、祛病延年的效果。其将武术、气功融为一体，以呼吸吐纳、动作导引、修炼内气为基础，是内达于外的高级功法，旨在通过锻炼，使人的筋骨肌肉强壮，关节枢纽灵活，经络血脉流通，气机顺畅调达，脏腑功能调和。

基本方法　外功修炼，一是指功法的招数套路，二是指功力的修炼方法。修炼外功，要用意引气，直到气至，气到力达，逐步练至阴平阳秘、意气通神，使气内行五脏六腑，外及四肢百骸，最终达到浑圆一体、天人合一的境界。外功与硬气功在一定程度上，方法有相似之处。硬气功功法的一般习练方法如下，外功习练可参照之。

内功修炼法　专指有利于练成硬气功的内功，主要包括呼吸、养气、炼气方法。参见*内功*。

拍打修炼法　此功坚持练习，可增强抗击打能力，还可起到舒筋活血、打通气脉的辅助作用。

拍打腹部　顺呼吸法以齿缝吸气，气沉腹部，用拳掌拍打上、下、左、右腹部各24下，同时口发“哈”声喷气，紧收腹肌并外倾，意想腹部抗击外力。吸一口气可以喷几口气，喷几口气则拍打几下（下同）。

拍打胸部　逆腹式呼吸法以齿缝吸气，同时意想提气上胸，胸肌紧收，如法先拍打左胸24次，再拍打右胸24次，打时口发“哼”声。

拍打腰部　身体前倾，吸气同拍打腹部，气注于腰，如法拍打腰部及两旁各24次，拍打时口发“嗨”声。注意拍打肾区时应轻些。

拍打背部 逆呼吸法以齿缝吸气，意想丹田内气过会阴上提背部，两臂向前用力收紧背肌，以背撞墙，撞时口发“哼”声，一口气撞一下。或请人拍打背部24下，打时口发“哼”声。

拍打两肋 呼吸同拍打腹部，气注两肋，先打左肋24下，再打右肋24下，打时口发“嗨”声。

铁头法 脚离墙约一尺五站立，以头顶抵墙，逆呼吸法以齿缝吸气提气沿身体中线上头顶，吸气满闭气，牙关紧咬，颈项强直，以头顶在墙上左右磨动。闭不住气以鼻喷气，意想头顶暴发外力将墙顶穿，同时双手用力下插。随即全身放松，呼出余气。头不离墙，如法反复练5~10分钟。站立，呼吸用气同上，拍打头顶24次，中发“哼”声。

铁喉法 呼吸用气法同头功，吸气满即闭气，紧咬牙关，颈喉用力，中指顶刺喉头下之天突穴(凹陷处)。

铁拳铁臂法 以拳面拄地做俯卧撑，屈肘时用鼻慢吸气，撑起时以鼻喷气，同时意想内气冲向小臂及拳面。注意屈肘下沉宜慢，撑起时宜快。然后站立，以逆腹式呼吸法运气于臂，以前臂鞭击树、门框或重沙袋，同时口发“嘿”声。

铁腿练法 以顺呼吸法运气于腿，先拍打左腿再拍打右腿，先打内侧而后打外侧，打时口发“嘿”声。再以脚掌外沿部踹击大树、墙或重沙袋，拍击时口发“嘿”声。

应用范围 内、外结合是习武者向往的境界。由外而内是左道；由内而外，内外结合，循序渐进才是正道。养炼结合，才是外功之真义，二者相辅相成，不可偏废。练功者把自身的内气通过规律性的内在锻炼并结合人体外力锻炼，使人体脏腑功能和筋骨组织发生适应性变化，呈现出超乎常人的功能表现。合理、科学的外功训练，可提高身体的对抗能力，强身健体，祛病延年。

注意事项 ①练功一定要内外兼修、思想集中、心专意静，不要受外界的干扰影响而散心，禁忌心猿意马、杂念丛生、思想紧张、急于求成。②练习时出现丹田气团感，或出现局部痒、麻、胀、跳等现象，初练可能出现功中耳鸣、面红耳赤、流泪，功后乏力、疲倦等现象，应任其自然。③练功中不允许同练几种功法，防止出现偏差，静功可以兼练。④过饥过饱、饭前半小时和饭后1小时内应尽量不练功，练功前要排出大小便。⑤禁忌酒后练功，房事过度。⑥练功以早3时至6时，晚5时至8时为最好，每天早晚各练一次，也可根据个人的工作时间自己安排。⑦拍打练习时，可以根据兴趣和各自特点选练其中一部分或几部分，拍打力度一定由轻至重。⑧由于要吞气，应尽量在空气清新的地方练功。⑨练功结束后，不宜用冷水及冷毛巾擦汗、擦身，必须用干毛巾或热水擦身，1小时内不许洗冷水澡、游泳。⑩练功消耗体力较大，应注意营养和充足的睡眠。

（储全根 唐 巍）

nèigōng

内功（internal qigong） 通过气(炁)的练习而成的道家修养内丹的方法。或指锻炼身体内部器官，强健其功能使身体健康的武术或气功活动。练气讲究呼吸吐纳，多用腹式呼吸法，精神集中，循序渐进，从而达到锻炼身体内部器官的目的。“内练一口气，外练筋骨皮”，乃内外功之总括。

历史沿革 “内功”一词虽然出现在明末清初，但早在先秦时期，有关导引行气的内功已有相当程度的发展。它与先秦出现的尚柔、主静、贵无的哲学思想及脏腑经络说、吐纳导引养形功的发展都有密切关系。此后又受到佛教、道教、医家各派等的影响，内容日趋丰富，逐渐形成带有浓厚的中国传统文化特色的练功体系。《庄子·大宗师》所说的“堕肢体，黜聪明，离形去知，同于大通，此谓坐忘”，被认为是静功的极佳境界。后世的胎息、胎食也是依据老子“归根曰静”“专气至柔”“复归于婴儿”之论而发展来的。北宋·张伯端用“万物芸芸各返根，返根复命即长存”来说明返本归元在长寿中的重要性。太极拳家所谓“太极以表御动，虽动犹静”“动中求静，静而复动”等，反映了“内功拳”静而复动，以退为进、以柔克刚的运动规律，也体现了以返本主静而达进取的内倾超越特点。清初，内功与外功之说开始发展，王南溪对内功甚有研究，并长于技击散打，其所注《内功四经》分为四篇，即内功、纳外、神运和地龙。乾隆四十年（公元1775年），徐文弼所著《寿世传真》则从养生的角度对内功和外功作了明确的阐述，并将内功分三步。第一，先心静神闲、盘足坐定、宽衣解带、平直其身、两手握固、闭目合口、精专一念、两目内视、叩齿鼓漱咽下，以目内视，直送至脐下一寸二分丹田之中。第二，再以心想目视丹田之中，仿佛如有热气，轻轻如忍大便之状，将热气送入尾骨，从尾骨升至肾关，从夹脊双关升至天柱，从玉枕升至头项。第三，少停，即以舌抵上腭，复从神庭降至鹊桥、重楼、降宫、黄庭、气穴、下丹田。注意静坐内视、叩齿、漱鼓、咽津及运气于任督二脉。整个功法，即是小周天功法，这可谓养生导引家关于“内功”的典型认识和做法。

理论基础 “内”是里、中的意思，与“外”相对，老、庄尚柔、主静、贵无的哲学观被后世内功家引用和发挥，成为内功习练的理论基础。王南溪《内功四经》中，内功篇是专讲气的脉络、格式、气窍、生劲的理法及其运行于体内，而使外形健壮的境界，其余三篇所讲的练劲、练神、练身皆以此为基础。

基本方法 内功习练的基本方法大致如下。

呼吸方法 ①自然呼吸：又称胸腹式呼吸，与人们平常的呼吸法相同。②顺腹式呼吸法：与自然呼吸法略异，即吸气时略鼓腹，呼气时略收腹。③逆腹式呼吸法：又称胸式呼吸法，即吸气时收腹扩胸，呼气时松腹。④吃气：即用嘴吸气。一般是齿虚合，从牙缝吸气，特别是冬天，由于不能一下子吸入大量冷气，吃气应慢。⑤吞气：在吃气后将气和口水一起像吞硬物一般吞下喉去。⑥喷气：口齿紧闭，将气从鼻内短而快地有力呼出。⑦闭气：吸满气后，立即屏住呼吸，不吸变不呼。

养气方法 姿势以盘坐、站立、仰卧均可，自然舒适为度，以盘坐为佳。全身放松入静，两眼微闭，舌抵上腭，双手相叠掌心向内盖于小腹之上，男左手在内女右手在内，内视意守小腹之内。呼吸由自然呼吸逐渐过渡到慢、细、匀、长的呼吸。练功时间视各人情况而定，关键应自然，意守要似有似无，精神集中。此谓之温养，旨在于培养后天真元之气。人的精气神是否饱满决定硬气功的功力大小，温养之功的培养是习练精气神之要法。此功可单独练也可一起练，随时有空均可练习。收功时，叩齿 36 下，口中鼓漱几下唾液，然后分三口吞入腹中，双手掌搓热浴面，睁眼缓行一会儿即可。

炼气方法 ①罗汉抱肚：自然站立，宽衣松带，全身放松。吃气，同时双手掌贴胸轻摩按至小腹，意想气归丹田。吃气后吞气，意想将气直吞入小腹丹田内，同时双手相叠（男左手在内、女右手在内）贴于小腹上。吞气后闭气 8~10 秒，并意守小腹丹田。然后用鼻将气慢慢呼出。重复 49 次呼吸。此式注意用意不用力，意念集中，身体自然放松。②大鹏展翅：用腰带（绸布或练功带）扎紧腰部平脐一线，紧度以能用力插进两根指头为度，下同。马步站立，高低视各人情况而定。以鼻作逆腹式吸气，同时双手掌心向上从前面平举至两侧与肩平。吸气满，以鼻用力喷气，小腹外鼓振荡丹田，同时双掌用力平放于胸前，脚趾抓地，牙关紧咬，收肛提阴，全身用力。此式重在喷气与震小腹、手砍击、趾抓地、咬牙关等全身用力协调配合。然后全身放松，以鼻呼出余气。姿势不变，重复以上动作和呼吸 49 次。注意喷气时要快要猛，但用力应循序渐进，以防迸伤。另外，吸气时尽量放松，喷气时全身用力，一松一紧，要松紧分明。③金刚怒目：姿势同上。左手握拳置于左腰际，右手掌根贴于右腰际。逆腹式慢吃气，同时全身紧绷用力，扣趾、咬牙、收肛提阴，右手贴右腰际推至腹前，掌心向内，掌指向上竖直慢慢向头顶插，插至胸前时紧咬牙关，颈项强直，双目怒睁，头部用力微颤，待指端上插至额前时刚好吃气满，上插亦停。略用力闭 2 秒钟，全身突然放松，以鼻慢慢呼气，重复 49 次。此式旨在顷气上头，注意吃气时用力，呼气时放松。大鹏展翅和金刚怒目二式练习无先后顺序。由于均需用力，消耗体力较大，二式之间可自然呼吸几次，也可休息一下，但不能超过 1 分钟。炼气法，旨在激发人体潜力，是提高硬气功功能的关键环节。

养炼结合，才是气功之真义，二者相辅相成，不可偏废。但二者不必每次同时修炼，炼气最好每日早晚定时多炼一次，每次 30~45 分钟，养气功则随时可练。

应用价值 现代所谈之内功，主要是调气、养气、运气于体内，使经络通畅、内脏无疾、精力充沛、体貌健康。人体在保持松静状态和相对固定的练功姿势时，以调身、调息、调心、存想、意存、任督二脉运气等方式，从而达到强体祛病之目的。

注意事项 ①初练可能出现耳鸣、面红耳赤、流泪等现象，功后乏力、疲倦等，这是正常的功力反应，应任其自然，一般半月后消失。②一般练功一个月即感丹田发感甚至有气团感，或出现局部痒、麻、胀、跳等现象，均任其自然，练功 60~100 天即感精神饱满，力量巨增、气血充盈，并能初步意领气走。③此功练成约需 270 天，固气之前应尽量不间断。④如遇有遗精、滑精和性生活，第二天停练气功和罗汉抱肚，以免伤身。⑤已婚者练一段时间后精力充沛，不仅不能纵欲，还应尽量节制。⑥此功消耗体力较大，应注意营养和充足的睡眠。⑦由于要吞气，应尽量在空气清新的地方练功。⑧饭前半小时和饭后一小时应尽量不练功。

（储全根　唐　巍）

qìgōng

气功（qigong）　以中医理论为指导，以调节心神、气息、身形为基本方法，讲究练气、养气和用气，以强身健体、防病治病、健身延年、开发潜能为目的的身心锻炼方法。

历史沿革　气功，发源于中国。原始的气功一部分称为“舞”，如《吕氏春秋》所说的“筋骨瑟缩不达，故作为舞以宣导之”。春秋战国时期，一部分气功被概括于“导引按跷”之中。中医专著《黄帝内经》记载“提挈天地，把握阴阳，呼吸精气，独立守神，肌肉若一”“积精全神”“精神不散”等修炼方法；《道德经》中提到“或嘘或吹”的吐纳功法；《庄子》也有“吹呴呼吸，吐故纳新，熊经鸟申，为寿而已矣。此导引之士，养形之人，彭祖寿考者之所好也”的记载。湖南长沙马王堆汉墓出土的文物中有帛书《却谷食气篇》和彩色帛画《导引图》。《却谷食气篇》是介绍呼吸吐纳方法为主的著作。《导引图》堪称最早的气功图谱，其中绘有44幅图像，是古代人们用气功防治疾病的写照，是先秦导引术的总结。《黄帝内经》中亦有不少论述与气功有关，如《素问·刺法论》的“肾有久病者，可以寅时面向南，净神不乱思，闭气不息七遍，以引颈咽气顺之，如咽甚硬物，如此七遍后，饵后下津，令无数”等。

在古书记载中很少有“气功”一词，偶尔出现“气功”的提法，亦无完整的解释。而散见于历代名家著作中的静坐、坐忘、禅定、胎息、行气、服气、调气、周天、内丹等也都属于气功的内容。气功一词，首见于晋·许逊《净明宗教录》的“气功阐微”，但这一词在古代未普遍使用，而是直到现代才盛行起来；在古代，仍称为导引、吐纳、服气等。东晋·葛洪在其《抱朴子》中，对气功养生的经验和方法作了较详细的记载。南北朝时期，陶弘景辑录了六朝以前的气功养生经验，编辑成《养性延命录》，占该书之半的《服气疗病》和《导引按摩》两部分，有些内容与目前在应用的动静功法极为相似。隋·巢元方《诸病源候论》中，于绝大部分证候下都载有导引、吐纳的方法，约有260余种，可以说是隋代以前气功疗法的一次总结。唐·孙思邈的《摄养枕中方》一书，其中导引、行气两节，专论古代气功。孙氏特别强调“气息得理，即百病不生”的呼吸锻炼作用，还介绍了六字诀的具体运用，以及动功“天竺国按摩婆罗门法”计十八势、“老子按摩法”计四十九个动作。

晋代以后，随着道教、佛教等宗教在中国兴盛，气功开始与宗教密不可分。这一时期，有很多古人用气来命名著作，如《气诀》《气经》等，书中写的都是练气、用气的内容。《气经》中讲了几十种练气、用气的方法，连发放外气的方法都有，叫“布气”。宋金元时代，道教内丹术兴起，古代气功开始融合其中某些部分，这是该时期气功发展的特点。气功的修炼开始用到武术上，逐渐形成了武术气功。随着武术气功的兴起，慢慢又破除了宗教的神学思想，气功又逐渐从宗教里面分离出来，宋代就讲吐纳之气了。随着武术气功的发展，武当派、少林派两大家逐渐形成。清末有了武当派的著作，也有了少林派的著作《少林拳术秘诀》，内有专章“气功阐微”，专门阐述气功。其中明确指出，“气功之说有二，一养气，一练气”。于是气功一词又逐渐用起来了，《圣济总录》是北宋政和七年官修的方书，卷帙浩大。原书未有咽津、导引、服气三部分，是专论气功的。进入明清时代，古代气功更广泛地为医家所掌握、所应用，气功养生的专著60余种。例如，《保生秘要》列述了近40种病症的导引运动方法。明·李时珍所著《奇经八脉考》中，记载了一些练功方法，提出了“内景隧道，唯返观者能照察之”的练功体会。清·汪昂所著《医方集解》中，记载了调息功的详细操作方法和注意事项。清代养生学家曹庭栋创“卧功、坐功、立功三项”，作为简便易行的导引法，以供老年人锻炼之用。

1915年中华书局出版的《少林秘诀》和1929年商务印书馆出版的《武术汇宗》中都提到气功一词，但指的都是武术锻炼方法。1929年张学良将军在为张庆霖编著的《练气行功秘诀》的序文中提到“气功大而御敌兴邦，小而强身健体，养生医病”。1931年王竹林正式出版了《意气功详解》一书，直接以气功命名。很多医生通过学练道家、佛家功夫，把它用到医疗上来，称“气功疗法”。1934年杭州祥林医院出版的董浩著《肺痨病特殊疗法——气功疗法》和1938年上海出版的公溥气功治疗院的《气功治验录》两书中，气功一词开始与医疗保健联系在一起，由于是内部印刷，影响极小。这时的气功以调息、调意和站桩为主。

中华人民共和国成立后，在政府的中医政策指引下，气功疗法更得到了蓬勃的发展，被越来越多的人作为一种强身健体的手段。在卫生部的关怀下，在河北省卫生厅的同意和支持下，刘贵珍正式出版《气功疗法实践》，书中将其练功与多年临床经验予以总结，该书还被译成外文，“气功疗法”在国内外流传。此后又把气功作为中医学的一部分，成立了气功疗养院、气功疗养所，在气功治疗、气功研究方面均取得了很大成绩。中国中医研究院在1983年成立了气功研究室，1986年建立了气功学硕士学位点。

理论基础 气功作为中医学的一个分支，在理论上主要以中医理论为基础，在创编功法和气功锻炼中也应用阴阳、五行、脏腑、经络、精气神等学说作指导；对气功锻炼产生的效应及气功作用机制等认识，也主要以中医理论来阐述。气功实践的结果也为中医学提供了新的内容，如明代医学家李时珍、张景岳等分别对奇经八脉和丹田命门理论的系统阐发，在很大程度上是建立在气功实践的基础上的。气功强调对意念的运用，是对中医调神理论和情志学说的补充和发展。掌握了气功心身同练的特点，有助于深入理解中医“形神合一”“天人合一”的整体观，而气功作用机制的探讨，亦有益于对中医“气化论”“精气神”理论和脏腑心理相关性等的深入认识，发掘整理气功与药物配合应用、气功针灸、气功按摩等传统治疗方法也可提高临床疗效、开拓新的治疗途径。

在气功生理作用的现代研究方面，国内外实验均证明：神经系统方面，气功态下大脑皮质处于耗能活动减弱和储能活动加强的主动性、保护性的调整状态。呼吸系统方面，气功态下呼吸频率降低，通气量减少，潮气量增加，气体代谢与每分钟产热量均明显降低。心血管系统方面，气功态下毛细血管通透性增加，指端皮温升高，血液中血管紧张素降低，血压下降，心输出量减少，消耗量降低，心脏处于节能状态。消化系统方面，气功态时胃肠蠕动加快，胆汁分泌增加，练功后唾液分泌增加，唾液淀粉酶活性提高，消化功能显著增强。免疫系统方面，练功可以使白细胞总数和血红蛋白含量增加，可使白细胞吞噬能力和吞噬指数显著提高，淋巴细胞转化率在练功后也有显著提高；对肿瘤患者的观测表明，持之以恒的气功锻炼可以提高机体的自然杀伤细胞活性，并可弥补放、化疗后导致免疫功能低下的不足。内分泌系统方面，练功可通过对内分泌中枢的调节而改善靶腺功能，继而对机体代谢产生积极的影响。这些均证明气功在治病、防病上的确切功效。

气功在保健方面有独特的功效。气功是建立在整体生命观理论基础上，通过主动的内向性运用意识活动的锻炼，改造、完美、提高人体的生命功能，把自然的本能变为自觉智能的实践。中医学认为“精、气、神”为人体三宝，只要气功运用得法，就能养精化气，练气化神，达到精足、气旺、神全的抗衰老目的。它既可以提高人体的生理功能，又能改善人体的心理状态，二者同时进行，相互联系、相互制约。气功是一种中国特色的自我身心锻炼方法。气功与中医、武术一起，被认为是重要中华传统文化之一，受到世界范围内许多人的喜爱。

自古以来，气功实践不仅为医家独有，儒、道、佛、武等各家在各自不同的实践中，分别对气功形成了自己的认识，也构成了气功理论的一部分。中国气功在其形成和发展的过程中，吸取了道家、佛家、儒家和医家的一些理论及健身祛病的技术，逐步形成中国气功博大精深的理论体系和丰富多彩的养生技术。

基本内容 气功的内容在古代通常被称为吐纳、导引、行气、服气、炼丹、修道、坐禅等。气功是中国传统医学宝库的一颗瑰丽的明珠，是传统中医药宝贵遗产的一部分，是古人在长期抗病、抗疲劳、抗衰老斗争中实践经验的总结，是一种有效的调摄养生法。气功是以意识、呼吸、按摩和肢体运动等训练为其特点，以动作姿势、呼吸方式和精神意识的调整为基本内容的养生方法，是通过自我修炼使机体的组织、器官在功能上更加有序化与协同化的生理变化过程。

应用价值 气功在医学养生上最基本的意义是可以防病治病。气功可以培补元气、扶正祛邪、调整阴阳、和畅气血、使人的生命力得以旺盛。长期坚持练气功能够增强体质、益寿延年、防病治病、发达智力等，具有多种实用价值。

（储全根 唐 巍）

sōngjìnggōng

松静功（calming qigong） 微闭双目，自然呼吸，呼气时默想静和体会松的舒适，或配合意念放松，逐步将全身调整成自然、轻松、舒适状态，解除紧张情绪，排除杂念，安定心神的静功功法。

松静功主要是要求放松和入静，姿势不拘，卧、坐、站皆可。

历史沿革 强调“松”“静”的静气功，是气功入门功法，又可作为练习其他气功的一种入静手段。从衍化而来，比放松功要求高，是在“放松”的基础上增加“入静”的要求。《道德经》中有“至虚极，守静笃”的记载；《黄帝内经》中的“恬惔虚无，真气从之”“精神内守，病安从来”等论述均指“入静”而言。《庄子》中的“心斋法”和“坐忘法”与现在的松静功相似。

理论基础 松静功是比放松功更进一步的功法。放松功强调的是心身放松，而松静功的核心是在放松功的基础上，神志越来越宁静，逐渐达到气功态。放松和入静是松静功的两大特征。放松是入静的诱导手段、入静又有助于进一步放松。锻炼时，要求边放松边入静，二者相辅而行，互相促进，以达到全身放松、心神宁静的目的。所谓神志的宁静和气功态是指意识由普通的清醒状态进入到似睡非睡、似醒非醒的特殊状态。在这种状态下，练功人除自知自己是在练气功外，大脑皮质的其他部位进入到主动休息抑制状态。当练功人处于这种状态时，身体会产生一种飘飘然的舒适感。身体的感觉发生了奇妙的变化。以听觉为例，即会感觉外界的声响变得遥远微弱，甚至完全消失，呈现“虽有惊雷而无动于衷”的现象，又可对要想主动感知的事物感觉极其清晰、敏锐，达到“金针落地亦能闻其声”的程度。上述状态被气功界称为“入静状态”或“气功态”。而从现代心理生理学角度来看，它在实质上属于自我催眠状态，是介于清醒与睡眠之间的一种过渡状态。

基本方法 最常采用的方法是各种意守法，是在放松功对心身放松的基础上，主动地将意识集中在某一特定的对象上。这个对象可以是身体的某一部位，如一个病变的脏腑、经络、一个穴位，也可以是一个美好的客观事物，如一盆鲜花、一幅壁画、一件令人陶醉的往事等。这种意守法应该是在心身真正放松后自然呈现的，而不是强行追求所能达到的。对意守的对象又要做到“似有意，似无意”。没有意念是不可能的，而意念太重也不是好事，或可使意念的内容消失，或可使气功态时意守的对象在意识回到清醒状态时也无法消失，转化成一种练功偏差。具体操作如下。

四面放松法 ①前面放松：自面部开始，依次为颈部前面、胸部、上腹部、少腹部、两大腿前面、两膝、两小腿前面、两足背终于两足十趾。②后面放松：自头部后侧开始，依次为枕部、项部、背部、腰部、两大腿后面、腘窝、两小腿后面终于两脚跟部。③左右两侧放松：自头侧面开始，依次为耳颞部、颈部两侧、两肩、两上臂、两肘、两前臂、两腕、两手十指，意守 1~2 分钟后继续放松，自两腋、两季胁部、腰部两侧、两大腿外侧、两小腿外侧、两足终于两足十趾。④中线放松：自百会开始，依次为脑正中、咽喉、胸正中、上腹正中、脐后肾前、会阴、两大腿内侧面、两小腿内侧面终于两足涌泉。如此反复放松 30~60 分钟 2~3 个循环，每次放松后意守大敦或涌泉穴，守 3~5 分钟。

局部放松法 在四面放松法的基础上，再单独放松身体的某一病变部位，或某一紧张点，默想该处，放松 3~5 分钟。

整体放松法 将整个身体作为一个部位，默念放松。①从头到足笼统地、似水倾流泻式向下默想放松。②就整个身体笼统地向外默想放松。③在四面放松法的基础上，再如整体放松法①的方法放松全身。

应用范围 松静功有调理气机、疏通经络、培育真气、温养脏腑的效能。在临床上主要用于辅助高血压、神经衰弱、胃及十二指肠溃疡、习惯性便秘、胃肠神经官能症、自主神经功能紊乱、肺结核、慢性气管炎、支气管哮喘、慢性肝炎、更年期综合征、慢性盆腔炎等的治疗，也可用于消除心身疲劳和诱导失眠者入睡等。当人体处于气功态时，身体内部处于一种自动的调整状态，表现为补虚泻实、抑亢助弱的协调平衡状态。例如，对高血压病可起到降压作用，对低血压病可起到升高血压的作用。

注意事项 静功要注意练习时心神的专注，具体内容：①练功时意念要轻，不要用意执着、死守。②排除杂念，全身放松，不用不适之体位。③呼吸要自然，切忌刻意追求深长之呼吸。④练功完后安静片刻而收功。

（储全根　唐　巍）

zhànzhuānggōng

站桩功（standing qigong） 通过四肢保持某一特定的姿势静止不动，精神内敛，调节意、气，从而使腿力充沛，站立稳固，犹如桩之栽于地中的功法。又称桩功、站桩、桩法、桩势、桩步等。因武术拳种、流派的不同，练习的内容和形式也各不相同。

历史沿革 因为人类的祖先最早需要和各种野兽作斗争，为了防身自卫，为了猎取食物，都必须讲究技击之术。部落内部和部落之间经常发生战斗，更必须研究如何克敌制胜。最初用拳用足，又逐渐发明了器械，这都是后代拳术的萌芽。以后经过世代相传积累了许多实践经验。历代的拳学名家又有创造和发展，逐渐形成了内外结合的练功方法。

基本方法 站桩功的姿势很多，有基本式、休息式、高位式、中位式、低位式等。①基本式可分为双重基本式和单重基本式。双重基本式是两脚平均着力的姿势。单重基本式是两脚交成85°，一前一后斜向错开，前脚着力轻，后脚着力重。②休息式是站桩功里身体支撑力最轻的姿势，体势高度比身高约低半拳。练功者按其身体支撑量的程度，可选轻靠休息式、双扶休息式、单扶休息式、贴腰休息式等。③高位式是站桩功最基本的体势，体势高度比休息式又降半拳左右。它又可分为垂撑式、下按式、提抱式、环抱式等。④中位式的体势高度又比高位式降低自己身高的两拳左右。⑤低位式比中位势又降低自己身高的三拳左右，它是站桩功里体式最低、身体支撑量最大的一种练法。低位式又可分为马式、伏虎式。

初步练法 初练健身桩者可采用抱球式或捧球式。两腿平均站立，两脚成“八字”形分开，宽度约与肩齐，两膝微屈，臀部稍向下坐，胸部放松，头向上顶，两眼向前平视，闭目或垂帘均可，呼吸纯任自然。平心静气后两手向前伸出，成抱球或捧球状，两手距离约两拳之隔，高度是上高不过眉，低稍过脐，一切要求松静自然，舒适得力。

初学者能站多长时间，可由自己来决定。由于体质、性情等不同，有的人一学会就能站较长时间，有的人站10分钟或5分钟已感到不能忍耐，在此情况下也不可过分强求延长，可以休息一下或散散步再练。时间久了，自可延长。每次可站40分钟，甚至1小时以上。

基本姿势 站桩功本来是形意拳的基本功，分为三才桩、混元桩两种。由于三才桩能够使人的身体上、中、下各部平均发展，具有增强体质、祛病延年的作用，不论男女老幼、身体强弱一般均可练习，除了有志学习技击者应以此为基础要求继续深造以外，一般人练习有病可以祛病，无病可以强身，故又名健身桩（原名养身桩）。至于混元桩则是专为学习技击的基本功，故又名为技击桩。

人的自我锻炼不外形体和精神两个方面，即形和意两个方面。初练时，以形带意（意自形生），久练后以意领形（形随意转），姿势不可不讲究，但不能只求形似而神意索然。所以练功者要静中求动，动中求静，静中有动，动中有静，内静外动，外静内动。站桩功的指导原则是“大动不如小动，小动不如不动，不动之动才是生生不已之动”。这里所说的“不动”，实际上是外静内动，静中求动，所以是先生“不已之动”。因此练习站桩功要保持一定的姿势不变，有了一定基础之后，才能“从不动中求微动，微动中求速动”。

基本原则 “四容五要”是练习站桩功必须遵守的基本原则。四容是头直、目正、神庄、气静，五要是恭、慎、意、切、和。具体解释：恭则力空灵，慎履薄冰神，假借无穷意，精神浑圆真，虚无求实切，勿失中和均。练习者要深刻体会四容五要的含义。

松肩、坠肘、紧背、含胸、提肛、叠肚、裹裆、护臀，是练习各种拳术的共同要求，健身桩和技击桩的基本要求也是如此。但应注意的是：松肩是肩部的肌肉松弛，不是单纯的沉肩；坠肘不是片面的坠，而是要向外撑；叠肚是指脐以上的腹部，不是指小腹。所谓技击无非三个内容，即蓄力、试力、发力。站桩即是蓄力，各种动作都是试力，把力由体内（包括全身四肢和关节）放出就是发力。专为健身祛病者虽可不学发力，但必须兼作一些试力，才符合动静相兼的要求，效果才能显著。

应用范围 站桩功可恢复和增强体力，适合于各种身体情况，还可辅助高血压、溃疡病、神经衰弱、月经不调等的治疗。站桩功练习可以最大限度地开发腿部力量和爆发力、全身的协调用力，以及增强全身特别是腹部的抗击打能力。

注意事项 ①站桩功只是拳术的一种基本功，并没有什么神秘之处。练习站桩要有正确的认识，要有信心，要有恒心，既不可一曝十寒，更不可揠苗助长。只要勤学苦练，持之以恒，循序渐进，一定会收到预期的效果。片面地看待站桩功是不对的。②站桩虽有增强体质、祛病延年的作用，但是必须树立革命的乐观主义精神，胸襟开朗，心气和平，勿为七情六欲所伤，饮食起居等都应注意。③在意念中不可以认为自己是在用功，更不可有任何企求，否则就会造成紧张情绪，违反了松静自然的原则。意念中认为自己是在休息，非常舒适，如果不能入静，亦不可强制入静，久久练习，自可达入静的境地。④凡是对一切姿势的要求，都要适度，不可太过（勿失中和均）。如果太过则过犹不及，差之毫厘，谬以千里。⑤练习站桩功时要做到的气静神闲，湛然怡然，全身形曲力直，松静挺拔，如宝塔之高立云端，如青松之耸出岭表，神不外溢，力不出尖，意不露形，神态要松紧自如，蓄意要深酣雄浑，遍体松轻舒适，如沐浴在大自然之内。

（储全根　唐　巍）

tǔnàgōng

吐纳功（breathing qigong）　以锻炼某些特殊呼吸运动为主的气功功法。吐，指呼气；纳，指吸气。一呼一吸为“一息”，故又称调息功。

历史沿革　气功界认为《道德经·二十九章》中“或嘘或吹”的提法，是吐纳功的较早记载，并认为《道德经》中“谷神不死，是谓玄牝。玄牝之门，是谓天地根。绵绵呵其若存，用之不勤”是通过口鼻进行吐纳呼吸锻炼的写照。《庄子·刻意》更明确地记载了早期的吐纳功：“吹呴呼吸，吐故纳新，熊经鸟申，为寿而已矣。此导引之士，养形之人，彭祖寿考者之所好也。”

基本方法　练功姿势可采用站势、普通坐势、盘膝坐势、仰卧势和侧卧势。初练者在摆好姿势后，先放松入静三五分钟。呼吸方法是在自然呼吸的基础上，先练习腹式呼吸。腹式呼吸有顺呼吸和逆呼吸法，待这两种呼吸法锻炼得比较自如后，再锻炼“停闭呼吸法”，此为“以意领气”结合默念字句和呼吸的“停闭”（有意识地停顿呼吸），以增强锻炼腹式呼吸强度的方法。练习停闭呼吸法的过程中，还要默念字句，并以字句的多少来控制时间。停闭呼吸法有以下两种。

吸呼停法　又称软呼吸法。可以鼻吸鼻呼，也可鼻口兼用。吸气时舌尖轻抵上腭，口齿轻闭，默念第一个字，同时用意念将呼吸之气引至中丹田，随着吸气将小腹慢慢鼓起，但不可用力。随后进行呼气，呼气时舌抵下门齿内，口齿微开，默念第二个字，同时将气缓缓呼出，随呼气的同时将鼓起的小腹慢慢缩回。呼气后，呼吸停顿1～2秒钟，停顿时舌体及小腹不动，并默念最后的字。如此按“吸-呼-停”的顺序反复练习。默念的字数，一般可从三个字开始，逐步增加到八九个字，但不可勉强延长时间。呼吸状态较“软”，且较平稳，易于掌握。初学者、身体较弱或在疾病的治疗期，适于练此法。

吸停呼法　又称硬呼吸法。吸气时，舌抵上腭，默念第一个字，同时将气缓缓吸入，用意念将气引至中丹田，小腹随吸气慢慢鼓起。吸气后，呼吸停顿1～2秒钟，舌抵上腭不动，默念中间的字，小腹也停顿不动。停顿时要自然，不要憋气。停顿后，把气缓缓呼出，舌抵下门齿，默念最后一个字，同时随着呼气将鼓起的小腹慢慢缩回。如此，按“吸-停-呼”的顺序，反复练习。默念的字数，从三个字开始，逐渐增加到八九个字。此法多用于疾病的康复期或身体较好者，可增强体力，但因呼吸较“硬”，故掌握不够妥当时可能出现憋气、腹胀等现象，应加以注意。

意念训练可意守中丹田或外景。收功方法是将意念转移至中丹田，男左手（女右手）掌心按在肚脐处，另一手心贴在前一只手的手背上，两手同时自肚脐中心先顺时针方向围绕肚脐推转数十圈，稍停顿，再逆时针方向推转相同的圈数，停在肚脐处片刻，轻搓双手，收功。

应用价值　吐纳功对提高呼吸系统和消化系统的功能有显著作用，对心血管和神经系统的功能也有良好作用。其以练气、调气、行气、调血等方法，通过意念和呼吸配合来达到强身治病的目的，具有松静自然、动静结合、以意领气、调息导引、循经按摩的特点，经常练习，能顺气养生、疏通经络、调和气血、平衡阴阳、祛病延年。对肥胖病、慢性支气管炎、胃病、肺气肿、肺结核、高血压、关节炎、神经衰弱、慢性肝炎、糖尿病、慢性肾炎、近视眼等均有一定的疗效。

注意事项　①激烈运动后切勿练功。②练功前放松裤带，不要系得太紧，以免影响练功。③有呼吸道疾病者、发热患者忌练习。④练功前后禁止房事。⑤练功不要急于求成，要循序渐进。⑥应选择空气新鲜、宽敞的场地进行练习。

（唐　巍）

bāduànjǐn

八段锦（baduanjin，eight-section exercise）　中国古代流传下来的由八节肢体动作组成，有保健作用的气功导引功法。又称长生安乐法。在历代流传中形成许多练法和风格各具特色的流派，有坐八段与立八段两种功法。体势动作古朴高雅，简单易行，功效显著。古人把这套动作比喻为“锦”，意为动作舒展优美，如锦缎般优美、柔顺，又因为功法共为八段，每段一个动作，故名为八段锦。整套动作柔和连绵，滑利流畅；有松有紧，动静相兼；气机流畅，骨正筋柔。

历史沿革 最早的导引图出自长沙马王堆西汉古墓出土的帛画导引图，导引技术在中国流传距今已有千年以上的历史了。八段锦的形成与南朝·梁·陶弘景的《养性延命录》有渊源。八段锦之名，最早见于北宋·洪迈《夷坚志》中，“政和七年，李似矩为起居郎……尝以夜半时起坐，嘘吸按摩，行所谓八段锦者”，说明八段锦在北宋已流传于世，并有坐势和立势之分。明清时期，八段锦歌诀产生，《新出保身图说·八段锦》首次以“八段锦”为名，并绘有图像，形成了较完整的动作套路。其七言歌诀为“双手托天理三焦，左右开弓似射雕。调理脾胃须单举，五劳七伤向后瞧。摇头摆尾去心火，两手攀足固肾腰。攒拳怒目增气力，背后七颠百病消”。从此，传统八段锦动作被固定下来。1957 年，人民体育出版社出版了《八段锦》一书，书中简要叙述了八段锦对人体的作用、锻炼要领，并根据定型的八段锦歌诀，图文并茂地详述出八段锦功法，为八段锦的普及推广做出了贡献。2003 年 3 月，国家体育总局将健身气功列为中国正式开展的第 97 个体育运动项目，为群众性健身气功的开展奠定了坚实的基础。国家体育总局健身气功管理中心在挖掘整理优秀传统气功功法的基础上，组织编创了易筋经、五禽戏、八段锦、六字诀四种健身气功，受到了群众的普遍欢迎。

理论基础 八段锦以中医脏腑学说和阴阳五行学说为理论指导，通过“三调”锻炼，使人达到“心全于中，形全于外”，心身都全面而健康的和谐状态。八段锦作为中国优秀的传统体育项目和一种健身运动方法，其全套动作精炼，舒缓自然，运动量适度，适合于男女老少锻炼，每节动作的设计都针对一定的脏腑或病症的保健与治疗需要，有疏通经络气血、调整脏腑功能的作用。

基本方法 分为坐式和立式两种。

坐式八段锦 锻炼时采用盘膝坐式的八锦段功法，由八节动作组成。

宁神静坐 采用盘膝坐式，正头竖颈，两目平视，松肩虚腋，腰脊正直，两手轻握置于小腹前的大腿根部。静坐 3~5 分钟。

手抱昆仑 牙齿轻叩二三十下，口水增多时即咽下，谓之“吞津”。随后将两手交叉，自身体前方缓缓上起，经头顶上方将两手掌心紧贴在枕骨处，手抱枕骨向前用力，同时枕骨后用力，使后头部肌肉产生一张一弛的运动。如此行十数次呼吸。

指敲玉枕 接上式，以两手掩位双耳，两手的食指相对，贴于两侧的玉枕穴上，随即将食指搭于中指的指背上，然后将食指滑下，以食指的弹力缓缓地叩击玉枕穴，使两耳有咚咚之声。如此指敲玉枕穴十数次。

微摆天柱 头部略低，使头部肌肉保持相对紧张，以左右“头角”的颈，将头向左右频频转动。如此一左一右地缓缓摆撼天柱穴 20 次左右。

手摩精门 作自然深呼吸数次后，闭息片刻，随后将两手搓热，以双手掌推摩两侧肾俞穴二十次左右。

左右辘轳 接上式，两手自腰部顺势移向前方，两脚平伸，手指分开，稍作屈曲，双手自胁部向上划弧如车轮形，像摇辘轳那样自后向前做数次运动，随后再按相反的方向前向后作数次环形运动。

托按攀足 接上式，双手十指交叉，掌心向上，双手作上托劲；稍停片刻，翻转掌心朝前，双手作向前按推劲。稍作停顿，即松开交叉的双手，顺热作弯腰攀足的动作，用双手攀两足的涌泉穴，两膝关节不要弯曲。如此锻炼数次。

任督运转 正身端坐，鼓漱吞津，意守丹田，以意引导内气自中丹田沿任脉下行至会阴穴接督脉沿脊柱上行，至督脉终结处再循任脉下行。

站式八段锦 锻炼时采用站式，由八节动作组成。

双手托天理三焦 自然站立，两足平开，与肩同宽，含胸收腹，腰脊放松。正头平视，口齿轻闭，宁神调息，气沉丹田。双手自体侧缓缓举至头顶，转掌心向上，用力向上托举，足跟亦随双手的托举而起落。托举 6 次后，双手转掌心朝下，沿体前缓缓按至小腹，还原。

左右开弓似射雕 自然站立，左脚向左侧横开一步，身体下蹲成骑马步，双手虚握于两髋之外侧，随后自胸前向上划弧提于与乳平高处。右手向右拉至与右乳平高，与乳距约两拳许，意如拉紧弓弦，开弓如满月；左手捏剑诀，向左侧伸出，顺热转头向左，视线通过左手食指凝视远方，意如弓剑在手，等机而射。稍作停顿后，随即将身体上起，顺势将两手向下划弧收回胸前，并同时收回左腿，还原成自然站立。此为左式，右式反之。左右调换练习 6 次。

调理脾胃须单举 自然站立，左手缓缓自体侧上举至头，翻转掌心向上，并向左外方用力举托，同时右手下按附应。举按数次后，左手沿体前缓缓下落，还原至体侧。右手举按动作同左手，唯方向相反。

五劳七伤往后瞧　自然站立，双脚与肩同宽，双手自然下垂，宁神调息，气沉丹田。头部微微向左转动，两眼目视左后方，稍停顿后，缓缓转正，再缓缓转向右侧，目视右后方稍停顿，转正。如此 6 次。

摇头摆尾去心火　两足横开，双膝下蹲，成“骑马步”。上体正下，稍向前探，两目平视，双手反按在膝盖上，双肘外撑。以腰为轴，头脊要正，将躯干划弧摇转至左前方，左臂弯曲，右臂绷直，肘臂外撑，头与左膝呈一垂线，臀部向右下方撑劲，目视右足尖：稍停顿后，随即向相反方向，划弧摇至右前方。反复 6 次。

两手攀足固肾腰　松静站立，两足平开，与肩同宽。两臂平举自体侧缓缓抬起至头顶上方转掌心朝上，向上作托举劲。稍停顿，两腿绷直，以腰为轴，身体前俯，双手顺势攀足，稍作停顿，将身体缓缓直起，双手右势起于头顶之上，两臂伸直，掌心向前，再自身体两侧缓缓下落于体侧。

攒拳怒目增力气　两足横开，两膝下蹲，呈“骑马步”。双手握拳，拳眼向下。左拳向前方击出，顺势头稍向左转，两眼通过左拳凝视远方，右拳同时后拉。与左拳出击形成一种“争力”。随后，收回左拳，击出右拳，要领同前。反复 6 次。

背后七颠百病消　两足并拢，两腿直立，身体放松，两手臂自然下垂，手指并拢，掌指向前。随后双手平掌下按，顺势将两脚跟向上提起，稍作停顿，将两脚跟下落着地。反复练习 6 次。

应用价值　八段锦在心理上可以调节改善人的不良心理状态；在生理上能增强人体脏腑功能，提高身体素质，改善身体功能，增强防病抗病及抗衰老的能力，并能辅助治疗一些慢性病；在思想上符合中医养生的哲学思想。功法习练安全可靠，动作简单、形式多样、功效显著，对场地的要求也不高，因此有着深厚的群众基础，适应于不同人群锻炼，尤其受到中老年群众的喜爱。

注意事项　习练时，全身放松，不仅肌肉要放松，精神也要放松，意守丹田，呼吸均匀；动作象形，做到动作柔和连绵，滑利流畅，如锦缎般优美、柔顺。

（唐　巍）

wǔqínxì

五禽戏（wuqinxi，five mimic-animal exercise）　通过模仿虎、鹿、熊、猿、鸟（鹤）五种动物的动作和神态，以保健强身的功法。又称五禽操、五禽气功、百步汗戏等。“五”是一个约数，并非是一个确切的数字，“禽”指禽兽，古代泛指动物，“戏”在古代是指歌舞杂技之类的活动，在此指特殊的运动方式，由此得名“五禽戏”。

历史沿革　五禽戏脱胎于古代的“导引术”。汉代，淮南王刘安将其姿势由《庄子》中的“熊经”和“鸟申”两种姿势，发展到“熊经”“鸟申”“凫浴”“猿蠼”“鸱视”“虎顾”六种。东晋·葛洪《抱朴子·杂应篇》：“能龙导虎引，熊经龟咽，燕飞蛇屈鸟伸，天俛地仰……猿据兔惊，千二百至，则聪不损也。”其中包括了“龙导”“虎引”“熊经”“龟咽”“燕飞”“蛇屈”“鸟伸”“猿据”“兔惊”九种仿生姿势。1973 年，在湖南长沙马王堆三号汉墓出土帛书“导引图”，共有 44 个导引图式，其姿势形象逼真。1983 年，张家山汉墓中出土的竹简中又发现专门讲解“导引”的《引书》，对“导引术”动作的要领有详细的介绍。最早记载“五禽戏”名目的是《后汉书》与《三国志》，南朝·梁·陶弘景的《养性延命录》也有提及。相传是由东汉名医华佗将前人的功法进行了系统的总结，模仿虎、鹿、熊、猿、鸟五种动物的动作，创编组合成五禽戏的套路，以防病治病、延年益寿，故又名华佗五禽戏。华佗编创五禽戏，有关记载最早见于西晋·陈寿的《三国志·华佗传》：“吾有一术，名五禽之戏，一曰虎，二曰鹿，三曰熊，四曰猿，五曰鸟。亦以除疾，并利（蹄）足，以当导引。”据传华佗的徒弟吴普因长年习练此法而达到百岁高龄。

作为中国最早的具有完整功法的仿生医疗健身体操，五禽戏对后世的导引、八段锦，乃至气功、武术有一定影响，不仅得以流传和发展，而且成为历代宫廷重视的体育运动之一。2003 年，中国国家体育总局组织了各门派传人、体育运动科研机构、大专院校的科研人员，发掘、整理、研究了五禽戏的各个版本，重新选择编排了五禽戏版本，成为简单易学、有效安全的版本。国家体育总局把重新编排后的五禽戏、八段锦、易筋经等健身方法作为“健身气功”的内容向全国推广。

理论基础　五禽戏以中医阴阳、五行、经络脏腑、气血津液等为理论基础。五禽戏巧妙地把动物的肢体运动与人体的呼吸吐纳予以有机结合，使道家的“熊经鸟伸”之术（《庄子》）发展为一套具有中国民族特色的传统保健养生功法。它是一种外动内静、动中求静、动静兼备、有刚有柔、刚柔并济、练内练外、内外兼练的仿生功法。

基本方法 五禽戏，分别是虎戏、鹿戏、熊戏、猿戏和鸟戏，每种动作都是模仿了相应的动物动作。传统的五禽戏，又称华佗五禽戏，五戏共有动作54个；由国家体育总局新编的简化五禽戏，每戏分2个动作，分别为虎举、虎扑，鹿抵、鹿奔，熊运、熊晃，猿提、猿摘，鸟伸、鸟飞。每种动作都是左右对称地各做一次，并配合气息调理。华佗五禽戏的基本功法如下。

虎戏 自然站式，俯身，两手按地，用力使身躯前耸并配合吸气，当前耸至极后稍停；然后，身躯后缩并呼气。如此3次。继而两手先左后右向前挪移，同时两脚向后退移，以极力拉伸腰身；接着抬头面朝天，再低头向前平视；最后，如虎行走般以四肢前爬7步，后退7步。

鹿戏 按上四肢着地势。吸气，头颈向左转，双目向左侧后视，当左转至极后稍停；呼气，头颈回转，当转至面朝地时再吸气，并继续向右转，一如前法。如此左转3次，右转2次，最后回复如起势。然后，抬左腿向后挺伸，稍停后放下左腿，抬右腿如法挺伸。如此左腿后伸3次，右腿2次。

熊戏 仰卧式，两腿屈膝拱起，两脚离床席，两手抱膝下，头颈用力向上，使肩背离开床席；略停，先以左肩侧滚落床面，当左肩一触及床席立即复头颈用力向上，肩离床席；略停后再以右肩侧滚落，复起。如此左右交替各7次。然后起身，两脚着床席成蹲式，两手分按同侧脚旁；接着如熊行走般，抬左脚和右手掌离床席；当左脚、右手掌回落后即抬起右脚和左手掌。如此左右交替，身躯亦随之左右摆动，片刻而止。

猿戏 择一牢固横竿（如单杠、门框、树杈等），略高于自身，站立手指可触及高度，如猿攀物般以双手抓握横竿，使两肢悬空，作引体向上7次。接着先以左脚背勾住横竿，放下两手，头身随之向下倒悬；略停后换右脚如法勾竿倒悬。如此左右交替各7次。

鸟戏 自然站式，吸气时跷起左腿，两臂侧平举，扬起眉毛，鼓足气力，如鸟展翅欲飞状；呼气时，左腿回落地面，两臂回落腿侧。接着，跷右腿如法操作。如此左右交替各7次。然后坐下。屈右腿，两手抱膝下，拉腿膝近胸；稍停后两手换抱左膝下，如法操作。如此左右交替亦7次。最后，两臂如鸟展翅般伸缩各7次。

应用价值 五禽戏具有强身延年、祛病防病功效，作为一种简单易学的保健方法，具有广泛的群众基础，深受中老年人的喜爱。通过习练五禽戏，使意念、动作和呼吸相配合，全身筋络畅通、血液流畅、免疫力提高，使中老年人达到养生延寿的目的。另外能使练习者心情舒畅、精神愉快、身体健康、生活质量得到改善，人际交往增加，精神上有归属感。现代医学研究也证明，作为一种医疗体操，五禽戏不仅使人体的肌肉和关节得以舒展，而且有益于提高肺与心脏功能，改善心肌供氧量，提高心排血量，促进组织器官的正常发育。五禽戏作为康复医疗的一种手段，已广泛应用于临床的辅助治疗中。

注意事项 习练时要全身放松，意守丹田，排除杂念，呼吸均匀；动作象形，即做到动作、外形、神气都要像五禽。练虎戏时，目光炯炯，摇头摆尾，扑按，转斗，表现出威猛神态，刚劲有力，刚中有柔，刚柔并济；练鹿戏时，如鹿样心静体松，姿态舒展，表现其探身、仰脖、奔跑、回首之神态；练熊戏时，如熊样浑厚沉稳，表现出撼运、抗靠，步行时之神态，笨重中寓轻灵；练猿戏时，仿其敏捷好动，表现出纵山跳涧、攀树蹬枝、摘桃献果之神态；练鸟戏时，仿其昂然挺拔、悠然自得，表现出亮翅、轻翔、落雁、独立之神态。

（唐 巍）

yìjīnjīng

易筋经（muscle-tendon strengthening exercise） 锻炼筋肉以保健强身的导引方法。易筋经之“易”，取义于中国传统文化中《易经》之“易”，有变易、变化、变换之义；易筋经之“筋”，泛指人体的经络、筋经等系统。易筋经是通过一些特定的方法来锻炼身体，促进人体气血运行，并增强肢体的力量和改善人体各种组织器官的生理功能。其是中国古代先贤根据佛学和道学的相通原理，汲取汉代华佗的五禽戏导引功、东方朔的洗髓伐毛养生和中国医家的经络学说之精华，又结合儒家易理而创造的。

历史沿革 易筋经源自中国导引术，源于中国秦汉时期的方仙道之养生术，至魏晋南北朝时期分为四家流传。在易筋经流传中少林寺僧侣起到了重要作用。根据史料记载，达摩所传禅宗主要以河南嵩山少林寺为主，由于禅宗的修持大多以静坐为主，坐久则气血瘀滞，须以武术导引术来活动筋骨。因此，六朝至隋唐年间，在河南嵩山一带盛传武术及导引术，少林寺僧侣也借此来活动筋骨习武健身，并在这个过程中不断对其进行修改、完善、补充，使之成为一种独特的习武健身方式。

理论基础 立足导引阐述经筋理论，再用经筋理论指导锻炼实践，完成了对经筋理论应用领域的扩展，集中体现了中医理论与导引实践的相互促进关系。通过“筋”这一人体之经络，骨节之外，肌肉之内，四肢百骸，无处非筋，无经非络，联络周身，通行血脉，而对精神之外辅的改造来达到健康状态。

基本方法 易筋经共计十二势，其预备式为两腿开立，头端平，口微闭，调呼吸。含胸，直腰，蓄腹，松肩，全身自然放松。

第一势，韦驮献杵势 两臂曲肘，徐徐平举至胸前成抱球势，屈腕立掌，指头向上，掌心相对（10cm 左右距离）。此动作要求肩、肘、腕在同一平面上，合呼吸酌情做 8~20 次。

第二势，横担降魔杵势 两足分开，与肩同宽，足掌踏实，两膝微松；两手自胸前徐徐外展，至两侧平举；立掌，掌心向外；吸气时胸部扩张，臂向后挺；呼气时，指尖内翘，掌向外撑。反复进行 8~20 次。

第三势，掌托天门势 两脚开立，足尖着地，足跟提起；双手上举高过头顶，掌心向上，两中指相距 3cm；沉肩曲肘，仰头，目观掌背。舌舐上腭，鼻息调匀。吸气时，两手用暗劲尽力上托，两腿同时用力下蹬；呼气时，全身放松，两掌向前下翻。收势时，两掌变拳，拳背向前，上肢用力将两拳缓缓收至腰部，拳心向上，脚跟着地。反复 8~20 次。

第四势，摘星换斗势 右脚稍向右前方移步，与左脚形成斜八字，随势向左微侧；屈膝，提右脚跟，身向下沉，右虚步。右手高举伸直，掌心向下，头微右斜，双目仰视右手心；左臂曲肘，自然置于背后。吸气时，头往上顶，双肩后挺；呼气时，全身放松，再左右两侧交换姿势锻炼。连续 5~10 次。

第五势，倒拽九牛尾势 右脚前跨一步，屈膝成右弓步。右手握拳，举至前上方，双目观拳；左手握拳；左臂屈肘，斜垂于背后。吸气时，两拳紧握内收，右拳收至右肩，左拳垂至背后；呼气时，两拳两臂放松还原为本势预备动作。再身体后转，成左弓步，左右手交替进行。随呼吸反复 5~10 次。

第六势，出爪亮翅势 两脚开立，两臂前平举，立掌，掌心向前，十指用力分开，虎口相对，两眼怒目平视前方，随势脚跟提起，以两脚尖支持体重。再两掌缓缓分开，上肢成一字样平举，立掌，掌心向外，随势脚跟着地。吸气时，两掌用暗劲伸探，手指向后翘；呼气时，臂掌放松。连续 8~12 次。

第七势，九鬼拔马刀势 脚尖相衔，足跟分离成八字形；两臂向前成叉掌立于胸前。左手屈肘经下往后，成勾手置于身后，指尖向上；右手由肩上屈肘后伸，拉住左手指，使右手成抱颈状。足趾抓地，身体前倾，如拔刀一样。吸气时，双手用力拉紧，呼气时放松。左右交换。反复 5~10 次。

第八势，三盘落地势 左脚向左横跨一步，屈膝下蹲成马步。上体挺直，两手叉腰，再屈肘翻掌向上，小臂平举如托重物状；稍停片刻，两手翻掌向下，小臂伸直放松，如放下重物状。动作随呼吸进行，吸气时，如托物状；呼气时，如放物状，反复 5~10 次。收功时，两脚徐徐伸直，左脚收回，两足并拢，成直立状。

第九势，青龙探爪势 两脚开立，两手成仰拳护腰。右手向左前方伸探，五指捏成勾手，上体左转。腰部自左至右转动，右手亦随之自左至右水平划圈，手划至前上方时，上体前倾，同时呼气；划至身体左侧时，上体伸直，同时吸气。左右交换，动作相反。连续 5~10 次。

第十势，卧虎扑食势 右脚向右跨一大步，屈右膝下蹲，成右弓左仆腿势；上体前倾，双手撑地，头微抬起，目注前下方。吸气时，同时两臂伸直，上体抬高并尽量前探，重心前移；呼气时，同时屈肘，胸部下落，上体后收，重心后移，蓄势待发。如此反复，随呼吸而两臂屈伸，上体起伏，前探后收，如猛虎扑食。动作连续 5~10 次后，换左弓右仆脚势进行，动作如前。

第十一势，打躬势 两脚开立，脚尖内扣。双手仰掌缓缓向左右而上，用力合抱头后部，手指弹敲小脑后片刻。配合呼吸做屈体动作；吸气时，身体挺直，目向前视，头如顶物；呼气时，直膝俯身弯腰，两手用力使头探于膝间作打躬状，勿使脚跟离地。根据体力反复 8~20 次。

第十二势，掉尾势 两腿开立，双手仰掌由胸前徐徐上举至头顶，目视掌而移，身立正直，勿挺胸凸腹；十指交叉，旋腕反掌上托，掌以向上，仰身，腰向后弯，目上视；然后上体前屈，双臂下垂，推掌至地，昂首瞪目。呼气时，屈体下弯，脚跟稍微离地；吸气时，上身立起，脚跟着地。如此反复21次。收功时，直立，两臂左右侧举，屈伸7次。

应用价值 短期的系统化易筋经练习即可明显地增强老年人肌肉的耐力，长期练习易筋经有利于老年人下肢肌肉力量的保持。易筋经运动过程中，中枢神经系统的意念活动可使人脑呈现出节奏性的活动，可使脑波向良好方向发展，有利于锻炼中枢神经系统，起到防老抗衰作用。易筋经的各式动作练习，有助于胸廓呼吸肌肌力的增长，从而达到增强呼吸肌力和增强肺呼吸功能的作用。易筋经能促进人体的血液循环，增加心肌收缩力，心脏后负荷得到改善，使心脏每搏射血量增高；因心脏排空量增大，前负荷得到改善，心肌顺应性、舒张功能增强，从而起到改善心脏功能的作用。

注意事项 ①精神放松，形意合一。②呼吸自然，贯穿始终。③刚柔相济，虚实相兼。④循序渐进，因人而异。⑤注重脊柱的旋转屈伸。

（唐　巍）

shí'èrduànjǐn

十二段锦（shi'erduanjin，twelve-sectioned exercise） 由八段锦演化而来，动作共分12段，有保健作用的传统气功导引功法。又称坐式八段锦、文八段锦。

明清时期，人们在八段锦基础上发展成多种功法，其中以十二段锦、十六段锦最为有名。原见于明·朱权《活人心法》中，名为“八段锦导引法”。后冷谦《修龄要旨》中称之为“八段锦法”，但实际内容与一般所称的“八段锦”有很大的不同。由于其全部动作进行时均取坐式，所以又有“坐式八段锦”之称。十二段锦功法至明代已基本定型，如冷谦《修龄要旨》、高濂《遵生八笺》、胡文焕《类修要诀》等皆有记述。易名于清乾隆三十六年（1771）刊徐文弼所编的《寿世传真·十二段锦歌》，并对每节动作予以说明。十二段锦之功法虽然简单，但健身益寿，抗老防衰之功效显著。

十二段锦是一套以中医学中脏腑经络学说、阴阳五行学说、气血理论为指导，将导引与养生、肢体锻炼与精神修养融为一体的功法。十二段锦是中国古代养生方法的杰出代表，动静结合，静功锻炼内容包括入静、冥想等，动功锻炼内容包括坐式运用及自我按摩。现代流传的十二段锦是国家体育总局健身气功管理中心组织编创的新功法，加强了颈、肩、腰、腿部的运动，是一套按照头部、颈部、肩部、背部、腰部、上肢、下肢、胸腹部顺序进行全身性锻炼的坐势功法。主要动作有冥心握固、口齿鸣鼓、微撼天柱、掌抱昆仑、摇转辘轳、托天按顶、俯身攀足、背摩精门、前扶腕腹、温煦脐轮、摇身晃海、鼓漱吞津。

十二段锦的动作舒展柔和、动静均衡、呼吸舒畅，能强心健体、调节微循环功能、增强心血管功能，是防病于未然的自我养生手段，适合于不同人群习练。对于中老年人防病健身、祛病延年常具有一定的作用，成为人们健身锻炼的首选项目。

（唐　巍）

shí'èrduàn dònggōng

十二段动功（twelve-sectioned dynamic qigong） 由古典气功十二段锦衍化而来的功法。十二段锦古称钟离八段锦。明·朱权《臞仙活人心方》中则称汉导引法；清·徐文弼《寿世传真》中因其动作超过八节，故称其为“十二段锦”。又有宋人所传八段锦，在流传过程中分为南北两派，称作文、武两派，其中文八段锦又分化出立八段、坐八段，而坐八段又因有十二节，故又称“十二段锦”。

十二段动功的具体方法：①叩齿。齿为筋骨之余，常宜叩击，使筋骨活动，心神清爽。每次叩击36次。②咽津。将舌抵上腭，久则津生满口，先行鼓嗽，便当咽之，咽下汩然有声，使灌溉五脏，降火甚捷。咽数以多为妙。③浴面。将两手自相摩热，覆面擦之，如浴面之状，则须发不白，即升冠鬓不斑之法，颜如童矣。④鸣天鼓。将两手掌掩两耳窍，先以第二指压中指，弹脑后骨上，左右各24次，去头脑疾。⑤运膏肓。此穴在背上第四胸椎下，脊两旁各三寸。药力所不到，将两肩扭转14次。治一身诸疾。⑥托天。以两手握拳，以鼻吸气，即向天托起，以口呼气，随放左右膝上，每行3次。去胸腹中邪气。⑦左右开弓。此法要闭气，将左手伸直，右手作攀弓状，以两目看左手，左右各3次。泻三焦火，可以去臂腋风邪积气。⑧摩丹田。将左手托肾囊，右手摩丹田，36次。然后左手转换如前法，暖肾补精。⑨擦内肾穴。此法要闭气，将两手搓热，向背后擦肾俞及近脊命门穴，左右各36次。⑩擦涌泉穴。用左手把住左脚，以右手擦左脚心，左右交换，各36次。⑪摩夹脊穴。此穴在背脊之下，大便之上，统会一身之气血，运之大有益，并可疗痔。⑫洒腿。足不运则气血不和，行走不能爽快，须将左足立定，右足提起，洒动7次，左右交换如前。

十二段动功有医疗保健的功效，流传甚广，内容繁多。此功法汲取了流传诸家功法之长，精华荟萃，具有健体强身、防病治病、延缓衰老的效益。

（唐　巍）

shíliùduànjǐn

十六段锦（shiliuduanjin，sixteen-sectioned exercise）　由八段锦演化而来，动作共分16段，有保健作用的传统气功导引功法。首见于南宋·河滨丈人《摄生要义》。在明清时期，由于八段锦的广泛流行，不少养生家在习练之际，结合个人领悟，对功法进行了重新编排或内容删增，提出了十六段锦、十二段锦、八段杂锦等功法名称，详细考究起来，功法主体仍然是坐式八段锦的内容，可视为坐式八段锦功法在流传中的变形。明·徐春甫《古今医统大全》卷之一百“养生余录（下）”收录了此内容，兹录如下：“庄子曰：吹嘘呼吸。吐故纳新，熊经鸟伸，为寿而已矣。此导引之士、养形之人，彭祖寿考者之所好也。由是论之，导引之术，传自上世，其来久矣。故曰彭祖之所好。其来自修养家、医家所谈，无虑数百。今取其要约切当者十六条，参之诸论，大概备矣。”

十六段锦练习时先闭目握固，冥心静坐，叩齿。两手抱项，左右宛转；两手相叉，虚空托天，抑手按项；两手心掩两耳，却以第二指压第三指，弹击脑后；两手相促，按左膝左捩身，接右膝右捩身；手一向前一向后，如挽五石弓状；大坐，展两手扭项，左右反顾肩膊；两手握固，并拄两肋，摆撼两肩；以两手大捶臂及膊，反捶背上连腰股；大坐斜身偏倚，两手齐向上如托天状；大坐伸脚，以两手向前，低头攀脚，却钩所伸脚屈在膝上，按摩之；两手据地，缩身曲脊向上举；起立据床拔身，向背后视左右；起立徐行，两手握固，左足前蹈，左手摆向前，右手摆向后，右足前蹈，右手摆向前，左手摆向后；手向背上相捉，低身徐徐宛转；足相扭而行，前进十数步，后退十数步；高坐伸腿，将两足扭向内，复扭向外。复闭气，想丹田火自下而上，遍烧身体，内外蒸热乃止等。

这些内容很明显就是钟离八段锦的功法内容，是十六段锦的功法主体。同时，此法是摘取了老子导引二十四势、婆罗门导引十二势、赤松子导引法十八势、钟离导引法十八势、胡见素五脏导引法十二势等功法的要约切当者十六条而成，还融入了一些立式八段锦的动作。在内容上具有相对的独创性和独立性，在功法上，动静相间，动作简单，语言简练，易于读者接受，后人多有转载，明·冷谦撰《修龄要指》即全文转载了该法。

（唐　巍）

wǔshù

武术（martial arts）　以技击动作为主要内容，以格斗和套路为主要表现形式，注重内外兼修，集防身、健身、表演等多种功能于一体的中国传统体育项目。又称武艺。武术是中华民族的优秀文化遗产之一。

历史沿革　中国武术具有古老的历史传统，原始社会的人们在与自然和疾病的长期斗争中，在社会生活逐渐发展和不断充实变化的过程中，从生产和军事活动的社会实践里逐渐地意识到，体质的增强在社会生活中起着积极的作用。人们为了强筋骨、增体力、除疾病，使体质增强以利于生产和军事战斗以及丰富生活，于是有了体育的要求。而整个社会生活所必需的活动，决定着体育的运动形式及内容。所以某些生产劳动和战争实践中积累起来的狩猎技能和军事战斗技能便演化成了武术的雏形。

在殷商时期，出现了一些铜制武器，如矛、戈、戟、斧、钺、刀、剑等。同时，也出现了这类武器的用法，如劈、扎、刺、砍等技术。为了提高战斗力，这时已有了比赛的形式。例如，《礼记·王制》所载“凡执技论力，适四方，裸股肱，决射御”，意即较量武艺高低。春秋战国时期，武器的内容就更加丰富，武术的技击性进一步突出，同时武术的健身作用也受到重视。这时比试武艺的形式已广泛出现，更加推动了武艺的发展。据《管子·七法》中记载，当时每年有“春秋角试。”

随着社会的不断发展，秦汉时的“武舞”已有明显的技击性、有招法，又多以套路的形式出现。这是武术大发展的时期，已形成了多种技术风格的流派，如《汉书·艺文志》收入的“兵技巧”类就有13家199篇，都是论述“习手足，便器械，积机关，以立攻守之胜”的武术专著。两晋南北朝时期，战乱频繁，官僚贵族或耽于宴乐或追求长生不老之术，用荒诞无稽的邪说取代练武，致使武术发展停滞不前。

隋唐五代时期，武术重新兴起。唐朝开始实行武举制，这一通过考试选拔人才的制度，促进了社会上练武活动的开展。宋代出现了民间练武组织，见于记载的有“锦标社”（射弩）、“英略社”（使棒）、“角抵社”（相扑）等。元代统治者对民间实行“二十人之上不许聚众围猎”（《元典章》卷三）的政策，连民间私藏武器也属犯罪，此时武术多以秘密家传的方式进行传授。

明代是武术大发展的时期，出现了不同风格的技术流派，拳术、器械都得到了发展，特别是在理论上总结了过去的练武经验，具有代表性的著作有《纪效新书》《武篇》《耕余剩技》等。这些著作不同程度地记载了拳术、器械的流派、沿革、动作名称、特征、运动方法和技术理论等，有的还附有歌诀及动作图解。明洪武年间，洪武拳开始流行，为后世研究武术提供了重要依据。

清代统治者禁止民间练武，民间则以“社”“馆”的秘密结社形式传授武艺，其中著名的拳种如太极拳、八卦掌、形意拳、劈挂拳等，多在清代形成。

民国时期，武术流派林立，不同风格的拳术、器械，在民间出现了许多拳术社、武士会、体育会等组织，武术作为军事技术、健身活动及表演技艺的作用充分地被人们所认识，并且传播到了海外。1928 年，南京成立了“中央国术馆”，各省、市也相应成立了一些县以上的国术馆。有不少的武术家受聘在国术馆任教，培养了许多武术专门人才。

中华人民共和国成立后，武术作为传统体育之一受到高度重视。1949 年中华全国体育总会一成立，就召开了武术座谈会，把武术提到体育工作的议事日程。从 1957 年开始，武术运动被列为国家的竞赛项目，每年都举行全国性比赛，还制定了以流行较广的长拳、太极拳、南拳等为主要竞赛内容的《武术竞赛规则》。1986 年，专门研究中国武术的机构“中国武术研究院”成立，使武术运动在科学化、系统化、规范化等方面得到了更加迅速地发展。1989 年，受亚武联的委托，中国又新编了长拳、太极拳、南拳、刀、枪、剑、棍的竞赛套路，使中华武术进入第十一届亚运会的比赛项目。

基本特点 武术运动的特点，其不仅是具有攻防技击性，更要求内外合一、形神兼备。所谓内，指的是心、神、意、气等内在的心志活动和气息的运行。所谓外，则指的是手、眼、身、步等外在的形体活动。各个拳种和流派都十分强调内外合一、形神兼备的练功方法。例如，练习时强调“精、气、神”，要“气沉丹田”，太极拳强调“用意识引导动作”；形意拳强调“心与意合，意与气合，气与力合”“手与足合，肘与膝合，肩与胯合”；南拳强调“内练心神意气胆，外练手眼身腰马”等。武术运动的内容丰富，形式多样，具有广泛的适应性，不同的拳术及器械有着不同的动作结构、技术要求、运动风格及运动负荷。人们可根据自己的需要和条件选择适合的项目来进行练习。

应用价值 武术的特点使得武术这项运动能产生很好的健身效果，武术套路运动其动作包含着屈伸、回环、平衡、跳跃、翻腾、跌扑等，人体各部位“一动无有不动”，使人的身心都得到全面锻炼。系统的武术训练，对人体速度、力量、灵巧、耐力、柔韧等身体素质要求较高，因此，从事武术运动可以大大改善各运动器官、内脏系统以及中枢神经系统的功能。太极拳强调用意识引导动作，这是它能对一些慢性疾病有着良好的医疗作用的主要原因。实践证明，武术对外能利关节、强筋骨、壮体魄，对内能理脏腑、通经脉、调精神。

武术的套路和对抗形式，都是以技击作为其核心内容。所以人们通过武术练习不仅能增强体质，而且能够学会攻防搏斗的技术用以自卫防身。

修身养性的作用：武术在中国几千年的发展历史中，一向重礼仪、讲道德。“未曾学艺先习礼，未曾习武先习德”。把武德列为习武与教武的先决条件，这是中华武术的古老传统。练武者首先要目的明确，动机纯良，处事光明磊落，不以武欺人，不以强凌弱。学艺要持之以恒，精益求精。通过武术的练习还可以培养勇敢无畏、坚韧不拔的意志品质，培养良好的心理素质与高尚的道德情操，达到崇高的精神境界。

娱乐审美作用：随着现代文明的进步，人们对审美的需要日渐增强。武术由于非常协调的系统动作、敏捷的反应、舒展的招式等诸多审美要素，越来越多的人把武术作为一种艺术搬上舞台，向广大观众展示人体所特有的动作韵律美。随着人们生活水平的不断提高，精神文化需要的增强，武术作为休闲娱乐节目会更深入地走进消费圈中，为武术的原本定义带来时代的革新和质的变化。

（唐　巍）

huíchūngōng

回春功（huichun qigong） 具有延缓衰老、回复青春、保持活力的道家养生保健功法。全称中国古代养生长寿术。此功法注重导引、吐纳、按摩、元和、还精补脑诸术的有机结合，是一种动静双修、精气神形齐练的全身性柔韧运动。

历史沿革 回春功是在道家

导引养生的基础上演变出来的功法，源于金元时期全真道华山派，历时八百余年，历来为道教内部秘传延年修真功法。改革开放后，回春功由边治中老师发扬光大，沈新炎老师整理献世。

理论基础 回春功功理正确，道法自然，以人为贵，身心和合，专气致柔，精为其首，累功积德，防患未然；且功法精妙，通过柔身养形，疏通经脉，通利关节，和调脏腑，健运脊柱，吐故纳新。同时，妙炼下丹，补肾生精，还精补脑，强调乐字当头，愉悦身心，排解烦忧，延缓衰老。

基本方法 回春功分为预备势、服气、抖动、转肩和收势等环节。

预备势 自然站立，双脚并拢，两臂垂于体侧。呼吸缓慢，全身放松，头正颈直，目光内敛，神态安详，意念青春，面含微笑。双手手心向上，水平展开呈侧平举，向两侧弧形上举过头顶合十（左右手掌、手指相合），两脚跟相靠（左脚跟向右脚跟靠拢）、脚尖自然分开，同时举踵（脚跟渐提起，有些人一时不适应，可不必急于举踵）。意念元气自下而上沿督脉而行，意念青春，面含微笑。接着合掌下行，脚跟随合掌下行徐徐落下，缓慢呼气。合掌继续引气从任脉而下，然后两手渐渐分开，双手掌渐渐移至体侧，双腿分开，两脚距离与肩同宽，双手自然下垂，全身放松，双目平视，排除杂念，呼吸恢复自然入静。

第一节，服气 又称吐故纳新。腹式深呼吸，先吸后吐。两脚开立与肩同宽，全身放松，呼吸缓慢，神态安详，意念入静。深吸气，鼻吸口呼。吸气时耸肩、举踵，两脚跟随吸气徐徐提起，提肛缩肾，头微抬，颈徐伸，胸部舒展，小腹自然鼓起，最大程度吸纳新鲜空气。当感到吸气快足时，两肩向后转圆加深吸气。然后缓缓呼气，呼气时小腹微收，两膝顺势屈曲，脚跟徐徐下落，身躯渐渐前倾（约 45°），两手自然下垂于身前，使体内浊气尽量吐出。回复自然站立。然后身心逐渐趋向虚静境界。服气后保持预备势，符合自然站立的全部要求，然后以意念配合自然呼吸，导引全身内外放松入静。即吸气时默念“静”或“我要安静”，呼气时以意导引全身放松，尤其是小腹放松。如此导引 8 息（一呼一吸为 1 息），身心渐趋虚静。

第二节，抖动 第一节停十几秒，开始做第二节。保持虚静状态，全身放松保持正直，双臂仍垂于体侧，两膝稍屈，然后意念由小腹部开始颤动，带动全身脏腑肌肉作有弹性而松柔的抖动，使整个身体作上下弹性的抖动。抖动的同时叩齿。如能自觉全身上下越抖越松柔，悠然自得，则收效越大。这样的松柔抖动每次做功时不要少于 164 次（约 1 分钟），多至 2～3 分钟，然后渐渐停止。抖动时，双乳、全身肌肉、关节、牙关和体内脏腑器官、肾囊皆须有震动感，方为正确。

第三节，转肩 在抖动渐停后，停十几秒，做一次松静呼吸（吸气时意念入静，呼气时全身放松），然后双膝微屈，两臂自然下垂，嘴微微张开，开始做左右转肩。先左肩提起，由前向上、向后、向下画一圆周；与此同时，右肩由后向下、向前、向上画一圆周。左右两肩交替协调转动，转肩时要以身体带动手臂，使上体不停地扭动，压挤五脏六腑吐故纳新。不必主动呼吸，要以上体的挤压带动呼吸。初练者转肩时以自感柔和为宜，不可用力太猛。按上述顺序转肩，左右各转 8 次，回复到转肩前姿势。

收势 双手由两侧向裆前合十，左脚跟向右脚跟靠拢。双手合掌沿任脉上提，举过头顶，同时举踵、深吸气；合掌下引，脚跟徐徐放下，同时缓慢呼气。合掌经上丹田、中丹田继续沿任脉而下，然后两手掌从关元等穴处分开，两手掌继续分开于体侧，如立正姿势，然后呼吸平静，恢复自然站立。

应用范围 回春功功效卓著，研究证实其对糖、脂代谢及血浆核苷酸含量产生双向调节作用，调节性腺、甲状腺等内分泌激素水平，提高胰岛素效应，维护机体内稳定。回春功习练对肥胖病、女性内分泌失调、前列腺疾病、糖尿病、性功能减退等功效显著。

注意事项 关于行功的要领，注意在抖动时、双乳、全身肌肉、关节、牙关和体内脏腑器官、肾囊皆须有震动感，方为正确。转肩时，练功者在转肩过程中，不必主动呼吸，要上体的挤压带动呼吸。初练者作转肩动作时，以自感柔和为宜，不可用力太猛。练功要树立信心和决心，持之以恒，量力而行，循序渐进，精益求精，注重意念，掌握时间，要注意与日常生活的配合。

（唐 巍）

mùlánjiàn

木兰剑（Mulan fencing）

以中国古代人物花木兰命名的剑术。又称花剑。中华民族传统体育健身项目之一。

花木兰是中国古代传说中的一位女英雄，从小练得一身好武艺，后因战争需要，她自告奋勇替父从军，战功辉煌，流芳百世。

而木兰剑便是随着花木兰的故事流传至今。

1999年10月国家体育总局武术管理中心组织相关专家编写了“四十八式木兰剑”的国家规定套路。该套路在结合木兰拳武舞特点的基础上，强化了技术规范，增强了木兰拳运动的竞技性、可比性，从而促进了木兰拳运动的普及和提高，使木兰拳运动更加科学和规范地发展。全套共由48个动作组成，其中包括剑法、穗法、步型、步法、腿法、平衡等动作。整套动作身法、步法、剑法灵活多变，刚柔相济，结构严谨，动作优美潇洒。

具体动作有预备势，前点步持剑上指，弓步持剑前指，后举腿持剑穿指，勾踢行步云剑，弓步抱剑，歇步持剑架剑指，叉步持剑穿指，叉步持剑挑指，后举腿架剑，插步下刺剑，迎面甩穗，望月平衡，虚步平斩，插步提剑，蹬脚行步穿剑，行步撩剑，弓步撩剑，转身插步斜上斩剑，上步接剑，云剑坐莲持剑，叉步持剑亮指，后举腿架剑，勾踢撩剑，坐盘反撩剑，后举腿上刺剑，提膝提剑，翻身挂剑，左右挂剑，提膝提剑，云穗插步平刺剑，转身上步平刺剑，提膝架剑，上步探海，后举腿架剑，转身退步左右甩穗，勾踢下截剑，提膝上刺剑，歇步扫剑，虚步提剑，插步点剑，进退步左右挂剑，插步下刺剑，歇步架刺剑，转身虚步刺剑，叉步提剑，甩穗后举腿挑剑，转身云剑，前点步持剑亮指，收势。

习练木兰剑，能够使全身运动系统、呼吸系统及循环系统等得到充分的锻炼，是一种尤其适合女性的健身方式。在练习过程中注意循序渐进，避免动作变形错误，且锻炼前应先做热身运动，以防止损伤。

（唐　巍）

tàijíquán

太极拳（taijiquan）　以太极学说为理论基础，以掤、捋、挤、按、采、挒、肘、靠、进步、退步、左顾、右盼、中定十三法为运动技术核心的传统体育运动。属于中华武术徒手项目，包括套路、推手、散手和功法，强调平衡协调、内外兼修、刚柔并进。习练此项目既可以修身养性，又可以防身技击。

历史沿革　太极拳自创编始，已经历300多年的发展。“太极”一词源出《周易》，含有至高、至极、至大之意。宇宙间一切事和物的原始单位称为太极。由于事和物是在不断运动、发展、变化的，这种运动、发展、变化的周期性规律就是太极原理，也就是无极生太极、太极生两仪、两仪生四象、四象生八卦、八卦生六十四卦乃至无穷。太极拳以中国传统文化思想为指导，以“太极”而命名，具有深刻的文化内涵和中国哲学思想。关于太极拳的起源，有五种说法：①唐代徐宣平、孝道子所传。②元末明初武当道士张三丰所创。③明初14世纪河南温县陈家沟陈卜所创。④清乾隆年间王宗岳所创。⑤明末清初河南温县陈家沟陈王廷所创。而大多数武术人士据史料记载和唐豪先生的考证，更倾向于“太极拳为陈王廷首创”一说。陈氏第九世陈王廷（1600—1680年），根据中国古典哲学《易经》的阴阳学说，中医经络学的原理，在家传武术的基础上把“导引”“吐纳”“阴阳”变化融会一体，创造了陈氏太极拳，并总结撰写了有关论述。太极拳从陈氏自家习练的拳术演变为杨氏、吴氏、武氏、孙氏，使太极拳能够在社会更大范围内得以发展。中华人民共和国成立后，太极拳受到了党和政府的高度重视，太极拳被提到了增强人民体质、为人民健康服务的高度，为太极拳的发展奠定了基础。特别是在改革开放后，随着人民生活水平的提高，太极拳成为深受群众喜爱，普及最好的健身项目。国际太极拳交流活动也日益频繁，太极拳已在世界范围内广泛发展。

理论基础　太极拳拳理源于《易经》《道德经》《黄帝内经》《黄庭经》《道藏精华》等中国传统哲学、医术、武术思想，并吸收了儒、释、道等传统文化的合理内容。其方法可归纳为“一曰啬神，二曰爱气，三曰养形，四曰导引，五曰言论，六曰饮食，七曰房室，八曰反俗，九曰医药，十曰禁忌”（唐·孙思邈《千金翼方》）。清·王宗岳《太极拳论》开篇就讲：“太极者，无极而生，动静之机，阴阳之母也。”就人体而言，太极拳起势混沌寂然的无极，在由静而动、将动还静的状态和趋势下，由太极而产生阴阳两极。阴阳生，便以阴阳开合，运转周身者，势如行云流水，内若长江大河，产生了绵绵不断的拳势。《太极拳论》又说：“虽变化万端，而理为一贯。”太极拳家们在长期的练功实践中，也在参悟人与天的同一性，哲理丰富的“圆、空”太极图便是结晶。圆则灵活多变，空则轻灵无滞，圆而又空则能做到活泼自如，循环无碍，变化无穷。在拳技中则表现为“无使有凸凹处，无使有断续处”“随屈就伸，引进落空”等。太极拳沉稳凝重之势，外示安逸之神，内宜彭荡之韵，加之动作刚柔相济，开合相寓，虚实互换，松活抖弹，给人一种潇洒从容、心地坦然、神态自若、情景交融的意境之美。“一动无有不动，一静无有不静”“静中触动动犹静”“化中有打，打中寓化”等，这种至刚至阳的局部狂暴猛烈与刚柔并济的整体阴阳和谐的美学情趣，给人们带来不同的美的享受。从技法上看，太极拳多化发之劲，而少打击之劲；从拳理上看，太极拳讲究舍己从人，以柔克刚，后发制人；从哲理上看，它以贵柔、无为、效法自然、不敢为天下先为本。

太极拳作为一项民族传统体育项目，其原本服务于格斗的技理中的静、意、气、神之要义与传统养生有着深厚的关联。因此，吸收与借鉴中国传统养生思想，能够不断丰富和完善太极拳的健身理论，以推进太极拳的发展。

基本方法 太极拳运动的特点：①心静意导，呼吸自然。太极拳要求思想专一，心理安静，用意念引导动作。打拳时呼吸要自然平稳，并与动作相配合。②中正安舒、松柔连贯。太极拳要求立身中正安稳，姿势松展圆满，身体肌肉、关节不可紧张僵硬，动作如行云流水，悠缓流畅，连绵不断。③动作圆活，周身协调。太极拳动作大多走弧形或螺旋形，转折圆润和畅，衔接自然。头、眼、手、脚、躯干要互相配合，整个身体要和谐地组成一个整体。不可顾此失彼，上下脱节，各行其是。④轻灵沉着，刚柔相济。太极拳动作“迈步如猫行，运劲似抽丝”，柔而不软，刚而不硬，富于韧性、弹性。即使发力动作，也要做到刚中有柔，充满弹性。太极拳对身体各部位具体要求是悬顶正容，沉肩坠肘，展臂虚腋，舒指塌腕，含胸拔背，松腰正背，缩髋敛臀，提肛实腹，屈腿胯，活膝扣足。

练习太极拳既要知道太极拳自然、柔和、流畅、圆活等基本特点，又要了解“静、松、匀、慢、柔、连、随、意”等基本运动规律和要求。只有这样知其然，又知其所以然，练习的时候才能起事半功倍的效果。要重视太极拳中肩、腰、腿等基本功的练习，对太极拳艺的正确掌握是非常重要的。所谓肩、腰、腿的练习，其实就是使其关节韧带松、灵活，只有关节韧带松活了，运动时也就容易使全身动作协调一致，能将一身的劲混成一家，从而达到“牵一发而动全身”“极松软然后极坚刚”之功效。王宗岳在《太极拳论》中说：“每见数年纯功，不能运化者，率皆为人制，双重之病未悟耳。”因此，太极拳必须边学边悟，边悟边练，既动手又动脑，仔细揣摩。

初学之时，应按照老师的传授或拳谱上的一招一式，从眼、手、身、步等运动轨迹入手，动作方向、上下位置、虚实等都要默记揣摩，认真练习。此时，学者应分内外上下注意，属于内者，即所谓用意不用力，下则气沉丹田，上则虚灵顶劲；属于外者，周身轻灵，节节贯串，由脚而腿而腰，沉肩坠肘等。初学之时先记住这些，且不可不理，应朝夕思考，仔细推究，举动练习，务求正确，习练既纯，再求二式，直到最后学完。随着练习的次数增多，悟性自然就产生了，慢慢地就会理解这些道理的含义。即打拳时要求身形自然调直，不偏不倚，不俯不仰，流畅圆活，上下内外，虚实宜分，以意导气，“其根在脚，发于腿，主宰于腰，形于手指，由脚而腿而腰，总须完整一气也”。太极拳的练习徒手有太极拳、太极长拳、太极推手、散手；器械有太极剑、太极刀、太极枪等。作为练习太极拳的程序，应先练拳架即太极拳套路，再推手，再太极剑，再太极刀、太极枪。而不可朝学拳，夕练剑，夜弄刀。练习太极拳最忌“急于求成，心存浮躁”，而要做到“慢工出细活，且还要精工细雕”。太极拳架作为基础，首先要打稳，一招一式，仔细揣摩，务求正确，在慎细之研练中，体验太极之精微。待盘架基础扎实以后，再学剑、学刀等。

学太极拳不仅要掌握正确的练习方法，而且还要持之以恒，坚持不懈。必须具有敬心。陈鑫在《陈式太极拳图说》中云：“学太极拳不可不敬，不敬则外慢师友，内慢身体，心不敛束，何能学艺？”练习太极拳要做到“六心”：①自信心。自信心乃练拳动力的源泉。②专心。待人接物的真诚信义，如此方能安定身心，一心一意，不为外物所动。③决心。“志，气之帅也”。决心下定，才能脚踏实地，坚定不移，不达目的誓不罢休。④恒心。恒乃持久之意，练拳切不可有三天打鱼两天晒网、浅尝辄止的行为。⑤耐心。首先太极拳行功走架要求“松、慢、稳、匀”，若无足够之耐心，心不平心不和，打拳时，形神就不能兼备；再者太极拳是一个长期的身心修炼过程，不能欲求速效，要不躁不傲，循规蹈矩，在行功走架上怡养浩然之气，达到身心双修的效果。⑥苦心。苦练是练习太极拳之决定因素，如拳论所云：“理清路明而犹未能，再加终日乾乾之功，进而不止，日久自到。”其间非一蹴而就，又无捷径可寻，只有苦练，厚积薄发。以上所说几点，相互影响，相互促进，虽非绝对，但应循序渐进、持之以恒。

应用价值 中华武术，源远流长，品种繁多，色彩纷呈。太极拳则是武术百花园中的一朵奇葩。它构思特异，独树一帜，以人为本，其核心是强调自我的有序与和谐，强调平衡的状态。经常锻炼太极拳不但可以加强神经系统、心血管系统、呼吸系统、消化系统疾病的防治，而且可以促进血液流通，加强血液及淋巴的循环，有利于防止高血压和血管硬化，增进体内物质代谢。尤其对肺组织的弹性、胸廓活动度、肺的通气功能及氧与二氧化碳的代谢都有很好的影响，并且对脊柱的形态和组织结构以及关节活动也有着良好的保健作用。太极拳能满足人们修身养性、祛病强身、延年益寿的愿望。

注意事项 太极拳的练习时间最好安排在每日清晨、黄昏，若此时没空，睡前练习也行。练习的地点应以公园、阔地等空气流通、光线充足且幽静的场所。但忌多风与阴潮霉气的地方。练习的服装，以宽松便于运动的直裤、大褂及平底布鞋和运动鞋为好。通过对太极拳练习者各项生理指标的测定表明，太极拳练习属于中等运动强度。因此，练习者应根据体质强弱和年龄的大小选择练习的次数及练习架式的高低。另外，酒醉、饱食、心境欠佳时不宜练习。

（唐　巍）

dǎoyǐn

导引（daoyin，physical and breathing exercise） 呼吸俯仰，屈伸手足，常与服气、存思、咽津、自我按摩等相配合进行，使血气流通、促进健康的古老气功术。又称道引，俗称医疗保健体操。又有俗称肢体导引为外导引、内气运行为内导引者。

历史沿革 对导引的解释，仁者见仁，智者见智。有人解释为呼吸运动，“……令身囊之中满其气，引之者引此归身内恶邪伏气，随引而出，故名导引”（隋·巢元方《诸病源候论·白发候》）。有人解释为肢体运动，“导引，谓摇筋骨，动支（肢）节”（唐·王冰注《黄帝内经·素问》）。有人解释为呼吸运动和肢体运动相结合，“导引就是‘导气令和，引体令柔’”（晋·李颐注）。也有人解释为“凡人自摩自捏，伸缩手足，除劳去烦，名为导引”（唐·释慧琳《一切经音义》）。还有人认为“夫导引不在于立名，象物……或屈身或俯仰或行卧或倚立或踯躅或徐步或吟或息，皆导引也”（东晋·葛洪《抱朴子·别旨》）。

导引术产生的具体年代不可考证，应与原始社会的巫术文化有关，多是模仿动物动作的，与道教结合促进了导引养生术的发展。史书记载导引术早在古老的阴康氏时期就开始萌芽，至少远在先秦时期，就已成为一种养生、祛疾方术。“鸷鸟之动，故将俯伏；猛兽将击，伏耳帖毛”（《吴越春秋·勾践归国外传》），中国古代人类很早就能够非常细致地观察自然界其他动物的活动规律，并把它们的行为技巧通过总结、实践，运用到人类自身的体育运动中来。中国古代流传很广、用于强身健体的“五禽戏气功”，以及防身御敌的各种仿生武术（虎拳、鹤拳、蛇拳等），均是人们通过观察和学习其他动物行为技巧，将动物行为应用于人类自身养生、健身、防御等所进行的行为演练。汉代，中国南方地区已有较流行的导引养生术，简称导引术，即是通过呼吸运动、肢体运动、意念活动三者结合的一种宣导气血、健身治病的自身运动。《吕氏春秋·古乐篇》记载，帝尧时代，水道淤塞，人民多患风湿，“故作舞以宣导之”；金文中亦有导引术的记载，“行气，吞则蓄，蓄则伸，伸则下，下则定，定则固，固则萌，萌则长，长则复”，等等。虽然导引术滥觞于先秦以前，但真正在社会上影响较大，并发展为一种固定的健身套路和体育运动模式，其时代是在汉代。

中国古代中医学很早就有“气盛则身强神全，生机旺盛；气衰则病，气绝则死”等基本思想。葛洪《抱朴子·至理》中把这一思想同中国古代“天人合一”思想融合，提出“人在气中，气在人中。自天地至于万物，无不须气以生者”的理论。中国秦汉以前已流传较广、影响较大的导引术，为中国后来中华气功的发展奠定了基础。中华气功与导引术是一脉相承的。中华气功的定义为“通过内向性运用意识的锻炼（调心），增强对自身生命运动的调节、控制和运用的能力，以达到身心和谐（内环境），天人一致（外环境）”。由现代气功的相关认识，人们也可以由今推古，去进一步认识中国古代导引术的概念及功用。

中国古典医学巨著《黄帝内经》把导引与行气等方术列入治病、养生之道。例如，《素问·异法方宜论》中说：“……其病多痿厥寒热，其治宜导引按跷。”《素问·血气形志》中说：“形苦志乐，病生于筋，治之以熨引。”《素问·上古天真论》中说：“上古之人，其知道者，法于阴阳，和于术数，食饮有节，起居有常，不妄作劳，故形与神俱，而尽终其天年，度百岁乃去。”这里的“术数”，即包括导引、按摩、吐纳以及房内损益（“七损八益”功之一）等法。同时，东汉·张仲景在所撰的医书《金匮要略》中也提到，“四肢才觉重滞，即导引、吐纳、针灸、膏摩，勿令九窍闭塞”。

主要内容 导引属于中国传统的养生运动，它不同于现在的某些以展示人体极限能力为目的的竞技体育项目。竞技必须竭尽全力，因而在运动中难免会受到损伤。因此，竞技体育与养生锻炼并不相同。中国传统的养生原则，讲究“闲心”（精神要悠闲）、“劳形”（形体要运动）。导引正是为“闲心”“劳形”而设。就劳形而言，又必须“常欲小劳，但莫大疲”，也就是说要轻微运动，不要精疲力竭。

中国古代导引术中，有很多动作和行为姿态，是模仿自然界其他动物的行为技巧发展而来的。其中，较早、较全的导引术图谱《马王堆导引术》（西汉）中，就直接点明了有模仿自沐猴（猕猴）、鹤、熊、螳螂、鹞、鹯等动物的相关行为。重庆璧山石刻导引人物图像（东汉）中，也有与《马王堆导引术》“沐猴讙引热”相似的沐猴（猕猴）气息吐纳姿态。明代全真教重阳宫《全真开教密语之碑》中，对气息吐纳功的修炼也是直接言明要应用龙、虎、猿等动物行为技巧。

汉代是中国导引养生术一个重要的发展阶段。马王堆导引术的发现，反映西汉时期导引术已形成一种固定套路，在中国长江中游地区流传较广了。重庆璧山石刻人物导引术修炼图的发现，则反映东汉导引术修炼动作与西汉时期导引术动作套路密切相关；而且东汉导引养生术流传地区更为广泛，已经从长江中游地区传播至长江上游地区了。中国汉代以来的导引养生术中，保存的很多其他动物行为技巧，是中国古代人类长期观察、总结、模仿自然界其他动物行为、动作，并把它们创新性地运用到人体自身体育锻炼中的结果。

在中国经典医书《黄帝内经》中，也有类似的记载，《素问·异法方宜》中有“中央者，其地平以湿……故其病多痿厥寒热，其治宜导引按跷，故导引按跷亦中央出也”。这里所说的“导引按跷”与上面古籍所记载的“舞”，其作用一致，均是用于治疗由于潮湿所引起的一些疾病，并指明“导引按跷”是产生在潮湿的中原地区。在《史记·扁鹊仓公列传》中亦提到“上古之时”把“桥引、案”（即导引按摩）作为治疗疾病的重要方法。“导引行气”不仅是一种医疗方法，而且当作一种健身法在社会上流行。现保存下来《行气玉佩铭》记载着当时对这种健身法的具体做法。《行气玉佩铭》是刻在一个12面体的小玉柱上，铭文内容共45个字，篆书。据郭沫若考证，当为战国初期（公元前380年左右）的实物。铭文译成今文是“行气，深则蓄，蓄则伸，伸则下，下则定，定则固，固则萌，萌则长，长则退，退则天。天几舂在上，地几舂在下。”

应用价值 中国传统导引养生术在不同时代发挥着其独特的治病、健身和养生功能，受到医家、养生家等的重视。导引术是以功法和套路这两种形式进行传承的，动作也可以拆开单练，针对练习者身体状况或身体条件，可以选择练习相应的导引术以促进自身素质的提高。

导引术的实用性不是体现在技击性上的，也不是一种对敌的战争手段，而是一种养生术，它的实用性则体现在用肢体的动作来对症下药，针对不同的部位、不同的病症进行施治，每一个动作都有其针对的病症、明确的活动部位，而且动作相对比较简单，适宜人群也比较多，同一个动作对不同的年龄阶段可以根据自己的实际情况采用不同的难度。

现代科学证明，通过导引、行气、吐纳等养生术修炼，不仅可以强身健体，而且还可以治疗疾病和开发人体常态下不能发挥的潜能。

导引术是建立在中国文化基础上的民俗活动和身体运动，通过身体的文化符号体现了中国文化的独特性质，其形体动静方式体现了传统中医关于“动以养形、静以养神”的基本特点。导引术具有博大的文化内涵和丰富的技术体系。

在中国传统文化发展史上起到记载和表现中华文化自然观、宇宙观的符号作用，深刻体现了对立统一、普遍联系、天人合一等中国先哲对精神世界的内省和追求，是中华民族文化的一大品牌。很多国家上到政府，下至广大民众，都把导引术作为一种健身防病的有效手段，导引术为增强国民体质发挥了积极的作用，受到世界各国的欢迎。因此，应该把握机遇，全面地正确认识民族传统体育，进而提高中华民族传统体育的知名度和国际影响力。

（唐　巍）

èrshísìqì dǎoyǐn zuògōng túshì

二十四气导引坐功图势（24 gas direct sit indicator diagrams）

根据四时阴阳变化特征，结合人体脏腑、经络与八卦理论，来制订不同的练功姿势，从而防治各种疾病的气功功法。

历史沿革 此功法首见于明代养生要籍《保生心鉴》中，被称为“太清二十四气水火聚散图”，其后，明·王圻与王思义《三才图会》、明·高濂《遵生八笺》、明·罗洪先《万寿仙书》中都收录了此功法。但名称有所不同，如《遵生八笺》中称为“陈希夷坐功”，《万寿仙书》中称为“四时坐功却病图”。练法基本一样。

理论基础 中国气功的“道法自然”，一方面指原则、境界上顺应于和谐，另一方面直接表现在练功时间、空间上的讲究。“天人合一”理论认为，人体“小宇宙”与自然大宇宙相对应，天地四时变化必然影响了人体功能的周期性变化，顺应这种变化制订练功方法，则能事半功倍地提高身体素质，有益身心健康，这也是中医“四时摄生”的要旨。《素问·四气调神大论》中讲道：“夫四时阴阳者，万物之根本也。所以圣人春秋养阳，秋冬养阴，以从其根。”又讲：“故阴阳四时者，万物之终始也，死生之本也。逆之则灾害生，从之则苛疾不起，是谓得道。”

四时的人体与自然气场呈现着有规律的变化趋势。来源于中国古人生产与生活实践的农历二十四节气，则是这种规律性的一种突出体现方式。在这些关键的“时间点”上，阴阳进行着重新的组合与转化，因此，有些气功流派强调在二十四节气时要重点练功。

基本方法 按季节练功，以吐纳坐功为主，以导引为辅，深合“天人合一”之理。现据《遵生八笺》所载，整理出各月二气导引坐功图势。

立春正月节坐功图势 运：主厥阴初气。时：配手少阳三焦相火。坐功：宜每日子、丑时，迭手按髀，转身拗颈，左右耸引，各三五度，叩齿，吐纳，漱咽三次。

雨水正月中坐功图势 运：主厥阴初气。时：配手少阳三焦相火。坐功：每日子、丑时，迭手按胜，拗颈转身，左右偏引，各三五度，叩齿，吐纳，漱咽。

惊蛰二月节坐功图势 运：主厥阴初气。时：配手阳明大肠燥金。坐功：每日丑、寅时，握固转颈，反肘后向，顿掣五六度，叩齿六六，吐纳漱咽三三。

春分二月中坐功图势 运：主少阴二气。时：配手阳明大肠燥金。坐功：每日丑、寅时，伸手回头，左右挽引，各六七度，叩齿六六，吐纳漱咽三三。

清明三月节坐功图势 运：主少阴二气。时：配手太阳小肠寒水。坐功：每日丑、寅时，正坐定，换手，左右如引硬弓，各七八度，叩齿，纳清吐浊，咽液各三。

谷雨三月中坐功图势 运：主少阴二气。时：手太阳小肠寒水。坐功：每日丑、寅时，平坐，换手左右举托，移臂左右掩乳，各五七度，叩齿，吐纳，漱咽。

立夏四月节坐功图势 运：主少阴二气。时：配手厥阴心包络风木。坐功：每日以寅、卯时，闭息瞑目，反换两手，抑掣两膝，各五七度，叩齿，吐纳，咽液。

小满四月中坐功图势 运：主少阳三气。时：配手厥阴心包络风木。坐功：每日寅、卯时，正坐，一手举托，一手拄按，左右各三五度，叩齿，吐纳，咽液。

芒种五月节坐功图势 运：主少阳三气。时：配手少阴心君火。坐功：每日寅、卯时，正立仰身，两手上托，左右力举，各五七度，定息，叩齿，吐纳，咽液。

夏至五月中坐功图势 运：主少阳三气。时：配手少阴心君火。坐功：每日寅、卯时，跪坐，伸手叉指，屈指，脚换踏左右，各五七次，叩齿，纳清吐浊，咽液。

小暑六月节坐功图势 运：主少阳三气。时：配手太阴肺湿土。坐功：每日丑、寅时，两手踞地，屈压一足，直伸一足，用力掣三五度，叩齿，吐纳，咽液。

大暑六月中坐功图势 运：主太阴四气。时：配手太阴肺湿土。坐功：每日丑、寅时，双拳踞地，返首向肩引，作虎视，左右各三五度，叩齿，吐纳，咽液。

立秋七月节坐功图势 运：主太阴四气。时：配足少阳胆相火。坐功：每日丑、寅时，正坐，两手托地，缩体闭息，耸身上踊，凡七八度，叩齿，吐纳，咽液。

处暑七月中坐功图势 运：主太阴四气。时：配足少阳胆相火。坐功：每日丑、寅时，正坐，转头左右举引，就反两手捶背，各五七度，叩齿，吐纳，咽液。

白露八月节坐功图势 运：主太阴四气。时：配足阳明胃燥金。坐功：每日丑、寅时，正坐，两手按膝，转头推引，各三五度，叩齿，吐纳，咽液。

秋分八月中坐功图势 运：主阳明五气。时：配足阳明胃燥金。坐功：每日丑、寅时，盘足而坐，两手掩耳，左右反侧各三五度，叩齿，吐纳，咽液。

寒露九月节坐功图势　运：主阳明五气。时：配足太阳膀胱寒水。坐功：每日丑、寅时，正坐，举两臂，踊身上托，左右各三五度，叩齿，吐纳，咽液。

霜降九月中坐功图势　运：主阳明五气。时：配足太阳膀胱寒水。坐功：每日丑、寅时，平坐，舒两手，攀两足，随用足间力，纵而复收五七度，叩齿，吐纳，咽液。

立冬十月节坐功图势　运：主阳明五气。时：配足厥阴肝风木。坐功：每日丑、寅时，正坐，一手按膝，一手挽肘，左右顾，两手左右托三五度，吐纳，叩齿，咽液。

小雪十月中坐功图势　运：主太阳终气。时：配足厥阴肝风木。坐功：每日丑、寅时，正坐，一手按膝，一手挽肘，左右争力，各三五度，吐纳，叩齿，咽液。

大雪十一月节坐功图势　运：主太阳终气。时：配足少阴肾君火。坐功：每日子、丑时，起身仰膝，两手左右托，两足左右踏，各五七次，叩齿，咽液，吐纳。

冬至十一月中坐功图势　运：主太阳终气。时：配足少阴肾君火。坐功：每日子、丑时，平坐，伸两足，拳两手，按两膝，左右极力二五度，吐纳，叩齿，咽液。

小寒十二月节坐功图势　运：主太阳终气。时：配足太阴脾湿土。坐功：每日子、丑时，正坐，一手按足，一手上托，挽首互换，极力三五度，吐纳，叩齿，漱咽。

大寒十二月中坐功图势　运：主厥阴初气。时：配足太阴脾湿土。坐功：每日子、丑时，两手向后，踞床跪坐，一足直伸，一足用力，左右各三五度，叩齿，漱咽，吐纳。

应用价值　现代对于二十四节气坐功法的养生原理还在研究之中。从中医养生的角度来看，二十四节气坐功法是顺应“天人合一”理论的一种健身方法，本质上是提倡自然时间与人体功能运转的吻合，顺应自然规律养生的方法。在保障机体基本营养的前提下，适度、适量施行坐功养生的方法，可以提高机体的免疫力，防治各种疾病的发生，对于健康有一定益处，适用于免疫力低下者和保健养生者。但不可片面夸大其功用，特别要反对盲信、盲从，尤其不提倡在不全面认识个体基本功能与自然发展规律是否相顺应的情况下盲目施行。

（唐　巍）

xíngqìmíng

行气铭（inscription of qi circulation）　描述练气功时，内气运行全过程的铭文。又称《行气玉佩铭》。1975 年，在湖南长沙马王堆发掘时发现在约 2500 年前藩王的墓葬中，已经把“行气铭”作为重要的陪葬品。此器为一枚首，青玉，有灰黑色晕斑，十二面棱柱体，高 5.2cm，宽 3.4cm。中空但未穿顶，用来套在杖上，顶部为圆形平面，一面下部有一孔与内腹相通，棱面经抛光。在十二面中，每面自上而下阴文篆刻三字，有重文符号，共计四十五字，记述了“行气”的要领，是中国发现的有关气功的最早记录，也是中国古代医学理论较早的文献记载。现藏于天津市历史博物馆。

原拓片见《三代古金文存》卷二十，全文为“行气，深则蓄，蓄则伸，伸则下，下则定，定则固，固则萌，萌则长，长则退，退则天。天几春在上，地几春在下。顺则生，逆则死”。郭沫若先生在《奴隶制时代》一书中，释其文为：“这是深呼吸的一个回合。吸气深入则多其量，使它往下伸，往下伸则定而固；然后呼出，如草木之萌芽，往上长，与深入时的径路相反而退进，退到绝顶。这样天机便朝上动，地机便朝下动。顺此行之则生，逆此行之则死。”

（唐　巍）

yǎngshēngmíng

养生铭（inscription of health preservation）　记录孙思邈颐养生命、增强体质、预防疾病以达到延年益寿的养生知识的铭文。出自唐·孙思邈《孙真人海上方》卷末“孙真人养生铭”。

历史沿革　健康、长寿是人们梦寐以求的目标。大自然中日月经天的现象，启发人们师法自然、回归自然，以使生命永在。《素问·上古天真论》中说：“余闻上古有真人者，提挈天地，把握阴阳，呼吸精气，独立守神，肌肉若一，故能寿蔽天地，无有终时。”这种期望虽然难以实现，但自古以来追求长寿者却大有人在。东汉·张仲景在《伤寒杂病论》序中有“怪当今居世之士，曾不留神医药，精究方术。上以疗君亲之疾，下以救贫贱之厄，中以保身长全，以养其生”之说，明确提出运用医药的办法进行养生的观点。以恬淡虚无为主导的精神养生或精神调养，源于老庄之学，后来主要发展于佛、道两家，它与两家倡导修炼和清静无为的主张分不开，而这也正是气功修炼的重要前提。唐代著名医家孙思邈在此基础上凝练养生铭二十句，计 100 字。

理论基础　养生的理论均从维持人的正常状态出发，把减少消耗、加强再生、保持顺畅、维持稳定作为重要的着眼环节。调和阴阳,《黄帝内经》说:“生之本,本于阴阳。”又说:“阴平阳秘,精神乃治。”所以,调和阴阳则精神充旺,邪不能侵,得保健康。调和之道,须顺时以养阳,调味以养阴,使阳气固密、阴气静守,达到内实外密、健康有寿。流通气血,气为血帅,血为气母,二者相伴,贯通周身,熏濡百节,流通则生机正常,滞塞则淤结病生。流通之道有二,一是以形体动作促进气血流行,即华佗授弟子五禽戏时所说人体欲得劳动,但不当使极耳。劳动则气血周流,此即流水不腐的道理。二是以意念来导引气的运行,气行则血行,身体虽或动或止,但气血之流通、经络之舒畅始终得以保证,此即气功吐纳之术。二者均是通过气血流通而养生。培补精气,人始生,先成精,先天之精源于父母,藏于肾,为生命之本、繁衍之源。后天之精由生化而来,亦藏于肾。故精乃阴气之本源,精盛则本壮,气化之源旺,故生气勃勃。而人之一切活动无不消耗阴精,故而用药食培补精气,补精以滋源,补气以助化精。延年之药食虽多,而不外乎培补先后天精气之大要。节欲保精,七情六欲人所不免,多欲则伤精,故须节欲以安精神;房室有节以保肾精,使精常满盛,而体健寿延。

基本方法 养生铭曰:“怒甚偏伤气,思虑太伤神。神疲心易役,气弱病来侵。勿使悲欢极,当令饮食均。再三防夜醉,第一戒晨嗔。亥寝鸣天鼓,寅兴嗽玉津。妖邪难侵犯,精气自全身。若要无诸病,常当节五辛。安神宜悦乐,惜气保和存。寿夭休论命,修行在本人。倘能遵此理,平地可朝真。”中医学把“精、气、神”视为人生“三宝”,认为一个人要想健康长寿,必须“惜气”“安神”,重视保养。所以,孙思邈在“养生铭”中首先提出不能“怒而伤气”“思虑伤神”,以免气机紊乱,血脉失和,脏腑功能失调,而致百病杂生。孙思邈尤重视精神调养,认为一个人平时应保持平和、乐观的心态,尽量避免不良精神刺激,勿使悲欢过极,以免出现“悲能伤肺”“大喜伤心”的局面。孙思邈还指出,保持健康的生活方式是养生保健的重要方面。所以生活起居一定要有规律,要注意节制饮食,保持膳食平衡。

应用价值 养生是一项应长期坚持的生活方式,切勿认为养生仅是为了长寿,或认为养生只是老年人的事。养生在于调和阴阳,流通气血,提高心理的调适能力。现代人亚健康状态越来越呈现年轻化,因此对于任何年龄的人来讲,养生是必不可少的。“人与天地相应”(《灵枢·邪客》),人的生命活动是遵循自然界的客观规律而进行的,人体自身具有与自然变化规律基本上相适应的能力,如果人能掌握其规律,主动地采取各种养生措施适应其变化,就能避邪防病,保健延衰。总之,一切养生之法均应遵循机体与自然的和谐法则。

(唐 巍)

bǎojiàngōng

保健功(qi gong for health care) 以自我按摩及肢体运动为主,配合意守和呼吸的动功。又称床上八段锦。该功属于古代的导引按跷,现代根据传统导引法整理改编而成,属于中医气功疗法范畴。

保健功历史悠久。南朝·梁·陶弘景《养性延命录》中就记载有头功、面功、耳功、目功、鼻功等。其中引用《太素丹景经》说:“一面之上,常欲得两手摩拭之使热,高下随形,皆使极匝,令人面有光泽,皱斑不生,行之五年,色如少女。所谓山川通气,常盈不没。”现在已发展为气功美容法。此后历代医书多有记载,以明·冷谦《修龄要旨》和清·潘蔚《内功图说》记载较为完备。现代刘贵珍《中医气功疗法之保健功》一文,将其综合整理成21式,命名为保健功而传播于世。

保健功通过对头、颈、躯干、四肢的适度按摩、屈伸转摇等动功,从而疏通经络、调理气血、松弛肌肉、舒展筋骨、通利关节,使五志舒和、脏腑协调、阴平阳秘、精气神足,既可扶正,又能祛邪。保健功的各节动功包括首功、面功、耳功、口功、舌功、齿功、鼻功、手功、足功、肩功、背功、腹功、腰功、肾功等。

保健功作为一种医疗体育方法,采用肢体运动与穴位按摩相结合,可用于气血阴阳诸虚损,也可用于各种实证,如痹痛、瘫痪、郁证、瘙痒、顽麻等,有强身健体、舒筋活络、调畅气血、防病治病的作用,最适宜多种慢性病患者、体弱多病者以及中老年人习练。可以有选择地习练某节,也可早晚常规性习练。其中,鼻功、目功、擦面、搓腰、擦丹田、口功等,可作为其他功法在收势后恢复常态时用。根据身体、年龄、时间等情况,可以全部运用或对症分别使用,做时由少而多,以不感疲劳为原则。

(唐 巍)

shǒugōng

首功(head qigong) 以中医理论为指导,通过刺激、调节颈项部以防病保健的方法。属保健功法之一。南朝·梁·陶弘景《养性延命录》中就有头功记载，与首功相似。清·潘蔚《内功图说》之分行外功诀中明确记载首功。现代刘贵珍先生的《气功疗法实践》也有“项功”之式记载，与首功相似。

头为诸阳之会，颈项为六条阳经与督脉交汇处，风池穴为手足少阳及阳维交会穴。此法具有通督脉、升清阳、畅达枢机、活跃气血的功效。

首功的基本方法：两手鱼际堵住耳道，手指自然位于后脑枕部，此时用食指稍稍用力按压中指并顺势滑下弹击后脑枕部24次，可听到“咚咚”的声响，谓之鸣天鼓；两手扭项，左右反顾，肩肘关节配合，24次；两手十指交叉，抱项后，面仰视，使手与项争力，手着力向前，项着力向后，前俯后仰3~9次；以前臂运动带动两掌，两掌根部着力，撞击项部3~9次。以两掌大小鱼际交替揉按风池穴，顺、逆时针各9~18次。

颈项处有坚固的韧带，丰厚的肌肉和皮肤，保护着深部重要的血管神经。此势可练习项部肌肉，大大改善局部血液循环，增强颈项部肌力和柔韧性，使该部重要的血管、神经和颈椎的功能得到充分的保护。对于因寒邪郁遏或负重损伤引起的颈部经脉阻滞，出现头晕、头痛、目眩、颈项痛、上肢麻木、肩背酸痛等有较好的防治作用。动作应该轻柔，以不感疲劳为原则。根据练习者身体情况辨证使用。

（唐　巍）

miàngōng

面功（face qigong）　以中医理论为指导，通过刺激、调节面部以防病保健的方法。属保健功法之一。南朝·梁·陶弘景《养性延命录》中就有面功记载。明·冷谦所著《修龄要旨》提出“十六宜”中就载有“面宜多擦”。清·潘蔚《内功图说》之分行外功诀中明确记载面功。现代刘贵珍先生的《气功疗法实践》也有“擦面”之式记载，与面功相似。

面部为六条阳经与督脉、任脉交汇之处。此法具有疏通阳明经气、活血醒神、畅达气机、调理脏腑功效。

面功的基本方法：将两手掌互搓至热，按在前额，经鼻侧向下擦到下颌，再由下颌反向上至前额，如此反复进行，共18~36次。再以口中津唾于掌中，擦热揩面多次。

面功可改善面部血液循环，刺激面神经，故可美容。常年坚持，可使面色红润有光泽，少生皱斑，青春常驻。练习时动作宜轻柔，不感疲劳为原则。根据练习者身体情况辨证使用，面部疾病者慎用。

（唐　巍）

ěrgōng

耳功（ears qigong）　以中医理论为指导，通过刺激、调节耳部以防病保健的方法。属保健功法之一。南朝·梁·陶弘景《养性延命录》中就有耳功记载。明·冷谦所著《修龄要旨》提出“十六宜”中就载有“耳宜常凝”。清·潘蔚《内功图说》之分行外功诀中明确记载耳功。现代刘贵珍先生的《气功疗法实践》也有“耳功”之式记载。

《灵枢·口问》说：“耳为宗脉之聚。”手、足三阳经直接联系于耳，阴经则通过别支（经别）合于阳经而与耳相通。《素问·缪刺论》有“手足少阴太阴，足阳明之络，皆会于耳中”的记载，且“肾开窍于耳”，肾的经脉上络于耳，耳的听觉功能依赖于肾脏精气的充养，肾的生理病理状况可由耳反映出来。说明耳部与全身各脏腑、经络，尤其与肾有密切联系，故此法具有健脑益智、益肾固本、调畅气血的功效，可调节五脏六腑和经络的功能。

耳功的基本方法：揉耳郭，用搓热的两手心搓揉耳郭9~18次；两手交替经头顶拉扯对侧耳郭上部9~18次；用两手大鱼际压在耳屏处堵塞耳道，然后突然放开，如此反复按放9次。拔耳，用左右手指插入耳孔内，而后拔出，连拔9次。

耳功可调节中枢神经和听神经，增强听力，对防治头晕头痛、耳鸣耳聋、眩晕及老年性健忘、痴呆有一定作用。按放耳道造成耳道内压力的变化，对增强耳膜弹性、防止耳膜内陷有较好的作用，以增加对耳部的保养。练习时动作宜轻柔，不感疲劳为原则。根据练习者身体情况辨证使用。患急、慢性耳部炎症者慎用。

（唐　巍）

kǒugōng

口功（mouth qigong）　以中医理论为指导，通过刺激、调节口部以防病保健的方法。属保健功法之一。南朝·梁·陶弘景《养性延命录》中就有口功的内容记载。明·冷谦所著《修龄要旨》一书中所提“十六宜”中载有“津宜常咽”；清·潘蔚《内功图说》之分行外功诀中明确记载口功。现代刘贵珍先生的《气功疗法实践》亦有“漱津”之式记载，与口功类似。

脾开窍于口，通过口部活动调理，使五志舒和、脏腑协调、阴平阳秘、精气神足，既可扶正，又能祛邪。

口功的基本方法：凡行功时，必须闭口。口中焦干，口苦舌涩，咽下无津，或吞唾喉痛不能进食，乃热也。宜大张口呵气十数次，鸣天鼓 9 次，以舌搅口内咽津，复呵复咽，候口中清水生，即热退脏凉。又或口中津液冷淡无味，心中汪汪，乃冷也。宜吹气温之，候口有味，即冷退脏暖。每早，口中微微呵出浊气，随以鼻吸清气咽之。凡睡时宜闭口，使真元不出，邪气不入。

口功可预防呼吸系统和胃肠道系统疾病。练习时动作宜轻柔，不感疲劳为原则。根据练习者身体情况辨证使用，口部疾病者应慎用。

（唐　巍）

shégōng

舌功（tongue qigong）　以中医理论为指导，通过刺激、调节舌部以防病保健的方法。属保健功法之一。南朝·梁·陶弘景《养性延命录》中就有舌功的内容记载。清·潘蔚《内功图说》之分行外功诀中明确记载舌功。现代刘贵珍先生的《气功疗法实践》也有“舌功”之式记载。

心开窍于舌，足太阴脾经“连舌本，散舌下”，此法可清心健脾，并锻炼舌体运动的灵活性。“脾在液为涎”“肾在液为唾”，此法可交通心肾，益精健脾。

舌功基本方法：搅舌，古称赤龙搅海，用舌在口腔内壁与牙齿之间顺时针、逆时针各旋转 9~18 次，产生津液暂不下咽。鼓漱，用上势产生的津液鼓漱 18~36 次，再将口内津液分 3 次咽下，咽时意念诱导津液慢慢到达下丹田。

舌功可刺激消化腺的分泌，使口腔内津液增多，增进食欲，且可间接刺激使胃肠消化液分泌增多，从而改善消化吸收功能，对食欲减退及肾水不足、心肾失交的口干等有一定的作用。此法还具有延缓衰老的功效。练习时动作宜轻柔，不感疲劳为原则，搅舌时，次数可由少到多，不可强求一次到位，同时根据练习者身体情况辨证使用，尤其是对高龄有动风先兆的人，由于舌体较为僵硬，搅舌较困难，更应注意。可先搅 3 次，再反向搅 3 次，逐渐增加次数以能承受为度。舌部疾病者慎用。

（唐　巍）

chǐgōng

齿功（teeth qigong）　以中医理论为指导，通过刺激、调节齿部以防病保健的方法。属保健功法之一。南朝·梁·陶弘景《养性延命录》中就有齿功的内容记载。明·冷谦《修龄要旨》提出“十六宜”中就载有“齿宜常叩”。清·潘蔚《内功图说》之分行外功诀中明确记载齿功。现代刘贵珍先生的《气功疗法实践》也对“叩齿”之式进行了阐述，与齿功类似。

肾主骨，齿为骨之余。常叩齿可益肾固本，保持牙齿坚固，防止松动和牙病的发生。叩齿亦可反射性地刺激唾液分泌，可引津上潮，加强消化功能。

齿功的基本方法：集中思想，上下牙齿互相轻叩 36 次，不要用力相碰；凡小便时，闭口紧咬牙齿。

齿功可刺激牙齿，可改善牙齿和牙周的血液循环，保持牙齿坚固，防治牙病，如牙痛、牙齿松动、牙周病、牙质过敏；并能预防胃肠道疾病。练习时动作宜轻柔，不要用力太重。叩齿时可先叩门齿，再叩大齿，也可以同时一起叩，以轻轻作响为度。根据练习者身体情况辨证使用，齿部疾病者慎用。

（唐　巍）

bígōng

鼻功（nose qigong）　以中医理论为指导，通过刺激、调节鼻部以防病保健的方法。属保健功法之一。南朝·梁·陶弘景《养性延命录》中就有鼻功的内容记载。清·潘蔚《内功图说》之分行外功诀中明确记载鼻功。现代刘贵珍先生的《气功疗法实践》也有“擦鼻”之式记载，与鼻功相似。

肺开窍于鼻，“迎香”为手足阳明经交会穴，此法具宣肺润肺、开鼻窍功效，可预防感冒。

鼻功基本方法：拇指微曲，用两手拇指第二节指背互相擦热，轻轻地自上而下沿着鼻翼两侧轻轻摩擦 9~18 次。而后用两手食指尖端点揉左右侧迎香穴各 9 次转 9 圈。视鼻端，默数出入息。每晚覆身卧，暂去枕，从膝弯反竖两足向上，以鼻吸纳清气 4 次，又以鼻出气 4 次，气出极力后，令微气再入鼻中收纳。

鼻功可改善呼吸道、鼻腔内的血液循环，加强上呼吸道的抗病能力，可防治感冒及鼻炎。“迎香”为手足阳明经交会穴，刺激迎香穴，可疏通阳明经气，有辅助治疗作用。练习时动作宜轻柔，用力要适当，不可过大，以免擦破皮肤，也可配合使用推拿介质，还要根据练习者身体情况辨证使用，以不感疲劳为原则。

（唐　巍）

shǒugōng

手功（hands qigong）　以中医理论为指导，通过运动手及其关节以防病保健的方法。属保健功法之一。人类从在地球上出现，几乎无时无刻不在运用手进行着劳动、生活，同时也在活动着手及其关节。在这期间，既有有益的运动也有对手部及其关节不利的运动。当手部受伤时，人们会本能地、适当地减少或停止运动。在中国传统的养生功法中也同时包含有对手部的运动，如太极拳、太极剑及少林气功等都结合了手部运动进行全身性的运动养生。清·潘蔚《内功图说》之分行外功诀中明确记载手功。清·汪昂编辑的《医方集解·勿药元诠》提出的“养生十六宜”中，所述“肢节宜常摇”，包含了手功的内容。随着现代生活节奏的加快，电脑办公的普及，越来越多的办公室人员鼠标手等的出现，手部运动与保健将被人们越来越重视。

手部有六条经脉循行，与全身各脏腑、组织、器官沟通。手足是四肢的末端，称为“四末”，是阴阳之气会合的部位，是经络的起止点。刺激这些部位的穴位，易于激发人体经气，促使气血环流不息，有利于疏通经络，营养全身，以散结化瘀，使体内多余物质或病理产物化解，随汗液或大小便排出体外，使病气通过呼吸或矢气摒出，并循经络感传，调动和激发体内脏腑气化功能，而达到袪病养生的效果。早在《灵枢经·论疾诊尺》就指出“掌中热者，腹中热；掌中寒者，腹中寒”，也说明了手与脏腑的关系。

手功的基本方法：两手相叉，虚空托天，按顶 24 次；两手，一直伸向前，一手回向后，如挽五石弓状；两手相捉为拳，搥臂膊及腰腿；又反手搥背上，各 36 次；两手握固，曲肘向后，顿掣 7 次，头随手向左右扭；两手作拳，用力左右虚筑 7 次。

手功根据身体、年龄、时间等情况，可以全部运用或对症分别使用，做时由少而多，以不感疲劳为原则。

（唐 巍）

zúgōng

足功（feet qigong） 以中医理论为指导，通过运动足及其相应关节以防病保健的方法。最早的足部按摩起源于远古时代的舞蹈。到了汉朝，名医华佗在《华佗秘籍》中将其称为“足心道”，其创编的“五禽戏”主要功效在于“除疾兼利蹄足”“逐客邪于关节”。明·李时珍在《奇经八脉考》中指出“寒从脚下起”。药王孙思邈的长寿秘诀之一，便是每天揉按足底，重点在涌泉穴。宋代文豪苏东坡对养生颇有研究，对坚持摩擦足底涌泉穴对身体的益处就大加赞赏，称“其效不甚觉，但积累至百余日，功用不可量……若信而行之，必有大益”。清·潘蔚《内功图说》之分行外功诀中明确记载足功。清·汪昂编辑的《医方集解·勿药元诠》提出的“养生十六宜”中，所述“肢节宜常摇”，包含了足功的内容。现代刘贵珍先生的《气功疗法实践》亦有“漱涌泉”之式记载，与足功类似。

在经络理论中，有六条经脉即足三阴经和足三阳经分布到足部。足部为足三阴经之始，足三阳经之终。这六条经脉又与手之三阳经、三阴经相连属，循行全身。奇经八脉的阴跷脉、阳跷脉、阴维脉、阳维脉，也都起于足部，冲脉有分支到足部，从而加强了足部与全身组织、器官的联系。足部分布有 60 多个穴位，与内外环境相通，有“脚为精气之根”之说。

足功的基本方法：正坐，伸足低头，如礼拜状，以两手用力攀足心 12 次；高坐垂足，将两足跟相对扭向外，复将两足尖相对扭向内，各 24 次；盘坐，以一手捉脚趾，以一手揩脚心涌泉穴，至热止后，以脚趾略动转数次；两手向后据床，跪坐一足，将一足用力伸缩，各 7 次，左右交换；徐行，手握固，左足前踏，左手摆向前，右手摆向后，右足前踏，手右前左后。

足功适用于中老年人年龄偏高，较易患各种急、慢性病者，或常坐着工作或学习的人士。足功操作时注意保暖，特别是在寒冷季节，以免发生感冒。对于年老体弱者力量不宜过大。按摩手法轻重因人而异，每个人对痛的敏感度不同，所以其承受力也不一样。以所能承受的最大力度为重刺激手法，再以中、轻刺激依次递减。

（唐 巍）

jiāngōng

肩功（shoulders qigong） 以中医理论为指导，通过运动肩部相应关节、肌肉以防病保健的方法。属保健功法之一。清·潘蔚《内功图说》之分行外功诀中明确记载肩功。清·汪昂编辑的《医方集解·勿药元诠》提出的“养生十六宜”中，所述“肢节宜常摇”，包含了肩功的内容。现代刘贵珍先生的《气功疗法实践》亦有“揉肩”“夹脊功”之式记载，与肩功类似。

手三阳经从肩部上行，阳明经在前，太阳经在后，少阳经在中，通过运动肩部相应关节肌肉，可以开关节而行气血，促进肩部经络气血运行，改善肩关节功能。

肩功的基本方法：两肩连手，左右轮转，各 24 次；调息神思，以左手擦脐 14 遍，右手亦然。复以两手如数擦胁，连肩摆摇 7 次，咽气纳于丹田，握固两手，复屈足侧卧。或左手掌揉右肩18次，再以右手掌揉左肩18次，可配合点穴和摇肩活动。也可配合夹脊功，即两手轻握拳，肘关节屈曲呈90°，两上肢前后交替摆动各18次。前后摆动时，两腋略收。

此势可增强肩关节及胸背部肌肉的活动，改善血液循环。疏通十二经脉及任、督脉的经气，增强内脏功能，可防治肩关节、胸腰椎病变及内脏疾病。

肩关节是一个活动度很大也是容易出现损伤的关节，运动时，尽量不要通过身体其他部位的主动活动来带动肩关节活动；动作范围由小到大，逐渐增加，掌揉时腕关节要放松，动作要灵活，用力要轻柔，要带动肩关节的皮下组织一起揉动，而不能有体表摩擦移动；勿单侧动作，应左右两侧交替进行。骨折患者早期不可强行进行关节运动，对于有心脏病的患者不可进行剧烈的拉伸，应在患者可忍受的范围内进行活动，然后慢慢增加活动量。

（唐　巍）

bèigōng

背功（back qigong）　以中医理论为指导，通过运动背部关节肌肉来以防病保健的方法。属保健功法之一。明·冷谦《修龄要旨》所提“十六宜”以及清·汪昂《医方集解·勿药元诠》之“养生十六宜”中，均载有“背宜常暖”。清·潘蔚《内功图说》之分行外功诀中明确记载背功。背功追溯其历史，可能来源于小儿推拿的“捏脊疗法”。最早见于东晋·葛洪《肘后备急方·治卒腹痛方》，书中有“拈取其脊骨皮，深取痛引之，从龟尾至顶乃止，未愈更为之”的记载。唐·王焘的《外台秘要》卷十三中有一则捏脊与拔火罐配合治痨瘵的资料，“患掩殊等病，必皮，脊骨自出，以壮大夫屈手指及中指夹息人脊骨，从大脊向下尽骨极，指腹向上来去十二三四，然后去中指于两畔处弹之”。捏脊疗法，具有健脾和胃、疏通经络、促进气血运行、强身健体、增强或改善脏腑功能的作用。

“背为阳”，循行于背腰部的经脉都是阳气旺盛之经，督脉总督诸阳，为“阳脉之海”，其主干线贯脊行于背腰部中央；足太阳膀胱经为巨阳之气，统帅诸阳，又布达卫气行于周身，左右分行于脊柱两侧，其第一侧线分布区又为脏腑背俞穴所在，“迫藏近背”，与脏腑密切相关。故人体阳气盛衰、阴阳失衡，可反映于腰背。通过作用于背部的督脉、足太阳膀胱经，可以振奋阳气、调整脏腑功能。

背功的基本方法：两手据床，缩身曲背，拱脊向上十三举。后人增加捏脊，让患者俯卧于床上，背部保持平直、放松。施术者站在患者后方，两手的中指、无名指和小指握成半拳状。食指半屈，用双手食指中节靠拇指的侧面，抵在患者的尾骨处；大拇指与食指相对，向上捏起皮肤，同时向上捻动。两手交替，沿脊柱两侧自长强穴向上边推边捏边放，每捏3下需将背部皮肤向上提1次，一直推到大椎穴，如此重复6遍。最后用两拇指分别自上而下揉按脊柱两侧3~5次。

背功以中医经络学说为基本理论，通过手法对人体腰背部督脉、膀胱经上的穴位施以刺激，可达到温通经脉、调节脏腑、平衡阴阳的目的，用于治疗成人腹痛腹胀、儿童遗尿、止汗。捏脊时室内温度要适中，捏脊者的指甲要修整光滑，手部要温暖，手法宜轻柔、敏捷，用力及速度要均等，捏脊中途最好不要停止。体质较差的小儿每日次数不宜过多，每次捏脊时间不宜太长，以3~5分钟为宜。一般在空腹时进行，饭后不宜立即捏拿，需休息2小时后再进行。

（唐　巍）

fùgōng

腹功（abdomen qigong）　以中医理论为指导，通过调节腹部组织器官功能以防病保健的方法。属保健功法之一。一直以来人们就非常重视腹部的养生。东晋·葛洪所撰的《抱朴子》有“腹痛者，亦还以自摩，无不愈者”的记载。唐·孙思邈提出食后按摩等方法，如“食毕摩腹，能除百病”。明代有关保健按摩的著作很多，如吴尚先的《理瀹骈文》说：“饭后摩腹，助脾运，免积滞。”明·冷谦《修龄要旨》所提“十六宜”以及清·汪昂《医方集解·勿药元诠》之“养生十六宜”中，均载有“腹宜常摩”；清·潘蔚《内功图说》之分行外功诀中明确记载腹功，包含9种以自我按摩胸腹部为主的“延年却病法”，认为摩腹之法“以动化静，以静化动”，可以自我保健。现代刘贵珍先生的《气功疗法实践》亦有“擦丹田”之式记载，与腹功类似。

经络理论中，十二经脉和奇经八脉为经络系统的主要组成部分。十二经脉的循行、分布均与腹部有着密切的联系，循行于腹部的经脉有任脉、脾经、胃经、肝经、肾经，腹部包括脾、肝、肾三脏和胆、胃、大肠、小肠、三焦、膀胱六腑，又因为经络的表里等关系，位于胸中的心、肺二脏亦与腹部有着密切的关系。

另外，奇经八脉中，冲、任、督三脉，同起于少腹胞中，即“一源而三歧”，带脉缠腹束腰，阴维、阳维、阴跷、阳跷的循行与分布亦与腹部关系密切。所以通过摩腹与一擦一兜等方式可以健脾益气，柔肝补肾固精，促进水谷精微消化吸收，调整脏腑功能，达到养生保健之目的。

腹功的基本方法：两手搓热，左手掌沿大肠蠕动方向绕脐作圆周摩动，即右下腹→右上腹→左上腹→左下腹→右下腹，如此周而复始100次，再搓热两手，以左手捂右下腹，右掌搓丹田100次。男性习练者可改为一手用掌心托兜住同侧阴囊，另一手搓丹田，左右手交替进行摩动各81次。或先用两手擦热，用左手擦丹田100次，再两手擦热，用右手擦丹田100次。摩腹，移行百步；闭息，存想丹田火自上而下，遍烧其体。

腹功可增强内脏活动，改善腹部血液循环，增强胃肠蠕动，有助于消化，防治消化不良、腹胀、腹痛、便秘、小便不利等。一擦一兜常用来防治遗精、阳痿、早泄等。刚开始动作应轻柔，不可进行剧烈的运动，特别是饭后应该休息一段时间再进行腹功的练习。

（唐　巍）

yāogōng

腰功（waist qigong）　以中医理论为指导，通过活动腰部及其相应关节以防病保健的方法。属保健功法之一。很多传统健身术都非常强调腰部活动，如五禽戏、易筋经、八段锦、太极拳等。清·潘蔚《内功图说·分行外功决》中有“两手擦热，以鼻吸清气，徐徐从鼻放出，用两手擦精门（即背下腰软处）”的记载，又“两手摩擦两肾俞穴，各一百二十次。能生精固阳，除腰痛，稀小便”。现代刘贵珍先生的《气功疗法实践》亦有“擦腰”“搓尾骨部”之式记载，与腰功类似。

《素问·举痛论》说：“按之则热气至，热气至则痛止矣。”足三阳、足三阴经及奇经八脉都联系腰部，“腰为肾之府”，肾俞是肾脏之背俞穴，经常按摩腰部和肾俞穴有补肾壮腰、固本益元之功。合用“搓尾骨”式，尾骨为足太阳膀胱经的支脉从腰中下挟脊贯臀处，尾骨下长强穴是督脉络穴，督脉与足少阳、足少阴的交会穴。此式可通督益肾，疏通膀胱经气。

腰功的基本方法：两手握固，拄两胁肋，摆摇两肩，24次；两手擦热，以鼻吸清气，徐徐从鼻放出，用两热手掌面上下擦腰部两侧各18次。也可选择腰背肌锻炼方法，俯卧位时最常用飞燕点水法，即双手后背，头及腰胸部挺起，双腿伸直尽量后翘，像燕子飞翔一样，使腰部肌肉收缩、绷紧，尽量坚持，不能承受时可稍作休息，如此反复。仰卧位最常用的是五点支撑法，即仰卧位双膝屈曲，以足跟、双肘、头部当支点，抬起骨盆，尽量把腹部与膝关节抬平，然后缓慢放下，一起一落为一个动作，连续做20~30个。“搓尾骨”式，即用两手食指和中指并拢，上下搓尾骨部，各36次。

腰功能缓解腰部的肌肉痉挛、改善腰部血液循环，消除腰肌疲劳，防治腰痛、腿软、阳痿、遗精、早泄、痛经、闭经等病症，尤适用久坐久站腰肌劳损者。搓腰眼时掌面始终不能离身体。用力均匀不要将皮肤擦伤。注意腰背肌锻炼中“度”的把握，即腰背肌锻炼要把握好练功的强度、时间、安全性等因素。应根据患者的自我感觉进行控制，以引起局部略感疲劳、有轻微酸胀疼痛为宜，这些感觉一般应在24小时内消失。不可强行增加强度以免加重损伤。在腰椎间盘突出症急性期，腰背肌痉挛紧张，此时进行腰背肌锻炼不但不能缓解症状，而且会使腰椎负担加重，不利于临床症状的消除。因此，急性期腰椎间盘突出症患者应先缓解腰背肌痉挛，待痉挛消除后再进行腰背肌锻炼才能收到良好的效果。“搓尾骨”式可刺激肛门周围神经，改善肛周血液循环，防治痔疮、脱肛、便秘及妇科病症。

（唐　巍）

shèngōng

肾功（kidney qigong）　以中医理论为指导，通过运动肾区及相关部位以防病保健的方法。属保健功法之一。中医学认为，肾藏精，为先天之本，寓元阴元阳，主生长发育，开窍于耳，主司二便。所以人们一直注重肾的保健。明·冷谦所著《修龄要旨》所提“十六宜”中载有“囊（阴囊）宜常裹”；清·汪昂编辑的《医方集解·勿药元诠》提出的“养生十六宜”中，所述“谷道宜常撮”“足心宜常擦”“大小便宜闭口勿言”包含肾功的内容；清·潘蔚《内功图说》之分行外功诀中明确记载肾功。现代刘贵珍先生的《气功疗法实践》亦有“擦涌泉”之式记载，与肾功内容相仿。

肾气盛衰直接关系到人的生殖功能、生长发育，乃至衰老的全过程。在整个生命过程中，正是由于肾中精气的盛衰变化，而呈现出生、长、壮、老、已的不同生理状态。腰为肾之府，肾俞是肾之背俞穴，按揉肾俞穴可达到补肾壮腰之作用。《素问·举痛论》说："按之则热气至，热气至则痛止矣。"涌泉为足少阴肾经井穴，此式可补肾固精、开窍宁神、交通心肾、引气血下行。

肾功的基本方法：用一手兜裹外肾两子，一手擦下丹田，左右换手，各 81 遍。诀云，一擦一兜，左右换手，九九之数，其阳不走。临睡时坐于床，垂足解衣闭息，舌抵上腭，目视顶门，提缩谷道，如忍大便状。两手摩擦两肾俞穴，各 120 次。以涌泉穴为中心，用左手中食指擦右足心 100 次，再以右手中食指擦左足心 100 次。擦涌泉时要稍用力，令脚掌发热为度。

肾功适用于腰肌劳损、腰痛、肾虚等患者，擦涌泉可调节心脏功能，防治头晕、目眩、失眠、健忘、心悸、遗精、阳痿、早泄等病症。注意摩擦的力度，力度因人而异不可强求。

（唐　巍）

索　　引

条目标题汉字笔画索引

说　　明

一、本索引供读者按条目标题的汉字笔画查检条目。

二、条目标题按第一字的笔画由少到多的顺序排列，按画数和起笔笔形横（一）、竖（丨）、撇（丿）、点（丶）、折（乛，包括丁乚く等）的顺序排列。笔画数和起笔笔形相同的字，按字形结构排列，先左右形字，再上下形字，后整体字。第一字相同的，依次按后面各字的笔画数和起笔笔形顺序排列。

三、以拉丁字母、希腊字母和阿拉伯数字、罗马数字开头的条目标题，依次排在汉字条目标题的后面。

二　画

三　画

四　画

五　画

六 画

七 画

八 画

九 画

十　画

十一　画

十二 画

十三 画

十四 画

十五 画

十六 画

十九 画

二十 画

条目外文标题索引

A

B

C

D

E

F

G

H

I

J

K

L

M

N

O

P

Q

R

S

T

U

V

W

Y

Z

阿拉伯数字

内 容 索 引

说 明

一、本索引是本卷条目和条目内容的主题分析索引。索引款目按汉语拼音字母顺序并辅以汉字笔画、起笔笔形顺序排列。同音时，按汉字笔画由少到多的顺序排列，笔画数相同的按起笔笔形横（一）、竖（丨）、撇（丿）、点（丶）、折（乛，包括亅乚く等）的顺序排列。第一字相同时，按第二字，余类推。索引标目中夹有拉丁字母、希腊字母、阿拉伯数字和罗马数字的，依次排在相应的汉字索引款目之后。标点符号不作为排序单元。

二、设有条目的款目用黑体字，未设条目的款目用宋体字。

三、不同概念（含人物）具有同一标目名称时，分别设置索引款目；未设条目的同名索引标目后括注简单说明或所属类别，以利检索。

四、索引标目之后的阿拉伯数字是标目内容所在的页码，数字之后的小写拉丁字母表示索引内容所在的版面区域。本书正文的版面区域划分如右图。

a	c	e
b	d	f

C

D

E

F

J

M

N

P

Q

T

W

Y

本卷主要编辑、出版人员

责任编辑　王　霞

索引编辑　王小红

名词术语编辑　王晓霞

汉语拼音编辑　潘博闻

外文编辑　顾　颖

参见编辑　周艳华

责任校对　张　麓

责任印制　张　岱

装帧设计　雅昌设计中心·北京